암
없는
세상

Russian edition(러시아, 2011년 출간)
Czech edition(체코슬로바키아, 2011년 출간)
Croatia edition(크로아티아, 2011년 출간)
Norwegian edition(노르웨이, 2006년 출간)
German edition(독일, 2005년 출간)
Japanese edition(일본, 1978년 출간)

World Without Cancer; The Story of Vitamin B17
Copyright ⓒ 2010 by G. Edward Griffin
Original edition published by America Media, USA.
Korean translation right arranged with G. Edward Griffin through PLS Agency, Seoul
Korean translation editon ⓒ 2013 by forbook Publishing Co., Korea.

이 책의 한국어판 저작권은 PLS를 통한
저작권자와의 독점 계약으로 'for book'에 있습니다. 저작권법에 의하여
한국어판의 저작권 보호를 받는 서적이므로 무단 전재와 복제를 금합니다.

암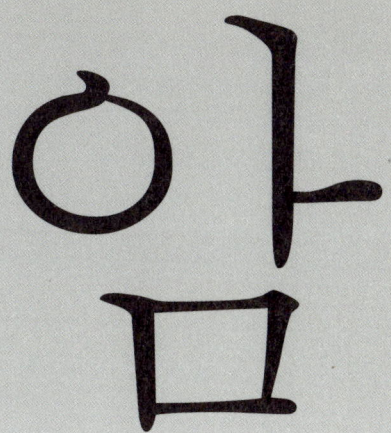
없는 세상

G. 에드워드 그리핀 지음
석혜미 옮김

● 경고!

    이 책의 목적은 암이 영양 결핍증의 일종이라는 이론의 근거를 정리해서 제시하는 것이다. 이 이론에 따르면 암은 박테리아나 바이러스 혹은 알려지지 않은 독소에 의해 발생하는 질병이 아니다. 현대인의 식단에서 빠진 한 성분의 부재로 인해 생기는 병인 것이다. 이런 주장이 옳다면, 암 치료와 예방은 매우 간단한 문제가 된다. 구하기도 쉽고 비싸지도 않은 영양소를 일상의 식단에 올리면 되기 때문이다.

    이것은 매우 흥미로운 이론이다. 이론대로라면 '암 없는 세상'은 먼 미래의 이야기가 아니다. 지금 즉시 가능해질 수도 있을 것이다. 또한 매년 암 연구에 투입되는 수십억 달러를 인류의 행복을 증진시키는 일에 사용할 수도 있을 것이다. 물론 지금 즉시 암 치료 문제가 해결되면, 암 연구와 암 치료에 종사하고 있는 수많은 전문가들과 암 관련 단체들이 삽시간에 일자리를 잃게 될 것이다. 그런데 바로 이 부분에서 이야기는 더욱 흥미진진해진다. 우리가 레이어트릴(Laetrile : 살구·복숭아씨에서 추출한 비타민 B17로 만든 항암제) 영양 치료법 유효성에 관해 전문가의 의견을 구할 때, 이런 입장에 놓인 전문가들에게 의뢰하게 되기 때문이다.

    이런 상황을 이해하면 암 전문가들이 '암은 비타민 결핍증의 일종'이라는 이론을 거부했다는 사실은 그리 놀라운 일이 아니다. 그들에게 돌아오는 이익이 하나도 없기 때문이다. '암 없는 세상'은 그들의 전문가적 자존심에 심각한 손상을 주는 것 뿐만 아니라, 월급이 줄어드는 충격을 주는 것이다. 또한 암 치료법이 한낱 과일 씨 추출물에서 발견되었다는 것은 오직 암 치료법 연구만을 위해 존재하는 연구소 실험실이나 정부 지원금을 받는 사람들, 암 치료 연구로 명예로운 학위를 받은 사람들이 도저히 납득할 수 없는 사실인 것이다.

이런 이유로 의학계에서는 레이어트릴이 '돌팔이의 작품'이라거나 '입증되지 않은' 암 치료법이라고 비웃는다. 여기서 '입증되지 않았다'는 말의 진정한 의미는 무엇일까? 대부분의 사람들은 입증되지 않았다는 것을 단순히 '증거가 없다'는 의미로 받아들인다. 그렇다면 '증거'란 무엇인가? 이것은 절대적인 개념이 아니다. 엄밀히 말해서 '증거'라는 것은 존재하지 않는다. 우리에게 허락된 것은 '근거'다. 만약 A라는 관찰자에게 어떤 '근거'가 설득력이 있다면, 그 근거는 '증거'가 된다. 결국 근거가 뒷받침되는 이론은 '입증되는' 것이다. 그러나 다른 관찰자 B가 같은 근거를 보고서 '설득력이 없다'고 평가하면 증거가 되지 못한다. 따라서 똑같은 이론이 관찰자 A에게는 '입증되지 않은' 이론으로 되는 것이다.

이 책에서 다루게 되겠지만 암에 관한 '영양 결핍증' 이론을 지지하는 근거는 엄청나게 많다. 대부분의 사람들에게 이 이론이 입증된 것이라고 설득할 수 있을 정도로 충분한 양이다. 그럼에도 불구하고 '입증된'이라는 단어를 FDA(미국 식품의약국)에서 사용하면 전혀 다른 의미가 된다. 이 경우에는 기술적인 정의가 부여된다. FDA에서 어떤 치료법이 '입증된' 것이라고 밝힐 때는 해당 회사가 FDA에서 만들어 놓은 실험 절차에 따라 해당 치료법의 안전성과 효능을 검증하는 데 응했다는 것을 의미한다.

그러나 여기서 반드시 짚고 넘어가야 할 점이 한 가지 있다. FDA가 원하는 방식에 따라 검증 실험을 성공적으로 완수했다고 해서 그 치료법이 안전하고 효과적이라는 것을 의미하지 않는다는 사실이다. 다만 실험이 이루어졌다는 것과 실험 결과를 평가받았으며, FDA가 해당 제품의 판매를 승인했다는 것을 의미한다. 실험 결과가 매우 열악할지라도 말이다.

위의 과정을 통해 FDA가 검증한 치료법들을 사용하고 있는 암 환자들이 실제 실험 보고서의 내용을 읽는다면 아마도 공포에 질릴 것이다. 연구 보고서의 내용은 결코 안전성도, 효과도 보장하지 않는다. 더욱 충격적인 것은 애당초 연구의 의도가 이를 보장하기 위한 것이 아니라는 사실이다. 실험의 실질적인 목적은 적정 치사율을 정하는 것이다. 다시 말해서 해당 치료법이 50%의 환자들은 죽도록 내버려두고, 효과를 보는 사람들의 비율을 100명 중 8~9명 정도로 조절하려는 것이다. 게다가 치료 효과에는 종양의 크기를 일시적으로 감소시키는 정도의 미미한 변화도 포함된다. 완전한 치료 효과를 의미하는 경우는 거의 없다. 이와 같은 연구들이 확실히 입증하는 것이 있다면 그것은 지금까지 FDA가 승인한 암 치료법들이 안전하지 않으며, 효과적이지도 않다는 사실이다.

그 다음으로는 돈 문제를 생각해 봐야 한다. FDA에서 요구하는 실험 절차대로 검증하려면 엄청난 비용이 든다. 새로운 치료법을 출시하려는 제약 회사는 다수의 전문가들에게 연구 용역을 의뢰해야 하며, 수천 페이지에 달하는 통계 서류도 구비해야 한다. 그렇게 해서 완성된 보고서의 무게는 수십 킬로그램에 이르기도 한다. 게다가 실험 과정은 수년이 걸릴 수도 있고, 한 가지 실험을 하는데 2억 달러 이상의 비용이 들 수도 있다.

이런 게임은 아무나 할 수 없다. 거대 제약 회사만이 참여할 수 있다. (이 회사들은 어마어마한 비용이 드는 것에 대해 공개적으로 불평하기도 한다. 그러나 속내는 다르다. 그 거대한 비용 때문에 작은 제약 회사들의 시장 진입이 원천적으로 봉쇄되기 때문이다.) 새로운 치료약을 세계 시장에 내놓은 결과로 발생하는 이익의 잠재성은 엄청난 투자를 한 것에 대해 충분한 보상이 된다. 그러나 이런 비용을 들이고서 FDA의 승인을 받아야 하는 암 치료법이 특허를 받을 수 없는 물질이라면, 누가 투자를 하겠는가? 자연에서 발견되는 물질은 특허 대상이 아니다. 인공으로 만들어진 것이라야만 가능하다. 만약 어느 회사가 2억 달러를 투자해서 자연 성분에 대한 FDA 승인을 받아낸다고 하자. 그렇다면, 특허를 신청할 수 없는 물질에서 얻은 상품화 승인으로 인해 경쟁 업체들에게도 이를 제품으로 개발해 출시할 수 있는 길을 열어 준 셈이 되고, FDA 승인에 투자한 회사는 결국 투자한 돈을 회수하지 못할 것이다.

그러므로 (다음의 결론에 주목하기 바란다.) 미국의 현행법이 시행되는 한 암 치료제로 '승인' 받는 약품은 법적으로 소유의 소재가 분명한 사유물일 수밖에 없다. 자연에서 얻은 물질로는 암은 물론이고, 다른 어떤 질병의 치료제로도 등록할 수 없다. 또한 원료가 독점 가능하다거나 처리 과정에서 특허를 취득하지 않는 한 합법적으로 출시할 수 없다. 아무리 안전하고 효과적이라 할지라도, 또 수많은 사람들이 혜택을 보았다고 할지라도 불가능하다. 자연 물질로 만든 치료제는 '입증되지 않은' 치료제로 분류되는 운명에서 벗어나지 못한다. 자연에서 자유롭게 얻은 치료제는 영원히 처방, 출시, 단순한 사용마저도 불법으로 간주될 것이다.

이러한 이유 때문에 다음과 같은 '주의 경고문'을 쓰게 된 것이다. 그러나 위에 제시된 배경 상황을 고려하지 않는다고 할지라도 암 환자들은 치료제를 선택할 때, 고도의 주의를 기울여야 한다. 그러므로 다음 내용에 주의하기 바란다.

"레이어트릴은 공식적으로 입증된 적이 없는 암 치료제다. 이 책의 저자는 연구자이지 의사는 아니다. 이 책에 언급하는 내용들은 암 예방과 치료에 도움이 되는 정보로 활용하기 위한 것이며, 의학적 권고가 아님을 밝혀 둔다. 우리 각자가 암 예방의 차원에서 취할 수 있는 방법은 다양할 수 있다. 그러나 암환자들이 스스로 치료하지 않기를 권한다. 레이어트릴 치료법을 포함해서 어떤 암 치료법이든지 반드시 해당 분야 전문가의 지도 아래 행해져야 한다는 점을 분명하게 밝힌다."

레이어트릴(Laetrile)이란? _ 살구, 복숭아 등의 씨에서 추출한 아미그달린('비타민 B17'이라고도 함) 성분을 농축하여 정맥 주사용으로 만든 항암 치료제를 말한다. 살구 씨는 오래 전부터 종양 억제에 효과가 있는 민간요법으로 전해져 왔으며, 살구 씨에 함유된 아미그달린에 항암 효능이 있다고 하여 1940년대부터 암 치료제로 사용되었다. 암 예방에도 효과가 있다고 하여 가공하지 않은 살구 씨를 먹기도 한다. 미국 FDA에서는 레이어트릴의 항암 효능이 검증되지 않았다고 하여 제조와 판매를 금지하고 있으나 의료과학 분야 연구자들의 실험에 의해 항암 효능이 있는 것으로 확인되었으며, 레이어트릴 치료를 받고 암에서 회복된 환자들도 효능을 인정하고 있다. 미국과 영국 등 일부 국가를 제외한 대부분의 국가에서는 합법적인 암 치료제로 사용되고 있다. 최근에는 북한(만년제약)에서도 살구 씨에서 추출한 아미그달린(비타민 B17) 성분을 이용하여 항암 정맥 주사용 치료제를 개발하기도 했다.

● 차례

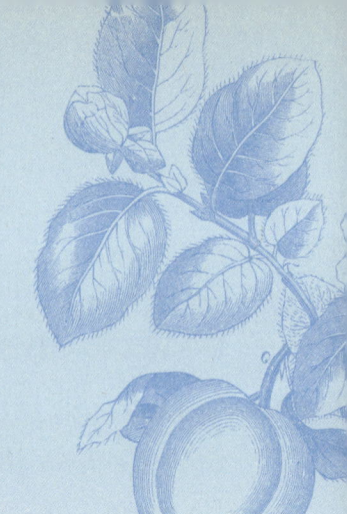

경고 005

머리말 012

1부 암 치료의 과학

01 워터게이트 증후군 021
02 맨해튼 대학살 048
03 하루에 사과 하나 077
04 궁극의 실험 091
05 치유와 회복을 위한 생명의 활동 108
06 암 치료와 자연의 메커니즘 124
07 청산가리 공포 138
08 레이어트릴은 '의료 사기'인가? 152
09 검증되지 않은 암 치료법 166
10 검증된 암 치료법 193
11 새로운 차원의 살인자 213
12 암 통계 자료의 허점 234

2부 암 치료의 정치

- 01 카르텔 – 경쟁으로부터의 도피 247
- 02 독점 – 장막 뒤에 숨은 권력자들 269
- 03 전쟁과 정치 사업가들 281
- 04 음모 – 카르텔과 정치권력 292
- 05 록펠러 그룹 313
- 06 자선 처방의 함정 332
- 07 누가 피리 부는 사나이에게 돈을 주었나? 348
- 08 피리 부는 사나이의 연주곡 360
- 09 보호료 장사를 하다 370
- 10 FDA의 무기고 392
- 11 FDA의 이중 잣대 406
- 12 위험한 줄타기 422
- 13 동기의 문제 442
- 14 암 없는 세상을 위하여 469

● **머리말**

 이 책의 초판이 출간된 이후 '암'이라는 무대 위에 대단한 연극이 상연되고 있다. 초연에 참여했던 배우들은 떠나고 이제는 후임들이 그 자리를 채웠다. 하지만 연극의 줄거리는 바뀌지 않았다. 이 연극의 줄거리는 다음과 같다.

 매년 수많은 미국인들이 레이어트릴 치료를 받으러 멕시코와 독일로 떠난다. 이들이 해외로 나가는 이유는 레이어트릴 치료가 미국에서는 금지되어 있기 때문이다. 이들은 대부분 말기 암환자들이며, 살날이 몇 개월 남지 않은 시한부 선고를 받은 사람들이다. 그런데 놀랍게도 이들 중 많은 암환자들이 병세가 회복되어 정상적인 삶을 살아가고 있다. 하지만 미국 식품의약국FDA, 미국 의사회AMA, 미국 암학회ACS와 각종 암 연구소들은 지속적으로 레이어트릴을 '돌팔이 약물'이라고 비난하고 있다. 회복된 암환자들에 대해서는 암이 '자연 발생적으로 소멸되었거나 애당초 암이 없었던 사람들'이라고 변명한다.

 레이어트릴 치료를 받던 암환자가 죽게 되면 기존의 의료계를 대변하는 사람들은 그 즉시 나서서 이렇게 단정한다.

 "보시오. 레이어트릴은 효험이 없지 않소!"

 한편, 수많은 암환자들이 수술, 방사선 치료, 화학 요법 등의 치료를 받은 후 세상을 떠나지만, 이런 치료법들은 여전히 '안전하고 효과적인' 방법으로 알려지고 있다.

레이어트릴 치료를 받기 위해 암환자는 5,000~25,000달러 정도의 비용을 쓴다. 이는 상당히 큰돈이다. 하지만 정통 의학의 표준 치료에 드는 천문학적인 비용에 비하면 아주 작은 비용에 불과하다. 그럼에도 불구하고 의료계는 레이어트릴을 처방하는 의사들은 탐욕스러운 돌팔이이며, 아프고 겁에 질린 사람들로부터 이윤을 취하는 협잡꾼이라고 줄기차게 비난한다.

이것이야말로 '사돈 남 말한다'는 옛말이 딱 들어맞는 경우다. 요즘은 배우자를 암에서 구하겠다는 일념으로 노부부가 평생 모은 돈을 다 털어 가며 의료 기관이나 수많은 의사들을 찾아다닌다. 이런 헛된 노력을 기울이는 경우는 의외로 아주 흔하다. 심지어는 암 치료비를 감당하기 위해 집을 파는 경우도 있다.

이런 이야기를 들을 때마다 사람을 화나게 하는 것이 있다. 그것은 바로 장기적인 치료를 하더라도 암을 고칠 확률이 매우 낮다는 사실을 의사들은 이미 알고 있다는 점이다. 하지만 환자의 보호자에게는 이런 사실을 거의 알리지 않는다.

레이어트릴 논쟁은 1970년대에 처음 시작되었다. 그 당시의 상황과 지금 상황의 실제적인 차이는 단 하나다. 지금은 언론이 이에 대한 관심을 잃었다는 것이다. 언론에 다루어지는 횟수가 줄어들면서 마치 레이어트릴의 효능이 떨어진 것 같은 인상을 주고 있다. 그러나 이는 사실과 전혀 다르다. 레이어트릴을 사용하는 환자 수는 여전히 많다.

언론에서는 레이어트릴을 무시하기로 결정했다. 그 이유에 대해 언론의 관심을 받을수록 레이어트릴의 인기가 높아지기 때문이라는 지적이 있다. 언론에서는 부정적으로 보도할지라도 사람들은 '어디 한 번 해보자!'는 심리를 갖는다는 것이다. 어차피 사형선고를 받은 입장인데 무엇이 두렵겠는가? 그래서 멕시코의 병원들만 번창했다. 언론이 레이어트릴을 다루지 않는 또 다른 이유는 논쟁은 계속되어 왔지만, 실체적인 새로운 기사거리가 없기 때문일 것이다. 드러나는 사건은 모두 이전에 있었던 논쟁과 맥락이 같다. 세력 다툼의 양상 또한 동일하다.

예를 들면, 1977년에 채드 그린Chad Green의 부모는 아들을 납치하다시피 해서 멕시코로 끌고 갔다. 백혈병을 앓고 있는 아들에게 화학요법 치료를 강요하는 매사추세츠 주 공무원들을 피하고 싶었기 때문이다. 부모는 영양 치료법을 선호했다. 그러나 우리는 자신과 가족을 위한 최선의 치료 방법이 무엇인지를 결정할 수 있는 권한을 정부에게 주었다. 그리고 엄청난 대가를 치르게 되었다. 부모라도 정부와 갈등하는 선택을 하면 이런 일이 벌어진다. 이익 단체들이 법을 만들 수 있을 정도로 정치적으로 강력해지면, 결국 그 이익 단체들이 우리에게 이래라 저래라 간섭하게 된다. 물론 우리를 보호한다는 허울 좋은 명분을 들이대면서 말이다.

채드 그린의 이야기는 일간지의 헤드라인을 장식했다. 그러나 불행히도 그 후로 수많은 다른 아이들에게 같은 일이 일어났을 때, 언론에서는 보도하지 않았다. 1999년에 제임스와 도나 나바로 부부는 네 살 된 아들 토마스에게 악성 뇌종양이 있다는 사실을 통보받았다. 수술을 받은 후 토마스는 말을 할 수 없게 되었고, 볼 수도 걸을 수도 없게 되었다. 의사들은 토마스가 앞으로 방사선 치료와 화학 치료를 병행해야 한다고 부모에게 말했다. 아이의 부모는 의학계 문서들을 찾아보았다. 자료를 분석하면서 장기적인 생존은 이미 불가능하며, 위의 치료법들이 아이의 뇌 기능을 더욱 손상시킬 것이라는 결론에 도달한다.

그래서 토마스의 부모는 휴스턴에 있는 스타니슬로 버진스키 Stanislaw R. Burzynsky 연구소에서 제공하는 대체 치료법인 항신생물약 치료법에 도전해 보기로 결정했다. 그런데 이 시점에 FDA가 사건에 개입하게 된다. FDA는 아이가 먼저 화학 치료와 방사선 치료를 받아보기 전에는 버진스키 의사에게 치료를 받게 할 수 없다고 나선 것이다. 나바로 씨는 FDA의 조치에 대한 답답함을 이렇게 호소했다.

"이 사람들은 아이가 그 끔찍한 치료를 먼저 받게 되면, 아이에게 그나마도 남아 있던 것들이 사라진다는 걸 이해하지 못해요."

그가 의사들의 요구에 응하지 않자 병원 관계자로부터 험악한 전화를 받게 되었다. 한 종양학자는 부모를 상대로 소송을 걸겠다고 협박까지 했다. 하지만 나바로 씨가 여전히 거절하자 그 의사는 실제로 아동보호기관에 토마스의 부모를 아동학대죄로 고소했다.

1980년에 영화배우 스티브 맥퀸 Steve Mcqueen은 레이어트릴 치료와 함께 잘 알려지지 않은 대체의학 치료를 받으러 멕시코에 갔다가 뉴스에 등장하게 된다. 그로부터 4개월 후, 수술을 받은 그가 세상을 떠나자 미국 언론은 레이어트릴이 효과가 없다는 것을 장황하게 보도했다. 그러나 이들이 보도하지 않은 사실이 있었다. 그것은 맥퀸의 암이 레이어트릴 치료로 완치된 상태였고, 그의 복부에 비암성 종양만 남아 있었다는 것이다. (대부분의 종양은 암적 조직과 비암적 조직이 혼재되어 있다.) 맥퀸은 죽기 전에 암 수술을 한 것이 아니었다. 상태가 매우 좋았기 때문에, 미용 목적으로 튀어나온 부분을 제거하기 위해 성형 수술을 했던 것이다. 그는 암 때문에 죽은 것이 아니었다. 성형 수술 후의 합병증이 사인이었던 것이다. 수술 이전에 암이 치료되었다는 이야기는 주요 언론 그 어디에서도 발견되지 않았다.

결과적으로, 스티브 맥퀸 이야기를 접한 미국인들은 레이어트릴의 효험에 대한 이야기가 의료계의 장난이라고 더욱 확고히 믿게 되었다. 하지만 이 이야기도 새로운 주제는 아니다. 레이어트릴에 대한 언론의 편파 보도는 처음부터 있었다. 이제는 레이어트릴 관련 보도에 고정 불변의 요소가 된 주제가 연장되었을 뿐 오늘날까지도 계속되고 있다.

레이어트릴 논란 중에서 눈에 띄게 지속되는 것이 있다. 그것은 다름 아닌 레이어트릴에 관한 연구다. 미국에서 가장 큰 규모의 암 연구 센터에서 레이어트릴의 효능 여부를 판단하기 위한 과학적 연구가 오늘날까지 계속 진행되고 있다. 마요 병원Mayo Clinic과 메모리얼 슬론-케터링 암센터Memorial Sloan-Kettering Cancer Center는 특히 두드러진 활약을 보이는 연구소들이다. 이들 연구소의 데이터를 면밀히 다시 분석해 보면 매우 충격적인 부정행위가 있었음을 알 수 있다. 데이터가 조작되었다는 의심은 연구 보고서의 데이터를 분석할수록 더욱 커졌다. 그래서 이번 개정판에는 새 단원을 하나 추가해서 오직 이 사실을 밝히는 데 할애했다. 이 책의 다른 부분을 읽지 않더라도 그 단원은 반드시 읽기 바란다. 최소한 미국에서 행해지고 있는 의료 연구의 진실성에 대한 당신의 생각을 바꿔 놓을 것이다. 하지만 이 주제조차도 1970년대 초기에 이미 다루어졌다. 그때부터 사이비 과학이 경제적 기득권층의 이익 방어를 위해 사용되고 있다는 이야기가 이미 소개되었던 것이다. 이 주제도 더 이상 새로울 것이 없는 논의의 연장선에 불과했다.

그래서 이 책이 처음 출간된 이후로 많은 일들이 일어났지만, 기본적인 내용의 틀은 동일하게 남아 있다. 이번 개정판을 최신 정보로 업데이트하기 위해 검토할 분량이 많지 않았다는 점은 참으로 슬픈 일이다. 암 치료를 위한 선택의 자유에는 여전히 먹구름이 드리워져 있다.

'레이어트릴'이라는 단어를 처음 들었던 때는 1971년 여름이었다. 그 당시에 나는 (지금은 고인이 된) 존 리처드슨 박사와 함께 오리건으로 휴가를 가서 아름다운 자연을 즐겨 보려고 시도했었다. 굳이 시도했었다고 언급하는 이유는 우리의 훌륭한 의사 선생님께서는 아주 진지한 분으로서 서류 가방을 들고 휴가를 오셨기 때문이다. 그 가방에는 낚시 장비가 아니라 가공할 만한 양의 서신과 연구 논문, 책이 들어 있었다. 그 자료는 '인간의 암 치료에서 L-만델로니트릴-글루큐로니사이드의 효과(L-mandelonitrile-beta-glucuroniside in the Treatment of Human Cancer)'라는 예상 밖의 주제에 관한 것이었다.

솔직히 나는 이 주제에 대해 전혀 관심이 없었다. 형교(girder bridge, 교상이 하나 이상의 들보로 이루어진 다리) 건설시 내부 응력에 대해 알고 싶은 마음이 전혀 없는 것처럼, 이 주제에 아무런 흥미가 없었다. 물론 암 치료법은 의사들에게 초미의 관심거리이며, 형교 건설은 공학도들에게 매혹적인 주제라는 것에는 이의가 없다. 직업의 특성상 관련 이론과 공식의 세부 사항이 만드는 중력의 궤도 속에서 이들이 살아가고 있다는 것을 충분히 이해한다. 그러나 나에게는 무성한 푸른 숲과 재잘거리는 시냇물이 훨씬 더 마음에 와 닿았다.

비교의 여지도 없었다. 관심 없어 하는 내 모습이 충분히 보였을 것이다. 내 인내심이 한계에 이르렀다는 것을 노골적으로 드러내고 있었는지도 모른다. 그럼에도 불구하고 내 곁에 있던 리처드슨 박사는 요지부동이었다. 처음 보는 청바지의 엉덩이를 꽉 물고 놓아 줄 생각을 하지 않는 불도그처럼 고집스러웠다. 그는 레이어트릴에 대해 계속 이야기하면서 자신이 쓴 원고의 초고를 반드시 읽어야 한다고 강조했다. 그러고는 그 내용이 세상에 알려질 수 있도록 해야 한다고 강력히 주장

머리말 **017**

했다.

나는 그의 원고를 읽으면서 처음으로 알게 되었다. 비타민 요법이 암 치료에 효과가 있다는 근거가 넘치도록 존재함에도 불구하고, 그러한 사실이 알려지지 않도록 힘을 쓰는 강력한 권력 또한 분명히 존재한다는 것을 말이다. 물론 처음 듣는 나로서는 이해하기가 쉽지 않은 추정이었다. 이런 가정을 처음 들었을 때 내 반응은 회의적이었다. 그래서 이런 이야기를 들으면 누구나 던질법한 질문을 했다.

"존, 그들이 누구라는 겁니까? 도대체 누가 암 치료법을 알리지 못하도록 방해한단 말입니까?"

이 질문을 던짐과 동시에 내 관심에 발동이 걸려 버렸다. 마침내 나는 이 주제에 빠져들게 되었던 것이다. 그 당시에는 나도 믿지 않았다. 하지만 나는 이미 20세기의 가장 탄복할 만한 사건을 파헤치는 여정에 발을 들여놓은 것이었다. 이 책의 야심찬 목적은 적어도 이 사건의 하이라이트 부분이라도 독자 여러분에게 보여주는 것이다. 그래서 내가 처음 던졌던 "존, 그들이 도대체 누구라는 겁니까?"라는 질문에 답하는 것이다.

G. 에드워드 그리핀

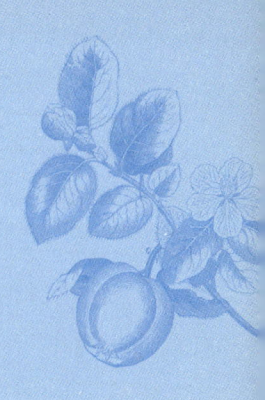
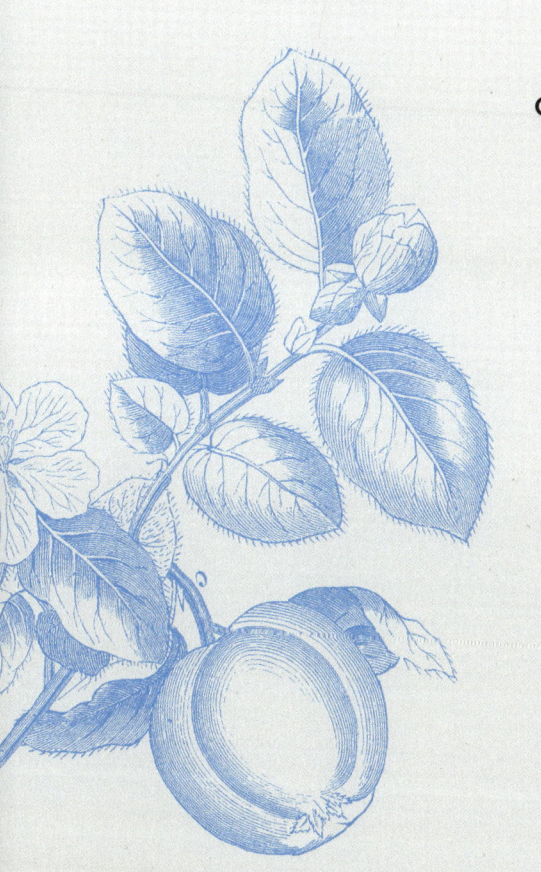

1부
암 치료의 과학

01
워터게이트 증후군

> 제약 연구 분야의 대표적인 부정부패 사례로는 레이어트릴이 '암 치료 효능이 없다고 선언한 최초의 연구', 그리고 이 연구의 허구성에 대한 증거, 임상시험을 하지 않았다는 이유로 레이어트릴 사용을 금지한 FDA의 판단과 (레이어트릴 반대자들 외에는) 레이어트릴을 연구하지 못하도록 한 조치 등을 들 수 있다.

올 해만 해도 55만여 명의 미국인이 암으로 사망할 것이다. 그리고 미국인 3명 중 1명이 앞으로 암에 걸리게 될 것이다. 그렇게 되면, 미국에서만 8,800만 명에 달하는 사람들이 암으로 고통을 받거나 죽음에 이르게 된다.

이 책의 목적은 위와 같은 엄청난 인간의 비극을 현존하는 의학 지식을 바탕으로 당장, 그리고 완전히 멈추게 할 수 있다는 사실을 보여주는 데 있다.

암은 괴혈병(scurvy, 비타민 C 결핍으로 생기는 병)이나 펠라그라(pellagra, 니코틴산 결핍으로 생기는 병)와 같은 결핍증의 하나다. 즉 현대인의 식단에서 사라져 버린 필수 영양소의 부족으로 인해 악화된 질병인 것이다. 따라서 언제부턴가 우리 식단에서 빠진 영양소를 다시 포함시킴으로써 암을 치료하고 통제할 수 있다. 이것이 이 책에서 탐구할 '암 결핍증' 이론이다.

그러나 지금 여러분이 읽고 있는 이 책의 내용은 서양의 공인된 의학계로부터 승인을 받지 못했다. 미국 식품의약국FDA, 미국 암학회 American Cancer Society, 미국 의사협회American Medical Society에서는 레이어트릴 치료법을 '돌팔이 수법이자 사기'라고 규정했다. 뿐만 아니라 FDA를 비롯한 다른 정부 기관들은 실행 가능한 모든 방법을 동원해서 레이어트릴 치료법이 확산되는 것을 막으려 하고 있다. 그들은 레이어트릴의 효능에 대해 소신을 가진 사람들이 공적 모임을 만들어 자신들의 믿음을 표현했다는 이유로 체포하기도 했으며, 영화와 책을 조작해서 유포하기도 했다. 심지어는 환자들의 생명을 살리기 위해 레이어트릴 치료법을 사용한 의사들을 처벌하기도 했다.

1971년, 캘리포니아 식품의약부의 위해 의약품 조사과 책임자인 그랜트 리크Grant Leake는 자신들의 독재적인 자세에 대해 이렇게 단언했다.

"우리는 보호받기를 원하지 않는 사람까지도 보호할 것이다."[1]

1974년 초, 캘리포니아 의료 당국은 의학박사 스튜어트 존스Stewart M. Jones가 암환자에게 레이어트릴을 사용했다는 이유로 처벌했다. 하지만 그로부터 몇 년 후 캘리포니아 의료국 이사였던 줄리어스 리바인 Julius Levine 박사가 자신의 암 치료를 위해 레이어트릴을 사용하고 있었다는 사실이 알려졌다. 리바인 박사는 존스 박사 사건에 대한 검토 요청을 받았을 때, 거센 정치적 압박 속에서 존스 박사와 그의 환자들을

---

1 '레이어트릴에 관한 논쟁(Debate over Laetrile)', 타임, 1971년 4월 12일, p.20

옹호하는 용기를 발휘하지 못하고 이사직에서 물러나는 선택을 하고 말았다.[1]

자유의 여신상을 상징으로 가진 나라에서 이와 같은 일이 벌어지고 있다. 미국 역사상 처음으로 미국 국민들은 의료 이민자가 되어 선택의 자유를 찾아 자기 육체에 대한 주권을 행사하고자 미국을 떠날 수밖에 없는 처지가 되었다. 레이어트릴은 호주, 브라질, 벨기에, 코스타리카, 영국, 독일, 그리스, 인도, 이스라엘, 이탈리아, 일본, 레바논, 멕시코, 페루, 필리핀, 스페인, 스위스, 러시아, 베네수엘라, 베트남에서 합법화되었으나 '자유의 땅'이라는 미국에서는 허용되지 않은 것이다.[2]

정치가들은 암 연구에 매년 수십억 달러를 끌어들이고, 암 관련 약품 판매에서 추가로 수십억 달러를 벌어들인다. 그런데도 표심에 목말라 더 많은 정부 지원 공약을 내걸고 있는 것이 현실이다. 아마도 암으로 죽는 사람들 수보다 암으로 돈을 벌고 있는 사람들의 수가 훨씬 많은 모양이다. 사정이 이러한데 간단한 비타민 하나로 암 치료 문제들이 해결된다고 한다면, 그 거대한 상권과 정치권의 전략이 하룻밤 사이에 와해되고 말 것이다. 결론적으로 말하자면, 암 치료의 과학보다 더 복잡하고 심각한 것이 '암 치료의 정치'라는 것이다.

1970년대의 워터게이트 사건을 통해 얻은 교훈이 한 가지 있다. 대중은 정부 관계자들이 항상 진실만을 말하지 않는다는 사실을 알게 되

---

1 '레이어트릴 논쟁으로 주임 의사 사임', 산호세 머큐리, 1974년 4월 10일.
2 이 책이 처음 출판된 이후에 영국과 호주가 미국의 법체계를 적용했다. 즉 레이어트릴을 비롯한 대부분의 자연 물질에 대해 법적으로 금지하는 조치를 내렸다는 것이다. 이것이 현재의 세계적인 추세다. 당신이 이 책을 다 읽을 때쯤에는 자유의 섬들이 더욱 줄어들어 있을지도 모른다.

었다는 점이다. 이런 '거짓 행위'에 대해 흔히 정치권에서 하는 변명이 있다. 국가 안보나 공공의 안녕 또는 유사한 다른 숭고한 가치를 수호하기 위해 어쩔 수 없었다는 것이다.

워터게이트 증후군은 새로운 것이 아니다. 몇 년 전, FDA 요원 중 하나가 법정에서 캔자스시티 출신 사업가의 반대 측 증인으로 출석했었다. 반대 심문을 받는 중에 그는 증인 선서를 하고도 스물여덟 번이나 거짓말을 했다고 시인해서 충격을 주었다. 자신의 행동을 후회하느냐는 질문에 그는 이렇게 답변했다.

"아니오, 전혀 후회하지 않습니다. 미국 소비자의 권익을 위한 것이라면 망설이지 않고 거짓말을 할 것입니다."[1]

FDA는 '미국 소비자의 권익'을 옹호하는 방법론에 대해 도덕적 결백을 굳이 따지지 않는다. 어느 기업이 FDA의 관료제 시스템에 한 번 찍히면 법 테두리 내의 모든 방법을 동원해서 응징을 당하게 된다. 이런 경우, FDA는 법을 공격의 이유로 제시하지 않고 공격의 무기로 활용한다. 다시 말해서 FDA가 법적 입장을 취할 때는 법에 따르기 위함이 아니라는 것이다. 오히려 원하는 결과를 달성하기 위한 구실을 찾는 데 법을 적극 활용한다. 예를 들어, 유명한 사건인 '덱스트라Dextra 보강 설탕' 사건의 경우가 그렇다. FDA에서 찾은 고소의 명분은 '잘못된 상표를 붙인 것'이다. 그런데 내용은 비타민과 미네랄이 보강된 설탕을 그냥 '설탕'이라고 불렀다는 것이다. 법원은 이에 대해 다음과 같은 판결로 FDA의 오류를 지적했다.

'정부의 고소에 근본적인 결함이 있다. 정부는 해당 상품의 출시

---

[1] 오마 개리슨(Omar Garrison), 독재 통치자들, 북스포투데이(주), 1970년, p. 130.

에 동감하지 않는다는 단순한 이유로 이 식료품의 시판을 막기 위해 상표 오류의 혐의를 가장해서 고소를 제기하고 있다.'

보통의 경우, 이런 사건들에는 관료들의 과잉 열정 외에도 얽혀 있는 문제들이 많다. 이들의 숨겨진 목적을 위장하는 데 가장 많이 사용되는 방패막이는 '공공의 이익'을 보호한다는 명분이다. 그런데 소비자를 보호하기 위한 법을 만드는 사람들이 소비자가 보호받아야 하는 산업의 대표자들이라는 것이다. 다시 말해서 해당 산업의 정치자금 지원을 환영하는 정치인들이 문제의 입법안에 자기 이름을 올리고, 그 법안이 통과 시행되도록 애를 쓰고 있다는 것이다. 법이 통과되고 나면, 결과적으로 혜택을 입게 되는 것은 후원 사업체들이다. 이들은 경쟁 업체로부터 법적 보호를 받게 되는 것이다. 소비자는 결국 희생자이지 수혜자가 아니라는 것이다.

이런 현실은 의료 분야에서도 마찬가지로 벌어지고 있다. 그러나 의료계에서는 모든 과정이 '과학적으로 이루어지고 있다는 신뢰'를 주어야 한다는 제약 조건이 한 가지 더 있다. 그래서 정치인들뿐만 아니라 과학자들까지 합류되어야 한다. 이것은 합법적인 '연구 지원금 할당'이라는 방법을 동원하면 그리 어렵지 않게 달성할 수 있다.

이러한 충격적인 현실은 1966년에 전 FDA 국장이었던 제임스 고다드James L. Goddard가 미국 제약협회Pharmaceutical Manufacturers Association에서 행한 연설에 잘 드러나 있다. 그는 새로운 의약품 실험의 부정행위에 대한 우려를 표명하면서 이렇게 말했다.

"나는 연구 결과 보고서를 보고 깜짝 놀랐습니다. 질적인 문제는 물론이고, 새로운 의약품 실험 과정에서 부정행위를 보았습니다. IND(Investigation of New Drug, 임상시험 신청) 현장에 어두운 부분이 있다는 것은 인정합니다. 그러나 동물 실험에서 나온 불리한 결과를 의도적으로 숨기는 것은 단순히 부정에 해당하는 문제가 아닙니다. 좋은 데이터를 양산하는 것보다 산업의 우호 관계를 우선으로 생각하는 것이지요. 임상실험자들이 이런 고의적 선택을 한다는 것은 결코 부정행위 정도로 넘어갈 문제가 아니라는 말입니다."[1]

고다드의 FDA 후임자는 허버트 레이Herbert Ley 박사였다. 1969년에 그는 연방의회 상원의원 상임위원회에서 의약품 검증 과정의 부정행위 몇 가지에 대해 증언했다. 그중에 한 건은 어느 의학 조교수에 대한 사건이었다. 그는 9개 회사에서 출시한 24종의 약품 심사를 위한 실험을 담당했다. 그는 실험을 끝내고 나서 이렇게 말했다.

"임상시험 동안 죽은 환자들이 있었습니다. 그런데 후원 회사에는 보고가 되지 않았습니다. …… 죽은 사람들이 실험 대상이라고 목록에 들어 있었지만, 실험 당시 병원에 있지 않았던 것이죠. 환자 동의서에 서명된 날짜는 대상자들이 죽은 후의 시점에 작성된 것으로 나와 있었습니다."[2]

또 다른 건은 판매용 의약품 검사 회사와 관련된 것이었다. 28개 회사에서 제출한 82개 의약품의 검사를 진행한 회사였다. 레이 박사는 계속해서 말했다.

"죽은 환자들이나 병원을 떠난 환자들, 혹은 연구 중간에 중단한

---

1 미국 의회의 노동&공공복지위원회 산하 보건부 소위원회의 보고서를 참고. 제약 회사의 임상 전 실험과 임상실험, 1976년, 미국 상원, 워싱턴 D.C., 1976년, 제2부, p.157.
2 미국 상원, 제약 산업의 경쟁 문제, 1969년, 제6장, 제7장, 제10장; 존 브레이트웨이트(John Braithwaite)가 원문 인용, 제약 산업의 회사 차원의 범죄(런던, 루틀리지 앤 케건 폴 출판사, 1984년), p.52.

환자들은 다른 환자들로 대체되었습니다. 대체에 대한 기록은 남겨지지 않았습니다. 연구에 참여 중인 환자로 보고된 사람들 중 41명이 죽었거나 연구 기간 동안 병원에 없었습니다. …… 환자들에 대한 기록, 관리, 관찰이 모두 부적절했습니다."[1]

1977년부터 1980년까지 FDA에 임상 데이터를 제출한 의사들 중 62명이 조작되거나 완전히 허위로 작성된 자료를 제공한 것으로 드러났다.[2]

또한 FDA가 직접 진행한 연구 중에서 신약 검사에 참여한 의사 5명 중 1명이 검사비만 챙긴 후 조작된 데이터를 제출했다는 사실이 밝혀지기도 했다.[3]

이런 일은 이례적이거나 드문 일이 아니다. 호주 범죄학연구소 Austrailian Institute of Criminology의 범죄학자 존 브레이트웨이트(John Braithwaite, 전 호주 무역부 장관)는 이렇게 말한다.

"문제는 임상시험을 속이는 사건의 경우, 밝혀내는 것 자체가 매우 어렵다는 점입니다. 그나마 발각된 사건들 대부분은 범죄행위를 저지른 의사의 실수로 인해 세상에 드러났을 뿐이기 때문입니다."[4]

FDA 의약품 임상시험부Division of Drug Experience에서 책임자로 근무

---

[1] 미국 상원, 제약 산업의 경쟁 문제, 1969년, 제6장, 제7장, 제10장; 존 브레이트웨이트(John Braithwaite)가 원문 인용, 제약 산업의 회사 차원의 범죄(런던, 루틀리지 앤 케건 폴 출판사, 1984년), p.52.
[2] 브레이트웨이트, 제약 산업의 회사 차원의 범죄(런던, 루틀리지 앤 케건 폴 출판사, 1984년), p.53.
[3] 사이언스(Science), 1973년, 제180호, p.1038.
[4] 브레이트웨이트, 제약 산업의 회사 차원의 범죄(런던, 루틀리지 앤 케건 폴 출판사, 1984년), p.54.

했던 쥬디스 존스Judith Jones 박사에 따르면, 실험 기관이 약품의 안정성과 효과를 입증하지 못하면 제약 회사 입장에서는 기존 실험 보고서를 폐기한다고 한다. 그리고 원하는 결과를 얻어낼 때까지 실험 기관을 계속 바꿔 가며 실험을 반복하는데, 이런 사례는 비일비재하다는 것이다. 제약 회사에 호의적이지 않은 보고서는 공개되지 않으며, 임상실험자는 실험 결과에 대해 침묵을 지키도록 압력을 받는다고 한다.[1]

데이터를 조작하는 대가로 임상 연구자가 얻게 되는 보상은 엄청나다. 미국의 제약 회사들은 환자 1명에게 최대 1,000달러까지 지원한다. 이는 일부 의사들이 의약품 연구를 통해 한 해에 100만 달러 이상의 수익을 올릴 수 있는 길이다. 실험을 실제로 하지 않고 조작하게 되면 돈 버는 것은 더욱더 쉬워진다. 게다가 실험 결과가 조작되지 않는다고 할지라도 조작된 결과에 따른 '무의식적 편견'의 효과라는 문제가 여전히 존재한다. 또한 제약 회사에서 원하는 실험 결과가 나오지 않으면, 앞으로 실험 의뢰를 받지 못할 가능성이 높기 때문에 편견을 가질 수밖에 없는 것이다.

이런 식의 상업적 논리로 운영되는 검사 기관이 돈으로 부패하게 된다는 사실은 언론을 통해서 쉽게 접할 수 있다. 민간의 검사 기관은 그렇다 치더라도 대학에 소속된 실험실은 그렇지 않을 것이라는 믿음이 지배적일 것이다. 적어도 대학 실험실은 범죄적 과학으로부터 흘러나오는 검은 돈에 현혹되지 않을 것이라고 대부분의 사람들이 생각할 것이다. 그러나 진실을 들여다보면 대학 캠퍼스도 예외가 아니라는 것

---

[1] 아라벨라 멜빌, 콜린 존슨(Arabella Melville and Colin John son) 공저, 죽음에 이르는 치료: 처방약의 궁극적 효과(The Effects of Prescription Drugs), 스타인 & 데이, 1982년, p.119.

이다. FDA가 진행한 조사 결과를 근거로 브레이트웨이트 박사는 이렇게 설명했다.

"위의 논의로 볼 때 후원한 제약 회사들은 의뢰받은 실험실이 양질의 연구 책임을 저버리도록 유도할 수 있습니다. 이런 점을 바탕으로 예측할 수 있듯이, 계약 실험실들은 의뢰한 회사들의 실험실보다 GLP(Good Laboratory Practices, 우수 실험실 관리 기준) 기준에 미치지 못하는 것으로 나타났습니다. 더 심각한 것은 대학 실험실의 실태였습니다. 물론 5개 대학을 대상으로 조사한 것이기는 합니다. 그렇다 하더라도 대학의 연구자들은 이익의 동기와는 상관없는 사람들이며, 연구의 품질을 떨어뜨릴 리가 없다는 내재적인 신뢰에 대해 우려를 갖게 하는 사실임에는 틀림없습니다."[1]

의약품 연구 실험과 관련된 부패의 흔적을 추적해서 따라가 보면, 결국에는 FDA도 연관되어 있다. 「USA투데이」에서 진행한 조사에 따르면 의약품의 안전성과 효과에 대해 정부에 조언하도록 고용되는 전문가들 중 절반 이상이 제약 회사들과 재정적 관계를 맺고 있는 것으로 나타났다. FDA의 신약 검토가 제약 회사의 목소리에 영향을 받을 수밖에 없는 구조인 것이다. 조사 결과의 내용은 다음과 같다.

"이 전문가들은 FDA에 조언하기 위해 고용된 사람들이다. 이들은 어떤 약품이 판매 승인을 받을 것인지, 경고 문구는 어떤 내용을 담아야 하는지, 약품의 검증 실험은 어떻게 설계되어야 하는지에 대해 조언한다. 따라서 이들은 독립적인 위치에 있어야 함이 당연하다.

---

[1] 브레이트웨이트, 제약 산업의 회사 차원의 범죄(런던, 루틀리지 앤 케건 폴 출판사, 1984년), p.82.

그러나 「USA투데이」의 조사에 따르면, 이들 중 54%는 자신들이 평가해야 할 약품이나 주제에 대해 직접적, 금전적 이해관계가 있었으며, 또한 갈등 상황에 처해 있었다고 한다. 제약 회사의 의약품 개발을 도와주어야 하는 동시에 FDA 자문위원회의 일원으로서 해당 약품을 판단해야 하는 지위에 있었기 때문이다."[1]

좀 더 구체적으로는 주식 보유, 자문비용, 연구비 지원 등이 얽혀 있었다.

자, 이제 암에 대한 논의로 집중해 보자. 우리는 과학적 실험이라는 수단이 치료에 효과적이지 않은 약품을 시장에 내놓기 위한 목적으로 사용되는 것을 보았다. 마찬가지로 과학적 실험은 효과적인 치료법을 감추고 보류시키는 도구로도 사용될 수 있다는 것을 알았다. 그 이유는 간단하다. 실효성 있는 치료법은 경쟁력이 있다. 따라서 약품 승인 절차에 통제권을 쥐고 있는 제약 산업의 입장에서는 실효성 있는 치료법이 잠재적 경쟁 대상이기 때문이다. 한때 앤드류 아이비Andrew Ivy 박사가 개발한 항암제, 이름 하여 '크레바이오젠Krebiozen'을 둘러싼 논쟁이 이런 현상의 대표적인 사례다.

1960년대 초, FDA와 분쟁을 시작하기 전에 아이비 박사는 미국에서 앞서가는 의료 전문가 중 한 사람으로 널리 알려져 있었다. 그는 일리노이 대학 임상과학부의 책임자로서 박사 학위와 석사 학위 졸업생 350여 명을 배출한 바 있다. 그는 2차 세계대전 후 독일 누렘버그 재판Nuremburg Trials에 미국 대표로 참석했고, 미국 의사회에서는 의료계에 끼친 공로를 인정하여 금, 은, 동메달을 차례로 수여하기도 했다. 또한

---

1 "산업체에 휘둘리는 FDA의 자문위원들", USA투데이, 2000년 9월 25일, 1A면.

과학, 의학 관련 학술지에 수천 개의 논문을 제출하였으며, FDA에서도 법정 공방이 생겼을 때 그에게 의학 전문의로서 증언하도록 요청하곤 했다. 그럼에도 불구하고 그가 암 치료에 대체의학의 치료법을 사용하자 하룻밤 사이에 '돌팔이'라는 낙인이 찍히고 말았다.

아이비 박사의 재판 과정에서 인디애나폴리스의 한 의사로부터 온 편지가 낭독되었다. 그 편지에는 다중 종양이 있는 환자를 치료하는 중에 있었고, 조직 검사를 통해 종양이 암 조직임을 판명했다는 내용이 적혀 있었다. 또한 그 의사는 편지에서 아이비 박사의 실험실에서 크레바이오젠을 추출하였으며, 이를 투약했으나 아무런 효과를 보지 못했다고 말했다. 하지만 그 의사를 증인으로 불렀을 때, 그는 모호하고 회피하는 듯한 답변으로 일관했다. 반대심문의 압박을 받자 그는 그런 환자를 치료한 적이 없고, 조직 검사를 명한 적도 없으며, 크레바이오젠을 한 번도 써 본 적이 없다고 증언했다. 편지의 내용이 모두 거짓말이었던 것이다. 그는 왜 거짓 편지를 썼던 것일까? 그는 FDA 요원 중 한 사람이 그 편지를 써서 서명을 부탁했고, 자신은 FDA가 돌팔이 의사를 뿌리 뽑는 데 도움이 되고 싶었기 때문에 서명했다고 답변했다.[1]

1963년 9월, FDA는 크레바이오젠은 크레아틴과 동일하며, 크레아틴은 햄버거에서 발견되는 흔한 물질이라고 발표했다. 이 사실을 증명하기 위해 크레바이오젠과 크레아틴의 스펙트로그램(분광 사진)을 겹치게 배치한 사진을 제시했다. 이 사진은 「라이프 매거진」과 다른 대중매체들을 통해 공개되었다. 크레바이오젠이 쓸모없다는 것을 입증하는 '의심의 여지가 없는 증거'라고 보도되었다.

---

[1] 오마 개리슨(Omar Garrison), 독재 통치자들, 북스포투데이(주), 1970년, p.134~135.

그런데 미국 연방의회 상원의원 폴 더글라스Senator Paul Douglas는 문제의 스펙트로그램을 보고 의문을 갖게 되었다. 그래서 스펙트로그램의 최고 권위자 중 한 사람인 스콧 앤더슨Scott Anderson 박사에게 두 물질의 감정을 의뢰했다. 앤더슨 박사는 표준 감정법을 동원해서 분석했고, 그 결과 두 물질 간에 29개의 차이점이 있음을 밝혀냈다. 또한 16개의 화학적 차이와 색상의 차이가 존재한다는 것도 찾아냈다. FDA가 만들어 언론에 공개했던 스펙트로그램 판본은 조심스럽게 축에서 이동시켜 최대한 유사한 모양이 되도록 조작된 것이었다. 실제 축으로 복원한 결과 두 물질은 낮과 밤만큼이나 서로 다른 물질이었던 것이다.[1]

레이어트릴을 조작하기 위해 사용된 전략은 크레바이오젠을 조작하는 데 사용된 방법보다 훨씬 더 허위적이다. 그중 가장 대표적인 사례가 1953년에 발표된 캘리포니아 의사회 소속 암위원회Cancer Commission of the California Medical Association의 '사이비-과학 보고서'다. 「캘리포니아 메디신California Medicine」 4월호에 게재된 이 보고서는 기술적인 데이터를 도표로 정리해 화려하게 제시하면서 레이어트릴의 성분을 검증하기 위해 심도 깊은 연구를 진행했다는 내용이었다. 레이어트릴의 분자 구조를 분석하였으며, 화학적 작용을 연구했고, 암에 걸린 쥐를 대상으로 실험하였으며, 실제 암환자들에 대한 반응도 실험했다고 발표했다. 이러한 객관적 연구를 통해 보고서가 내린 결론은 이러했다.

'레이어트릴이 암세포에 대해 유의미한 세포 독성 효과가 있음을 보여줄 만한 만족스러운 근거를 찾을 수 없었다.'

캘리포니아 의사회의 레이어트릴 실험 보고서가 이런 결론을 제

---

1 오마 개리슨(Omar Garrison), 독재 통치자들, 북스포투데이(주), 1970년, p. 278~280.

시하게 되면, 대부분의 의사와 연구자들에게는 더 이상의 연구가 필요하지 않다는 것을 입증하는 자료가 된다. 더군다나 레이어트릴을 본 적도 없고, 사용해 본 적도 없는 사람들은 권위 있는 캘리포니아 의사회 암위원회에서 발표한 연구 결과이므로 레이어트릴은 암 치료에 효과가 없다는 인식을 갖게 된다. 실험을 누가 했는지, 실험의 신뢰도는 얼마나 되는지에 대해 의문을 가질 이유가 없는 것이다.

의학 전문기자 톰 발렌타인Tom Valentine은 권위 있는 암 전문의들과의 인터뷰를 통해서 이들이 레이어트릴에 대해 어떻게 생각하는지를 알아보았다. 그가 인터뷰한 의사들은 어떤 반응을 보였을까?

뉴욕 주 버펄로에 위치한 로즈웰 메모리얼 병원Rosewell Memorial Hospital 소속 의사 에드윈 미란드Edwin Mirand는 이렇게 말했다.

"살펴보았는데, 효과가 없다는 것을 발견했습니다."

그리고 암 치료 전문 병원 등에서 레이어트릴을 실제로 실험해 본 적이 있느냐는 질문에 대해 그는 이렇게 답했다.

"아니오, 그럴 필요를 못 느꼈습니다. 이미 권위 있는 분들이 실험을 했고, 암 치료에 아무런 효과가 없다는 실험 보고서를 발표했으니까요."

그는 다른 암 권위자들이 인용한 것과 마찬가지로 캘리포니아 의사회의 실험 보고서를 언급했다.[1]

이처럼 답답한 상황은 발렌타인 기자뿐만 아니라 다른 사람들도 똑같은 상황을 경험해야만 했다. 의학 전문 연구자인 데이비드 마틴David Martin은 자신의 경험을 이렇게 말해 주었다.

---

1 "정부가 암 통제법을 억압한다," 내셔널 태틀러(The National Tattler), 1973년 3월 11일, 2p. 인용.

"저와 인터뷰했던 암 전문가는 예상했던 대로 레이어트릴이 '플라시보(placebo, 심리적 효과를 얻기 위해 실제로는 약리학적으로 생리 작용이 없는 물질로 만든 비활성 약)' 효과를 내기 위한 약이라고 말했습니다. 만약 그가 몇 명의 환자들에게 실험적으로 레이어트릴을 사용했고, 그 결과 완전히 효과가 없다는 것을 발견했다고 한다면 제가 그의 이야기를 받아들였을 겁니다. 하지만 레이어트릴을 사용해 본 적이 있느냐고 물었을 때, 그는 사용해 본 적이 없다고 답했습니다. 내가 또 다시 그에게 독일이나 이탈리아, 멕시코, 필리핀 등 해외로 나가서 레이어트릴 치료법 체험 사례를 연구한 적이 있느냐고 물었을 때도 그는 그렇지 않다고 했습니다. 그는 다른 이들에게 들었던 이야기만 되풀이했습니다. 그에게 이야기를 전한 다른 이들 역시 아마도 또 다른 이들에게서 들은 것을 되풀이했을 겁니다. 그 이야기의 근원을 찾아 거슬러 올라가면, 1953년 캘리포니아 의사회 암 위원회에서 발표한 보고서에 도달하게 됩니다."[1]

따라서 우리는 캘리포니아 실험 보고서의 본질이 무엇인지를 알아야 하고, 이 보고서를 작성한 사람들의 과학적 진실성을 파악해야 한다. 「캘리포니아 메디신California Medicine」에 실린 이 보고서는 무기명으로 게재되었으나, 저자는 캘리포니아 의사회 암 위원회 회장인 이언 맥도날드Ian Macdonald 박사와 비서실의 헨리 갈란드Henry Garland 박사이다. 맥도날드 박사는 암 수술의 권위자였고, 갈란드 박사는 국제적으로 유명한 방사선 전문의였다. 두 사람 모두 명사 인명록에 수록될 정도로 권위 있는 사람들이었다.

---

[1] 암 뉴스 저널(Cancer News Journal), 1971년 1-4월호, p.22.

캘리포니아 의사회 암 위원회에는 7명의 다른 저명한 의사들이 포함되어 있었다. 4명은 수술의였고, 1명은 방사선 전문의였으며, 1명의 병리학자도 포함되어 있었다. 그러나 이들은 보고서 작성에 주요한 역할을 담당하지 않았다. 맥도날드 박사와 갈란드 박사를 포함해 이 중 단 한 사람도 레이어트릴을 암 치료 현장이나 실험에서 직접 사용해 본 적이 없었다. 결국 이 위원회가 레이어트릴을 평가한다는 것은 다른 이들의 기록 문헌을 요약정리하고 평가한 것에 불과하다는 것을 의미한다.

이들이 작성한 레이어트릴 요약정리 보고서를 검토하기 전에 맥도날드 박사와 갈란드 박사가 어떤 사람들이었는지를 살펴볼 필요가 있다. 이들 두 의사는 흡연과 폐암은 아무런 연관성이 없다는 주장을 해서 한때 언론에 부각되었던 적이 있었다. 1964년 7월 9일, 샌프란시스코 주정부 공공보건부Public Health Section of the Commonwealth Club of San Francisco에서 갈란드 박사는 연설을 통해 다음과 같이 말했다.

"최근 흡연이 암에서부터 관상동맥경화에 이르기까지 다양한 질병을 일으키는 원인이라는 가설이 널리 받아들여지고 있습니다. 이 문제에 대해, 특히 흡연과 기관지 원발암(原發癌 : 암세포가 처음 생겨서 특정 부위에 근원지를 두고 있는 암)의 관계에 대해 수년간 연구한 결과 위의 가설이 입증되지 않았다는 것이 내 의견입니다. …… 많은 사람들이 적절한 흡연은 신경안정에 효과가 있다고 말합니다. …… 미국인의 건강에는 담배보다 비만이 더 큰 위험 요소라고 할 수 있습니다."

맥도날드 박사는 이보다 더 강력하게 사신의 의견을 표명했다. 「US 뉴스 월드 리포트U.S. News & World Report」에 게재된 기사에는 한 손에 담배를 들고 있는 그의 사진이 실렸다. 기사에서 그는 '하루에 24개비까지는 인체에 무해한 취미생활'이라고 주장했다. 또한 그는 이런 말도 남겼다.

> "아주 오래된 명언을 수정할 필요가 있어요. '하루에 담배 한 팩이면 폐암을 멀리할 수 있습니다.'라고 말이죠."[1]

그런데 이와 관련해서 참으로 흥미로운 사실을 발견할 수 있다. 바로 그 시점에 흡연과 폐암의 연관성에 대한 대중의 우려로 담배 생산자들이 판매 부진을 겪고 있었다는 점이다. 그래서 담배업계에서는 미국 의사회에 '담배와 건강의 관계에 대한 연구'를 의뢰한 상황이었다. 연구비 총액은 1,800만 달러였고, 그중 1,000만 달러가 이미 약속되어 있었다.

미국 의사회에 요청한 연구는 결과에 따라 담배업계에 '확실한 이익'을 보장해 줄 수 있는 것이었다. 그에 따라 이익을 보장받으려는 담배업계로부터 엄청난 연구비가 유입되었다. 그리고 이 자금은 실질적으로 놀랄만한 효과를 발휘했다. 미국 의사회는 이 일로 모양새가 아주 안 좋게 되었다. 막대한 자금이 투입된 결과, 비교적 간단하고 단순한 프로젝트는 쓸데없이 복잡하고 낭비를 초래하는 괴물 같은 작업으로 둔갑했다. '담배와 건강의 관계'에 관한 미국 의사회의 연구 보고서에는 다음과 같은 내용이 담겨 있다.

> "오늘에 이르기까지 대략 1,400만 달러가 담배업계로부터 90개 대학과 연구소에서 진행하는 203개의 개별 연구 프로젝트에 지급되었다. 그 결과 450개의 보고서가 각종 과학 저널과 정기 간행물에 게재되었다."[2]

그 다음으로 보고서는 연구 프로젝트와 연구 목적 리스트를 제시

---

1 '또 다른 시각: 담배가 무해할 지도 모른다', US 뉴스 월드 리포트, 1957년 8월 2일, p.85~86.
2 「3차 리서치 컨퍼런스(Third Research Conference)」, 담배와 건강의 관계 연구위원회, 미국 의사협회 교육연구재단, 1972년 5월 7~9일, p.4.

했는데, 그 가운데 몇 가지를 아래에 소개한다.

- 달팽이 뇌의 일체 세포(identified cell) 속에 있는 니코틴 수용체(Nicotine Receptors)
- 니코틴이 쥐의 행동에 미치는 영향
- 협심증, 기관지염과 흡연의 관계 - 미국과 스웨덴산 쌍둥이 수탉에 대한 연구
- 임신 중에 니코틴을 흡입한 쥐에서 발견되는 성숙 후 증후군(Post-Maturity Syndrome)
- 다람쥐와 원숭이를 대상으로 한 니코틴, 카페인, 알코올의 상호 작용
- 임신한 암컷 양을 대상으로 한 태반 산소 전달에 대한 흡연의 효과
- 원숭이와 개를 대상으로 한 니코틴의 소변 배출, 조직 분포와 파괴
- 2차 세계대전 참전 군인들의 체격과 수명의 관계

미국 의사회에서 작성한 '담배와 건강의 관계'에 관한 연구 보고서 450건을 살펴본 결과, 그중 암과 근본적으로 관련이 있는 것은 대략 5건 정도에 지나지 않는다는 사실을 알 수 있었다. 5건 중 하나는 실험실의 연구 절차에 대해서만 다루었고, 다른 하나는 담배 연기가 피부암을 치료할 수 있는지에 대한 내용이었다. 결국, 전체 프로젝트 중에서 단 3건만 진정으로 사람들이 담배에 대해 알고 싶어 하는 것을 다루고 있었던 것이다. 203건의 연구 중에서 3건은 대략 1.5%의 비율이다. 이는 미국 의사회가 '흡연과 암의 관계'라는 주제에 대해 얼마만큼의 과학적 진실성을 보여주는지를 알 수 있는 지표인 셈이다.

연구비에 투자한 1,800만 달러는 같은 기간 담배 산업의 광고 예산에 비하면 정말 턱없이 작은 금액이다. 담배업계는 아주 적은 비용을

들여서 미국 의사회의 연구 방향을 오도하는 데 성공했다. 간단한 문제를 어지럽고 복잡한 수백 가지의 문제로 부풀렸던 것이다. 궁극적인 진실이 유보되고, 혼란을 가중시키는 것이 돈으로 가능하다는 점을 보여준 사례라고 할 수 있다.

미국 의사회는 그들에게 쏟아져 들어오는 수천 달러의 연구비에 놀랐던 것일까? 1959년, 「미국 의사회 저널American Medical Association Journal」 12월호에 '담배와 건강의 관계'에 대한 보고서를 발표한다. 미국 의사회는 흡연이 '폐암 증가의 주요한 요소'라는 '가정'을 입증할 수 있는 충분한 근거를 찾지 못했다고 단정적으로 말한다. 미국 의사회는 연구를 거대화함으로써 그러한 가정의 근거를 얻는 것이 더욱더 어려워지도록 만들었다.

담배 회사로부터 미국 의사회에 제공된 1,800만 달러와 미국 의사회 캘리포니아 지회의 주요 멤버인 맥도날드와 갈란드 두 사람의 공공연한 발표 사이에는 과연 어떤 연관이 있었을까? 어쩌면 아무런 연관이 없었을 지도 모른다. 하지만 의학자였던 두 사람은 '증언(즉 연구 발표)'의 대가로 5만 달러를 받았다는 소문이 돌았다.[1]

지금 시점에서 이것이 사실인지 아닌지는 중요하지 않다. 중요한 것은 이들의 의학적 소견의 파급 범위가 넓었더라면 그로 인해 수백 만 명의 사람들이 고통을 받고 죽는 결과를 낳았을 것이라는 점이다. 또한 중요한 것은 동일한 '전문가'들이 레이어트릴에 대한 전문 의학적 소견의 출처라는 점이다.

---

1 '비타민 B17 금지 조치의 비도덕성', 스튜어드 M. 존스, 이학석사, 의학박사, 1974년 1월, p.1. 또한 「암 뉴스 저널」, 1971년 1-4월호, p.3.

그냥 지나치기가 아쉬워서 다음 사항을 언급한다. 그로부터 몇 년 후, 맥도날드 박사는 그의 담배에서 시작된 불로 인해 침대에서 불에 타 죽었다. 갈란드 박사는 소싯적부터 줄담배를 피워 온 것을 자랑스럽게 여겼으며, 자신이야말로 담배가 무해하다는 살아있는 증거라고 주장해왔던 사람이었다. 몇 년 후, 그는 폐암으로 사망했다.

1963년에 캘리포니아 보고서가 출판된 후 10년이 흐른 시점에서 캘리포니아 보건 당국은 법령을 통해 레이어트릴에 관한 초기의 연구 결과가 '사실'이며, 자신들의 입장으로 채택한다고 발표했다. 그런데 이 발표와 더불어 대중에게 예기치 못한 친절을 베푼 셈이 되었다. 최초 보고서가 기초로 했던 모든 원본 실험을 처음으로 대중에게 전부 공개했던 것이다. 이는 맥도널드와 갈란드가 이 실험들의 요약정리를 거짓으로 했다는 것을 증명하는 문헌적 증거를 제공한 셈이 되고 말았다.

1953년의 보고서에서 저자들은 의학박사 존 멜John. W. Mehl의 연구 결과를 발표했었다. 그것은 레이어트릴에서 청산가리가 나오지 않는다는 내용이었다. 뒤에서 설명하겠지만, 암세포를 대상으로 청산가리를 방출하는 것은 레이어트릴이 암 치료에 효과를 나타내는 메커니즘 중에 중요한 한 과정이다. 그러므로 청산가리가 생산되지 않는다고 언급하는 것은 레이어트릴 이론의 신빙성에 타격을 입히는 것이었다. 참고로 멜 박사의 의견은 다음과 같다.

"내 연구 결과는 입증된 것이 아니며, 후속적인 연구가 요구된다. 그러나 레이어트릴의 효과를 시지하는 것은 아니다."

그러나 10년 후, 연구 원본의 실험 결과물이 공개됨에 따라 전혀 다른 해석이 가능해졌다. 보고서 원본의 통계, 표와 도표의 미로 속에서 '레이어트릴 보고서 부록 4번'이라는 문서가 발견되었다. 이는 슈로

에텐보어G. Schroetenboer와 월먼W. Wolman이 서명한 문서이다. 그 내용은 다음과 같다.

"3시간의 역류 끝에 시안화수소(hydrogen cyanide, 시안화수소는 항간에 청산가리로 알려진 화학물질)의 냄새가 탐지되었으며 …… 시안화수소는 수산화나트륨sodium hydroxide 속에 증류되었고, 감청법에 의해 확정되었다."[1]

이 보고서는 1953년 1월 14일자로 작성되었으며, 이는 멜 박사가 레이어트릴에서 청산가리를 추출할 수 없다는 발표를 하기 두 달 전의 시점이다. 따라서 맥도날드와 갈란드 두 사람은 레이어트릴에 대한 부정적인 보고에는 손을 들어주면서 긍정적인 보고는 완전히 무시했다는 것이 분명해진다.

그 이후로 미국 의사회의 화학 실험실 연구에서도 레이어트릴에서 청산가리가 방출된다는 사실이 확인되었다. 또한 국립 암연구소NCI 세포화학부cytochemistry section와 캘리포니아 보건 당국에서도 확인되었다. 캘리포니아 보건 당국은 원래 보고서에 대해 '사실'로 받아들이면서 자신들의 입장으로 취한다고 공식적으로 발표했던 바로 그 기관이다.

맥도날드와 갈란드 박사의 또 다른 주장은 레이어트릴 치료를 받은 환자들의 종양이 현미경 검사에서 효과적인 화학 반응을 보이지 않았다는 것이다. 그러나 10년 후, 그들의 주장은 완전히 거짓말이라는 사실이 드러났다. 부록 3번에는 두 병리학자의 보고가 들어 있는데, 여

---

[1] 베타-시아노제닉 글루코사이드(레이어트릴)를 사용한 암 치료에 관한 암 자문위원회의 보고서, 캘리포니아 보건 당국, 1963년, 부록 4, p.1~2.

기에는 알기 쉬운 영어로 항종양 효과를 관찰했다고 기술하고 있으며, 이는 레이어트릴의 효과일 가능성이 있다고 언급하고 있다. 1952년 12월 15일자로 기록된 성명에서 의학박사 존 버드John W. Budd는 "1M의 사례 …… 종양의 대규모 출혈성 괴사 발견됨. …… 화학적 치료 효과로 해석할 가능성의 여지가 있다고 봄."이라고 보고했다.

1952년 9월 10일자로 나온 준델J. L. Zundell의 부검 보고에 따르면, 항종양 효과가 분명하게 관찰된 두 가지 사례가 있다.

"M-1. …… 감염된 세포가 응고 괴사coagulation necrosis와 핵농축증pyknosis을 보이는 것으로 보아 화학적 효과를 제기하는 것으로 볼 수 있다."

"M-3. …… 림프절의 종양 세포에 더 많은 퇴화가 보인다. 화학적 요인의 작용 결과일 가능성이 높은 것으로 사료된다."

"이 두 가지 사례에서 …… 약간의 변화가 보였다. …… 이는 화학적 치료의 독성 세포 변화chemotherapeutic toxic cellular change로 여겨질 가능성이 있다."[1]

이 보다 더 명백할 수는 없다. 그러나 어찌되었든 맥도날드와 갈란드 박사는 캘리포니아 보고서에서 "연구진 누구에게서도 세포 독성 변화의 근거는 발견되지 않았다."[2]라고 단언했다. 물론 이 말은 완전한 거짓말이었다.

맥도날드와 갈란드 박사는 연구 결과를 부정확하게 요약했다. 그러나 요약이 정확하게 되었다고 할지라도 이 보고서에는 내재적인 한

---

[1] 베타-시아노제닉 글루코사이드(레이어트릴)를 사용한 암 치료에 관한 암 자문위원회의 보고서, 캘리포니아 보건 당국, 1963년, 부록 3, p.1~2.

[2] 베타-시아노제닉 글루코사이드(레이어트릴)를 사용한 암 치료에 관한 암 자문위원회의 보고서, 캘리포니아 보건 당국, p.324.

계가 있다. 1953년의 캘리포니아 보고서가 안고 있는 한계는 환자들에게 투약한 레이어트릴의 양이 너무 적었다는 것이다. 레이어트릴이 작용해서 어떤 변화를 일으키기에는 현저히 부족한 양이었다. 최상의 결과를 얻기 위해 사용되는 레이어트릴 양의 50분의 1에 불과한 양을 사용해서 진행한 연구 결과였기 때문이다. 따라서 레이어트릴에 대한 과학적 판단을 내리는 근거로 사용할 수 없는 완전히 무용지물인 연구였던 것이다.

레이어트릴 연구 초기에 임상 연구자들은 한 번에 50~100밀리그램씩만 투약했다. 실험 결과에 자신감을 얻게 되면서 투입량은 점차 증가했다. 1974년에 이르러서는 정맥 주사의 형태로 하루에 6,000~9,000밀리그램 정도를 사용했다. 일반적으로 환자들에게서 호전된 보고를 받기까지는 일주일에서 열흘 정도의 기간을 두고 5~70만 밀리그램의 레이어트릴이 축적되어야 한다. 하지만 캘리포니아 보고서에 사용된 실험에서는 1회 주사에 50밀리그램 정도를 투약했다. 1회 투약 최대량은 200밀리그램을 넘지 않았고, 최대 축적 투입량은 12회에 걸쳐 2,000밀리그램에 못 미치는 양이었다. 그나마도 5명의 환자들은 주사를 2회만 맞았고, 5명은 단 1회에 그쳤다.

이러니 캘리포니아 의사회의 연구 결과가 레이어트릴이 암에 대항하는 데 효과적이라는 결정적인 근거를 얻는 데 실패했다고 발표한 것이 그리 놀랍지 않다. 그 당시에 크렙스 박사가 지적했던 것처럼 "실패하는 것만큼 쉬운 것이 없다."

과학적 진실이 왜곡되고, 사실이 뒤틀리는 이 모든 상황 속에서도 맥도날드와 갈란드 박사가 쓴 캘리포니아 보고서 3페이지에는 다음 사실을 분명히 시인하고 있다.

"환자들을 조사한 모든 의사들은 환자들이 행복감과 식욕의 증대, 체중 증가, 통증 감소를 말하고 있다고 언급했다."

그러고는 다음과 같은 말을 덧붙여서 위와 같은 결과의 중요성을 무시하려고 시도했다.

"…… 마치 이런 관찰의 결과가 확실한 치료적 효과를 나타낸다고 여기는 것 같지만……."

이와 같은 언급은 캘리포니아 보고서를 무효화하는 선언으로 인정하기에 충분하다. 왜냐하면 위에서 언급한 관찰 결과들이야말로 의사들이 기다리는 변화이기 때문이다. 환자들에게 진정으로 현재 사용 중인 치료법이 효과적인지를 나타내 주는 지표들이기 때문이다.[1]

대부분의 의사들은 자신이 치료하고 있는 암환자들이 행복감과 식욕의 증대를 느끼고, 체중이 증가하며, 특히 통증이 줄어들고 있다고 말한다면 황홀경에 휩싸일 것이다.

1970년대에는 레이어트릴을 실험할 수 있는 기회조차 주어지지 않았다. 실험은 주로 레이어트릴을 반대하는 사람들이 했다. 옹호자들은 실험 승인을 요청할 때마다 거부당했다. 일례로 1970년 4월 6일에 맥노튼 재단McNaughton Foundation에서 앤드류 맥노튼Andrew McNaughton의 후원 하에 소위 임상시험 계획 승인 1단계 연구(IND Phase One studies)에 대한 FDA의 허가를 구하는 요청서를 제출했고, 4월 27일에 허가가 나왔다. 그 후, 한 언론인은 "지옥의 모든 문이 열렸다."[2]라고 표현했다. 그러나 얼마 지나시 않아 FDA는 한 통외 전화를 받았다. 강력한 정

---

[1] 현재의 진단과 치료(Current Diag no sis & Treat ment), Lange 의료 출판사, 1972년, p.902.
[2] 돈 맷천(Don C. Matchan), "왜 레이어트릴을 검증하지 않는 것인가?", 예방, 1971년 1월, p.149~150.

치적 영향력이 있는 어떤 사람이 분노한 목소리로 이렇게 말했다.

"실험을 당장 중단시키시오!"

다음날인 4월 28일, FDA는 맥노튼 재단에 새로운 공문을 보냈다. 서류를 살펴본 결과 IND 지원서에 '결함'이 발견되었다는 내용이었다. 그래서 10일 내에 방대한 양의 추가 자료를 요구한다는 것이었다. 이상하게도 그 편지는 맥노튼 재단에 5월 6일이 되어서야 배달되었다. 이는 작성된 날짜에서 9일이 이미 지난 상황이었다. 추정하기로는 이렇다. 실제로는 더 나중에 작성되었는데 날짜만 당겨 적어서 재단 측이 곤란한 상황에 놓이도록 하려는 의도였을 것이다. 10일 이내에 추가 서류를 준비하라는 원래의 요구도 말이 안 되지만, 재단 측의 재신청 가능성을 완전히 불가능하게 만들려는 계략이 아니었나 생각한다. 5월 12일, 맥노튼 재단은 신약 실험 허가 결정이 철회되었다는 FDA의 최후통첩을 받았다.

어찌되었건 간에 맥노튼 재단 측은 서류를 준비했다. 요구하는 서류를 구비해 제출하면 IND 허가를 다시 받을 수도 있지 않을까 하는 기대를 가졌던 것이다. 추가 서류 요청 공문을 받은 지 9일 만인 5월 15일에 요구한 모든 자료를 워싱턴으로 보낸다. 그러나 이미 FDA의 입장은 확고했다. 레이어트릴 실험을 허가하지 않기로 이미 결정된 것이었다.

전직 FDA의 고위 관료였던 한 사람이 이 사건에 대한 의구심을 공개적으로 표출했다. 그는 30년간 FDA에 근무한 경력이 있었다. 그는 국립 암연구소NCI의 딘 버크Dean Burk 박사에게 쓴 편지에서 30년 동안 FDA에서 일하면서 50페이지 이상의 자료 제출 기한이 단 10일만 주어진 경우는 본 적이 없다고 말했다. 게다가 1970년 10월 1일자 FDA 절차

매뉴얼에 의하면 요구 이행에 단 10일의 기한이 주어진 상황에서 종결 통지를 하도록 규정한 조항은 전혀 발견되지 않았다.[1] 이 모든 조치는 레이어트릴 실험을 저지하려는 목적으로 핑계를 대기 위한 것임이 분명하다. 즉 정치적인 압력에 의해 꾸며낸 것임이 명백하다.

IND 승인을 철회한 것에 대한 이유로 제시한 것 중 하나는 레이어트릴에 독성이 함유되어 있을지도 모른다는 지적이었다. 이에 대한 FDA의 의견은 다음과 같다.

> "IND에 흔히 아미그달린이 무독성이라고 알려져 있으나, 독성 부재를 증명하는 데이터가 없다. …… 쥐에게 1회 투약한 실험 결과를 토대로 인간에게 장기적인 투약(6주 이상) 실험의 투입량을 추산한다는 것이 위험하다고 사료되는 바이다. 또한 해당 물질의 독성이 대형 동물 종을 대상으로 해서 밝혀지지 않은 이상 인간에 대한 연구를 시작하는 것은 위험하다고 본다."[2]

독성에 대한 지적은 참으로 놀라운 것이 아닐 수 없다. 첫째, 뒤에서 설명하겠지만, 아미그달린(amygdalin, 비타민 B17 또는 '레이어트릴'이라고도 함)[3]의 무독성은 잘 알려진 사실이다. 이는 전적으로 받아들여져 왔으며, 논란의 여지가 없는 것으로 밝혀진 것은 100년이 넘었다. 둘째, IND 지원서의 일부로 제출된 레이어트릴 임상 사례 보고가 안전성의 증거였다. 그리고 셋째, 독성에 대한 문제 제기 자체가 말이 안 되는

---

[1] 딘 버크 박사가 엘리엇 리처드슨(HEW의 부서장)에게 보낸 편지, 1971년 10월 19일자 인용; 에드워드 그리핀 편집, 레이어트릴 관련 개인 문서, 아메리칸 미디어, 1997년.
[2] 아미그달린(레이어트릴)의 검토와 평가를 위한 중앙학자 자문 긴급 위원회, FDA, 1961년 8월 12일, p.3~4.
[3] 살구·복숭아씨 속에 들어 있는 성분으로 체내에 들어가면 암세포에만 다량 들어 있는 베타글루코시다아제에 의해 시안화수소를 유리시켜 암세포를 죽인다.

것이다. FDA의 승인을 받은 모든 약품과 기존 암 치료에 사용되는 치료법은 모두 독성이기 때문이다. 레이어트릴이 독성 물질일 수도 있다는 이유로 실험을 거부하는 것은 궤변의 극치를 보여준다.

레이어트릴 실험 허가를 거절한 것에 대해 FDA에서 제시한 또 다른 이유는 이를 사용한 의사들이 충분한 임상 기록을 남기지 않았다는 것이다. 이것 역시 변변치 않은 이유다. 왜냐하면 'IND' 1단계 실험 허가'는 임상 기록을 요구하지 않기 때문이다.

FDA의 부당한 조치에 대해 국립 암연구소의 딘 버크 박사는 그 당시 HEW(Department of Health, Education, and Welfare : 미국 보건교육후생부, FDA의 상위 관리 기관)의 대표였던 엘리엇 리처드슨Elliot Richardson에게 용감하게 편지를 썼다. 그는 편지에서 다음과 같이 말했다.

"IND 1단계 FDA 허가를 받는 데 있어서 어떤 임상 연구에 대한 절대적 요구 조항은 없습니다. 그러나 지원자는 이미 보유하고 있는 자료는 어떤 것이든 제시할 것을 요청받게 됩니다. 맥노튼 재단은 현재의 실행 가능성 한계 내에서 이에 최선을 다해 응하였습니다. 콘트레라스(Contreras, 멕시코 의사)와 니퍼(Nieper, 독일 의사)는 정당한 방법으로 암환자들을 레이어트릴로 치료하는 것에 몰두해 있는 사람들입니다. 이들은 FDA가 원하는 실험 방식에 따라 레이어트릴을 임상 평가하는 데 시간을 보내고 있는 사람들이 아니라는 말입니다. 이들의 기록이 FDA의 목적에 맞지 않다고 말하는 것은 눈가림을 위한 속셈임이 명백합니다. IND 1단계의 요구 조건과는 아무런 해당 사항이 없으며, 이와 같은 주장이 나온 경우도 지금까지 없었습니다."[1]

---

[1] 의사 딘 버크 박사가 엘리엇 리처드슨에게 보낸 편지, 1971년 10월 19일자 인용.

그러나 이미 '조작'은 진행 중이었다. 레이어트릴은 실험 승인을 얻지 못할 것임이 분명해졌던 것이다. 1971년 9월 1일, FDA는 레이어트릴 검토와 평가를 위한 긴급 자문위원회를 소집하여 "임상시험을 정당화할 만한 유효한 치료 효과의 근거가 발견되지 않았다."라고 발표했다. 그리고는 이러한 결론에 따라 미국 내에서 레이어트릴의 홍보와 판매, 그리고 실험을 금지한다고 선언했다.[1]

캘리포니아 의사회 보고서의 내용은 암 '전문가'들이 지겹도록 인용하는 최고 권위 문서로 여전히 건재하다. 그리고 레이어트릴에 대한 법적 규제의 근거로도 여전히 유효하다. 암 치료 관련 제약업계는 레이어트릴의 자체 실험 가능성을 일축하면서 레이어트릴 실험 결과가 유효하지 않으면 비웃음을 살 것이라는 말도 안 되는 핑계를 대고 있다. 이 모든 것은 객관성의 산물이 아니라 편견의 산물이다. 보고서와 공적 발표의 내용은 속이기 위해 계산된 것일 뿐, 명쾌하게 밝히려는 의도가 없었다. 이는 공적 기관의 명령에 의한 것이지 과학에 의해 입증된 것이 아니었다.

왜 이런 일이 벌어지고 있는 것일까? 이 부분에 대한 이야기는 뒤에서 밝히도록 하겠다.

---

[1] 언론 공개 자료, HEW/FDA, 1971년 9월 1일.

02
맨해튼 대학살

레이어트릴의 치료 효과가 없다는 것을 증명하려는 암 치료 관련 업계의 지속적인 시도; 레이어트릴이 효과가 있다는 것을 보여준 메모리얼 슬론-케터링 암연구소의 연구 보고서 은폐, 제약 회사와 록펠러 재단의 연관성; 메모리얼 슬론-케터링 암연구소 직원들이 외부에 밝힌 진실.

캘리포니아 의사회의 보고서 외에도 레이어트릴 연구를 진행한 단체는 많다. 모두 충분한 자격과 높은 명성을 자랑하는 단체들이다. 1953년에 진행된 스탠포드 대학의 프로젝트, 1962년에 진행된 버클리 대학의 디아블로 실험실Diablo Labs 연구, 1965년에 캐나다 의사회 Canadian Medical Association를 대신해 몬트리올 맥길 대학McGill University에서 진행한 연구가 있다.

그러나 이 모든 연구 사례에 과학적 무능함과 편견이 개입되어 연구의 진가가 퇴색되었다. 1953년에 발표된 캘리포니아 의사회 보고서의 연구처럼 명백한 사기로 얼룩져 있다. 이들 연구 중 몇몇은 레이어트릴이 항암 효과를 보인다는 근거를 시인하고 있다. 그러나 효과의 원인을 레이어트릴이 아닌 다른 것으로 돌리는 데 급급하다. 어떤 연구들은 레이어트릴의 독성만을 조사했다. 이는 레이어트릴의 항암 효과에 대해 관심이 없었다는 것이다. 그저 환자를 죽이는 데 레이어트릴이 얼마나 필요한지를 결정하기 위한 연구였음을 의미한다.

이들 대부분의 연구에서 레이어트릴의 성공을 평가하는 유일한 기준은 종양 크기의 감소였다. 처음 들으면 합리적인 평가 기준으로 생각할 수도 있을 것이다. 그러나 대부분의 종양이 악성 세포와 양성 세포가 혼합되어 있다는 것을 인식해야 한다. 실험용 쥐에게 사용하는 이식 종양의 경우를 보더라도 실질적으로 암세포가 차지하는 비율은 3~4%에 지나지 않는다. 심각한 악성 조직은 건강한 쥐의 생체에서 받아들이지 않아 성공적으로 이식되지 않기 때문이다. 레이어트릴이 암세포를 100% 제거했다 할지라도 종양 자체의 크기는 최대 3~4%만 줄어들게 된다. 종양의 크기로 치료의 성패를 가늠하는 것은 불합리하다. 생명의 연장이야말로 치료의 성공을 가늠하는 유일한 기준이 되어야 할 것이다.

1973년, 앨라배마 주 버밍엄의 남부 연구소Southern Research Institute에서는 쥐를 대상으로 심도 있는 레이어트릴 연구를 진행했다. 연구자들은 수개월에 걸친 연구를 마친 후, 그 결과를 보고했다. 국립 암연구소에서 공개한 내용에 따르면 레이어트릴이 암에 아무런 효과가 없다는 것이 이 연구를 통해 다시 한 번 밝혀졌다는 것이었다. 그러나 더 깊이 검토해 본 결과 보도된 내용은 사실과 달랐다. 버크 박사는 보고서의 표와 도표에 제시된 원래 데이터를 철저하게 파고들었다. 실험에 사용된 쥐는 3개의 그룹으로 나뉘어져 있었다. 첫 번째는 레이어트릴을 너무 적게 주입한 다수의 그룹이었고, 두 번째는 레이어트릴을 너무 많이 주입한 다수의 그룹, 세 번째는 최적의 양을 주입했으나 개체수가 아주 적은 그룹이었다. 실험 결과는 다음과 같았다.

너무 적은 양을 주입 받은 그룹은 주입을 전혀 받지 못한 통제 그룹과 동일한 시점에 죽었으며, 너무 많은 양을 주입 받은 그룹은 통제 그룹보다 훨씬 빨리 죽었다. 그러나 적당한 양을 주입 받은 그룹은 통제 그룹에 비해 유의미하게 오래 살아남았다!

이런 결과를 확인하고도 국립 암연구소에서는 무슨 이유로 레이어트릴이 효과가 없다고 선언할 수 있었을까? 도대체 무슨 일이 벌어진 것인지 이제부터 설명하겠다.

실험 과정을 조사해 본 결과 적절한 양을 주입 받은 그룹, 너무 적은 양을 주입 받은 그룹, 너무 많은 양을 주입 받은 그룹 모두를 한꺼번에 통계 처리했다는 사실을 알 수 있었다. 즉 개체수가 많은 그룹의 자료와 개체수가 적은 그룹의 자료를 함께 통계 처리함으로써 평균값을 낮출 수 있었던 것이다. 오래 살아남은 실험 그룹 쥐의 수치가 무의미해져 버린 것인데, 결과는 조작되었기 때문이다. 실험 그룹과 통제 그룹의 쥐를 비교했을 때, 레이어트릴 주입을 받지 못한 쥐들보다 레이어트릴 주입을 받은 쥐들이 유의미하게 오래 살아남은 것이 아니라는 결과를 보여줄 수 있도록 통계가 조작되었던 것이다. 통계는 거짓말을 하지 않았다. 하지만 거짓말쟁이들이 통계를 사용했던 것이다.[1]

한편, 레이어트릴 치료를 받고 회복되어 레이어트릴을 예찬하는 사람들의 수는 계속 늘고 있었다. 회복 환자들과 그들의 가족은 '암 치료 선택의 자유를 위한 위원회The Committee for Freedom-of-Choice in Cancer

---

[1] 딘 버크 박사는 이러한 통계 조작을 폭로하는 편지(14페이지에 이르는)를 써서 1974년 3월 22일, 국립 암연구소(NCI) 암협회의 시무어 페리 박사에게 보낸다. 레이어트릴 관련 개인 문서 참고. 애드워드 그리핀(G. Edward Griffin) 편집(웨스트레이크 빌리지, 아메리칸 미디어, 1997)

Therapy'라는 이름으로 전국적인 풀뿌리 조직을 만들었고, 미국 전역에 수백 개의 지부가 조직되어 공식 모임과 기자회견도 열었다. 주 입법위원회에 나가 레이어트릴의 합법화를 요구하는 증언도 했다. 결국 정부는 어떤 식으로든 '레이어트릴 지지자들'에게 대응을 해야 했다.

그래서 1978년에 국립 암연구소에서는 다시 한 번 연구에 착수했다. 레이어트릴 지지자들의 움직임을 뒤집기 위한 목적이었다. 레이어트릴이 효과적이었다는 의료 기록이 들어 있는 93개의 암 치료 사례가 연구 대상으로 선정되었다. 그러고 나서 12명의 암 전문가들에게 각 사례들의 구체적인 사항에 대한 평가를 의뢰했다. 그중에는 일반적으로 사용되는 기존의 암 치료법에 관한 사례들도 혼합되어 있었다. 전문가로 선정된 이들은 각 사례가 어떤 치료법을 사용했는지는 모르도록 했다. 국립 암연구소는 레이어트릴 사례들을 샅샅이 분석해서 대부분의 경우를 제외시켰고, 실제로 전문가들에게 연구를 의뢰한 사례는 고작 22건에 불과했다.

암 치료법의 성공 여부는 무엇으로 결정할 수 있을까? 수명의 연장인가? 아니면 삶의 질인가? 행복감의 증진과 통증의 부재인가? 일상생활을 정상적으로 영위할 수 있는 능력인가? 이 모든 항목은 영양 치료법을 적용하는 의사들이 사용하는 기준이다. 이들은 종양의 크기에 상관하지 않는다. 왜냐하면 앞에서도 언급한 바 있듯이, 종양은 악성 세포와 양성 세포가 혼합되어 분포하므로 모든 종양 속에 존재하는 암세포의 비율은 그리 높지 않기 때문이다. 레이어트릴이 환자의 암을 제거하는 데 100%의 성공률을 보인다고 해도 종양의 크기는 5~10% 정도밖에 줄어들지 않을 수도 있다. 하지만 이게 무슨 상관이란 말인가? 환자는 생존한 사람들 중의 하나로 돌아왔다. 종양 그 자체가 병이 아닌 것이다. 병의 증상 중 하나일 뿐인 것이다.

반면에 기존 의학은 오직 종양 그 자체에만 집중하고 있다. 대부분의 종양학자들에게는 종양이 곧 암이다. 수술로 종양을 제거하거나 태워버리면 환자에게 "기쁜 소식입니다. 전부 제거했습니다!"라고 선언한다. 물론 종양은 전부 제거했는지도 모른다. 그러나 종양을 일으킨 병의 원인을 확실하게 제거했는가? 또 종양 제거 과정에서 악성 세포가 원래의 자리를 이동해 순환계를 따라 돌아다니다가 몸의 다른 부분에 정착하도록 유발하지는 않았는가? 이로 인해 "전부 제거했습니다!"라는 터무니없는 말을 들은 후, 얼마 되지 않아서 다시 다중으로 전이된 암 때문에 사망하는 환자들이 너무나 많이 생기는 것은 아니던가?

레이어트릴을 임상 치료에 사용하는 의사들은 하나같이 종양의 크기가 줄어드는 것이야말로 암 치료 성공의 척도로서 가장 무의미한 것이라고 경고한다. 그렇다면, 국립 암연구소가 선택한 암 치료 성공의 기준이 무엇이었는지 궁금하지 않은가? 그것은 바로 '종양의 크기'였다. 이는 기존 암 치료법의 논리와 일관된 입장이었다. 게다가 종양의 크기를 줄이는 데 집중하는 방사선 치료나 화학 요법이 레이어트릴보다 효과적이라는 방향으로 검토의 결과를 왜곡할 수 있는 기준이기도 했다. 종양의 크기가 15% 밖에 줄어들지 않았어도 건강하게 살아있는 환자는 실패 사례로 분류되고, 고통으로 죽어가고 있지만 종양의 60%가 제거된 환자는 성공 사례로 분류되었던 것이다.

이렇게 조작이 심했음에도 불구하고 선정된 전문가들이 발견한 것은 다음과 같다. 레이어트릴 사례 중에서는 2명의 환자가 완전한 반응(종양이 완전히 소멸됨)을 보였고, 4명이 부분적인 퇴보(종양의 크기가 50% 이상 줄어듦)를 보였고, 9명이 '안정'되었으며(종양이 더 이상 자라지 않음), 3명이 '무병 기간의 증가'를 경험했다. 다른 말로 정리하면 22건 중에서 18건, 즉 82%가 어떤 식으로든 레이어트릴의 효과를 보았다는 것이다. 종양의 크기를 기준으로 했음에도 말이다. '승인된' 기존 항암 치료제 중에서 그 어느 것도 이처럼 좋은 성적표를 보여주는 경우는 극히 드물다.

그러나 이토록 고무적인 수치적 결과에도 불구하고 국립 암연구소의 공식적인 보고서는 이렇게 말하고 있다.

"이런 결과는 레이어트릴의 항암 효과에 대해 아무런 확실한 결론을 보장할 수 없다."[1]

단어의 선택이 경이롭지 않은가? 어쩌면 이렇게도 사기술이 뛰어날 수 있는지 놀랍다. 사람들은 단 한 번의 연구를 통해서 '확실한 결론'을 기대하지는 않는다. 그러나 결과를 정직하게 전체적으로 보고해 주기만 했더라도 고마웠을 것이다. 어쨌든 국립 암연구소는 언어 선택에 각별히 주의를 기울인 성명서를 통해 레이어트릴이 또 한 번 과학적인 시험에 실패했다는 인상을 주었다. 언어 선택에 주의를 기울인 것은 의사소통을 정확하게 하기 위해서가 아니라, 의미를 애매모호하게 하기 위한 목적이었다.

이러한 사이비 과학 연극의 다음 막은 마요 병원Mayo Clinic이 무대가 되었다. 178명의 환자를 대상으로 실시한 임상시험에서 아미그달린(레이어트릴)은 또 다시 도마에 올랐다. 이번에는 '대사 요법'과 결합될 예정이었다. 식단, 효소, 영양 보충세 등 영양 치료 의사들이 지지하는

---

[1] 엘리슨, "레이어트릴에 관한 특별 보고서: NCI 레이어트릴 검토. 국립 암연구소(NCI)의 레이어트릴 효과 소급 분석의 결과." 뉴잉글랜드 의학 저널(New England Journal of Medicine), 1978년 9월 7일, 299호 p.549~552.

바로 그 방식이었다. 그러나 실제로 레이어트릴을 사용하는 의사들은 이 실험에 사용된 실험 계획이 자신들의 방식과 비교하는 것이 불가능하다고 이의를 제기한다. 또한 사용되는 아미그달린의 순수성에 대해 심각한 우려를 표명했다. 이 실험은 실패를 유도하기 위해 정교하게 조작된 계획으로 추정되었다. 그리고 예상했던 대로 이 실험은 실패했다. 마요 병원의 의사들은 "실질적인 효과가 관찰되지 않았다."라고 보고했다.

이처럼 과학의 그늘 아래서 자행된 조작된 기록을 깨는 것은 결코 쉽지 않아 보인다. 그런데 이 모든 것의 원조 격인 사건이 몇 년 후 맨해튼 소재 메모리얼 슬론-케터링 암센터MSKCC, Memorial Sloan-Kettering Cancer Center에서 발생했다.

1972년부터 1977년까지 5년간 가네마츠 스기우라Kanematsu Sugiura 박사의 책임 하에 레이어트릴에 관한 연구가 심도 있게 진행되었다. 스기우라 박사는 이곳의 원로 실험 연구자로서 60년 이상의 연구 경력자였다. 지식과 진실성에 있어서는 최고의 존경을 받는 사람이었다. 가장 높은 수준의 진실을 추구하고 사실이 아닌 것을 배제시켜야 하는 곳이 과학 실험실이기에 그는 이 실험에 필요한 최적임자임에 틀림없었다. 그러나 메모리얼 슬론-케터링 암센터에게는 최악의 선택이었다.

스기우라 박사는 실험을 몇 개의 그룹으로 세분화했다. 다른 종류의 실험실 동물을 사용한 경우, 그리고 이식된 종양과 자연 발생한 종양의 경우로 실험을 구분했다. 그는 실험의 결론에 이를 즈음에 다섯 가지의 결과를 발표했다. 첫째, 레이어트릴은 쥐에서 암세포의 전이(암이 퍼지는 것)를 억제했다. 둘째, 레이어트릴은 개체의 전반적인 건강을 증진시켰다. 셋째, 레이어트릴은 작은 종양의 증식을 억제했다. 넷째,

레이어트릴은 환자의 통증을 완화시켰다. 다섯째, 레이어트릴은 암 예방제로 작용했다. 공식적으로 발표된 실험 연구 보고서에는 다음과 같은 내용이 포함되어 있다.

> "연구 결과에서 아미그달린(레이어트릴)이 자연 발생적 종양이 있었던 쥐에서 폐 전이를 유의미하게 방지했다는 것이 선명하게 보였다. 그리고 처음 발생한 종양의 증식을 억제하는 유의미한 효과를 보였다. …… 또한 레이어트릴은 새로운 종양의 발생을 일정 부분 예방하는 것으로 보였으며, …… 통제 그룹과는 대조적으로 실험 그룹에서 건강의 증진과 외모의 향상이 모든 실험 사례에서 동일하게 관찰된 결과였다. …… 스기우라 박사는 다른 화학 치료 요법을 동원한 지금까지의 사례들에서 이번 실험에서처럼 종양의 완전한 퇴화를 관찰한 적이 없었다."[1]

이 시점에서 독자 여러분은 바로 앞 타이틀 '01. 워터게이트 증후군'으로 돌아가 보라. 메모리얼 슬론-케터링 암센터의 대변인이 이 연구가 이루어진지 단 몇 개월 후에 레이어트릴이 가치가 없다고 딱 잘라 말하는 부분을 다시 읽어 보기를 권한다. 앞으로도 언급하게 되겠지만 명확히 확인해야 한다.

그 다음에 무슨 일이 일어났는지를 정확하게 이해하기 위해서는 약간의 배경 설명이 필요하다. 메모리얼 슬론-케터링 암센터 이사회는 제약 회사의 재정적 이익을 대변하는 인사들로 구성되어 있다. 대부분의 통제권은 록펠러 가문과 연결된 기업의 파트너들이 가지고 있다.

---

[1] "쥐의 자연 발생적 종양에 대한 아미그달린(레이어트릴)의 효과 정리", 메모리얼 슬론-케터링 암센터 보고서, 1973년 6월 13일 발행.

기우라 박사의 실험이 진행될 당시에 록펠러 관련 인사들(제임스James, 로렌스Laurence와 윌리엄William)이 권좌에 앉아 있었고, 록펠러 가문 자금의 영향력 아래 있는 회사 소속 사람들(12명)이 이사회에 포함되어 있었다.

록펠러 가문이 어떻게 해서 제약 산업에 발을 들여놓게 되었는지는 이 책의 2부에서 설명할 것이다. 그러나 관련성의 이해를 돕기 위해 여기서 조금만 언급하겠다. 존 록펠러 시니어John. D. Rockfeller, Sr.와 그의 아들 존 록펠러 주니어J. D. II는 1927년부터 메모리얼 병원에 기부금을 내기 시작했다. 1930년대에는 새 병원이 건축될 부지를 제공했는데, 가는 것 없이 오는 것만 있는 것은 아니었다. 부지 제공의 대가로 거래된 것은 전 세계의 거대 의료센터에 대한 통제권이었다. 일의 진행 과정은 메모리얼 슬론-케터링 암센터의 공무부 부국장이었던 랄프 모스Ralph Moss의 증언을 통해 알 수 있다. 2차 세계대전 이후 메모리얼 슬론-케터링 암센터의 확장에 대해 모스는 다음과 같이 썼다.

"그 당시의 이사회 구성을 보면 우선 록펠러 가문 인사들, 그리고 록펠러 가문과 직간접적으로 연계된 인사들이 전반적인 통제권을 가진 상황이었다. 여기에 모건Morgan 측의 이익을 대표하는 사람들이 점점 권력의 자리로 올라오고 있었다. 그래서 묘하게 권력의 균형이 잡히고 있었다. …… 이 무렵부터 세계 최대의 사설 암센터는 월가의 최고 은행과 기업의 협력체로 보이는 단체에 의해 지배되기 시작했다."

1960년대 중반에 이르러 메모리얼 슬론-케터링 암센터 이사회의 모습은 동일한 구조를 보이기 시작한다. 두드러진 것은 주도적 위치에 있는 사람들이 '암 전쟁'의 결과에 따라 많은 돈을 벌거나 잃을 수도 있

는 회사 소속의 사람들이라는 점이었다.[1]

그랬으니 레이어트릴의 우수성을 입증한 스기우라 박사는 고용주들에게 만족을 줄 수 없었다. 배경을 이해하고 나면 놀랄 일도 아니다. 이사회는 실험실에서 무슨 일이 벌어지는지에 대해서는 아무런 관심이 없었고, 그저 무슨 일이 벌어지건 간에 새로운 특허 치료제가 개발되어 자신들에게로 현금이 흘러 들어오도록 하면 그만이었다. 그것이면 충분했다. 이사회가 스기우라 박사의 발견이 암시하는 바를 이해하는 데는 시간이 걸렸다. 그러나 알아차린 후에는 이사회에서 지옥의 문이 열렸다. 만약 암 치료제가 한낱 살구 씨 추출물에서 발견된다면, 암 치료제를 만드는 제약업계가 심각한 경제적 타격을 입게 될 것임을 뒤늦게 깨달았던 것이다.

이전까지 스기우라 박사의 연구는 비난을 받은 적이 단 한 번도 없었다. 1962년에 200편이 넘는 그의 연구 논문이 4권에 걸쳐 출간되었던 적이 있었다. 서문은 메모리얼 슬론-케터링 암센터 실험연구부 책임자인 체스터 스톡C. Chester Stock 박사가 썼고, 그는 다음과 같이 기술했다.

> 암 연구 분야에서 가네마츠 스기우라 박사만큼 알려진 사람은 몇 되지 않을 것이다. …… 그의 연구에 대한 신뢰를 가장 잘 표현한 사례를 소개하자니 러시아에서 온 어느 방문 연구자가 스기우라 박사에 대해 내게 한 말이 생각난다.
>
> "스기우라 박사가 논문을 발표하면 그의 연구 실험을 확인해 보지 않아도 된다는 확신을 갖게 됩니다. 누가 다시 해봐도 그가 보고한 대로 결과를 얻을 테니까요."

---

[1] 랄프 모스(Ralph Moss), 암 신드롬(The Cancer Syndrome), 그로브 출판사, 1980년, p.258.

스기우라 박사에 대한 무한 신뢰는 다 잊혀졌다. 그의 레이어트릴 연구 결과가 현금의 흐름을 위협하고 있었기 때문이다. 위의 서문을 써 주었던 스톡 박사는 메모리얼 슬론-케터링 암센터의 부사장으로서 새로운 실험을 하라고 울부짖는 무리의 일원이 되어 있었다. 이사회에서는 '스기우라 박사의 실험이 틀렸다!'는 증거가 간절히 필요했다.

나중에 알고 보니, 몇몇 사람들이 스기우라 박사의 실험을 따라한 사례들이 있었다. 그들의 실험 역시 근본적으로 동일한 긍정적인 결과를 얻었다. 한 사람은 엘리자베스 스톡커트Elizabeth Stockert 박사였고, 또 한 사람은 로이드 슐로엔Lloyd Schloen 박사였다. 연구를 진행할 당시에 두 사람은 메모리얼 슬론-케터링 암센터의 생화학자들이었다. 슐로엔 박사는 레이어트릴 주사에 단백질 가수분해 효소까지 첨가해 연구를 진행한 상태였다. 이는 레이어트릴을 사용하는 의사들이 흔히 쓰는 방법이었고, 그는 실험을 마친 후 실험실의 스위스 알비노 쥐들에게서 100%의 치유 효과가 있었다고 보고했다.[1]

이것은 이사회에서 원하는 결과가 아니었다. 아주 곤란하고 불편한 진실이었다. 그저 이 모든 보고서들을 기억의 무덤 속에 묻어버리고 아예 존재하지 않도록 할 수 있다면 마음이 편했을 것이다. 하지만 그러기에는 너무 늦고 말았다. 보고서들이 이미 문서로 만들어져 공개되었고, 너무 많은 사람들이 사실을 알아버렸던 것이다. 이제 방법은 하나밖에 없었다. 그것은 바로 정반대의 실험 결과 보고서와 통계로 태산을 쌓아 진실이 묻히도록 하는 방법이었다. 제아무리 향기로운 장미꽃이라도 쓰레기 더미 속에 묻히면 거들떠보지도 않을 테니까 말이다.

---

[1] 랄프 모스(Ralph Moss), 암 신드롬, 그로브 출판사, 1980년, p.139.

세상에서 가장 성취하기 쉬운 것이 실패하는 것이다. 레이어트릴이 실패하도록 만드는 것은 결코 어렵지 않다. 연구 진행 계획에 약간의 수정을 한다거나, 투입량을 줄인다거나, 원료를 바꾼다거나, 평가의 기준을 바꾼다거나, 절차를 뒤섞는다거나, 그래도 안 되면 조작을 해서라도 레이어트릴의 실패를 증명할 수 있다. 이러한 모든 전략이 동원되어 스기우라 박사가 발표한 실험 결과의 신뢰성을 떨어뜨리는 데 사용되었다.

과학자들이 이토록 중요한 일에 거짓말을 할 수 있다는 사실을 믿지 못하겠다는 사람들이 있을 것이다. 이런 사람들은 1974년에 메모리얼 슬론-케터링 암센터에서 벌어진 세기의 과학 스캔들을 상기하기 바란다. 메모리얼 슬론-케터링 암센터의 저명한 연구자 중 한 사람인 윌리엄 서멀린William Summerlin 박사는 이식 수용자recipient에 의해 이식 조직이 거부되는 것을 방지하는 방법을 발견했다고 주장했다. 그가 증거로 제시한 것은 검은 털 부위가 있는 하얀 쥐였다. 검은 쥐의 피부 세포가 흰쥐에게 성공적으로 이식되었다는 주장이었다. 그러나 이것은 사실이 아니었다. 그는 검은색 마커 펜으로 검은 털 부위를 만들어낸 것이었다.[1]

만약 성공이 위장될 수 있다면 실패 또한 위장이 가능하다. 뉴욕 퀸즈에 있는 가톨릭 의료센터Catholic Medical Center의 다니엘 마틴Daniel S. Martin 박사는 레이어트릴 실험에서 긍정적인 결과를 얻지 못했는데, 이는 스기우라 박사와 동일한 실험 방법을 사용한 것이 아니었다. 이러한

---

[1] 조셉 힉슨(Joseph Hixon), 누더기 쥐; 암 정복 캠페인의 정치와 음모(New York: Anchor Press/Doubleday, 1976).

문제를 극복하기 위해 마틴 박사가 주도하는 두 번째 실험에서는 스기우라 박사의 참석을 요청했고, 이번에는 레이어트릴에 손을 들어주는 결과가 나왔다.

시각적 검사만으로도 레이어트릴을 주입하지 않은 쥐들에게서 2배 이상의 새로운 종양이 생긴 것을 확인할 수 있었다. 육안으로 관찰한 결과를 확인하기 위한 다음 단계로는 현미경 검사가 있다. 스기우라 박사가 진행한 연구의 경우, 시각적 검사의 다음 단계는 당연히 폐 조직에 대한 현미경 검사였을 것이다. (폐에 원래의 암세포가 있었다.) 현미경 검사는 실험의 마지막 단계에서 종양이 얼마나 자랐는지를 검사하기 위해 사용하는 절차인 것이다.

그러나 마틴 박사는 시각적 검사와 현미경 검사를 모두 거부한 채 '생물학적 검정bioassay'으로 불리는 방법을 채택했다. 생물학적 검정법에서는 쥐의 폐조직 세포를 조각내어 다른 두 마리 쥐에게 주입하고, 주입 받은 두 마리 쥐 중 어느 것이든 암이 발병하면 주입된 조직이 암 조직으로 판명되는 것이었다.

이것은 아주 기가 막히게 절묘한 방법의 선택이었다. 레이어트릴이 효과가 있건 없건, 호전을 보이건 안 보이건 간에 증상의 차이를 모두 불식시킬 수 있는 방법이었다. 암이 얼마만큼 약화되었는지, 혹은 레이어트릴이 암을 완전히 소멸시키는 중에 있었는지 상관이 없었다. 살아 있는 쥐에게 전이될 수 있는 암세포가 남아 있기만 하면 레이어트릴 주입은 실패라고 선언할 수 있는 것이었다. 레이어트릴이 장기적으로 효력을 발휘할 기회도 주어지지 않은 채 실험용 쥐가 희생되었다. 그리고 병이 얼마나 호전되었건 간에 암세포는 남아 있을 수밖에 없었.

따라서 이 실험 방법은 모두 레이어트릴이 실패한 사례로 분류되는 것이다. 마틴 박사는 이 방법을 사용하여 실험 그룹과 통제 그룹 사이에 아무런 차이가 없었다고 얼굴색 하나 변하지 않고 말할 수 있었던 것이다.[1] 결국 또 다시 과학은 진실을 숨기는 데 사용되었다.

이렇게 되자 메모리얼 슬론-케터링 암센터 직원들 중 일부가 회사 최고 경영진이 스기우라 박사의 연구 결과를 은폐하려고 시도하는 것에 대해 분노하게 된다. 이들은 '제 2의 견해 Second Opinion'라는 이름으로 출판물을 작성해 대중에게 유포하기 시작했다. 글을 쓴 사람들의 신원은 알려지지 않았으나, 이들이 공개한 데이터로 보아 회사 내부 일에 깊이 연관된 사람들이었다는 점은 명백했다. 또한 회사 내부의 핵심 기밀문서 사본이 공개되었다. 심지어는 스기우라 박사의 실험일지 사본도 레이어트릴 지지자들과 일부 언론인들에게 보내졌다.

그로부터 얼마 지나지 않아 언론의 공격이 시작되었다. 레이어트릴의 효과를 덮어버리고 대중의 관심에서 멀어지도록 만들고 싶었던 경영진은 당혹감을 감출 수 없었다. 그중 한 사람이 바로 메모리얼 슬론-케터링 암센터의 부회장이었던 베노 슈미트 Benno Schmidt였다. 투자 금융가였던 그는 적재적소에 고위층 인맥을 두고 있었으며, 로렌스 록펠러 Lawrence Rockefeller의 친한 친구였다. 당시 로렌스 록펠러는 메모리얼 슬론-케터링 암센터 이사회의 일원이자 카터 대통령이 설치한 '국가 암 정복 자문위원회 National Panel of Consultants on the Conquest of Cancer'의 장이었다. 이 위원회는 소위 '암과의 전쟁'이라는 것을 고안해낸 사람들이었다. 이들이 선포한 전쟁의 목적은 암을 정복하는 데 있는 것이 아니라, 궁극적으로 메모리얼 슬론-케터링 암센터 같은 연구센터로 수

---

[1] 랄프 모스(Ralph Moss), 암 신드롬, 그로브 출판사, 1980년, p.140.

십억 달러의 세금이 유입되도록 하는 데 있었다.

슈미트 같은 사람에게 레이어트릴 실험의 유일한 목적은 레이어트릴이 효과가 없다는 것을 대중에게 알리는 것뿐이었다. 레이어트릴이 암 치료에 정말로 효과가 있을지도 모른다는 것은 전혀 중요하지 않았다. 이들의 부끄럽고도 뻔뻔한 의도는 우연한 기회에 대중에게 노출되었다. 1977년 12월 23일자 「사이언스Science」 지에는 마틴 박사의 인터뷰가 실렸다. 리포터가 마틴에게 메모리얼 슬론-케터링 암센터의 실험이 과학자들을 위한 것이냐는 질문을 했을 때, 그는 이렇게 답변했다.

"천만에요. 이건 당연히 슈미트와 국회의원들이 레이어트릴 지지자들에게 그것이 뭐라고 답변할 수 있도록 꺼리를 만들기 위해 진행된 것이었습니다."

과학을 발전시키기 위한 것도, 가능성 있는 암 치료법을 시험해 보기 위한 것도 아니었다. 진실을 밝히기 위한 것은 더더욱 아니었다. 그들의 의도는 '레이어트릴 지지자들에게 답변 꺼리를 주기 위해서'였다!

1975년 8월 11일자 「메디컬 월드 뉴스Medical World News」에는 레이어트릴에 대한 메모리얼 슬론-케터링 암센터의 성명서가 실렸다. 이 글을 통해 슈미트는 "임상실험이요? 불가능하죠. 그들(레이어트릴 지지자)이 메모리얼 슬론-케터링 암센터 측에 계속 실험을 진행해야 한다고 설득할 근거가 전혀 없다고 봅니다."라고 말하며 추가 실험의 가능성을 일축했다.

보통은 부회장이 불가능하다고 말하면 불가능한 것이다. 더 이상의 실험은 없는 것이었다. 그러나 아직 정리되지 않은 불편한 구석이 있었다. '제 2의 견해'의 출판으로 인해 대중이 느끼는 분노를 잠재울 필요가 있었던 것이다. 그래서 전략가들은 이 주제를 조금 더 열어 둘

것, 그리고 공정성과 개방성을 지키면서 여론을 통제해야 한다는 필요성을 지적했다. 추가 실험을 하는 것보다 더 공정한 것이 무엇이 있겠는가?

1975년 10월 6일, '더 이상의 실험 진행은 불가능하다'는 선언이 나온 지 4주가 채 지나지 않은 시점이었다.「메디컬 월드 뉴스」에는 새로운 실험이 또 한 차례 계획되었다는 글이 실렸다.

"그는(스기우라 박사) 신념(자신의)을 확인할 또 한 번의 기회를 갖게 될 것이다. 이번에는 프란즈 슈미드Franze A. Schmid 박사와 공동 실험을 하게 된다."

프란즈 슈미드 박사는 메모리얼 슬론-케터링 암센터에서 수년간 일한 수의사였다. 슈미드 박사가 공동 실험자로 선택된 이유는 그가 최근 실행한 2건의 레이어트릴 실험에서 부정적인 결과를 얻었기 때문이었다. 적어도 언론에 그렇게 보도되었다. 사실 첫 번째 실험에서 슈미드 박사는 결과를 평가하기 위한 현미경 검사를 하지 않았었기 때문에, 실험 결과가 무엇이었는지는 알 길이 없었다. 그리고 두 번째 실험에서는 스기우라 박사가 사용했던 레이어트릴 양에 훨씬 못 미치는 매우 적은 양을 사용하도록 지시를 받았었다. 당연히 종양의 크기가 줄어들거나 전이를 막는 데 긍정적인 효과가 나타나지 않았다. 하지만 두 실험 모두 레이어트릴을 주입 받은 쥐들이 통제 그룹의 쥐들보다 더 오래 살았다. 이러한 사실은 대중에게 전혀 알려지지 않았다. 연구소 밖의 사람들은 아무도 이 사실을 알지 못했던 것이다. 몇 년 후, 스톡 박사에게서 정보를 얻은 한 기자가 이 사실을 알리게 된다.

스기우라 박사와 슈미드 박사가 공동으로 진행한 새로운 실험은 스기우라 박사의 원래 실험 결과를 확고히 입증했다. 레이어트릴을 주입 받은 쥐들의 종양이 주입 받지 않은 쥐들의 종양 크기에 비해 절반이나 줄어든 것으로 확인되었기 때문이다.

이러한 실험 결과는 '제 2의 견해'를 통해 언론으로 흘러들어갔다. 정보 유출은 메모리얼 슬론-케터링 암센터의 피해 대책 부서에 골칫거리가 되었다. 「샌프란시스코 이그재미너San Francisco Examiner」에 게재된 특집 기사에서 모트 영Mort Young 기자는 이렇게 썼다.

> "슈미드 박사와 스기우라 박사의 공동 실험에 사용된 쥐들은 이렇게 분류되었다. 통제 그룹의 쥐들은 모두 100% 폐 전이가 있었다. 반면에 레이어트릴을 주입한 실험 그룹의 쥐들은 31%만이 폐 전이를 보였다. …… 이는 슈미드 박사의 이전 실험에 대한 극적인 반전이 아닐 수 없다."[1]

지켜보던 이들은 이제 최종적으로 결론이 났다고 생각했을 것이다. 스기우라 박사도 마침내 불명예를 씻었다고 생각했을 것이다. 하지만 현실은 그렇지 않았다. 네트를 넘어가서 상대편의 승리를 축하하는 악수를 건네기에는 걸려 있는 것이 너무나 많은 게임이었다. 레이어트릴 반대자들의 입장은 확고했다.

"제길, 한 판 더하자. 그래 또 하자고. 이길 때까지 해보는 거야! 이겨야 하는 쪽이 이길 때까지 계속하는 거야!"

메모리얼 슬론-케터링 암센터 측은 완전한 침묵으로 패배에 반응했다. 취할 수 있는 유일한 반응이었다. 슈미드 박사는 자신의 실험 결과에 대해 아무에게도 말하지 말라는 지시를 받았고, 충직하게 응했다. 한편, 경영진은 또 다른 실험을 계획하는 것으로 힘을 모았다. 이전 실

---

[1] "슬론-케터링의 실험은 계속된다." 샌프란시스코 이그제미너, 1975년 11월 12일, p.8.

험의 결과를 '해명하기' 위한 새로운 실험을 계획했던 것이다. '해명'이라는 표현에 숨은 뜻은 이전 연구 결과에 결함이 있다는 것이었다. 그러나 아무도 이의를 제기하지 않았다.

이번 실험은 가톨릭 메디컬센터에서 진행될 예정이었으며, 이전처럼 마틴 박사의 주관 하에 실시하도록 했다. 이번 실험에서는 스기우라 박사가 '블라인드' 상태로 참관하도록 했다. 블라인드 실험법은 환자들과 환자 보호자들이 실험 대상 중 누가 실제로 약품 치료를 받고 누가 플라시보 가짜 약을 받는지 모르는 상태에서 실험을 진행하는 방식이었다. 사람을 대상으로 하는 실험에서는 이 방법이 중요한 기능을 수행하는 것이 사실이다. 왜냐하면 환자들이 예상되는 결과에 대해 무의식적 기대감을 가질 수 있기 때문이다. 기대감이 심리적인 요인으로 작용해서 실험 결과에 영향을 미칠 수도 있는 것이다.

하지만 이 실험의 대상 환자는 사람이 아닌 쥐였다. 쥐들에게 있을지 모를 어떤 심리적 효과를 우려한 것이었을까? 아니면 스기우라 박사가 레이어트릴을 주입한 쥐를 더 섬세하게 다룰까 봐 우려했던 것일까? 아니면 쥐들의 작은 의식 세계에 낫고자 하는 열망을 불어넣어 줄까 걱정한 것이었을까? 그것도 아니면 혹시 그의 사전 지식이 텔레파시의 힘을 발휘해서 평가 팀의 판단력을 흐리게 할까 봐 우려한 것이었을까? 무슨 이유인지는 몰라도 마틴 박사만 어느 쥐가 실험 그룹인지 알고 있도록 했다. 그렇다면 과연 실험 그룹이 있기는 한 것이었을까? 공개되지 않는 비밀을 어찌 알 수 있겠는가. 과학은 참으로 놀랍지 아니한가!

실험을 지켜본 스기우라 박사는 쥐들의 반 정도가 레이어트릴을 주입 받고 있다고 판단했다. 4주가 지난 후, 스기우라 박사는 어느 우리

안에 들어 있는 쥐들이 종양의 개수가 적고, 크기가 작은지를 육안으로 확인할 수 있었다. 또한 이 쥐들은 움직임도 활발해 보였다. 그의 추측은 메모리얼 슬론-케터링 암센터의 부사장인 스톡 박사에 의해 확인되었다. 스기우라 박사는 랄프 모스에게 이 소식을 전했다.

"스톡 박사가 말하기를 내가 실험 그룹과 통제 그룹을 정확하게 알아봤다고 하더군요. …… 그럼 이제 나는 경과 보고서를 다시 쓰지 않아도 되는 것입니다."[1]

실험 기록에서도 레이어트릴을 주입 받은 쥐들이 통제 그룹에 비해 종양의 개수가 절반 이하라는 것이 나타났다. 다시 한 번 스기우라 박사가 옳았다는 것이 증명되었다.

이러한 실험 결과에 대해 메모리얼 슬론-케터링 암센터의 경영진은 어떻게 반응했을까? 우리가 예상했던 대로였다. 이들에게는 다른 선택의 여지가 없었다. 이들을 조종하는 경제적인 힘의 본질을 고려할 때, 이들은 이 실험을 또 다시 구겨서 쓰레기통에 던져버려야 했다. 그리고 새로운 실험을 진행해야 했다. 스톡 박사는 기자들에게 스기우라 박사가 어느 쥐들이 통제 그룹인지 알아냈기 때문에 '블라인드 실험의 목적이 사라지게 되어' 실험이 중단되었다고 말했다. 그는 「사이언스」지와의 인터뷰에서 추가로 설명하기를 "레이어트릴 주입 과정에서 실수가 있어 중단하게 되었다."라고 밝혔다.

그로부터 얼마 지나지 않아서 공개된 레이어트릴 실험에 관한 메모리얼 슬론-케터링 암센터의 공식 보고서에 따르면, 마틴 박사는 실험 그룹과 통제 그룹의 쥐들을 한 우리에 넣지 않고 섞어서 넣었다고 주장

---

[1] 랄프 모스(Ralph Moss), 암 신드롬, 그로브 출판사, 1980년, p.147에서 인용.

하고 있다. 그러므로 스기우라 박사는 레이어트릴을 주입 받은 쥐들의 우리를 골라낼 수 없었다는 것이었다.[1] 그렇다면 우리는 다음과 같은 추론이 가능하다.

① 스톡 박사가 '블라인드 실험'이어야 한다는 전제가 훼손되어 더 이상 실험이 곤란하다고 말했을 때 거짓말은 하였거나, ② 마틴 박사가 쥐들이 섞여 있었다고 말했을 때 거짓말을 하였거나, ③ 보고서에 오류가 있는 것이어야 한다.

가장 가능성이 높은 것은 보고서에 오류가 있는 경우다. 보고서의 저자가 다음에 시행되는 연구(그렇다! 또 다시 실험을 했다.)의 상황과 혼동했을 가능성이 있다. 다음 연구에서는 정말로 쥐들을 한 우리에 섞어 놓았다. 이 실험 역시 마틴 박사의 감독 하에 진행되었고, 스기우라 박사가 블라인드 상태로 참관하는 것도 동일했다. 장소만 바뀐 상태로 모든 것을 너욱더 자세히 감시할 수 있는 메모리얼 슬론-케터링 암센터에서 진행되었다. 스기우라 박사는 모든 쥐들을 한 우리에 섞어 놓는 것은 매우 위험한 것이며, 실험실 연구원들이 매번 정확하게 쥐들을 감별할 수 있다는 보장이 없다고 경고했다. 실수로 통제 그룹의 쥐들에게 식염수 대신 레이어트릴 치료제를 주입하게 되면 어떻게 할 것인가? 스기우라 박사의 경고는 무시되었고, 실험은 계속 진행되었다. 물론 마틴 박사가 완전한 통제권을 가지고 있었다.

예상했던 대로 쥐들을 잘못 감별하여 실험을 진행했다는 것이 데이터에서 확연하게 드러났다. 데이터에는 식염수를 주입 받은 쥐들 중에서 종양의 성장이 멈춘 쥐가 40%나 되는 것으로 드러났다! 이것은 불

---

[1] 랄프 모스(Ralph Moss), 암 신드롬, 그로브 출판사, 1980년, p.147.

가능한 것이다. 식염수는 인류 역사상 단 한 번도 종양의 성장을 멈추게 한 적이 없다. 하지만 이 연구에서는 갑자기 식염수가 종양을 치료하는 특효약이 되었다. 레이어트릴을 투입한 쥐들의 결과는 어땠을까? 이 경우에는 27%의 쥐에서 종양의 성장이 멈춘 것으로 나타났다. 통제 그룹이 실험 그룹보다 더 나은 결과를 보인 것이다! 레이어트릴 반대자들이 그토록 원하던 결과를 얻은 것이다. 이처럼 말도 안 되는 통계 결과를 노골적으로 공개하는 뻔뻔함에 격분한 스기우라 박사는 이렇게 말했다.

"뭔가 말이 안 되는 것이 있다. 식염수를 주입한 통제 그룹의 쥐들 중 40%에서 종양 억제 효과가 있었고, 레이어트릴을 주입한 실험 그룹의 쥐들 중에서는 27%만이 종양 억제 효과가 있었다고 한다. 우리가 화학 치료법을 쓸 때 식염수를 사용하는 것은 종양 증식에 영향을 미치지 않기 때문이다. 자, 그런데 지금 이런 일이 벌어졌다. 그들은 실험 그룹의 쥐들보다 통제 그룹의 쥐들에게서 더 높은 종양 억제 효과가 있었다고 한다. 나는 이런 결과를 인정할 수 없다."[1]

스톡 박사는 데이터의 진실성에 대해서는 관심이 없었다. 원하는 결론을 얻었고, 그것으로 충분했다. 그의 마지막 선언은 간결했고 핵심적이었다. "이번 실험 결과에 의해 스기우라 박사의 실험 결과를 지지하지 않는다." 실험이 조작되었으니 당연히 지지하지 않을 수밖에!

다시 한 번 진실은 돈을 추구하는 탐욕의 제단에 제물로 희생되었다. 드디어 책장을 덮을 시간이 되었다. 이제 더 이상 실험은 없을 것이다.

---

[1] 랄프 모스(Ralph Moss), 암 신드롬, 그로브 출판사, 1980년, p.148.

그로부터 5개월이 지난 1977년 6월 15일에 메모리얼 슬론-케터링 암센터에서 레이어트릴 연구에 대한 결론을 선언하는 기자회견이 열렸다. 모든 주요 선수들이 한곳에 모였다. 연구소의 회장이자 책임자인 로버트 굿Robert Good 박사, 사장 루이스 토마스Lewis Thomas 박사, 부사장 체스터 스톡C. Chester Stock 박사, 가톨릭 메디컬센터의 다니엘 마틴Daniel Martin 박사, 그리고 7명의 다른 이들이 함께 있었다. 물론 가네마츠 스기우라 박사도 있었다. 그는 참석하도록 초대는 받았으나 토의에는 참여하지 말라는 지시를 받았다.

굿 박사가 언론에 공개된 보고서를 읽는 것으로 기자회견을 시작했다. 철저하고 엄격하게 통제된 실험을 실시한 결과 '레이어트릴은 예방, 종양 억제, 항전이, 암 치료에서 그 어떤 항암 효과도 없다는 것이 확인되었다'는 내용이었다. 그가 성명서를 발표하고 나서 질문 시간이 이어졌다. 질문과 답변이 오가던 중 갑작스럽게 한 기자가 스기우라 박사에게 질문을 던졌다.

"레이어트릴에 항암 효과가 있다는 신념에는 변화가 없습니까?"

그 순간 기자들의 카메라가 일제히 스기우라 박사를 향했고, 기자회견장에는 정적이 흘렀다. 스기우라 박사는 기자를 바라보며 크고 선명한 목소리로 말했다.

"네, 그렇습니다!"

그로부터 한 달 후인 1977년 7월, 미국 의회에서 '의료과학 연구 분과 위원회Subcommittee on Health and Scientific Research'의 공청회가 열렸다. 상원의원 에드워드 케네디Edward Kennedy가 위원회의 위원장이었고, 공청회의 내용은 'FDA의 약용 레이어트릴에 대한 거래 금지 조치'에 관한 것이었다. 전문가 증언자로 선정된 메모리얼 슬론-케터링 암센터의 사장 루이스 토마스는 위원회에 출석해서 이렇게 말했다.

"레이어트릴에 항암 효과가 있다는 과학적인 근거는 없습니다. 전 세계의 저명한 의료과학 저널 어디에서도 이 물질의 효과를 증명하거나 자료를 제시한 논문을 발견할 수 없었습니다. 또한 메모리얼 슬론-케터링 암센터에서 최근에 발표한 연구 결과에 의하면, 다양한 실험실 동물을 대상으로 한 실험에서도 항암 효과가 없었다는 연구 사례가 있었습니다."

이후 몇 개월에 걸쳐 메모리얼 슬론-케터링 암센터의 책임자들과 임원들은 스기우라 박사의 연구 결과를 폄하했다. 그 누구도 스기우라 박사와 동일한 결과를 얻지 못했다고 주장했다. 쉽게 말해서 레이어트릴 반대자들은 거짓말을 한 것이다. 이들은 단순히 거짓말을 한 것이 아니라, 매년 희생되는 수백 수천의 암환자들에게 직접적으로 영향을 미치는 주제에 대해 뻔뻔스레 거짓말을 했다. 이 거짓말의 결과로 100만 명 이상의 사람들이 목숨을 잃게 되었다고 해도 과언이 아니다. 이런 것을 한마디로 표현한다면 '대학살'이라는 단어가 가장 정확하지 않을까?

랄프 모스는 이 사건이 벌어지는 대부분의 기간 동안 메모리얼 슬론-케터링 암센터에서 공무부 책임자로 일했다. 공식적인 그의 임무는 레이어트릴에 항암 효과가 없다는 언론 보도용 보고서를 쓰는 일이었다. 그러나 모스는 '제 2의 견해'의 지하 조직 주도자 중 한 사람이었다. 그는 메모리얼 슬론-케터링 암센터의 핵심 지위를 지키면서 자신의 신분을 숨긴 채 외부 사람들이 레이어트릴의 진실을 밝히는 일에 도움을 주고 있었다.

1977년 11월, 레이어트릴의 진실 규명에 앞장서기로 결심한 랄프 모스는 자신의 정체를 공개했다. 기자회견을 자청한 그는 수많은 언론사 기자들과 카메라 앞에서 메모리얼 슬론-케터링 암센터의 경영진과 연구자들이 레이어트릴의 항암 효과를 은폐하기 위해 거대한 음모를 꾀했다고 고발했다. 그에 따른 입증 자료를 제공하면서 관련자들의 이름까지 거론했다.

예상대로 랄프 모스는 다음 날 해고되었다. 공식적인 해고 사유는 무엇이었을까? 모스는 이렇게 설명했다.

"나는 가장 기본적인 직무 책임을 이행하지 않았다. 다른 말로 하면, 실험 결과를 위조하는 일에 협조하지 않았다는 것이다."[1]

하지만 안타깝게도 모스와 또 다른 내부 고발자들은 주류 언론에서 이내 잊히고 말았다. 그리고 대중은 더 이상 레이어트릴에 관한 이야기를 듣지 못하게 되었다. 결국에는 암 산업이 이겼던 것이다. 모든 전쟁이 그러하듯이 받아들여지는 역사를 쓰게 되는 것은 승자다. 결과적으로 의료 역사학자들이 이러한 에피소드를 어떻게 기술하느냐만 남은 것이다. 1982년 1월 28일자 「뉴잉글랜드 의학 저널New England Journal of Medicine」에 실린 하버드 의대 교수 아놀드 렐먼Arnold S. Relman 박사의 글을 보자.

"지난 몇 년간 우리는 레이어트릴에 많은 관심을 기울였다. 1978년에 이르러 레이어트릴은 의학계의 표준 치료에 반하는 자연 치유법의 일종으로 각광을 받으면서 제약업체들과 의사들의 부패한 음모에 맞서 억압을 받는 전설석인 지위에 올랐다. 항간의 이야기에 의하면, 음모자들은 레이어트릴이 지닌 항암 효과의 근거를 무시하면서 기존

---

[1] 랄프 모스, 암 업계; 그 정치를 폭로하다, 파라곤 하우스, 1989년, 전문 p.11.

의(독성이 강한) 암 화학치료법을 옹호하고자 했다. 그러나 레이어트릴의 항암 효과를 지지할 아무런 사실도 발견되지 않았다. …… 내가 보기에 레이어트릴은 마지막 판결을 받았다. 내 판단의 근거는 암환자들에게 도움이 되지 않는다는 것이다. 이러한 사실에는 더 이상 의문의 여지가 없다. …… 그 어떤 사람도 더 이상 레이어트릴의 사용을 옹호하려 들지 않을 것이다. 미국의 모든 주 의회에서도 더 이상 이를 허가하지 말아야 한다."[1]

이것이 레이어트릴의 사기성을 입증한 소위 과학적 근거로 제시된 것이다. 철저한 진실의 왜곡을 바탕으로 법령이 제정되어 레이어트릴의 처방과 관리, 판매, 공급을 모두 불법으로 만들어 버렸다. 심지어는 '레이어트릴이 암세포의 증식을 억제한다거나 통증의 완화, 치료의 효과를 보인다는 모든 표현'까지도 불법이 되었다.[2]

도대체 누가(정부 소속이든 아니든) 레이어트릴 연구와 임상시험 결과를 고의로 조작해서 연구조차 할 수 없도록 만든 것일까? 렐먼Relman 박사의 자신만만한 비웃음에도 불구하고 이 질문의 답을 이해하는 데는 제약 회사의 연관성이 그 열쇠다. 이 자체로도 놀랍고 대단히 흥미로운 이야기이며, 세부 사항이 워낙 풍부해 이 책의 2부는 그와 관련된 이야기를 전달하는 데 온전히 할애되었다. 그러나 지금부터 알아 두어야 할 것이 있다. 암 치료의 과학보다 암 치료의 경제학이 훨씬 더 결정적인 영향력을 발휘한다는 것이다.

이 사실은 1974년 7월 2일 메모리얼 슬론-케터링 암센터의 고위급

---

1 "레이어트릴 논의를 마감하다." 뉴잉글랜드 의학 저널, 1982년 1월 28일, p.236.
2 캘리포니아 행정 법령 17호, 10400항의 1 참조.

회의에서 극적으로 드러났다. 토의는 비밀리에 이뤄진 매우 솔직한 회의였다. 미시건 주 하원의원인 존 켈시John Kelsey의 '정보의 자유법 Freedom-of-Information Act'을 통해서 이 회의의 세부 내용을 얻어내지 않았더라면, 이 내용은 전혀 알려지지 않았을 것이다. 세부 기록에는 심지어 그때까지도 메모리얼 슬론-케터링 암센터의 고위급 임원들 다수가 레이어트릴의 효과를 인정하고 있다는 내용이 들어 있었다. 다만 효과의 범주에 대해서는 아직 의문의 여지가 남아 있었다. 기록에는 이렇게 적혀 있었다.

"메모리얼 슬론-케터링 암센터는 아미그달린(레이어트릴) 자체를 연구하는 것에 관심이 없소. 하지만 CN(cyanide, 시안산)을 방출하는 약품 연구에는 관심이 있단 말이오."

이것은 당신이 지금 읽고 있는 책의 저자가 1974년 이 책의 초판을 출간할 당시에 했던 예측과 정확히 일치한다. (지금도 이 책 2부의 '12. 이중 잣대'에 그대로 들어 있다.) 이런 예측을 가능하게 했던 본질적 이유는 아미그달린(레이어트릴)이 자연에서 발견되는 물질이기에 특허 취득이 불가능하다는 것이다. 그러므로 암 치료에 관련된 병원과 제약업계는 아무리 효과가 있다고 한들 절대로 아미그달린에 관심을 가질 수 없는 것이다.

그 대신 이들은 레이어트릴이 효과를 발휘하는 기제와 같은 방식으로 작용하는 인공의 물질을 만들어 보려고 할 것이다. 아미그달린이 작용하는 방식이 암세포 부위에 선택적으로 시안산(청산가리)을 방출하는 것이니(1부의 '06. 암 치료와 자연의 메커니즘'을 참조), 메모리얼 슬론-케터링 암센터의 거물들은 아미그달린을 연구하는 것에는 관심이 없지만, CN을 방출하는 약품 연구에는 관심이 있는 것이다. 그 효과를 인공물로 만들어 특허를 얻어 시판하면 시쳇말로 '대박'이 나는 것이니까 말이다.

이 책의 후반부는 암 치료 업계의 경제와 정치를 분석하는 것에 할애되어 있다. 그러나 위에 소개한 메모리얼 슬론-케터링 암센터 내부 회의 기록의 한 문장이 모든 것을 말해 주고 있다.

자, 다시 짜증나게 하는 질문으로 돌아가자. 왜 암 치료 업계는 레이어트릴에 대한 전쟁을 감행하고 있는가? 두려울 것이 없는 버크 박사가 국회의원 로버트 로우Robert A. Roe에게 1973년 7월 3일자로 보낸 편지의 내용을 살펴보자.

의원님께서는 도저히 이해가 안 되실 수도 있습니다. 국립 암연구소NCI에서는 실험을 추진해 놓고 확연한 결과의 진실이 있는데도 인정하지 않고 피하려 하고 있습니다. 이들이 왜 진실을 피하기 위해 거짓을 내세우고 괴로움을 자초하고 있는지 정말 이해하기 어려우실 겁니다. 국립 암연구소가 인정하게 되면 큰일이 나기 때문입니다. 'FDA-국립 암연구소-미국 의사회AMA-미국 암학회ACS'로 연결된 관료적 위계질서에 문제가 생기게 됩니다. 이들 중 어디에서라도 레이어트릴의 항암 효과를 인정하는 결과를 발표하면 마찬가지일 겁니다. 갑옷처럼 짜인 관료제에 틈이 생기게 되는 것이지요. 앞으로 레이어트릴과 관련하여 적절하고 발전된 실험이 진행될수록 틈이 계속 벌어지게 될 것입니다.

그렇기 때문에 더 이상 실험이 계속될지는 기대하기 어렵다고 봅니다. 오히려 레이어트릴을 반대하는 일에 모든 노력을 기울일 것입니다. 지금까지 이들이 노력해 왔던 것처럼 이미 관찰된 긍정적인 효과에 대해 '해명하기 위해서' 모호하고 비과학적인 방법을 동원하겠지요. 대중을 오도하고자 할 것입니다. 워터게이트 사건의 부패 양상과 맥을 같이 한다고 볼 수 있겠습니다.

…… 지금 미국에는 레이어트릴을 매일 사용하는 사람이 수천 명에 이르고 있습니다. 수백 명의 의학박사들이 레이어트릴을 연구하고 있고, 심지어 의사들 본인이 복용하는 경우도 허다합니다. 병원들까지도 레이어트릴 실험을 진행하고 있습니다. FDA의 공식 입장이 어떻건 간에, 국립 암연구소에서 뭐라고 발표했건 간에, 혼란이 있건 없건 간에 현실이 이러합니다.

이제 레이어트릴의 효과를 은폐하기 위해 노력하고 있는 국립 암연구소나 FDA의 대변인들이 체면을 살리기조차 어려워질 날이 멀지 않은 것 같습니다. 진실성을 다른 가치보다 하위에 둔 결과이지요. 워터게이트 사건을 다룬 법정과 청문회에서 명예에 손상을 입은 인사들이 지금 겪고 있는 것처럼 말입니다."[1]

이런 행동이야말로 정말 배짱이 필요하다. 연방정부에 고용된 사람이, 특히 국립 암연구소의 세포화학부 책임자로서 상관들이 부패했다고 공개적으로 비난하는 것은 대단한 용기다. 그러나 불행히도 이런 사람을 워싱턴에서 찾아보기는 힘들다. 1972년, 연방의회 위원회에 출석하여 레이어트릴에 대한 증언을 마치면서 버크 박사는 이렇게 말했다.

"나 자신을 취향이 독특한 사람이라고 생각하지 않습니다. 그저 내가 생각하는 바를 솔직하게 말할 뿐입니다. 나는 무엇이든 그것이 진실이라고 생각하면, 기꺼이 그렇다고 말할 것입니다. 결과가 어찌

---

[1] '암 통제 저널'에 게재된 딘 버크 박사의 편지, 1973년 9/10월호, p.8~9.

되건 소신을 지킬 것입니다. …… 이제는 진실을 밝히는 저의 실험실로 돌아가야겠습니다."[1]

정치와 부패에 관한 질문은 잠시 한쪽으로 두자. 그리고 버크 박사의 연구실로 따라가 그가 밝혀 낸 과학적 진실에 대해 알아보자.

---

[1] 주와 주 간의(interstate) 거래와 국제 무역위원회 산하 공공보건환경 소위원회 공청회 자료, 미국 하원의회, 제 92대 의회.

03
하루에 사과 하나

역사상 부동의 과학 오류로 여겨졌던 사항들에 대한 검토; 에른스트 T. 크렙 주니어 박사에 의해 1952년 주창되었던 비타민 결핍증으로서의 암에 대한 개념; 이 개념을 지지하는 자연적, 역사적 근거 조사.

과학의 역사는 확고부동의 오류에 대한 투쟁의 역사라고 말할 수 있다. 세계적으로 위대한 발견들이 세상에 처음으로 등장했을 때, 과학계는 거부 반응을 보였다. 새로운 발견의 길을 연 개척자들은 종종 돌팔이나 사기꾼으로 매도당했다.

위대한 탐험가 콜럼버스는 지구가 둥글다는 것을 믿음으로 인해 거센 공격을 받았다. 브루노는 지구가 우주의 중심이 아니라는 것을 주장한 이유로 화형을 당했다. 갈릴레오는 지구가 태양 주변을 돈다고 가르쳤다는 이유로 투옥되었다. 심지어 라이트 형제도 기계가 하늘을 날 수 있다고 주장한 것 때문에 비웃음을 샀다.

의학 분야에서는 A.D 130년에 의사 갈렌Galen이 (훗날 정확한 것으로 입증되었지만) 해부학적 이론을 선언했다가 그 당시 사람들에게 엄청난 비난을 받았다. 광분한 군중을 피하기 위해 그는 로마에서 도망칠 수밖에 없었다. 16세기에 의사 안드레아스 베살리우스Andreas Vesalius는 인간 해부학에 관한 새로운 발견 때문에 사기꾼 이단으로 몰렸다. 그가 죽은 후에 그의 이론은 받아들여졌지만, 그가 생존했을 당시의 의사 경력은 완전히 엉망이 되었다. 그는 이탈리아에서 도망칠 수밖에 없었다. 의사 윌리엄 하비William Harvey는 피가 심장에 의해 동력을 얻으며, 혈관을 통해 몸속을 돌아다닌다고 믿은 것 때문에 의사로서의 명예가 실추되었다. 엑스레이를 발견한 윌리엄 뢴트겐William Roentgen은 돌팔이로 불리다가 그가 발견한 '광선'이 침실의 사생활을 침해할 것이라는 사람들의 두려움으로 인해 지탄의 대상이 되었다. 에드워드 제너Edward Jenner는 천연두 백신을 처음 개발했을 때 그 역시 돌팔이로 불렸으며, 의사로서 아이들을 상대로 잔인하고 비인간적인 실험을 한다는 비난을 받았다. 또 헝가리의 의료 개혁가인 이그나즈 세멜바이즈Ignas Semmelweis는 산부인과 직원들에게 손을 씻으라고 요구한 것 때문에 비엔나 병원에서 해고를 당했다.

수 세기 전에는 해군 함대 전체가 괴혈병으로 몰사하는 사례가 드물지 않게 일어나곤 했다. 실제로 1600년부터 1800년 사이에 영국 해군의 사상자는 100만 명에 달했다. 그 당시 의료 전문가들은 이 질병의 원인을 알아내기 위해 배 안 구석에 숨어 있는 박테리아와 바이러스, 독극물 등을 찾으려고 헛된 노력을 했다.

1535년 겨울, 프랑스의 탐험가 자크 카르티에Jacques Cartier는 세인트로렌스 강 입구에서 자신의 배가 얼어붙어 있는 것을 발견했다. 괴혈병이 치명적인 피해를 입히기 시작한 뒤였다. 110명의 선원 중 25명은 이미 죽었고, 나머지도 대부분 상태가 심각해서 회복을 기대하기 어려운 상황이었다.

그때 한 친절한 인디언이 이들에게 단순한 치료법을 알려 주었다.

인디언이 백송나무 잎과 껍질을 으깬 후 물에 타서 마시도록 하자, 환자들의 병세가 빠르게 회복되었다. 백송나무 잎과 껍질에는 아스코르브 산(비타민 C)이 다량 함유되어 있어서 치료가 가능했던 것이다.

유럽에 도착한 카르티에는 의료 전문가들에게 이러한 사실을 즉각 알렸다. 그러나 당시 유럽의 의료 전문가들은 '무식한 야만인들의 주술적인 치료법' 따위에는 콧방귀도 뀌지 않았고, 아무런 연구 조사도 이루어지지 않았다.[1]

그렇다. 괴혈병의 치료법은 알려져 있었다. 그러나 과학적인 교만으로 200년이라는 세월이 흐르고, 수백 수천의 생명을 잃은 후에야 의료 전문가들은 이 지식을 받아들여 적용했다.

1747년, 젊은 의사를 친구로 두었던 영국 해군의 '존 린드 John Lind'는 오렌지와 레몬이 괴혈병에 효과가 있음을 알게 되었고, 영국 해군의 구입 물품 항목에 감귤류 과일을 포함시킬 것을 건의했다. 하지만 그로부터 48년이나 더 지나서 그의 건의가 실행에 옮겨졌다. 존 린드의 건의가 실행에 옮겨졌을 무렵의 영국은 다른 해양 국가들에 비해 월등한 전력을 갖출 수 있게 되었고, '라이미(Limey, 영국 해군이 배에 라임 lime을 싣고 다녔기 때문에 붙여진 별명)'라는 별명을 얻으며 전 세계의 바다를 호령할 수 있었다. 대영제국의 위대함이 비타민 치료법에 대한 과학적 편견을 극복한 것과 직접적인 연관이 있다고 해도 과언이 아닐 것이다.

새로운 발견에 대한 편견은 20세기에도 예외 없이 이어진다. 두 세대 전만 해도 미국 남부에 사는 사람들 중 많은 수가 치명적인 질병 펠라그라(pellagra, 니코틴산 결핍으로 인해 발생하는 병)로 사망했다. 저명한

---

[1] 참고 자료 : 버질 보글(Virgil J. Vogel), 아메리칸 인디언 의학, 오클라호마 대학 출판부, 1970년.

의사 윌리엄 오슬러 경은 자신의 책 『의료의 원리와 실습Principles and Practice of Medicine』에서 겨울 동안에 노스캐롤라이나 레오나드에 있는 정신병원에서 입원 환자들 중 30% 이상이 이 병으로 죽었다고 설명했다. 또한 이것은 펠라그라가 전염성이 있으며, 아직 발견되지 않은 바이러스에 의해 발병할 가능성이 있다고 말했다. 그러나 1914년으로 거슬러 올라가면, 조셉 골드버거Joseph Goldberger 박사가 이 질병이 식단과 연관이 있다는 것을 이미 증명하였으며, 나중에 간이나 효모를 먹으면 쉽게 예방할 수 있다는 것도 찾아냈다. 그러나 1940년대가 되어서, 즉 거의 30년이 지나서야 현대 의학계는 펠라그라가 비타민 B 결핍증이라는 사실을 완전히 수용했다.[1]

악성 빈혈에 관한 뒷이야기도 거의 동일한 맥락이다. 특히 비타민 결핍증 관련 질병들의 원인 규명이 어려웠던 데는 이유가 있다. 인간이 인과관계를 생각할 때 명확한 방향으로 먼저 생각하는 경향이 있기 때문이다. 그러니까 드러난 결과를 발생시키는 보이는 원인을 먼저 생각한다는 것이다. 병을 일으키는 바이러스나 독극물이 있기 때문에 결과적으로 병이 생긴다고 생각한다는 것이다. 반대로 인간은 뭔가가 줄어들어서 혹은 없어서 어떤 결과가 발생하는 불명확한 관계를 이해하는 데는 어려움을 느낀다. 비타민 결핍증처럼 특정 영양소가 모자라서 병이 생기는 경우가 그렇다.

그러나 더 중요한 것은 지적 자부심의 문제인지도 모른다. 예를 들어, 남들보다 뛰어난 수준의 과학적 지식을 얻는 데 평생을 보낸 사람

---

[1] 에드윈 애커크네흐트(Edwin H. Ackerknecht), 가장 중요한 질병의 역사와 지리(History and Geog ra phy of the Most Important Diseases), 해프너 출판사, 1972년, p.148~149.

은 지식이 없는 환자의 말을 들으려고 하지 않는다. 특히 과학자들을 가장 괴롭히는 의료 문제의 해결책을 단순히 뒷동산에서 자라는 식물이나 열매 등의 섭취를 통해서 얻을 수 있다고 주장한다면 더더욱 들으려고 하지 않을 것이다. 과학자는 복잡한 답을 찾도록 훈련되어 있고, 그가 열심히 노력해서 얻은 기술에 의존하지 않은 해결책들에 대해는 가소롭다는 대응으로 일관하는 경향이 있다. 그러므로 어느 질병이 '비타민 결핍증'이라는 설명은 증명되고 또 증명되고, 다시 증명되기까지 우선은 무의식적으로 거부하고 보는 것이 자연스러운 경향인 것이다.

1952년에 이르러 샌프란시스코의 생화학자인 에른스트 T. 크렙스 주니어Ernst T. Krebs, Jr. 박사는 암이 괴혈병과 펠라그라처럼 알 수 없는 박테리아나 바이러스, 독극물에 의해 발병된 것이 아니라 현대인의 식단에서 빠져버린 필수 음식 복합물의 부재로 인해 악화된 결핍증의 하나일 뿐이라는 이론을 진전시키기에 이른다. 그는 이 음식 복합물이 니트릴로사이드nitriloside의 일종이며, 전 세계 어디에서나 자라는 식용 식물 1,200여 종에 들어 있는 물질로서 자연 상태에 풍성하게 존재하는 물질이라는 것을 확인했다. 특히 이 물질은 살구속屬 계열(쓴 아몬드, 살구, 야생 자두, 체리, 천도복숭아, 복숭아 등)의 과일 씨에 함유되어 있으며, 그 외에도 들판의 풀, 옥수수, 수수, 기장, 카사바, 아마 씨, 사과 씨를 비롯해 현대 문명인의 식단에서 제외된 음식들에도 들어 있다.

니트릴로사이드를 명확하게 분류하는 것은 어려운 일이다. 독립적으로 존재하지 않고 식품 속에서 발견되기 때문에 '음식'이라는 이름을 붙일 수는 없고, 설탕처럼 식품의 구성 요소이거나 식품의 성분이라고 할 수 있다. 또한 자연적으로 존재하며, 비독성이고 수용성이기 때문에 약품으로 분류할 수도 없다. 또한 인간의 신진대사에 자연스러우며, 완전히 호환이 가능하다. 이런 성질을 가지고 있는 식품 성분의 적합한 이름은 '비타민'이다. 크렙스 박사는 자신이 발견한 니트릴로사이드 계열의 복합 음식물이 비타민 B군과 더불어 발견되고, 비타민 B군에서 독립적으로 추출된 것 중 17번째에 해당한다고 해서 '비타민 B17'이라고 명명했다. 그는 이렇게 말했다.

> "수용성의 무독성 니트릴로사이드 물질을 '식품'이라고 할 수 있을까? 식품이라는 단어의 의미를 엄밀히 따질 때 그럴 수는 없을 것이다. 또한 이것은 그 자체로는 약품도 아니다. …… 니트릴로사이드가 식품도 약품도 아니므로 '부가적 식품 성분'이라고 볼 수 있는데, 이러한 수용성의 무독성 부가적 식품 성분의 다른 이름은 바로 '비타민'이다."[1]

만성 질병은 자체적으로 사라지지 않는 질병이다. 그리고 신진대사 질환은 몸 안에서 일어나고, 다른 사람에게 전염될 수 없는 병이다. 암은 이 두 항목에 포함되므로 '만성적 신진대사 질병'이라고 할 수 있다. 현대인이 겪는 질병 중 이와 같은 병으로는 근위축증, 심장병, 다발성 경화증, 겸상 적혈구 빈혈 등을 들 수 있다. 과학자들은 인간을 불구자로 만들거나 죽음에 이르게 하는 질병을 예방하고 치료하고자 엄청난 돈을 써 가며 연구를 거듭해 왔다. 그러나 연구를 시작하기 이전보다 문제의 해결책에 실질적으로 접근하지 못했다. 아직도 그 무엇을 여전히 찾고 있다. 연구에 실질적인 진보가 없는 이유는 위에 언급한 질병

---

[1] 크렙스(Krebs), 암의 조절과 예방에 사용되는 레이어트릴/니트릴로사이드(몬트리올: 맥노튼 재단, n.d.), p.16.

의 원인이 그 무엇의 부재로 말미암은 것이기 때문인지도 모를 일이다.

크렙스 박사는 인류의 의료 역사 전체를 통틀어서 어떤 약이나 수술, 인체를 기계적으로 조작함으로써 하나의 만성 신진대사 질병을 치유하거나 예방한 적이 없다고 지적한다. 그러면서 그는 괴혈병이나 펠라그라나, 구루병, 각기병, 야맹증, 악성빈혈 등 모든 경우의 질병에서 궁극적인 해결책은 적당한 영양의 섭취와 관련된 요인에서 해결법을 찾아야 한다고 주장한다. 그는 이것이 현대의 질병, 특히 암을 이해하기 위해서 과학적 호기심을 어느 방향으로 집중시켜야 하는지를 알려주는 중요한 단서라고 생각한다.

그러나 다른 단서들도 있다. 개나 고양이를 키우는 사람들은 알 것이다. 길들여진 애완동물들이고, 사료를 잘 먹였음에도 불구하고 때로 특정 풀을 뜯어 먹는 것을 본 적이 있을 것이다. 동물이 건강이 좋지 않을 때엔 더더욱 이런 상황이 발생할 확률이 높다. 그런데 여기서 주목할 만한 점은 애완동물들이 본능적으로 선택한 풀은 존슨 풀Johnson grass, 튀니스 풀Tunis grass, 수단 풀Sudan grass 등 비타민 B17이 특히 풍부한 종류의 풀이라는 것이다.

동물원에서 원숭이들에게 복숭아나 살구를 주면 달콤한 과육은 잘 까서 버리고 딱딱한 씨를 열어서 그 안에 들어 있는 것을 먹어 치운다. 원숭이들은 그런 종류의 과일을 본 적이 없음에도 본능적으로 그렇게 한다. 복숭아와 살구의 씨앗이야 말로 자연계의 그 어느 것보다 니트릴로사이드가 많이 농축되어 있는 공급원이다.

야생의 곰들은 자연 속의 먹거리들에서 니트릴로사이드를 엄청나게 소비한다. 이 물질이 풍부한 장과류(fruits berries, 1개 이상의 먹을 수 있는 씨앗이 들어 있는 작은 액과) 열매를 찾아다닐 뿐만 아니라 작은 초식동물을 먹이로 잡으면 본능적으로 근육질 부분은 지나치고 니트릴로사이드 풀로 가득한 내장과 반추위(反芻胃, 소나 염소 같은 반추 동물의 위를 통틀어 이르는 말)를 먼저 먹는다.[1]

감금 상태에 있는 동물들은 본능적으로 원하는 음식을 모두 먹을 수 없게 된다. 한 사례로, 샌디에이고 동물원에서 곰들에게 제공된 식단은 비록 다른 영양소는 충분했지만, 니트릴로사이드가 거의 포함되어 있지 않았다. 그 결과 6년 동안 한 굴에서만 곰 5마리가 암으로 죽었고, 전문가들은 바이러스가 원인이었다고 추정했다.

사냥을 나가서 잡은 야생 동물의 사체 속에서 암을 발견하는 경우는 매우 드물다. 동물들은 인간에 의해 길들여지고, 인간이 주는 음식을 먹도록 강요되고, 인간의 식탁에서 떨어지는 부스러기를 먹고 살 때만 암에 걸리게 된다.

암 연구자들이 이런 사실을 알면서도 그 중요성을 인식하지 못하는 것이 참으로 놀랍기만 하다. '버킷 림프종 Burkitt Lymphoma'이라는 암을 처음 발견한 데니스 버킷 Dennis P. Burkitt 박사가 아이오와 대학 의대에서 연설을 한 적이 있다. 그는 우간다와 그 주변 지역에서 20여 년에 걸친 연구와 조사를 마친 후 전염성이 없는 질병(만성 신진대사 질환), 예를 들어 대장암, 게실병, 궤양성 대장염, 용종, 맹장염 등에 어떤 연관성이 있다는 것을 발견했다. 그는 연설에서 이렇게 말했다.

"모두 연관되어 있어요. 그리고 모두 같은 원인을 가지고 있다고 할 만큼 확신이 있어요. 이 모든 질병이 원시사회에서는 존재하지 않았

---

[1] 의학박사 피터 크로트(Peter Krott), 곰 가족(Bears in The Family), New York: E.P. Dutton & Co., 1962.

다는 겁니다. 하지만 경제적으로 더 발전된 국가들에서는 가장 높은 발병률을 보이고 있어요."

그 후 버킷 박사는 자신의 관심을 암 문제로 돌렸고, 관찰 결과에 대해 이렇게 말했다.

"암은 우리들 삶의 방식으로 인해 생기는 병입니다. 동물 세계에서는 암이라는 병이 발견되지 않습니다. 대장에 암이나 용종이 생기는 동물들은 우리가 사는 방식에 가장 근접해 있는 애완동물입니다. 우리가 남긴 음식을 먹는 강아지들이 그렇습니다."[1]

이는 매우 훌륭한 관찰의 결과이다. 그러나 버킷 박사나 그의 고매한 청중들 누구도 이 사실의 의미를 진정으로 파악하지는 못했다. 연설은 끝났고, 결론은 대장암이 인간의 대장에서 발견되는 박테리아와 연관되어 있으며, 우리는 곡식의 겨 등 곡류 섬유질을 더욱더 많이 먹어서 우리 몸속 대장 내용물의 섬유소 비중을 높일 것, 그리고 엉덩이를 올려 두는 의자의 크기를 키워야 한다는 것으로 마무리되었다!

최소한 버킷 박사는 우리가 먹는 음식을 살펴보고 있었고, 이는 실로 엄청난 진보였다. 그가 잘못된 방향으로 가고 있었는지는 모르지만 길은 제대로 들어섰던 것이다. 더 많은 암 연구자들이 박테리아와 바이러스에 집중하지 않고 음식과 비타민을 연구할 수 있다면, 미국의 암 발병률이 지속적으로 증가하는 이유를 알아내는 데 그리 오랜 시간이 걸리지 않을 것이다.

'맛, 양, 다양성'이라는 기준으로 평가할 때, 미국인들은 매우 잘 먹고 있다. 그러나 비싸고 맛있는 음식이 꼭 좋은 음식인 것은 아니다.

---

1 "증거의 증가: 대장암은 우리가 불러들인다," 메디컬 월드 뉴스, 1972년 8월 11일, p.33~34.

많은 사람들이 위장에 무엇을 집어넣던지 '채우기만 하면 그만'이라는 생각을 가지고 있다. 심지어 위장으로 들여보내는 모든 음식이 어떤 식으로든 건강에 도움이 될 것이라고 착각하고 있다. 그리고 적절한 식단의 필요성에 대해 역설하면 비웃기도 한다. 그러면서도 혈통 있는 애완견이나 고양이에게 먹일 사료, 소나 말에게 먹일 사료는 꼼꼼하게 신경을 쓴다.

캘리포니아 대학 영양학 교수이자 국립 축산육류협회 연구자문위원회의 일원인 조지 그릭스George M. Griggs 박사는 언젠가 이런 말을 한 적이 있다.

"전형적인 미국인의 식단은 국가적 재난입니다. …… 비타민과 다른 보충제를 첨가하지 않고 돼지나 소한테 이렇게 먹이면, 축산업계를 전멸시킬 수 있을 것입니다."[1]

미국인의 식단을 잠시 살펴보면 이해할 수 있을 것이다. 식료품 상점의 선반 위에는 합성되거나 인공 향신료가 첨가되었으며, 화학 보존제로 가공된 탄수화물 음식이 주류를 이루고 있다.[2] 심지어 어떤 식품 제조업자들은 다이어트를 의식한 소비자들에게 자사 제품의 칼로리가 얼마나 적은지에 대해서 자랑스럽게 광고하기도 한다.

현대인들은 식품 처리 과정에서 그 식품에 들어 있는 원래의 비타

---

[1] "캘리포니아 대학 영양학 교수이자 미국 연방정부 보건 고문 …… 전형적인 미국인의 식단이 국가적 재난이라고 비난하다.", 내셔널 인콰이어러(National Enquirer), 1971년 12월 5일, p.2.
[2] 현재 미국에서 유통되는 식품 첨가제는 3천여 종이 넘는다. 맛, 색상, 보존, 그리고 기타 목적을 위해 인공 첨가물이 사용되고 있다. 대부분 사용되는 양은 안전한 수준이지만 지속적으로 사용하게 되면 건강에 심각한 문제를 일으킬 수 있다. 하트 홀드런, 슈나이더, 쉴리 공저, 독극물의 모든 것 A-Z, 캘리포니아 대학 출판부, 1991년. 참고

민들이 대부분 손실된다는 것을 알고 있다. 그러나 제조사에서는 걱정할 필요가 없다고 말한다. 시장으로 내보내기 전에 다시 복원시키기 때문이라는 것이다. 그래서 우리는 빵, 우유 등의 식품 포장지에 '강화식품'이라고 강조한 문구가 쓰여 있는 것을 자주 보게 된다. 그러나 우리가 주의해야 할 것은 보강된 영양소는 자연 상태의 영양소와는 전혀 다르다는 사실이다. 1971년에 미국 노인병학 연구회the American Geriatric Society는 다음과 같은 연구 결과를 발표했다.

"음식에서 제거되었다가 '보강물'로 복원된 비타민은 안전한 물질이 아닙니다. 의학박사 로저 윌리엄스Roger J. Williams의 연구에서 목격된 바 있듯이 가공된 빵을 먹은 쥐들은 영양실조로 심각하게 성장이 위축되었거나 죽었습니다. 대조적으로 가공하지 않은 통곡식 빵을 먹은 쥐들은 대부분 왕성한 번식률을 보였습니다. 우리가 겪고 있는 수많은 질병은 비타민이나 미네랄 결핍으로 인한 것일 가능성이 높습니다. 심지어는 치매도 비타민 B와 C의 결핍으로 인해 발병하는 것으로 입증되었습니다."

실제로 초등학교 과학 시간에 진행된 실험에서 가공된 빵만 먹은 쥐들은 반사회적인 성향의 행동을 하는 것으로 나타났다. 심지어 그 쥐들은 동족을 잡아먹는 지경에까지 이르게 되는데, 이는 결핍된 필수 영양소를 얻기 위한 본능적인 충동으로 분석되었다. 그리고 대부분은 한 달에서 두 달 안에 죽었다. 또한 이 실험을 관찰한 아이들은 가공된 흰 빵에 대해서 식욕을 보이시 않았다.

'가공된' 빵은 더 큰 그림의 작은 일부에 불과하다. 기장은 한때 전 세계의 주식 곡류였으며, 니트릴로사이드 함유율이 매우 높다. 그러나 이제는 니트릴로사이드가 거의 들어 있지 않은 밀로 대체되었다. 통밀의 경우에도 니트릴로사이드는 거의 들어 있지 않다. 수수 줄기는 사탕수수로 대체되었고, 이는 같은 결과를 초래했다. 심지어 육우로 쓰이는 소들의 사료마저 성장을 촉진하기 위해 니트릴로사이드 함유량이 매우 낮은 풀로 대체되어 우리가 먹는 고기 속에 함유된 비타민 B17의 잔량은 매우 적다. 심한 경우에는 사료 원료의 15%를 종이로 만든 사료를 먹이는 축산업체도 있다고 한다.[1]

되돌아보면 우리 할아버지들의 관습 중에 비록 그 당시에는 과학적 이론의 뒷받침은 없었지만, 수 세기 동안 축적된 시행착오의 경험 속에서 형성되어 지금에 이르러서는 불멸의 지혜로 판명된 것이 많다. "하루에 사과 하나는 의사를 멀리하게 해준다!"라는 말은 괜한 말장난이 아니었다. 특히 모든 사람들이 사과 씨까지 먹는 것을 당연하게 여기던 시절에는 더욱 의미 있는 말이었다. (씨까지 포함해서) 사과 하나에는 건강에 필수적인 고농축 비타민과 미네랄, 지방과 단백질이 들어 있다. 특히 사과 씨는 니트릴로사이드, 즉 비타민 B17의 보고다. 맛이 없는 '스프링 토닉(Spring tonic, 비타민과 미네랄이 함유된 봄나물로 만든 강장제)', 수수 당밀과 황 역시 니트릴로사이드가 대량 함유되어 있다. 겨울에 먹으려고 만들어 놓은 할머니표 살구, 복숭아 절임에는 씨 알맹이도 같이 들어 있다. 아마도 할머니는 그 씨가 왜 좋은지, 그 안에 무엇이 들어 있는지 정확히 모르셨을 것이다. 그저 어머니 말씀에 좋다고 하셨기에 몸에 좋다는 것만은 알고 계셨다.

자, 그렇다면 이제 우리는 한때 미국인들에게 비타민 B17을 충분히 제공했던 음식들이 밀려나고 이 성분이 전혀 들어 있지 않은 다른

---

[1] "종이로 소를 키운다." UPI, 오클랜드 트리뷴, 1971년 11월 22일자 기사.

음식으로 식단이 바뀌었다는 것을 알게 되었다. 의미 있는 것은 바로 그 시기부터 미국인들의 암 발병률이 지속적으로 증가하였고, 오늘날에는 미국인 세 사람 중 한 사람이 암에 걸릴 확률적 운명에 처하게 되었다는 사실이다.

암 사망률이 증가한 이유가 다른 사망의 원인이 감소했기 때문이라고 주장할 수는 없다. 사람들이 이전보다 더 오래 살고 있기 때문에 암으로 인한 사망이 눈에 띄는 것이 아니라는 말이다. 솔직히 말해 사람들의 평균 수명도 그렇게 많이 증가한 것이 아니다. 이유를 분석하자면 다음과 같다.

첫 번째, 기대수명life expectancy은 지난 4세대에 걸쳐 평균 몇 년 정도 증가했다. 그리고 1972년 미국 인구의 평균 연령이 감소했을 때, 연간 인구 성장률은 거의 제로에 가까웠다. 그러나 암으로 인한 사망률은 사상 최대였다. 1950년대에 비해서 자그마치 3배나 높은 비율이었다.[1]

두 번째, 미국에 사는 사람들보다 더 장수하는 나라들에서는 암 발병률이 미국보다 낮다.

위와 같은 사실들이 보여주는 중요성은 자명하다. 전 세계의 의료계, 미국 연방정부, 미국 암학회가 수십억 달러를 투자하였고, 인간 노동을 수백만 시간 투자해서 기괴한 암 바이러스를 찾으려고 노력해 왔다. 또한 암 바이러스를 찾는데 드는 비용에 상응하는 비용을 들여 효용성 있는 인공 면역 방법을 만들어 내려고 혈안이 되어 있다. 그런데 이 모든 노력이 진행되는 동안, 정답은 등잔 밑 바로 거기에 늘 있었다. 사실,

---

[1] "암 치료는 여전히 과학자들을 비켜 간다.", 신문기업협회(NEA: Newspaper Enterprise Association) 「뉴스 크로니클(News Chronicle)」, 1973년 8월 29일, p.A-9.

그 답은 수천 년의 기록 속에 쓰여 있었고, 후세대에게 전해져 왔다.

"하나님이 이르시되, 보라 내가 온 지면의 씨 맺는 모든 채소와 씨 가진 열매 맺는 모든 나무를 너희에게 주노니 너희 먹을거리가 되리라." (창세기 1:29)

04
궁극의 실험

암으로부터 자유로운 세계 여러 문화에 대한 고찰; 각 문화의 전통 음식에 대한 분석.

암에 대한 비타민 이론을 증명하거나 반증하는 최고의 방법이 있다. 수천 명 이상의 많은 사람들을 대상으로 수년에 걸쳐 니트릴로사이드가 풍부한 음식으로 구성된 식단을 제공하고 그 결과를 보는 것이다. 이것이야말로 궁극의 실험이 될 것이다.

다행스럽게도 이 연구는 이미 진행되었다. 히말라야 산맥 깊은 골짜기의 서 파키스탄과 인도, 중국을 접하고 있는 지역에 '훈자Hunza'라는 이름의 작은 나라가 있다. 이곳 사람들은 장수와 건강으로 전 세계에 널리 알려져 있다. 훈자의 장로들은 자신들이 100년 넘게 산다고 말한다. 어떤 관찰자들은 이들에게 나이는 지혜의 상징이기 때문에 과장을 한다고 말하기도 한다. 그러나 이들의 진정한 시간적 나이가 몇 살이건 간에 외부 세계에서 방문하는 의료팀들은 이들에게는 암이 없다고 보고해 왔다.

현대 의학과 과학으로 훈지 사람들이 암에 걸리지 않는 이유를 설명하는 것은 불가능하다. 하지만 한 가지 흥미로운 사실이 있다. 훈자 사람들의 전통 식단에는 평균적인 미국인의 식단에 들어 있는 니트릴로사이드 함유량의 200배 이상이 들어 있다는 것이다. 또한 재미있는 것은 돈이라는 것이 존재하지도 않는 이 나라에서는 한 사람의 부를 측정하는 기준이 그가 소유한 살구나무의 수량이라는 것이다. 이 나라 사람들이 가장 중요하게 여기는 음식은 단연 살구 씨다.

히말라야 산속 깊숙한 곳에 있는 훈자를 처음 방문한 서양 의료 팀이 있었다. 세계적으로 유명한 영국의 내과 의사이자 외과 수술의였던 로버트 맥케리슨Robert McCarrison 박사가 이끄는 팀이었다. 그는 1922년 1월 7일자 「미국 의사회 저널Journal of Amerian Medical Association」에 다음과 같은 글을 발표했다.

"훈자 사람들에게는 우리가 알고 있는 암 발병 사례가 없다. 이들은 살구를 대량으로 수확하며, 여름에 살구를 말려서 음식에 널리 활용한다. 훈자를 방문하는 이들은 자연스럽게 신선한 살구나 복숭아를 대접받게 된다. 이때 방문자들은 다 먹고서 딱딱한 씨를 땅에 버린다. 이런 행동을 본 현지인 안내자들의 얼굴에는 실망과 충격의 표정이 역력하다. 이들에게는 딱딱한 껍질 안에 들어 있는 씨야말로 이 과일의 별미이기 때문이다."

네브래스카 키어니 지역의 검안사인 알렌 바닉Allen E. Banik 박사는 위와 같은 경험을 했던 방문객이었다. 그는 자신이 쓴 『훈자랜드Hunza Land』라는 책에서 그곳에서의 경험을 이렇게 기술했다.

"그때 훈자에서 수확한 살구를 처음 먹어 보았다. 현지 안내인이 나무에서 바로 살구 몇 개를 따서 산 계곡물에 씻어 나에게 건네주었다. 나는 달콤한 과육을 먹고서 자연스럽게 씨를 땅에 버렸다. 현지인들은 믿기지 않는다는 듯이 나를 쳐다보았다. 그들 중 나이가 더 많아 보이는 한 사람이 허리를 숙여 씨를 집어 들었다. 그러고는 돌로 쳐서 씨껍질을 깨더니 내게 건네주었다. 가이드는 웃으면서 말했다. '드세요. 이게 최고에요.' 나는 궁금해져서 물었다. '먹지 않은 씨는 어떻게 합니까?' 남은 씨는 저장하기도 하고, 대부분은 곱게 갈아서 기름을 짠다고 대답해주었다. 안내인의 말에 의하면, 그 기름은 올리브유와 비슷하며 필요할 때는 한 스푼씩 그냥 먹기도 한단다. 특별한 날에는 차파티(빵)를 이 기름에 튀겨서 먹기도 하고, 축제일에는 여인들이 머리에 윤기가 나도록 바른다고 한다. 또한 몸에 멍이 들었을 때도 문지르면 효과가 있다고 했다."[1]

1973년에 훈자를 통치하는 왕 '미르'의 아들인 무하마드 아민 칸 Mohammed Ameen Khan 왕자가 「LA 타임스」의 찰스 힐링거 Charles Hillinger 와 인터뷰를 한 적이 있다. 그는 인터뷰에서 훈자 사람들의 평균 기대 수명은 85세이며, 자신의 아버지인 왕에게 자문을 하는 장로 모임에 참석하는 사람들은 대부분 100세가 넘었다고 말했다.[2]

후에 에른스트 T. 크렙스 주니어 박사는 칸 왕자를 저녁 식사 자리에서 만났다. 남에게서 들은 말을 누군가가 옮기는 것과 인쇄물의 진실성에 대해 과학적 불신을 가지고 있는 크렙스 박사였다. 그는 「LA 타임스」의 보도가 정확한지 알아보기 위해 직접 질문했다. 그러자 왕자는 미소를 지으며 이렇게 말해 주었다.

"훈자 사람들은 점심을 먹은 뒤 간식으로 살구 씨를 30개에서 50개쯤 먹습니다."[3]

---

[1] 알렌 바닉, 레니 테일러 공저, 훈자 랜드(Hunza Land), 화이트호른, 1960년, p.123~124.
[2] 「LA 타임스」, 1973년 5월 7일자, 1-A면 인용.
[3] 훈자에서 수확되는 살구 씨는 캘리포니아 산 살구 씨에 함유되어 있는 아미그달린(레이어트릴) 양의 6% 정도만 함유하고 있다. 따라서 훈자 사람들이 먹는 양에 맞춰 미국 산 살구 씨를 섭취하면 식중독을 일으킬 가능성이 있다. 독성에 관한 정보는 '07. 청산가리 공포'를 참고하라.

1부 암 치료의 과학　093

훈자 사람들이 하루에 섭취하는 비타민 A는 75,000 비타민 국제단위International Units of vitamin에 해당하는 양이었고, 비타민 B17의 경우는 50밀리그램에 달하는 양이었다. 섭취량이 과다한 것인지 아니면 충분해서 그런 것인지는 정확히 알 수 없지만, 훈자 사람들의 기대 수명은 (왕자가 말하기를) 85세에 달한다는 것이다. 이는 미국의 상황과 매우 대조적인 것이었다. 그 당시 미국인의 기대수명은 약 71세였고, 그로부터 수십 년이 지난 지금도 미국인의 기대수명은 76세밖에 되지 않는다.

이 기대수명이 나쁘지 않게 들릴 수도 있다. 그러나 이 숫자에는 살아 있기는 하나 진정으로 사는 것이 아닌 수백만 명의 노인들이 포함되어 있다는 것을 기억해야 한다. 수술이나 약물 복용으로 이들의 생명이 연장되었을지는 모르지만, 이들이 살아가는 삶의 질은 그 과정에서 황폐화되었다. 이들은 정신 능력에 상해를 입어 멍하게 눈을 깜빡이며 시간만 보내고 있는 사람들이다. 즉 생명을 연장하는 기기들에 의존하고 있거나 침대에 묶여 24시간 간호가 필요한 사람들이다. 훈자의 통계에는 이런 사람들의 수가 포함되어 있지 않은 것이다. 훈자 사람들은 대부분 건강하고 활발하며, 죽음에 이르기 며칠 전까지도 왕성하게 자신의 일을 한다. 이들에게 삶의 질은 삶의 양보다 훨씬 더 중요하다. 훈자 사람들은 둘 다 가진 셈이다.

훈자 사람들의 비타민 A 섭취량이 FDA가 알약이나 캡슐에 허용하는 양의 7.5배에 달한다는 것을 기억하자. 그리고 비타민 A의 섭취량을 제한하고 있는 바로 그 기관이 미국인들의 살구 씨 섭취를 법률로 금지하기 위해 노력해 왔다는 것을 상기하자.

훈자의 여인들은 나이가 들어서도 놀라울 정도로 부드러운 피부를 유지하는 것으로 알려져 있다. 그리고 이들의 얼굴은 다른 나라에

사는 같은 나이의 여인들보다 15~20세 정도 젊어 보인다고 하는데, 그 비결은 매일 바르는 살구 씨 기름에 있다고 한다.

1974년, 미국 의회 상원의원 찰스 퍼시Charles Percy는 의회 노화특별위원회 위원 자격으로 훈자를 방문했다가 미국으로 돌아온 후 다음과 같이 말했다.

"우리는 훈자 사람들의 생활 방식을 흥미롭게 관찰하기 시작했다. 그들의 식습관이 장수의 비결일 수 있는 것인가? …… 훈자 사람들 중에는 자신들의 장수 비결이 살구 때문이라고 생각하는 이들이 많다. 여름에는 살구나무에서 그대로 따서 먹고, 긴 겨울에 먹을 살구는 햇살에 말려 둔다. 지구상의 많은 지역에서 쌀을 주식으로 삼고 있는 것처럼, 살구는 훈자 사람들의 진정한 주식이었다. 훈자에서 살구 씨는 잘 갈아서 기름을 짜고, 요리를 하거나 불을 밝히는 데 모두 사용된다.[1]

그래서 훈자 사람들은 살구와 살구 씨를 섭취하는 것 외에도 살구 씨 기름을 짜서 거의 모든 생활에 활용하고 있었다. 그들이 니트릴로사이드의 화학 작용과 생리적 현상에 대해 문외한이라는 것은 서양의 과학자들과 마찬가지였다. 하지만 그들은 니트릴로사이드를 풍부하게 섭취하면 생명을 연장하는데 효과가 있다는 것을 경험적으로 알고 있었다.

알렌 바닉 박사의 책과 유사한 단행본이 대여섯 권 있는데, 이 책의 저자들은 훈자를 찾아가려고 히말라야 산의 험준한 계곡을 목숨 걸고 지나간 사람들이다. 이 외에도 신문과 잡지에 훈자 사람들의 식생활을 소개한 기사는 수없이 많다. 그런 기사들을 보면 평범한 훈자 사람들의 식탁을 그림으로 보여준다.

---

[1] "훈자에서는 100세까지 삽니다.", 퍼레이드(Parade), 1974년 2월 17일자, p.11.

훈자 사람들은 식단에서 빠지지 않는 살구 외에도 곡류와 신선한 야채를 먹는다. 메밀과 기장, 알팔파, 완두콩, 누에콩, 순무, 양상추, 콩나물, 숙주나물, 다양한 장과류 등이 그들의 식단을 채운다. 이 가운데 양상추와 순무를 제외하면 모든 것에 니트릴로사이드, 즉 비타민 B17이 함유되어 있다.

최근에는 훈자로 들어갈 수 있는 좁은 도로가 마침내 완성되어 '현대 문명'의 식재료들이 그곳으로 전해졌다고 한다. 이와 더불어 몇 건의 암 발병 사례도 등장했다.

1927년, 맥캐리슨 박사는 인도 음식의 영양을 연구하는 책임자로 임명되었다. 그의 과제 중에는 훈자 사람들의 식단이 다른 나라 사람들의 식단과 비교했을 때, 알비노 쥐들에게 어떤 효과를 보이는지를 알아보는 것도 포함되어 있었다. 1,000마리 이상의 알비노 쥐가 실험에 사용되었다. 쥐가 태어나면서부터 27개월이 될 때까지 주의 깊게 관찰되었다. (알비노 쥐의 27개월은 사람의 50세에 상응하는 기간이다.) 그런 다음 훈자 식단에 오르는 음식을 먹었던 쥐들을 죽여서 부검을 해보았다. 맥캐리슨 박사가 발견한 것은 다음과 같다.

"연구에 사용된 알비노 쥐들의 체내에는 지난 27개월 동안 질병이 존재하지 않았다. 성체 그룹에서 자연사한 쥐도 없었다. 몇 가지 사고사를 제외하고는 어린 쥐가 죽은 사례도 없었다. 쥐들 중 몇은 내가 모르는 알 수 없는 질병을 앓고 있었을 수도 있겠지만, 그렇다고 해도 임상적으로 또는 현미경 관찰로 발견한 것은 없었다."[1]

이와 대조적으로 인도와 파키스탄 사람들의 식단에 오르는 음식

---

[1] 인용 : 레니 테일러, 훈자 건강의 비밀(Hunza Health Secrets, 어워드 북스, 1964년), p.96~97.

을 먹은 2,000마리 이상의 쥐들은 얼마 지나지 않아서 안질환, 종양, 종기, 치아 손상, 척추 측만, 탈모, 빈혈, 피부병, 심장 질환, 신장 질환, 분비선 이상, 소화기 장애 등이 발생했다.

후속 실험에서 맥캐리슨 박사는 영국 하층민들이 즐겨 먹는 식단을 쥐들에게 제공해 보았다. 메뉴는 가공된 흰 빵, 마가린, 단맛을 낸 홍차, 삶은 야채, 통조림 육류, 그리고 값싼 잼과 젤리 등이었다. 미국인들의 식단과도 크게 다르지 않은 음식이었다. 실험 결과 쥐들은 각종 만성 신진대사 질병과 신경쇠약에 걸린 것으로 확인되었다. 이에 대해 맥캐리슨 박사는 다음과 같이 썼다.

> "쥐들은 초조하고 불안해했고, 실험 수행자들의 손을 물기 일쑤였다. 한 우리에 함께 사는 것이 불행해 보였으며, 실험을 시작한지 16일째 되는 날에는 약한 쥐를 물어뜯어 죽이거나 먹기도 했다."[1]

따라서 훈자 사람들이 암에 걸리지 않는 것과 서구화 된 사람들이 만성 신진대사 질병인 암의 희생양인 것은 놀라운 일이 아니다. 혹시라도 이런 차이가 '유전적인 요소에 의한 것'이라고 의심하는 사람들이 있을까 싶어 한마디 덧붙이겠다. 훈자 사람들이 자신들의 고립된 땅에서 나와 다른 나라 사람들이 먹는 식단으로 살아가기 시작하는 순간, 이들 역시 다른 나라 사람들과 마찬가지로 암을 포함한 여러 가지 질병에 시달리게 될 것이다.

에스키모들 역시 의료진의 관찰 결과 암으로부터 자유로운 또 다른 민족이다. 빌잘머 스테판슨 VilhJalmur Stefanson의 책 『암, 문명의 질병인가? 인류학과 역사학적 연구 Cancer: Disease of Civilization? An Anthropological

---

[1] 인용 : 레니 테일러, 훈자 건강의 비밀(Hunza Health Secrets, 어워드 북스, 1964년), p.97.

and Historical Study』[1]를 보면, 전통적인 에스키모의 식단에 니트릴로사이드가 풍부하다는 것을 알 수 있다. 에스키모들은 카리부(caribou, 북미에 사는 순록) 고기와 그 밖의 초식 동물, 북극 지역에 풍성히 자라는 새먼베리(salmonberry, 남미가 원산지인 산딸기)로부터 니트릴로사이드 영양소를 공급받는다. 에스키모들의 또 다른 별미는 카리부와 사슴의 위 내용물로 만든 그린 샐러드인데, 이 동물의 위에는 툰드라에 서식하는 신선한 풀이 가득하다. 이 풀 중에는 애로우 그래스(Arrow grass : Triglochin Maritima, 지채과에 딸린 여러해살이풀)가 매우 흔하다. 미국 농무부가 주관한 연구에 따르면, 애로우 그래스는 다른 풀들에 비해 니트릴로사이드 함유량이 매우 높은 것으로 확인되었다.

에스키모들이 전통적인 삶의 방식을 버리고 서양 음식에 의존하게 되면 어떤 일이 일어날까? 빌잘머 스테판슨의 연구 결과에 의하면, 평범한 미국인들보다 암에 걸릴 확률이 더욱 높아진다고 한다.

의학박사 오토 쉐퍼Otto Schaefer는 에스키모의 건강과 식단을 연구했다. 1950년대 이후 캐나다 극지방에 군사 시설과 민간 공항이 들어서면서부터 에스키모들의 삶은 엄청난 변화를 겪게 되는데, 특히 식습관의 변화가 더욱 심했다. 환경의 변화로 인해 에스키모들은 새로운 직업과 새로운 집, 새로운 학교, 그리고 새로운 식단을 갖게 되었던 것이다. 한 세대 이전만 해도 이들의 식단은 사냥한 고기와 물고기, 철마다 나는 장과류, 근류, 푸른 채소류와 해초류였다. 탄수화물은 거의 찾아볼 수 없었다. 갑자기 이 모든 것이 변한 것이었다. 쉐퍼 박사는 자신의 연구 결과를 다음과 같이 설명했다.

---

1 힐 앤드 왕(Hill and Wang)출판사, 1960.

"에스키모들이 이전의 유목민적 삶을 버리고 정착 세계에 발을 들여놓으면, 그와 그의 가족은 엄청난 변화를 겪게 됩니다. 아이들은 더 빨리 더 크게 자라고, 일찍 사춘기를 겪게 되며, 치아가 썩습니다. 결혼한 여인들은 담낭 질환에 걸리게 됩니다. 그리고 가족의 일원 중 누군가는 백인들의 질병으로 잘 알려진 퇴행성 질환을 겪게 됩니다."[1]

지구상에는 같은 특성을 지닌 사람들이 많다. 흑해 북동쪽 코카서스Caucasus 산지에 살고 있는 압하스Abkhaz 사람들은 훈자 사람들과 비슷한 수준의 건강과 장수 기록을 가지고 있다. 이들 두 민족의 공통점은 실로 놀랍다. 압하스 지역은 추수를 쉽게 허락하지 않는 단단한 땅이다. 그래서 이 지역 사람들은 강도 높은 육체노동에 익숙하다. 결과적으로 이들의 몸과 정신은 죽기 직전까지 매우 건강하다. 죽음에 이르는 순간까지도 질환이 없거나 있더라도 그 수가 매우 적다. 훈자 사람들과 마찬가지로 압하스 사람들은 80세를 훌쩍 넘어서까지 살 수 있을 것이라고 기대한다. 그들 중 대부분은 100세 이상 산다. 1972년, 세계에서 가장 장수한 사람으로 알려졌던 압하스인 시랄리 미슬리모프 Shirali Mislimov 여사는 165세로 추정되었다.[2]

두 문화의 또 다른 공통점은 다름 아닌 음식이다. 두 민족의 식단은 탄수화물 비중이 매우 낮으며, 식물성 단백질 함유량이 높고, 미네랄과 비타민(특히 비타민 B17)이 풍성하다.

---

[1] 뉴트리션 투데이(Nutrition Today), 1971년 11/12월호. "에스키모인, 드디어 정제된 현대식 음식과 만나다(Modern Refined Foods Finally Reach The Eskimos)", 카이저 건강 연구, 1972년 5월호, p. 11, 46, 48.
[2] '장수의 비결', 술라 베넷 지음(「뉴욕 타임스」 뉴스 서비스), LA 헤럴드 이그제미너, 1972년 1월 2일 A-12페이지 인용. "러시아 연구, 장수의 레시피를 찾아내다(Soviet Study Finds Recipe for Long Life)", 내서널 인콰이어러, 1972년 8월 27일, p. 13 인용.

북아메리카 인디언들도 원래의 전통과 식습관에 맞춰 살았을 때는 암이라는 질병과 거리가 멀었다. 한때 미국 의사회에서는 호피 인디언과 나바호 인디언들의 암 발병률이 왜 그렇게 낮은지에 대해 조사해 줄 것을 연방정부에 요청했다. 1949년 2월 5일, 「미국 의사회 저널」에는 다음과 같은 글이 실렸다.

> 인디언의 식단은 보잘것없고 양도 적어 보였다. 다양성도 떨어졌다. 그런데 의사들은 이것이 가나도 애리조나 미션 병원Ganado Arizona Mission Hospital에 등록된 3만 명 중에 악성 암 발병 건수가 36건밖에 되지 않는 것과 어떤 연관성이 있는 것은 아닌지 궁금증을 갖게 되었다. 또한 백인의 경우라면, 같은 인구수 중에서 암 발병 건수가 1,800여 건에 달할 것이라고 말했다.

1,800여 건과 비교할 때 36건은 2%에 불과하다. 뭔가가 있음이 분명했다. 크렙스 주니어 박사는 이 문제에 대해 심도 있는 연구를 진행했고, 그 결과를 다음과 같이 썼다.

> "북아메리카 지역에 거주하는 다양한 인디언 부족을 대상으로 그들의 식단에 함유된 니트릴로사이드 함량에 대해 역사적 자료와 인류학적 자료를 분석하였습니다. 이 근거 자료야 말로 니트릴로사이드 음식의 독성 논란을 영원히 종식시키는 자료입니다. 이들 인디언 부족 중 몇몇은 하루 8,000밀리그램에 해당하는 비타민 B17을 섭취하였습니다. 모독 인디언Modok Indian에 대한 데이터는 특별히 완성도가 높습니다."[1]

---

1 크렙스 주니어 박사가 국립 암협회의 딘 버크 박사에게 쓴 편지, 1972년 3월 14일자, 그리핀의 사적인 편지 모음.

아프리카나 남아메리카 열대 지역에 사는 원주민 중 암이 없는 사람들을 살펴봐도 니트릴로사이드가 풍부한 음식을 다양하게 섭취했음을 알 수 있다. 사실상 이 지역에서 자라는 식물 중 30% 이상이 비타민 B17을 함유하고 있었다. 가장 흔한 경우는 카사바cassava인데, '열대의 빵'으로 불리기도 한다. 이 식물은 서양 문명에서 선호하는 달콤한 카사바가 아니다. 이 지역에서 자라는 카사바는 훨씬 쓰지만 니트릴로사이드가 다량 함유되어 있다. 달콤한 카사바는 핵심 물질인 니트릴로사이드가 소량 함유되어 있고, 그나마도 가공 과정에서 제거되어 거의 모든 니트릴 이온이 없어지게 된다.[1]

1913년으로 거슬러 올라가면, 세계적으로 유명한 아프리카 의료 선교사이자 의사였던 앨버트 슈바이처Albert Schweitzer 박사도 암의 근본 원인에 관심을 가졌었다. 그는 이 특정한 물질을 따로 지적하지는 않았지만, 식단의 차이가 원인이라는 것에는 확신이 있었다. 알렉산더 버글라스Alexander Berglas는 자신의 책 『암, 원인과 치료Cancer: Cause and Cure, Pasteur Institute』(1957년)의 서문에 이렇게 썼다.

"1913년, 가봉에 처음 왔을 때 암이 없다는 사실에 충격을 받았다. 해안에서 200마일 안쪽에 거주하는 원주민들에게서 단 한 사람의 암환자도 발견하지 못했다. 물론 암이 전혀 없었다고 말할 수는 없을 것이다. 그러나 모든 개척 의사들과 마찬가지로 암환자가 있었다고 하더라도 매우 드물었을 것이라고 말할 수 있다. 암의 부재는 원주민들과 유럽인들이 먹는 음식의 영양분 차이에서 오는 것으로 보

---

[1] 크렙스(Krebs), 암의 조절과 예방에 사용되는 레이어트릴/니트릴로사이드(몬트리올: 맥노튼 재단, n.d.), p.9~10.

였다. ……"

각종 선교 잡지와 의료 저널을 살펴보면 전 세계에 암이 없는 사람들이 얼마나 많은지를 잘 알 수 있다. 그들이 사는 곳이 열대 지역인 경우도 있고, 북극인 경우도 있다. 어떤 문화는 사냥을 해서 육류를 많이 먹고, 어떤 문화는 채식을 해서 고기를 전혀 먹지 않는다. 모든 대륙과 인류를 통틀어서 정리해 볼 때, 암으로부터 자유로운 이들 문화에는 공통점이 있다. 암에 걸리지 않는 비율은 자연으로부터 얻는 식단에 포함된 비타민 B17의 함량과 직접적으로 비례한다는 사실이다.

이러한 결론을 반박하는 회의론자들은 원시적인 문화 속에 사는 사람들이 현대인들처럼 암 유발 환경에 노출되어 있지 않기 때문이라고 지적할 수도 있다. 환경적 차이가 암에 대한 면역력의 차이라는 것이다. 암으로부터 거리가 먼 사람들도 현대인들처럼 스모그 가득한 공기를 호흡하고, 담배를 피우고, 동일한 화학 첨가제를 음식과 물에 첨가해서 먹고, 같은 비누와 데오도란트(deodorant, 냄새 제거제)를 사용하고도 결과가 다른지를 봐야 한다는 것이다.

회의론자들의 주장에도 일리가 있다. 그러나 불행하게도 이 문제조차도 이제는 경험으로 해결되어 버렸다. 인구 밀집도가 높고, 대기 오염이 심한 캘리포니아 주의 한 인구 집단은 다른 지역의 인구 표본과 매우 다른 통계를 보인다. 10만 명에 달하는 이 인구 샘플은 암 발병률이 평균보다 50%나 낮다. 그러나 성별과 나이, 사회경제적 지위와 교육, 직업, 민족적·문화적 성향은 동일하다. 이 독특한 그룹은 바로 제칠일안식일교회 신자들이다.

캘리포니아 주의 다른 인구 집단과 이 집단을 구분하는 오직 한 가지 물리적인 차이가 있다. 이들 대부분이 '채식주의자'라는 것이다. 또한 이들은 식단에서 부족한 육류를 보충하기 위해 채소 섭취량을 늘임으로써 비타민 B17(니트릴로사이드)의 섭취를 비율적으로 늘이게 된다.[1] 그런데 이들이 훈자 사람들이나 에스키모 원주민, 또는 다른 민족들처럼 완전히 암에서 자유롭지 못한 것은 다음과 같은 이유 때문인 것으로 보인다.

첫째, 거의 평생을 서양인의 일반적인 식단으로 살다가 어느 시점에 비타민 B17을 섭취하는 흐름에 합류하게 된 멤버들이 많다는 점이다. 둘째, 섭취된 야채와 과일이 비타민 B17의 섭취를 목적으로 선택된 것이 아니라는 것과 과일의 씨까지 먹는 것은 일반적이지 않다는 점이다. 셋째, 모든 제칠일안식일교회 신도들이 채식주의 식단을 고수하지 않는다는 점이다.

종교적인 이유로 육식을 거의 하지 않으며, 훨씬 더 많은 곡류와 야채, 과일을 먹음으로써 비타민 B17을 많이 섭취하는 또 다른 집단은 몰몬교 사람들이다. 유타 주 인구 중 73%가 몰몬교 신자인데, 이들의 암 발병률은 국가 평균 수치보다 25%가 낮다. 90%의 인구가 몰몬교 신자인 유타 프로보 지역은 암 발병률이 여성의 경우는 국가 평균 수치보다 28%가 낮고, 남성의 경우는 38%가 낮다.[2]

1940년 여름, 네덜란드는 나치 독일군에 의해 점령당한다. 그리고 독재 정권하에서 국가 전체의 9백만 인구가 식습관을 바꾸도록 강요를

---

[1] 야채에서 발견되는 물질로서 항암 작용을 하는 것으로 알려진 것에는 베타카로틴, 사포닌 등이 있다. 이들 화학 물질은 다양한 야채와 콩류에서 발견된다. 그러나 니트릴로사이드의 항암 효과가 가장 강력한 것으로 보인다. *참고 자료: "야채 매니아, 건강에 유익한 사포닌-과학자들이 예찬하다," 리차드 립킨(Richard Lipkin) 지음, 사이언스 뉴스, 1995년 12월 9일, p.392~393.
[2] "몰몬교도 암 발병률 최소로 나타나," LA 타임스, 1974년 8월 22일, 제2부, p.1.

받았다. 그 당시 블라르딩겐 지역의 의사였던 모어먼Moerman 박사는 네덜란드에서 무슨 일이 일어났는지를 이렇게 묘사했다.

"흰 빵은 통밀 빵과 귀리 빵으로 대체되었고, 설탕 공급은 급격하게 줄었다가 결국은 완전히 중단됐습니다. 설탕이 필요할 때는 꿀을 사용했습니다. 해외에서 석유 공급이 중단되자 마가린이 생산되지 않았고, 사람들은 버터를 구하려고 노력했습니다. 이에 더해서 소비자들은 최대한 많은 과일과 야채를 공급받으려고 애썼고, 농부들에게 직접 사서 비축해 두기도 했습니다. 요약하면, 사람들은 배고픔을 채우기 위해 비타민이 풍부한 자연 식품을 대량 섭취하게 되었다는 것입니다. 자, 이제 나중에 무슨 일이 일어났을 지를 생각해 봅시다. 1945년에 이 강요된 식습관은 갑작스럽게 끝나게 되었습니다. 결과는? 사람들은 다시 흰 빵, 마가린, 탈지유, 설탕, 고기 등을 많이 먹게 되었고, 야채와 과일을 먹는 양은 감소했습니다. …… 요약하자면, 사람들이 가공식품의 섭취량은 늘어난 반면에 자연식품의 섭취량은 줄어들게 된 것입니다. 그래서 비타민 섭취량이 급격히 감소하게 되었습니다."[1]

모어먼 박사는 네덜란드 사람들의 암 발병률이 1942년에 최고점을 찍은 이후 감소하여 1945년에 가장 낮았다는 것을 보여주었다. 그러나 1945년 이후 가공식품의 소비량이 늘어나면서 암 발병률은 다시 올라갔고, 그 이후 점진적인 증가 추세가 이어지고 있다.

물론 네덜란드의 경우나 미국의 제칠일안식교 신도들, 그리고 몰몬교 신도들의 식습관으로 특정 성분에 대한 근거를 제시하는 데는 한

---

1 "암 문제의 해결책" p.31.

계가 있다. 이들의 식습관이 특정 식품 성분 혹은 성분들에 집중한 것이 아니고, 식단의 자료 조사 또한 구체적 성분을 규명하지 않았기 때문이다. 자, 이제는 성분의 범위를 좁혀 보자.

1960년대 이후로 항암 효과가 있는 비타민 이론을 받아들이고, 이에 따라 식단을 바꾼 사람들이 있다. 이들은 모든 직종을 대표하고, 모든 나이, 성별을 대표하며 전 세계 거의 모든 선진국에 살고 있다. 미국에도 수천 명이 있다.[1] 그렇다면 비타민 B17이 풍부한 식단을 유지한 후에 이들 중 누구도 암에 걸린 일이 없다는 것은 정말 유의미한 결과인 것이다.[2]

미국 최고의 영양학자인 동시에 식단과 암의 관계를 연구하는 전문가로 알려진 한 여성이 있었다. 그녀의 이름은 아델 데이비스Adelle Davis였다. 1973년 여름, 안타깝게도 그녀의 몸속에 암 중에서 가장 치명적인 암이 발병하였고, 이듬해 5월에 사망하고 말았다. 그녀의 사망 소식을 들은 사람들은 이를 암에 대한 영양학적 이론의 종말이라고 생각했다. 그러나 그녀가 쓴 책과 강연했던 내용을 살펴본 결과, 그녀는

---

[1] 딘 버크 박사는 국회의원 루 프레이 주니어에게 1972년 5월 30일자로 편지를 써서 "의학박사들을 포함해 적어도 750명의 사람들이 암 발병을 염두에 두고 예방을 위해 이것을 먹고 있다는 연락을 받았다고 말했다." 암 통제 저널, 1973년 5/6월호 1페이지 참조. 이와 마찬가지로 이 책의 저자는 지난 20년간 말 그대로 수천 명의 레이어트릴 사용자와 연락을 취해 왔다.

[2] 이 책의 1974년 초판에 이 문장을 쓴 이후로 나는 살구 씨를 정기적으로 복용하고도 암에 걸렸다고 수상하는 사람을 두 명 만났다. 단 두 명이다! 이들이 몇 개의 살구 씨를 먹었는지, 또 그 이외에 무엇을 먹었는지는 알 수가 없다. (한 경우에는 식단이 끔찍했다고 한다.) 또 이들이 얼마나 식단 프로그램에 충실했는지, 이전의 건강 상태가 어땠는지, 또는 엑스레이와 담배를 포함해 어떤 발암물질에 노출되었는지 알 수가 없다. 그러나 이 두 명 때문에 비타민 해결법이 암을 100% 치료할 수 있는 것이 아니라는 점을 인정한다. 그렇다면 99%는 받아들이는가?

니트릴로사이드를 비타민으로 취급하지 않았음을 볼 수 있었다. 비타민은커녕 핵심 식품 성분으로도 취급하지 않고 있었다. 또한 레이어트릴에 관해서는 암에 걸린 후에는 효과적인 치료 방법으로 보고 있었다. 덜 농축된 형태로, 더 자연적인 형태의 영양소로서 일상의 식단에서 필수적이라는 관념은 갖지 못했던 것이다. 본인이 암에 걸리고 나서도 그녀는 니트릴로사이드와 암의 연관성을 파악하지 못했다. 나는 그녀가 죽기 전에 이 문제에 대해 그녀와 직접 대화를 나눈 적이 있는데, 그녀의 대답은 다음과 같았다.

"발암물질이 수백 가지의 식품 보존제, 첨가제, 약물 스프레이, 화학비료, 오염된 공기와 물 등에 퍼져 있는 상황에서 암이 '결핍증'이라는 말은 정확한 표현이라고 보기 어렵습니다. 지나치게 단순화된 것이라고 생각합니다."[1]

기록은 영원히 남는 자료이니 이 책에서 그녀가 진정으로 훌륭한 영양학자였는지를 짚어 볼 필요가 있다고 생각한다. 아델 데이비스는 수천 명의 사람들이 더 나은 식단과 건강한 조리법을 사용해 건강을 되찾도록 도왔다. 하지만 앞서 본 사례들처럼 니트릴로사이드가 풍부한 식품을 포함하도록 식단을 바꾼 사람들의 생각에 그녀가 동의하지 않았다는 점은 분명하다.

자, 이제 현실을 재조명해 보자. 세 사람 중 한 사람이 암으로 고통받는 상황에서 니트릴로사이드를 정기적으로 섭취한 사람들은 1,000명 중에 한 사람도 암에 걸리지 않았다.

이 모든 사실을 종합한 논리의 결론은 매우 명백하기에 이 논의를

---

[1] 아델 데이비스가 에드워드 그리핀에게 쓴 글, 1973년 8월 1일자, 그리핀의 사적인 편지 모음.

여기에서 마감해도 괜찮을 것이다. 그러나 이 이론에 대한 강력한 반대가 있기 때문에 이론의 논리만으로 만족스러워할 수는 없다. 이제는 이론의 과학을 통해 우리의 확신을 더욱 강화해야 한다. 또한 지금까지의 논리에서 보여준 것처럼 '왜 레이어트릴이 효과가 있는지를' 정확하게 이해해야 한다.

05
치유와 회복을 위한 생명 활동

암의 영양막세포 이론에 대한 설명; 간단한 소변 검사 암 진단법 소개; BCG 백신의 항암 요인으로서의 평가; 암의 조절에 있어 췌장의 필수적 역할.

1902년에 스코틀랜드 에딘버러 대학의 발생학(Embryology, 생물의 개체 발생을 연구하는 생물학) 교수인 존 비어드John Beard는 영국의 의학 저널 「랜싯Lancet」에 논문을 발표했다. 논문의 내용은 암세포와 임신 초기의 배아기 이전 세포는 아무런 차이가 없다는 것이었다. 전문 용어로는 이런 정상적인 세포를 '영양막세포trophoblast'라고 부른다. 심도 있는 연구를 진행한 결과 비어드 교수는 암과 영양막세포가 사실상 동일한 세포라는 결론에 도달했다. 그래서 그의 이론은 '암 영양막세포 이론'이라 불리게 되었다.[1]

임신 중에 나타나는 영양막세포는 암의 특성으로 알려져 있는 모든 양상을 보여준다. 급속도로 퍼지고 번식해서 배아가 모체의 보호와 양분을 얻기 위해 부착할 수 있도록 자궁벽에 침입한다. 영양막세포는

---

[1] '암 일원론'이라 불리기도 한다. 모든 암이 근본적으로 동일하다는 전제를 기초로 하는 이론이기 때문이다.

'분화전능 2배체'[1]로 불리는 다른 세포의 연쇄 반응 결과로 나타난다. 우리의 목적에 맞게 이 세포를 '만능total-life세포'라고 단순하게 부르기로 하자. 이 세포들은 완전한 개체가 보이게 될 특성을 다 소유하고 있다. 그래서 어떤 기관이나 조직, 혹은 완전한 배아 개체로도 분화할 수 있는 능력을 가지고 있다.

우리 몸속에서 만능세포의 80%는 난소나 고환에 모여 있다. 다음 세대에 태어날 개체를 위해 유전적 저장고 역할을 하는 곳이다. 나머지는 몸의 다른 곳에 흩어져 있다. 아직 그 이유는 정확히 알 수 없으나 손상되거나 노화된 조직의 치유 절차나 재생 절차와 관련이 있지 않을까 추정한다.

에스트로겐 호르몬은 생체 조직에서 일어나는 변화에 영향력이 있는 것으로 알려져 있다. 통상적으로 '여성 호르몬'이라고 널리 알려져 있지만 양 성에서 다 발견되며, 생명 유지에 필수적인 기능을 수행한다. 육체적 외상을 입게 되는 경우나 화학적 반응으로든, 질병으로든 몸이 손상되면 상해를 입은 곳에 에스트로겐과 다른 스테로이드 호르몬의 농도가 크게 증가한다. 아마도 에스트로겐이 세포 성장과 손상을 보수하는 자극제나 촉진제로 작용한다고 추정한다.

지금에 와서 알려진 사실은 만능세포들이 스테로이드 호르몬과 만나서 영양막세포를 형성하도록 자극을 받는다는 것이다. 스테로이

---

[1] 이러한 세포 형성의 모든 세부 사항을 다 언급할 필요는 없을 것이다. 핵심에서 벗어난 정보는 이해에 짐이 될 뿐이다. 배경 지식에 더 관심이 있는 사람은 배아학에 관한 기본서를 찾아보면 쉽게 정보를 얻을 수 있을 것이다. 존 비어드의 책 『암의 효소 치료와 과학적 기반』(차토 & 윈더스, 1911년)과 찰스 구르찻(Charles Gurchot)의 책 『암 생물학』(프리드먼, 1948년)이 있다.

드 호르몬은 '형성체를 자극하는' 역할을 한다. 만약 임신 상태에서 수정란으로부터 진행된 만능세포에 이 현상이 일어나면 태반과 탯줄이 형성되어 배아의 영양 공급이 시작되는 것이다. 그러나 일반적인 치유 절차의 과정으로서 임신과 관계없이 만능세포가 기능을 발휘하게 되면 암이 되는 것이다. 좀 더 정확하게 말하자면, 만약 치유 과제가 완수되었는데도 치유 절차가 종결되지 않으면 이것이 바로 암인 것이다.

미국 버클리 의대 교수인 하딘 존스Hardin B. Jones 박사는 「암에 관한 보고서」[1]에서 많은 것을 세상에 알렸다. 그는 이런 현상에 대해 다음과 같이 말했다.

"암에 대한 두 번째 중요한 고려 사항은 이미 발병한 거의 모든 암에 임의의 생존 확률이 존재한다는 점이다. 암이 얼마나 지속되었는지 상관이 없다. 이것은 질병의 진행을 막기 위한 신체의 자연스러운 생리적 규제가 존재한다는 것을 강력하게 암시해 주는 것이다. 또한 암 말기에 흔히 관찰되는 질병의 급속한 진행은 자연스러운 규제력이 더는 견디지 못하고 고장이 난 경우에 해당하는 것이라고 볼 수 있다."

우리는 곧 치유 과정에 대한 자연적 규제력이 왜 고장이 나는지를 보게 될 것이다. 하지만 지금으로서는 다음과 같이 정리하겠다. 생물학적 과정을 너무 간소화시키는 것이 될 수도 있겠지만, 한마디로 말해 암은 과잉 치료의 결과라고 말할 수 있다. 그렇기 때문에 흡연이나 태양에 과도한 노출, 또는 해로운 화학 약품이 암을 유발하는 것처럼 보

---

[1] 미국 암학회에서 주관한 제11회 '연례 과학 저술가 회의'에서 공개된 논문, 뉴올리언스, 1969년 3월 7일.

이는 것이다. 즉 몸에 손상을 입히는 것은 그 무엇이든 손상에 대한 반응으로 나타나는 몸의 자연 치유 절차가 정상적으로 기능하지 못하면 암으로 이어질 수 있는 것이다. 앞으로 더 설명할 것이다.

캘리포니아 팔로알토의 스튜어트 존스Stewart M. Jones 박사는 이 과정을 다음과 같이 설명했다.

> "임신 이외의 상태에서 영양막세포가 나타나면 정상적인 임신 상태에서처럼 이를 통제할 자연적인 힘이 존재하지 않게 된다. 그래서 이 경우에는 무제한적으로 번식, 침입, 연장, 전이가 시작된다. 보통 이런 현상은 형성체 역할을 하는 에스트로겐에 의해 유발된다. 그리고 에스트로겐이 지속적으로 존재하면 영양막세포의 활동을 지속적으로 촉진한다. 이것이 암의 시작이다."[1]

에스트로겐이나 다른 스테로이드 호르몬이 동원된 연쇄 반응을 통해서 암세포가 생기게 된다는 것이 사실이라면, 이런 호르몬의 체내 농도를 자연스럽지 못한 정도로 높이는 것은 암이 발병하는데 호조건이 될 것이라는 논리가 성립된다. 실제로 이것은 사실로 판명되었다. '디에틸스틸베스트롤diethylstilbestol'이라는 종합 에스트로겐 화합물은 소를 살찌우는 용도로 사용했었지만, 1972년에 사용이 금지되었다. 그 이유는 식료품 상점에서 판매하는 소고기에 남아 있던 디에틸스틸베스트롤의 흔적만으로도 실험실 쥐에서 위암을 일으켰기 때문이다.

또한 피임약을 복용하는 여성에게서 발견된 사실이 있다. 복용하는 제품이 에스트로겐을 함유한 제품이라면 더더욱 돌이킬 수 없는 유

---

[1] "암 영양학 기본 원리." S. M. 존스 이학석사, 문학사, 의학박사, 팔로알토 출판사, 1972년, p.6.

전적 변형을 겪게 하고, 피임을 하지 않는 여성들에 비해 3배 이상 암에 걸릴 확률이 높아진다. 이 사실은 캘리포니아 산타바바라에 위치한 제너럴 병원 암 통제 클리닉의 책임자인 오토 사토리우스Otto Sartorius 박사가 강조한 사실이다. 그는 이렇게 말했다.

"에스트로겐은 암(종양)이 먹고 사는 주식이라고 보면 됩니다. 하등 동물들에서 암을 양산하기 위해 먼저 에스트로겐 환경을 만들지요."[1]

이런 논의에 혼란을 일으키는 요인이 있다. 때로 어떤 암은 에스트로겐이나 테스토스테론을 쓰는 호르몬 치료에 반응하는 것으로 나타나기 때문이다. 그러나 효과를 보이는 경우는 오직 전립선 암 같이 생식샘에 생기는 암이나 성 호르몬에 크게 영향을 받는 기관들이다. 여성 환자들은 남성 호르몬을 투여 받고, 남성들은 여성 호르몬을 주입받게 된다. 기대하는 효과는 주입된 호르몬이 암에 걸린 생식샘에 반대 작용을 하거나 중화 반응을 일으켜 암세포를 약화시키는 것이다. 이렇게 해서 암이 저지되었다면 암이 치료되어서라기보다 성 호르몬에 영향을 받는 기관의 활동이 저지되었기 때문이다.

게다가 이런 치료법을 쓸 경우 환자의 '성 생리의 변화'라는 부작용이 생긴다. 더욱이 암이 저지되는 결과가 있다 한들 일시적인 것에 불과하다는 것이 많은 의사들의 의견이다. 이것은 암이 치료되었다는 것이 아니라 일시적으로 지연되었다는 것을 의미한다. 최악의 부작용은 특히 남성들이 에스트로겐을 사용할 때 발생한다. 신체 내에 스테로

---

[1] "피임약이 당신의 가슴을 위협한다(Birth Control Pills Endan ger Your Breasts)", 이다 오노로프(Ida Honorof), 예방(Preven tion), 1972년 7월호, p.89. 또한 "암 위험 품은 피임약," LA 타임스, 1972년 11월 21일자, p.A-21.

이드 호르몬 농도가 비정상적으로 높아지면 처음으로 암이 발병한 곳이 아닌 다른 곳에서 새로운 암 조직이 발생하는데 적합한 환경을 조성한다는 사실이다.

암세포가 생성되기 시작할 때, 몸은 발생 장소 주변의 정상 세포와 유사한 세포로 암세포를 둘러싸서 봉인하려는 반응을 보인다. 덩어리나 혹이 생기는 것이 이런 초기 반응의 결과이다. 스튜어트 존스 박사는 이렇게 말한다.

"영양막세포에 대한 에스트로겐의 활동을 중화시키기 위해 몸은 영양막세포가 있는 자리에 베타-글루큐로니다제를 쏟아낸다. 이것은 에스트로겐과 접촉하면 이를 무력화시키는 물질이다. 동시에 영양막세포의 침입을 당한 조직은 주변을 보호하기 위해 방어적으로 번식을 한다. 우리 몸은 위의 과정을 통해 성공적으로 영양막세포의 병소를 통제한다. 그 결과 영양막세포는 죽게 되고 양성 용종이나 양성 종양이 그 자리에 남아 몸이 암을 이겨냈다는 승리의 기념물이 된다."[1]

현미경 검사를 통해 보면 대부분의 종양은 영양막세포와 주변 세포의 잡종 혹은 혼합물의 양상을 보인다. 이렇게 보이는 것 때문에 몇몇 연구자들은 암의 종류가 다양하다는 성급한 결론을 내리는 경우가 있다. 그러나 종양이 달라 보이는 정도는 종양에 양성 세포가 차지하는 비율에 따라 나타나는 결과다. 즉 종양이 달라 보인다는 것은 종양에 비암적인 주변 세포가 증식한 덩어리가 많이 분포한다는 의미인 것이다.

큰 악성 종양일수록 발생 위치에 상관없이 겉모습은 동일하다. 그

---

1 "암 영양학 기본 원리." S. M. 존스 이학석사, 문학사, 의학박사, 팔로알토 출판사, 1972년, p.7.

리고 임신 중에 나타나는 영양막세포의 특성과 더욱 선명하게 닮은꼴이라는 것을 보여준다. 암 중에서 가장 악성인 암은 융모암이다. 이는 임신성 영양막세포와 거의 구별이 불가능할 정도다. 비어드 박사가 한 세기 전에 지적한 것처럼, 영양막세포와 암세포는 하나이며 동일한 존재다.

이러한 사실에서 파생되는 한 가지 흥미로운 사실을 곁가지로 소개하자면, 영양막세포들이 소변에서 검출되는 독특한 호르몬을 생산하는데, 이것은 '임부뇨 성선 자극 호르몬CGH'[1]이라 불린다. 만약 암이 영양막세포라면 암세포도 같은 호르몬을 분비하리라고 기대할 수 있다. 게다가 다른 세포는 CGH를 분비하지 않는다는 것 또한 사실이다.[2] 따라서 CGH가 소변에서 검출되면 정상적인 임신으로 인한 영양막세포가 생긴 것이거나 비정상적인 악성 암이 생겼다는 증거가 된다. 환자가 여성이면 임신 초기이거나 암인 것이고, 남성이면 암이 유일한 원인인 것이다.

이와 같은 중요한 사실은 상당히 큰 파급 효과를 내포하고 있다. 임신을 확인하는 방법으로 잘 알려진 토끼 테스트(rabbit test, 여성의 소변을 토끼에 주사하여 행하는 조기 임신 반응 시험)가 있는데, 이것과 유사한 소변 검사로 몸속에 암이 있는지 알 수 있다는 것이다. 이는 질병의 모습 또는 혹의 모양으로 암이 모습을 드러내기 전에 취할 수 있는 진단법이다. 그렇다면 외과적 조직 검사에 대해 의문이 생기지 않을 수 없다. 대부분의 의사들은 검사를 목적으로 할지라도 조직에 칼을 대는

---

1 인체 생물학에서는 'HCG(Human chorionic gonadotrophic, 인체 융모성 생식선 자극) 호르몬'이라 불린다.
2 유사한 물질이 뇌하수체에서 분비되지만 같은 물질은 아니다.

것은 종양이 번질 위험성을 높인다고 말한다. (앞으로 이 부분에 대한 설명을 더 할 것이다.) 어찌되었건 간에 CGH 소변 검사가 가능하다는 것을 고려할 때, 조직 검사라는 절차가 과연 필요한 것인지 의문의 여지가 있는 것이다.[1]

1960~1970년대에 마닐라의 산토 토마스 대학 수술의학과 교수인 마누엘 나바로Manuel Navarro 박사는 이 검사법을 미국 의사들에게 소개했고, 암환자와 일반 환자 모두에게서 95%의 정확도를 보고한 바 있다. 오류로 나타난 경우는 일반 환자들의 경우에서 보고되었다. 그러나 일반 환자들 중 대부분이 나중에 암의 임상적 증상을 보였다. 이는 CGH 테스트의 정확도가 완벽에 가깝다는 것을 보여준 것이다. CGH 테스트를 경험한 적이 있는 의사들은 검사 결과 영양막세포가 검출되면 절대로 오류가 아니라는 것을 진지하게 인정하고 있다.

자, 이제 암에 대한 방어기제로 넘어가 보자. 우리가 의학으로 암 정복을 기대하기 전에 자연이 암을 어떻게 정복하는지를 이해하자는 것이다. 자연이 어떤 방법으로 우리 몸을 보호하고 영양막세포의 성장을 통제하는지 말이다. 이것이 현대 암 연구의 방향을 결정하는 마땅한 기준이라고 생각하기가 쉬울 것이다. 그러나 불행히도 그렇지 않다. 대부분의 연구 프로젝트가 몰두하는 방향은 이색적이고 독성 있는 약물의 개발이나 몸의 선택적 부위에 죽음의 광선을 전달하는 기계를 개발하는 것에 맞추어져 있다. 자연에는 이와 같은 인공 암 대응법에 유

---

[1] 이것은 '마이크로-아슈하임 존데크 검사(micro-Aschheim Zondek test)'의 수정본으로 아슈하임 존데크 검사보다 더욱 민감한 검사 방법이다. 안트론 테스트(Anthrone test)와는 다른 검사 방법이다. 안트론 테스트는 유사한 원리에 기초하고 있으나 테스트에 기술적인 문제가 있어서 CGH 테스트만큼 신뢰도가 높지 않다.

사한 것이 전혀 없다. 그러니 암 치료법 발전에 실망스러운 결과뿐인 것은 당연하다. 그러나 최근에 많지는 않지만 몇몇 연구자들이 자연을 돌아보기 시작했다. 이러한 방향으로 노력을 계속한다면 성공적인 결실을 거두게 될 것이다. 새로운 연구 방향 중 가장 가능성이 높은 것은 우리 몸의 자연적인 면역 체계에 대한 연구다.

동물의 몸속에는 수십억 개의 백혈구가 들어 있다. 백혈구의 종류에는 림포사이트lymphocyte, 류코사이트leukocyte, 모노사이트monocyte 등이 있는데, 이들은 모두 우리 몸에 해로운 것이나 이물질이 들어오면 공격하고 파괴하는 기능을 수행한다. 백혈구 수가 감소한 사람은 각종 질병에 잘 걸리게 된다. 만약 백혈구 수가 심각하게 줄어들면 감기에 걸리거나 작은 상처에 감염되어도 결국 죽게 된다.

백혈구가 하는 일은 이물질을 파괴하는 것이므로, 논리적으로 보면 이들이 암세포를 공격하는 것은 당연하다. 한 의료 저널에 이 문제에 관한 글이 실려 있다.

우리 몸의 중요한 성질 중 하나는 자기自己와 비자기非自己를 구분하는 능력을 가지고 있다는 것이다. 다른 말로 하면, 우리는 우리 몸에 들어오게 되는 이물질을 (생물학적으로) 알아볼 수 있다. 이 능력은 우리가 감염에 맞서 싸우도록 도우며, 미래의 감염에 대비한 저항을 만들어낸다. 이로 인해 장기 이식의 어려움이 가중되기도 한다. 복잡한 수술만 성공시키면 되는 것이 아니라, 몸이 받아들이도록 해야 한다는 문제가 있는 것이다. 우리 몸의 방어 시스템인 면역 기관에게는 박테리아, 바이러스, 이식되는 기관 모두가 침입자들이고 몰아내야 하는 대상이기 때문이다. 암 세포야말로 의심의 여지없이 우리 몸과 다른 물질인데, 어떻게 해서 면역 체계의 치명적인 위협을 벗어날 수 있었는지에

대해 면역학자들은 오랫동안 궁금하게 여겨 왔다. 도대체 어떻게 벗어났느냐는 것이다.[1]

이 연구가 매우 뛰어난 논문인 것은 인정한다. 그러나 안타깝게도 이 글에는 오류가 있다. 바로 '정통' 의학 암 연구에 깔려 있는 거대한 전제의 오류다. 그것은 다름 아닌 암세포가 우리 몸에 '이물질'이라는 전제다. 이와는 전혀 반대로 암세포는 영양막세포로서 생명의 사이클(임신과 치유)에 필수불가결한 요소이다. 그렇기 때문에 자연은 백혈구를 피할 수 있도록 효과적인 수단을 마련해 주었다.

영양막세포의 특징 중 하나는 얇은 단백질 막으로 둘러싸여 있다는 것인데, 이 막은 음전하의 정전기를 띠고 있다. 전문 용어로는 '세포 주변 시알로뮤신 막Pericellular sialomucin coat'이라 부른다. 백혈구 역시 음전하를 띠고 있다. 그러므로 유사 극성이 서로를 밀어내는 전기적 특성에 따라 영양막세포는 백혈구로부터 잘 보호된다. 보호막은 다름 아닌 세포의 정전기장이다. 이러한 사실의 중요성에 대해 크렙스 주니어 박사는 다음과 같이 언급했다.

> "75년간 기존의 면역학은 '암 항원'을 찾아내어 암 항체를 생산하려는 헛된 노력을 기울여 왔습니다. 돌 벽에 자신의 머리를 박아온 셈이지요. 암세포나 영양막세포는 항원성을 띠지 않습니다. 이는 세포 주변 시알로뮤신 막 때문입니다."[2]

영양막세포의 파괴에 관해 비어드 박사는 1905년에 이미 자연의

---

[1] "암에 대한 새로운 공략," 로저 르윈(Roger Lewin), 연구의 세계(World of Research), 1973년 1월 3일, p.32.
[2] 크렙스 주니어 박사가 샌프란시스코 캘리포니아의 맥노튼 재단에 보낸 편지 중에서, 1971년 8월 2일자, 그리핀의 사적인 편지 모음.

결론을 파악하고 있었다. 우리 몸에는 10종 이상의 췌장 효소가 있는데, 그중 트립신trypsin과 키모트립신chymotrypsin이 영양막세포 파괴에 특히 중요한 역할을 하는 것으로 나타났다. 이 효소들은 췌장 샘에서 나올 때 비활성화 효소원의 상태였다가 소장에 들어가서 비로소 활성화된다. 활성화된 효소가 혈류에 합류해서 영양막세포에 도달하면 음전하를 띤 단백질 막을 소화하게 된다. 그렇게 되면 보호막을 잃은 암세포는 백혈구에 노출되어 공격을 받고 결국 죽는다.[1]

이 문제에 대한 대부분의 논의에서 림포사이트(lymphocyte, 백혈구의 한 형태로 우리 몸의 면역 기능에 관여하는 세포)가 모든 백혈구 종류 중에서 가장 활발하게 암세포에 대항한다고 말한다. 그러나 견해는 끊임없이 유동적이다. 한 연구에서는 모노사이트가 진짜 공격자라고 밝힌다. 전체의 2~3%밖에 차지하지는 않으나 수효가 더 많은 림포사이트보다 암 조직을 파괴하는 데는 더욱 강력한 것으로 나타났다. 어찌됐든 암세포가 죽는다는 최종 결과는 동일했다.[2]

비어드 박사가 이 놀라운 이론을 내어 놓은 후 의사들은 췌장 효소로 암을 치료하는 실험을 시작했고, 더불어 호의적인 연구 결과가 그 당시 의료 저널에 나타나기 시작했다. 1906년에 의학박사 프레드릭 위긴스Frederick Wiggins는 설암 치료의 성공 사례를 전하면서 다음과 같은

---

[1] 이 기제의 작용은 훨씬 복잡하다. 여기에서는 단순화하여 기술하였으나 아직 이해하지 못한 부분이 많이 있다. 예를 들어, 임신성 영양막세포가 임신 초기 임산부의 키모트립신으로부터 어떻게 보호되는지는 연구자들에게 아직 수수께끼로 남아 있다. 임신성 영양막세포는 비임신성 영양막세포가 누리지 못하는 어떤 봉쇄 요소를 가지고 있음에는 틀림이 없다. 이 부분은 앞으로의 연구가 필요한 부분이다.
[2] 「암세포를 죽이는 세포들이 종양을 먹는다」, 「타임」 지 의료 분야 기자 해리 넬슨, LA 타임스, 1973년 4월 4일자, p.32.

희망을 피력했다.

> "오래지 않아 트립신과 아밀롭신에 관한 차후의 논의와 임상 경험을 통해 악성 질병의 치료에 확실하고 효과적인 방책을 손안에 넣게 되었다는 발표를 하게 될 것이다."[1]

이 외에도 1906년 11월과 1907년 1월 사이에 의료 저널에는 췌장 효소를 사용해서 암을 성공적으로 치료했다는 보고가 3건이나 더 있었다. 1972년부터 시작되어 BCG('Bacillus Calmette Guerin'으로 알려진 항결핵 백신)를 사용한 암 치료 실험의 미래가 밝다고 해서 언론이 떠들썩했던 적이 있었다. 이론은 다음과 같다.

BCG는 환자에게 영향을 미치지 않을 정도로 약화된 결핵 바이러스인데, 자연 방어 체계의 일환으로 몸의 백혈구 생산을 증가시킨다는 것이었다. 백신이 혈관에 들어가면 침입자 결핵균이 약하다는 것을 알지 못하는 몸은 어찌되었든 자극을 받아 침략자를 몰아내기 위해 백혈구를 더 많이 생산한다. 결국 이들은 나중에 등장할 수도 있는 진짜 결핵균에 대한 방어막으로 남는다. 이론적으로 볼 때, 남은 세포들이 결핵의 방어막으로 사용될 뿐만 아니라 암세포에 대항해서도 효과적이라는 것이다. 조심스럽게나마 이 방법을 적용한 새로운 보고서들이 등장했다. 그러나 우리가 앞서 보았듯이 백혈구의 존재만으로는 암 문제 해결책의 일부분만이 제공될 뿐이다. 췌장과 영양상의 요소를 고려하지 않으면 백혈구 증산을 통한 암 치료의 진보는 제한적일 수밖에 없다.

BCG로 성공을 거둔 보고서의 내용을 자세히 살펴보면 영양학적

---

[1] 프레드릭 위긴스(Frederick Wiggins), "혀의 다중 섬유육종 사례, 악성 종양에 트립신과 아밀롭신 치료법 사용에 대한 평가", 미국 의사회 저널, 1906년 12월 15일; 47:2003-8.

요인이 치료에 작용했을 가능성을 충분히 확인할 수 있다. 의사 버지니아 리빙스톤Virginia Livingston이 진행했던 치료 사례가 그러하다. 치료를 받은 환자 본인도 의사였다. 환자는 전문 의료인으로서 기존 암 치료법의 성공률이 현저히 낮다는 것을 충분히 알고 있었기 때문에 차라리 BCG 치료법을 선택하겠다고 나섰다. 치료를 보고한 논문은 다음과 같이 설명한다.

"윌러 박사(환자)는 BCG 주사를 맞고 나서 저콜레스테롤 식단을 엄격하게 지켰고, 항생제 투여를 받았다. 그의 식단에는 정제 설탕과 가금류, 계란이 금지되었다. 반면에 생야채와 생선을 충분히 섭취하도록 했고, 복합 비타민 보충제를 먹도록 했다. 그리고 나서 2개월이 지나자 부기가 가라앉았다. 최근의 실험실 테스트 결과 암 세포의 퇴화가 확인되었고, 새롭게 생성된 건강한 조직이 보였다. 다시 말해서 환부가 정상적인 건강한 상태로 돌아섰다는 것이다."[1]

그는 이렇게 보고했다. 자, 이제 분석을 해보자. 윌러 박사에게 제공한 식단은 췌장의 효소를 전혀 소비하지 않는 음식으로 구성된 것이었다. 이것은 비타민 B17을 사용하는 의사들이 처방하는 식단과 비슷하다. 왜냐하면 이것은 췌장 효소가 모두 혈관에 흡수되어 암세포에 작용할 수 있도록 하는 식단이기 때문이다. 게다가 그는 '종합 비타민 보충제'도 복용했다. 어쩌면 이런 요인들이 BCG만큼이나 더 중요하게 작용했을 가능성이 높다.

췌장 효소의 문제로 돌아가서 보면, 임신으로 나타나는 정상적인

---

[1] "BCG 백신을 사용한 놀라운 성공 사례-악성 경부종양 환자의 암 증상 완벽하게 역전", 내셔널 인콰이어러, 1972년 11월 26일자.

영양막세포가 임신 8주까지는 계속 성장하고 확산되는 것을 볼 수 있다. 그러다가 갑자기 어떤 특별한 이유도 없이 성장을 멈추고 파괴된다. 비어드 박사는 이런 현상의 원인에 대한 답을 1905년에 이미 알고 있었다. 그러나 최근의 과학으로 설명이 더욱 구체화되었다. 8주째에 태아의 췌장이 기능을 발휘하기 시작한다는 것이다.

췌장이 효소를 분비하는 자리는 소장의 입구다. 이곳에서는 암이 거의 발견되지 않는다는 점은 중요한 사항이 아닐 수 없다. 췌장 자체는 악성 암이 몸에서 최초로 발병하는 자리가 되는 사례가 종종 있다. 이것은 암세포 통제에 지극히 중요한 췌장 효소들이 췌장을 떠나 소장이나 혈관에 들어가야만 활성화되기 때문이다. 그러므로 소장은 이 효소로 목욕을 하지만, 췌장 자체는 별로 혜택을 받지 못하는 것이다. 이러한 현상을 연구한 의사의 관찰 결과는 다음과 같다.

> "악성 질병의 병리학에 있어서 가장 놀라운 부분 중에 하나는 십이지장(소장의 첫 부분)에서 암이 거의 발견되지 않는다는 점이다. 또한 소화기관 내부의 암 발병 빈도가 이 부분에서 거리가 멀어질수록 증가하는 정비례 관계에 있다는 것이다." [1]

> "또한 췌장의 기능 부전으로 인해 당뇨병에 걸리는 사람들은 당뇨가 없는 사람보다 암에 걸릴 확률이 3배나 높다는 것이 사실로 확인되었다." [2]

수년간 연구자들을 어리둥절하게 했던 이 모든 사실들이 마침내 암 영양막세포 이론을 통해 명쾌하게 설명되고 있다. 이 이론은 크렙스

---

[1] W. 라압(Raab): Klin. Wchnshr. 14:1633, 레이어트릴/니트릴로사이드, p.35.에서 인용.
[2] 스튜어드 존스, 암 영양학 기본 원리, p.8.

주니어 박사가 주장하듯이 찬성하는 이들만이 외골수로 주장하는 신조가 아니다. 이는 암에 대해 기존에 확립된 모든 사실을 일관성 있게 관통하는 유일한 해설이다.

여기에 스튜어드 존스Steward M. Jones 박사는 다음과 같이 덧붙인다.

"암 영양막세포 이론은 가장 오래되고, 가장 강력하며, 현존하는 것 중 가장 유력한 암 이론입니다. 그동안 새로운 암 연구 결과들이 많이 나왔지만 그 어느 것 하나 이에 대항하지 못했습니다. 70년의 세월 동안 아무런 흠집이 나지 않은 채, 이 이론은 당당히 존재해 왔습니다. 놀랍게도 그때 이후로 엄청난 양과 다양한 접근법으로 발전해 온 암 치료 과학이 이 이론의 관점에서는 완벽하게 응집됩니다."[1]

이것을 이론이라고 부르는 것은 겸양이다. 진리는 진리인 것이다. 찾아 헤매는 방황이 이제 끝났다는 것을 인정해야 할 순간이 온 것이다. 위의 고백은 1995년 10월 15일, 한 정통 의학 저널에 실렸다. 비어드 박사가 이 이론을 출판한 지 93년 만이었으며, 크렙스 주니어 박사가 그 실효성을 지붕 위에서 외친지 43년이 지난 시점이었다. 피츠버그에 위치한 알레게니 의과대학Alle gheny Medical College의 아세베도Acevedo 박사, 통Tong 박사, 그리고 하트삭Hartsock 박사 3인의 연구 결과 보고서였다. 인간의 융모형 생식선 자극 호르몬의 유전적 형질을 다룬 이 연구는 암과 영양막세포가 동일한 것임을 입증했다. 이 보고서의 결론은 93년이 흐른 후에 비어드 박사의 연구가 개념적으로 옳았다는 것이 입증되었다고 했다.[2]

---

1 스튜어드 존스, 암 영양학 기본 원리, p.1, 6.
2 "배양된 태아와 다원적 암세포의 인간 융모성 고나도트로핀-베타 아형 유전자 발현," 허먼 박사·아세베도 박사·제니퍼 통 박사, 의학박사 로버트 하트삭, 암, 1995년 10월 15일, 76권, 8호, p.1,467~1,473.

14년 후, 다시 한 번 비어드 박사가 옳았다는 사실이 입증되었다. 2009년 5월, 「사이언티픽 아메리칸Scientific American」이라는 저널에 한 연구 결과가 실렸다. 하버드-MIT 의료과학기술연구부와 루드비히 암 연구협회Ludwig Institute for Cancer Research에서 진행한 연구를 바탕으로 작성된 보고서였다. 그 제목이 모든 것을 말해 준다. '배아의 발생으로부터 얻은 암의 단서; 종양을 세포 임신으로 인식해 암을 재조명하다."[1]

그럼에도 논쟁은 계속될 것이다. 많은 연구자들에게는 찾아 헤매는 방황이 발견보다 더 재미있다. (그리고 더 이윤이 높다.) 그래서 이들은 돈이 들어오는 한 자신들의 머리를 짜내고, 실험실을 오가며 그 안에서 절대로 벗어나지 않은 채 막다른 골목처럼 꽉 막힌 이론들을 검증하고 또 검토할 것이다.

그러나 진실은 놀랍고도 간단하다. 많은 연구자들이 암은 몸의 이물질로부터 발생하며, 죽음과 소멸 과정의 일부라는 전제하에서 암에 대한 인식을 시작하고 있다. 그러나 실질적으로 암은 생명의 순환 속에 필수불가결한 과정의 일부이며, 치유와 회복을 위한 '생명의 활동'으로 봐야 할 것이다.

---

[1] 사이언티픽 아메리카, 2009년 5월호.

06
암 치료와 자연의 메커니즘

효소 요인 지원 메커니즘으로서의 영양 요인; 에른스트 크렙스 주니어 박사의 레이어트릴 개발에 대한 전기적 소개; 인간 질병에 대한 비타민 B17의 다양한 효능; 자연에 존재하는 항암 메커니즘의 복합성에 대한 평가.

앞에서 살펴본 것처럼 암은 일종의 과잉 치유 현상으로, 몸의 손상이나 노화를 극복하기 위해 영양막세포를 생산하는 과정에서 나타난다. 영양막세포는 음전하를 띤 단백질 막으로 보호되어 있는데, 적절한 양의 췌장 효소가 있으면 이 단백질 막이 소화되어 버리고, 결국 영양막세포는 백혈구의 파괴적인 힘에 노출된다. 결론적으로 자연은 영양막세포를 통제함으로써 암을 예방하는 중요한 역할을 췌장에게 담당시켰다.

그런데 나이나 유전적인 요인으로 말미암아 췌장이 약해지거나 우리가 먹는 음식이 췌장 효소를 거의 다 소모해서 혈관에 스며들 양이 얼마 없다면 어찌할 것인가? 또한 수술이나 방사선으로 암세포 주변에 반흔 조직이 생겨서 췌장 효소가 암세포에 닿는 것을 막고 있다면 어찌할 것인가? 그리고 암세포의 성장 속도가 너무 빨라서 췌장 효소가 그 속도를 따라잡지 못한다면 어떻게 할 것인가?

자연이 만들어 놓은 지원 메커니즘이 그 답이다. 예를 들어, 첫 번째 방어선이 무너진다면 두 번째 방어선이 동일한 효력으로 과업을 달성할 수 있도록 하는 것이다. 이런 역할을 하는 방어기제에는 다른 세포들에게는 영양을 공급하면서도 악성 암세포는 독살하는 특별한 화학 물질이 포함되어 있다. 바로 이 장면에서 암 치료를 위한 비타민 접근법이 다시 등장하게 되는 것이다.

위와 같은 역할을 하는 화학 물질이 바로 '비타민 B17'이고, 주로 니트릴로사이드를 함유한 자연 식품에 들어 있다. '아미그달린'으로도 알려져 있으며 100년 전부터 사용되었고, 심도 있는 연구가 진행되어 왔다. 그중에서 크렙스 주니어 박사가 농축 정제하여 개발한 것은 '레이어트릴'로 알려져 있다. 이 책에서는 선명성을 유지하기 위해 단순한 이름인 '비타민 B17'을 사용하도록 하겠다.

존 비어드 박사는 처음으로 암의 영양막세포 이론을 발전시킨 사람이다. 그는 효소 요인 이외에 영양 요인이 있을 것이라는 추정은 하였으나 규명하지는 못했다. 1952년에 이르러 이 '외적' 요인은 에른스트 크렙스 주니어 박사의 아버지에 의해 발견되었다.

1918년에 독감이 유행하여 전 세계에서 1천만 명이나 죽었을 때, 의사 크렙스 시니어(크렙스 주니어 박사의 아버지)는 자신이 치료한 환자를 100% 살려냈다. 약학 전공이자 네바다 주의 덕망 높은 의사였던 그는 지역 원주민인 와슈 인디언Washoe Indian들이 호흡기 질환에 걸리지 않는다는 것에 깊은 관심을 갖게 되었다. 그는 와슈 인디언들이 '도르짜 물Dortza Water'이라 불리는 민간요법으로 호흡기 질환을 치료한다는 사실을 알게 되었다. 도르짜 물은 학명 '렙토타에니아 디섹타Leptotaenia Dissecta'로 알려진 파슬리처럼 생긴 식물의 뿌리를 달여서 만든 물이었다. 이 약초로 실험을 해 본 크렙스 시니어는 활성 성분을 더욱 효과적으로 추출할 수 있는 방법을 고안했고, 이 추출물에 놀라운 항균력과 치유 효과가 있음을 발견했다. 그는 이 추출물을 사용해서 독감 환자들을 살려낼 수 있었다.

그 결과 크렙스 시니어 의사는 1918년에 처음으로 과학적 의료에 항생제를 사용한 사람이 되었다. 하지만 그 당시에는 터무니없는 이론으로 여겼다. 몸을 상하지 않게 하면서 박테리아만 죽일 수 있는 '항생제'라는 물질의 가능성조차 받아들여지지 않았던 것이다. 「미국 의사협회 저널」 1920년 6월 5일자에는 이 문제가 완전히 열외로 취급되었다. 칼슨과 더글라스가 오하이오 주 클리블랜드의 웨스턴 리저브 대학Western Reserve University에서 렙토닌(Leptonin, 렙토타에니아에서 추출한 항생 물질)을 재발견하기까지 30년이나 걸렸다. 이들은 1948년 5월에 「세균학회 저널Journal of Bacteriology」에 연구 결과를 발표했다. 그 연구의 내용은 대략 다음과 같다.

> "렙토타에니아 디섹타의 뿌리에서 나온 기름의 일부에서 항생 활동이 나타났고, 62종의 박테리아와 곰팡이, 균류에서 확인되었다. …… 이 물질은 그램 양성 세균과 그램 음성 세균에 대해 살균성이 있었다."

1953년에 유타 대학 의대 연구자들이 '렙토타에니아 항생 추출물에 관한 연구'로 불리는 몇 건의 논문을 발표했다.[1] 이들은 크렙스 시니어 의사가 주장했던 대로 렙토닌이 독감 바이러스에 효과가 있다는 것을 검증했다. 그 후 렙토닌은 광범위 항생제로 널리 인식되었고, 남가

---

1 항생제와 화학요법, 3. (4) p.393, 1953년

주 대학University of Southern California 의대 세균학과에서는 이에 대한 연구 공로로 한 학생에게 미생물학과 석사 학위를 수여하기도 했다. 이 학생 다니엘 에버렛 존슨Daniel Everett Johnson은 그 이후 1953년에 UCLAUniversity of California Los Angeles에서 수백 종의 미생물을 대상으로 렙토닌의 항생 활동을 연구해서 박사 학위를 받았다.

크렙스 시니어 의사는 암에 대해서도 관심을 보인 바 있는데, 그는 암이 기본적으로 백인의 병이라는 것을 인식하게 된다. '도르짜 물'에서 교훈을 얻은 그는 약초나 식품에 열쇠가 숨어 있지 않을까 의심했다. 결국 최종적인 해법은 그에 의해서가 아니라, 그 즈음에 암 연구에 빠져 있었던 그의 아들에 의해 발견되었다.

에른스트 크렙스 주니어 박사는 원래부터 아버지의 뒤를 이어 의사가 되고 싶어 했지만 의대에 입학한 후 자신의 관심이 환자 치료에 있는 것이 아니라 의화학medical chemistry에 있다는 것을 알게 된다. 그리하여 하네만 의대Hahnemann Medical College에서 해부학과 의학 과정을 수학한 후 생화학 의사의 길로 자신의 진로를 변경했다. 이후 그는 1938년부터 1941까지 일리노이 대학University of Illinois에서 세균학을 공부하여 학사 학위를 받았고, 석사 과정은 미시시피 대학University of Mississippi과 캘리포니아 대학University of California에서 밟았다.

크렙스 주니어 박사는 평생에 걸쳐 많은 연구 논문을 발표했는데, 그중에는 '암의 유일성 혹은 영양막세포 이론The Unitarian or Trophoblastic Thesis of Cancer'과 '동물과 식물 속에 들어 있는 니트릴로사이드Nitrilosides in Plants and Animals' 등이 포함되어 있다. 그는 수많은 학위와 명예박사 학위를 국내외에서 수상했고, 1996년에 죽음을 맞기까지 존 비어드 메모리얼 재단John Beard Memorial Foundation의 과학부서 책임자였다. 또한 그는 비타민 B15Pangamic Acid를 발견했으며, 이는 순환기 장애와 연관된 질병 치료에 중요한 역할을 하는 것으로 확인되었다.

크렙스 주니어 박사는 존 비어드 박사의 영양막세포 이론을 학창 시절에 알게 되었고, 그의 이론을 바탕으로 연구를 이어가면서 캘리포니아 대학 의대 약리학 교수 찰스 구르찻Charles Gurchot 박사의 권유로 비어드 박사가 언급한 영양학적 요인을 찾아보기로 한다.

1950년에 이르러 그는 이 물질의 구체적인 구조를 확인했고, 결정체로 분리시켜서 '레이어트릴Laetrile'[1]이라는 이름을 붙였다. 동물을 대상으로 독성 여부를 실험하였고, 다음 단계는 인간에게 해롭지 않은지를 입증하는 것이었다. 방법은 하나였다. 그는 소매를 걷어 올리고 자신의 몸에 주사를 놓았다. 그가 예상했던 대로 독성이나 부작용은 전혀 없었다. 이제 그는 실험의 마지막 단계로서 암환자들에게 임상시험을 하는 것이었다.

비타민 B17 분자는 포도당 2개(설탕)로 이루어진 구조로서 벤즈알데히드Benzaldehyde와 시안산Cyanide이 단단히 얽혀 있다. 모두가 알다시피 시안산은 맹독성이며, 다량 섭취하면 치명적일 수 있다. 그러나 자연 상태로 얽혀 있으면 화학적으로 비활성 상태가 되어 생체 조직에 아무런 해를 끼치지 않는다. 유사한 예로 염소 기체를 들 수 있다. 염소 기체는 치명적인 것으로 알려져 있지만, 염소가 나트륨과 화합해서 염화나트륨이 되면 '식용 소금'이라는 화합물이 된다.

비타민 B17의 분자 구조를 열어 시안산을 방출시키는 물질은 '베

---

[1] 이 물질은 살구 씨에서 추출되었다. 이 물질이 좌편광(Laevorotatory)이고, 화학적으로는 만델로니트릴(Mandelonitrile)이었기 때문에 두 단어를 적절히 합성하여 '레이어트릴(Laetrile)'이라는 명칭을 붙였다.

타-글루코시다제Beta-Glucosidase'라는 이름의 효소인데, 이 책에서는 '해제 효소unlocking enzyme'[1]라고 부르겠다. 비타민 B17이 수용성 환경에서 이 효소와 만나면 시안산이 방출될 뿐만 아니라 벤즈알데히드도 방출하게 되는데, 이 역시 맹독성이다. 이 두 물질이 협동을 하면 독립적으로 존재할 때보다 독성이 100배나 더 강해진다. 이러한 현상을 생화학에서는 '시너지즘(synergism, 공동 작용)'이라 부른다.[2]

다행스럽게도 우리 몸에는 해제 효소가 위험할 정도로 대량 존재하는 곳이 없다. 그런데 신기하게도 암세포 주변에는 이 효소가 언제나 다량 존재하고, 심지어는 주변의 정상 세포보다 100배나 많은 양이 존재하기도 한다. 결과적으로 비타민 B17은 암세포에서 분해되고, 자신의 독을 오직 암세포에게만 방출한다.

또 하나의 중요한 효소는 '로다네제rhodanese'라 불리는 것인데, 앞으로 이 책에서는 '보호 효소protecting enzyme'라고 부를 것이다.[3] 이런 이름을 붙인 이유는 시안산을 중화시켜서 일순간에 부산물을 만들어내는 능력이 있기 때문이다. 게다가 생성된 물질은 건강에 유익할 뿐만 아니라 필수적인 물질이다. 이 효소는 몸속 모든 부분에 대량 존재하고

---

[1] 사실 이 개념은 효소의 한 카테고리를 일컫는 포괄적인 개념이다. 레이어트릴로 알려진 합성 B17을 여는 특정한 효소는 '베타-글루큐로니다제'이다.
[2] 말이 나온 김에 재미있는 이야기를 덧붙이자면, 미시시피와 루이지애나에서 발견된 독성 노리개는 방어 메커니즘이 있어서 자연적으로 이 두 가지 맹독 물질의 공동 작용을 사용한다. 이 생물은 몸통에 11쌍의 샘을 갖고 있어서 위협을 받으면 시안산과 벤즈알데히드를 분출하여 치명적 효과를 낸다. "노리개 파치데수스 크라시큐티스의 벤즈알데히드와 시안화수소의 분비(Secretion of Benzaldehyde and Hydrogen Cyanide by the Millipede Pachydesus Crassicutis)", 사이언스, 138:513, 1962년.
[3] 로다네제는 1965년 이후로 전문 문서에 '티오황산 트랜설퍼라제(thiosulfate transulfurase)'라는 명칭으로 등장한다.

있고, 암세포 주변에만 존재하지 않는다. 따라서 암세포는 보호받지 못한다.

위의 설명 속에는 비타민 B17의 독성을 통제하는 데 한계가 있는 것처럼 보이는 부분이 있다. 혹시라도 예외적인 경우로 보일 수 있는 사례를 먼저 살펴보도록 하겠다. 바로 해제 효소가 인체 내에서 위험한 정도로 발견되는 일이 없다고 한 점이다. 이것은 사실이다. 그러나 '위험한 정도로'라는 문구에 주목해 볼 때, 해제 효소는 결국 인간의 몸속 어디에나 다양한 농도로 존재한다는 것이다. 이 효소는 특히 건강한 비장, 간, 내분비 기관에 많이 있다. 하지만 안심해도 된다. 이 모든 경우에 훨씬 더 많은 보호 효소가 존재하고 있기 때문이다. 그러므로 해제 효소의 효과를 보호 효소가 초과량으로 완전히 중화하기 때문에 건강한 조직은 보호된다. 이와 대조적으로 악성 세포는 해제 효소가 대량 농축되어 있고, 보호 효소는 전무하다. 그래서 시안산과 벤즈알데히드의 방출에 완전히 취약한 것이다.

비암성 조직은 비타민 B17에 대해 자연이 준 고유한 보호 기능을 가지고 있다. 게다가 오히려 비타민 B17 분자의 소화를 통해 영양을 공급받는다. 그러나 암성 조직은 같은 비타민 성분을 가지고 방어할 수 없는 강력한 독소를 만들게 되는 것이다.

이러한 배경 지식을 이해하고 나면 레이어트릴에 반대하는 과학의 '전문가'들이 얼마나 무지하고 교만한지를 알 수 있다. 1963년에 공개된 캘리포니아 암 자문위원회의 보고서에는 다음과 같은 글이 포함되어 있다.

"국립 암연구소NCI의 생화학 실험실 책임자 제시 그린스타인 Jesse P. Greenstein 박사는 암세포와 비암성(건강한) 세포에서의 베타-글루큐로니다아제 분비에 관해, 즉 '종양' 베타-글루큐로니다아제 (해제) 효소가 있다는 암시에 대해 다음과 같은 견해를 보인다. 그린스타인 박사는 베타-글루큐로니다아제가 동물 체내의 모든 조직에서 발견된다고 보고했고, …… 따라서 동물의 체내에는 '정상' 베타-글루큐로니다아제가 '종양' 베타-글루큐로니다아제보다 더 많다는 것이다. 1952년 11월 10일자로 쓴 편지에서 그린스타인 박사는 '…… 암세포가 베타-글루큐로니다아제의 바다로 둘러싸인 섬과 같다는 표현은 완전히 말도 안 되는 것'이라고 말했다."[1]

해제 효소가 동물의 체내 모든 조직에 있다고 밝힌 그린스타인 박사의 관찰은 옳은 발견이다. 그러나 암세포 주변에 해제 효소가 충분히 있다는 것을 무시하려는 그의 지적은 완전한 오류다. 게다가 그는 정상 세포들에서 나타나는 보호 효소의 역반응 기제에 대해 전혀 모르고 있다. 이것이야말로 그가 얼마나 전문 지식이 부족한 상태인지를 확실히 보여준다. 자신이 알지도 못하는 생화학적 메커니즘에 대해 "완전히 말도 안 된다!"라고 통렬히 비판하고 있다.

독일의 의사이자 생화학자 오토 와버그Otto Warburg 박사는 암세포가 다른 세포의 산화를 통해서가 아니라 당분의 발효를 통해서 영양을 공급받는다는 사실을 입증하여 노벨 의학상을 수상했다. 와버그 박사의 설명은 다음과 같다.

"생명체를 대상으로 하는 물리학과 화학의 입장에서 볼 때, 정상 세포와 암세포 간의 차이는 매우 크고 명백해서 이보다 더 큰 차이를

---

[1] 베타-시아노제닉 글루코사이드(레이어트릴)를 사용한 암 치료에 관한 암 자문위원회의 보고서, 캘리포니아 보건 당국, 1963년, p.14~15.

상상하기조차 어렵다. 산소 기체는 식물과 동물에 에너지를 공급하는 원소다. 그런데 암세포에서는 에너지 공급원으로서의 역할을 발휘하지 못한다. 암세포는 가장 하등한 형태의 에너지 생산 반응을 동원해서 에너지를 얻는데, 그것은 바로 당분의 발효이다."[1]

이것으로 볼 때 정상적인 세포 호흡의 메커니즘을 증진하는 것은 암세포의 성장을 방해할 수 있는 것이다. 그러나 여기서 정말 중요한 점이 있다. 암세포로부터 분산되어 정상 세포와 만나는 벤즈알데히드는 정상 세포 주변의 산소와 만나 산화되어 인체에 무해한 안식향산benzoic acid으로 전환된다는 사실이다. 안식향산은 항관절염, 항생, 진통 효과가 있는 것으로 알려져 있다. 말기 암환자들은 강렬한 통증을 경험하게 되는데, 이때 비타민 B17을 복용하면 마취제가 없이도 통증이 완화되는 반응을 보이는 것은 아마도 우연치 않게 생산되는 안식향산의 효과라고 설명할 수 있을 것이다. 비타민 B17은 독립적으로 통증 완화제의 역할을 할 수는 없다. 하지만 암세포와 만나면 위와 같은 화학적 기제를 통해 고통이 발생하는 바로 그 자리에 안식향산을 발생시킬 수 있다. 자연산 진통제로 도배를 해줄 수 있는 것이다.[2]

한편, 암세포에 남아 있는 벤즈알데히드는 산소가 거의 없는 상태에서 연장된 시간 동안 치명적인 독성의 공동 작용 효과(시너지즘)를 발휘하게 된다.

그리고 시안산이 주변의 정상 세포에 닿게 되면, 황이 있는 환경에

---

[1] 1968년 5월호, 「예방(Prevention)」에서 재인용.
[2] 그러나 레이어트릴 임상 의사들의 견해로는 통증 완화의 근본적인 원인이 다른 것에 있다고 본다. 즉 종양이 정상 조직에 침입하는 것을 멈추었기 때문에 건강한 조직의 파괴가 중단된 결과로 나타나는 것이라고 본다.

서 로다네제 효소에 의해 티오시안산염thiocyanate으로 바뀐다. 이는 위에 언급한 대로 역시 완전히 무해하다. 그러나 한 걸음 더 나아가서 티오시안산염은 자연 혈압 조절 물질로 알려져 있다. 또한 이것은 몸이 비타민 B12(cyanocobalamin, 시아노코발라민)를 자체 생산하는 신진대사의 장으로서 역할을 한다. 시안산이 비타민 B17의 주요 성분일 뿐만 아니라 B12의 주성분이기도 하다는 것은 참으로 놀라운 사실이다.[1]

이것은 또 하나의 예기치 못했던 비타민 B17의 작용이다. 그것은 헤모글로빈, 즉 적혈구의 수를 자극한다는 점이다. 오래 전인 1933년에 청산가리 기체 미량에 노출되었을 때, 쥐에서 이런 결과가 나타났다는 것이 보고된 바 있다.[2] 크렙스 주니어 박사의 연구가 시작된 후에야 인간에게서도 이런 현상이 증명되었고, 레이어트릴의 내재적 화학 반응의 결과로 확인되었다.

또 다른 실험에서는 시안산과 벤즈알데히드가 구강과 내장에서 방출되었을 때 독성의 공포를 걱정할 필요가 없다는 것이 입증되었다. 오히려 자연적인 섬세한 균형의 일부로서 작용해 전적으로 유익한 목적으로 사용된다는 것이 밝혀졌다. 이 화학 물질은 구강과 위에서 충치와 입 냄새를 유발하는 박테리아를 공격한다. 장에 들어가서는 박테리아성 미소식물군과 상호 작용을 해서 서양 음식과 오랜 연관을 가진 고창(鼓脹 : flatulence, 더부룩함)을 억제, 제거하는 작용을 한다.

가장 흥미로운 부차적 효과는 비타민 B17과 '겸상적혈구성 빈혈 sickle-cell anemia'이라 불리는 질병과의 연관성이다. 아프리카에 사는 흑

---

[1] 비타민 B12는 식물 조직에서는 생산되지 않는다. 이것은 동물의 신진대사 결과물로서 시안화 라디칼이 하이드로코발라민 B17a와 결합해 시안산코발라민(B12)을 생산한다.
[2] 맥스웰과 비스코프(Maxwell and Bischoff), 약제학과 실험적 치료 저널, 49:270.

인들은 말라리아에 대한 자연 면역의 결과로 겸상적혈구를 갖게 되었는데, 이것은 니트릴로사이드가 풍부한 아프리카 사람들의 식습관 때문에 생기는 현상이기도 하다. 흑인들이 미국과 유럽의 현대식 도시로 이주하게 되면서 그들의 식습관은 현저하게 변했다. 그 결과 적혈구가 응고되어 용혈성 위기의 고통을 만나게 된 것이다. 이 질병이 시안산염 알약을 복용하면 완화된다는 것은 이미 알려져 있다. 우리가 알게 된 바로는 시안산염은 비타민 B17이 인체 내에서 작용하여 얻을 수도 있는 것이다. 자연의 의도는 시안산염을 음식으로 자연스럽게 섭취하는 것이 아닐까 논리적으로 유추해본다.

자, 이제 잠시 멈추고 제시된 지표들의 의미를 살펴보자. 관절염 증세와 고혈압의 일부분, 충치, 각종 소화기 장애, 겸상적혈구성 빈혈, 그리고 암까지도 모두 비타민 B17의 결핍에서 오는 질병이란 것인가? 그리고 이런 해석이 가능하다면, 인류를 위협하고 의료계의 연구에 혼란을 주는 다른 비감염성 질병에 대해서 어떤 새로운 접근이 가능할 것인가? 이 질병들에 대한 해답도 약품이 아니라 영양소에서 발견될 가능성이 있지는 않을까?

우리는 앞으로 수십 년간 위의 질문에 대한 완벽한 답을 얻지 못할 수도 있다. 하지만 우리의 주제인 암으로 돌아와서 이제껏 답을 얻은 질문을 살펴보자. 암 치료에 있어서 비타민 B17이 필수적이라는 것에 대해서는 엄청나게 많은 증거가 제시되었다. 또한 비타민 B17을 이용한 암 치료는 암세포는 파괴하면서 비암성 세포는 재생, 유지하는 놀라운 생화학적 과정의 필수적인 일부라는 사실이 밝혀졌으며, 산더미처럼 많은 증거가 그러한 사실을 입증하고 있다. 더 이상의 관찰이 필요 없는 확인된 사실이다.

모든 사람은 정상적이고 지속적인 재생 과정의 결과로 영양막세포를 가지고 있다. 영양막세포를 통제하는 역할을 맡고 있는 것은 두 가지다. 췌장 효소 키모트립신의 1차 방어선과 니트릴로사이드 영양요소인 비타민 B17로 지원되는 2차 방어선인 신진대사 기제이다. 통제의 기제는 단순히 우연이라고 말하기에는 매우 섬세하고 정확하다. 고도로 발달된 완벽한 자연의 메커니즘이다.

앞의 '05. 치유와 회복을 위한 생명 활동'에서 언급했듯이, 오늘날 암을 유발하는 것으로 알려진 소위 발암 물질에 대한 논의가 많다. 이제까지 알려진 바로는 흡연, 태양에 과다한 노출, 음식의 화학 첨가물, 심지어는 어떤 바이러스들까지도 암을 유발할 수 있다고 한다. 그러나 지금까지 살펴본 바와 같이 진정한 암의 원인은 효소와 비타민의 결핍이다. 다른 요인은 과정이 시작되도록 유도하는 도화선에 불과한 것이다.

지속적인 스트레스나 몸에 손상을 주는 모든 것은 치유의 절차가 시작되는 계기가 된다. 그런데 치유의 과정을 진행하다가 몸에서 균형을 회복하기 위해 필요한 화학적 재료가 부족해서 이 과정이 통제되지 않고 지속되면 암이 발생하는 것이다. 그러므로 담배 연기나 바이러스와 같은 특정한 발암 물질이 암을 유발하는 것이 아니다. 이런 요인은 암이 어느 자리에서 발생할 것인지를 결정하는 것뿐이다.

암에 대한 자연의 방어기제에는 췌장 효소와 비타민 B17 외에도 더 많은 요인들이 연관되어 있다. 예를 들어, 유럽의 의사들은 온열 요법이 비타민 요법의 효과를 높인다는 것을 알게 되었다. 온열 요법은 환자의 체온을 일부러 올리는 치료법인데, 이는 시안산과 벤즈알데히드의 공동 작용에 더 큰 시너지 효과를 내는 것으로 확인되고 있다. 환자의 체온이 섭씨 37도에서 41도로 상승되면(화씨 98.6도에서 105.8도로)

3~10배 가량의 상승효과가 있다고 한다. 다른 말로 하면 41도의 고온인 경우에는 동일한 항암 효과를 거두는 데 레이어트릴 양을 3분의 1에서 10분의 1 정도만 투여해도 가능하다는 것이다. 추정하기로는 열에 의해 발생하는 순환 증가와 산화의 증가로 인해 암세포의 발효 기능이 제 기능을 못하는 것으로 보고 있다.

이런 맥락에서 심장병 질환에 비타민 E 치료법을 도입해 명성을 얻은 윌프리드 슈트Wilfrid Shute 박사는 '아직 그 원인은 모르겠으나 비타민 E를 대량으로 투입 받은 환자들이 다른 환자들보다 암 발병률이 낮다'는 것을 발견했다고 보고했다. 또한 노벨상을 받은 리누스 폴링Linus Pauling 박사는 비타민 C도 항암 효과를 가지고 있을지 모른다고 제안했고, 국립 암연구소의 움베르토 사피오티Umberto Saffioti 박사는 실험용 쥐에 비타민 A를 투입하여 폐암의 진행을 중단시킨 사례가 있다.[1] 그리고 「바이오메디컬 뉴스Biomedical News」 1971년 10월호에는 실험용 쥐에 비타민 B군을 대량 투입하여 암세포의 성장을 최고 70%까지 감소시켰다는 실험 결과가 보고되었다.

아직 알아야 할 것이 너무 많기에 그 누구도 '비타민 B17'만이 정답이라고 주장할 수는 없다. 온열 요법, 비타민 A, B, C와 E의 작용, 또 다른 효소들과 비타민들, 심지어는 pH 농도까지도 중요한 역할을 할 가능성이 높다. 하지만 이 모든 요인 중에서 비타민 B17의 역할이 가장 직접적이고 필수적인 것은 사실이다. 그럼에도 다른 요소들을 절대로 무시할 수 없는 것은 이것들이 전체적인 자연의 메커니즘에 맞물려 있기 때문이다.

---

1 "항암 음식이란?" 제나 라슨(Gena Larsen), 예방(Prevention), 1972년 4월호.

다행스럽게도 사람들이 이 기제의 모든 측면을 이해할 필요는 없다. 모든 비타민과 미네랄, 특히 비타민 B17이 풍부한 음식을 섭취해야 한다는 것과 몸에 해로운 스트레스나 손상을 최소화하는 것의 필요성을 인식하는 것만으로도 실천하는 자에게는 충분히 유용한 지식이 된다.[1]

---

[1] 비타민 B17이 풍부한 음식을 만드는 훌륭한 요리책이 있어서 소개한다. 쥰 드 스페인(June de Spain)의 『작은 청산가리 요리책(The Little Cyanide Cookbook)』, 아메리칸 미디어, 2000년.

07
청산가리 공포

살구 씨를 먹고 나서 식중독을 일으켰다고 주장한 부부 이야기; 이 사건의 진실에 대한 검토; 비타민 B17이 들어 있는 씨앗의 잠재적 독성에 대한 검토; 레이어트릴이 설탕보다 독성이 낮다는 증거.

1972년 9월 1일, 캘리포니아 보건 당국은 의료계와 언론을 대상으로 '월간 질병 발생 보고서'를 공개했다. 그 보고서의 내용 중에는 로스앤젤레스의 한 부부가 30여 개의 살구 씨를 먹고 '청산가리 식중독'으로 치료를 받고 있다는 기록이 들어 있었다. 9월 4일자 「로스앤젤레스 이그제미너Los Angeles Examiner」에는 '과일 씨에서 청산가리가(FRUIT PITS CAN CAUSE CIYANIDE)'라는 제목의 특보가 실렸고, 6일 후에는 「뉴욕 타임스」에도 유사한 기사가 실렸다.

'서부에서 살구 씨가 식중독을 일으켜(APRICOT KERNELS LINKED TO POISONING ON COAST)'

미국 서부와 동부의 언론이 합동해서 모든 미국인에게 살구 씨가 해롭다는 경고를 한 격이었다. 레이어트릴에 대해 어렴풋이 알고 있는 이들에게는 비타민 B17을 사용하지 말라고 케이오 펀치를 날린 것과 같았다. 사실상 위의 신문 보도가 의도한 것은 레이어트릴에 대한 간접

경고였다. 이러한 의도에 대해 앞으로의 내용에서 그렇지 않다는 것을 증명해 보일 것이다.

이 보도에 대해서 재미있는 반응이 있었다. 제이 허친슨Jay Hutchinson 씨는 레이어트릴 치료로 암을 이겨낸 사람이었다. 그는 다음과 같은 기발한 편지를 훈자의 미르(Mir, 훈자를 통치하는 왕)인 모하메드 자멜 칸 Mohammed Jamel Khan에게 보냈다.

훈자의 미르와 라니께

제가 극도로 중요한 경고의 내용을 서둘러 보내드리니, 부디 당신의 정부와 당신의 국민에게 알릴 수 있도록 조치를 취하시기 바랍니다. 캘리포니아 보건 당국이 1972년 9월 3일 보도한 건강 재해에 관한 내용입니다. 샌프란시스코 신문에 실린 기사를 동봉합니다.

미르님, 국민들이 그 씨를 그만 먹도록 해야 합니다! 그것으로 식용 가루를 만들지 마십시오. 신생아들에게 그 기름을 먹이면 안 됩니다. 더더욱 아이들에게 그 기름을 바르지 않으시기를 모하메드의 이름으로 청합니다!

제발 빨리 답장을 주세요. 그리고 답장에는 꼭 다음의 내용을 설명해 주셨으면 합니다. 훈자 사람들이 왜 세계에서 가장 건강한 민족 중 하나인지, 왜 90세에 이르기까지 역동적인 삶을 살아가는지, 그리고 당신의 아름다운 국민들이 왜 암에 걸리지 않는지에 대해서 말입니다.[1]

애석하게도 대부분의 사람들은 이 편지의 풍자적 의미를 이해하

---

[1] "살구 씨와 훈자국에 관해서", 마이크 컬버트, 버클리 데일리 가젯(Berke ley Daily Gazette), 1972년 8월 13일자 재인용.

지 못했다. 이들은 식중독에 걸린 부부의 이야기를 치명적인 심각성으로 받아들였다. 살구 씨가 암에 효험이 있을지도 모른다는 이야기는 들었지만 그 화학적 기제를 이해하지 못한 많은 이들은 더 이상 사용하기를 두려워하게 되었고, 의심으로 가득 차게 되었다. 하와이의 열성이 넘친 보건 당국은 건강식품 상점에서 살구 씨를 몰수했다. 소심해진 미국 본토의 상점들은 살구 씨 제품을 진열대에서 치워버렸다. '뉴스' 보도는 의도한 목적을 제대로 달성한 셈이었다.

나는 위의 보도에 드러난 것보다 숨겨진 배경에 무언가 있을지 모른다는 생각이 들었다. 그래서 보건 당국으로부터 더 많은 자료를 얻어보려고 시도했다. 그리고 사건에 등장한 부부를 직접 만나보고 싶었다. 그러나 당국은 이 문제에 대해 그 부부가 직접 답변하는 것을 원치 않는 것 같았다. 캘리포니아 식품의약부의 공공보건의료 담당자 랄프 윌러스타인Ralph W. Weilerstein 박사는 이렇게 답변했다.

"안타깝지만 질병 발생 보고의 기밀 유지를 위해 로스앤젤레스 식중독 사건 환자의 인터뷰는 불가능합니다."[1]

국립 암연구소의 딘 버크 박사는 더 자세한 정보를 얻을 수 있는 길이 있었던 모양이다. 그는 1972년 12월 13일자로 쓴 편지에서 다음과 같이 설명했다.

> 로스앤젤레스에서 온 이 부부는 …… 병원 응급실에서 치료를 받았는데, 실제로 병이 난 이유가 살구 씨와 살구 과일에 증류수를 넣고 하룻밤 묵힌 혼합 음료를 섭취한 결과로 나타난 것이었다고 합니다. 아마도 이 혼합물은 밤사이에 어떤 식으로든 발효가 된 듯하고, 몹시

---

1 저자에게 온 편지, 1972년 9월 20일자, 그리핀의 사적인 편지 모음.

썼을 것이며, '한 시간쯤 지나서 병세(구토, 어지럼증 등)가 나타났을 것입니다. 청산가리의 경우, 삼키고 몇 분 내에 반응이 나타나는 것에 비해 한 시간이라면 너무 긴 시간입니다. 머레이(로스앤젤레스 지역 보건부 소속) 씨는 병의 원인이 청산가리(시안산)라고 증언하는 것을 원치 않았습니다. 그는 '상황을 봤을 때, 이들의 병세가 확실히 아미그달린의 섭취로 나타났다고 성급하게 결론을 내려서는 안 된다고 생각합니다. …… 개인적으로 그 부부가 살구 씨를 먹고 병이 났다고 증언했다는 것을 확인해 드리기가 어렵습니다.'라고 말했습니다.

뭔가 이상합니다. 캘리포니아 「월간 질병 발생 보고서」에 실린 수천 개의 항목들 중에서 하필이면 머레이-친Murray-Chin 아미그달린 관련 기사(로스앤젤레스 부부 이야기)만이 전국 언론에 알려졌다는 것도 이상합니다. 이는 아마도 캘리포니아 주 보건 당국에서 주도하고 지시한 일이 아니라면 불가능할 것 같은데 말입니다.

그레이Gray 씨는 다음과 같은 기사 초안을 쓴 적이 있습니다.

"보건 당국은 레이어트릴을 직접적으로 언급하지 않으면서 불신을 심어 주기 위해 위의 접근법을 사용했습니다. 기자들은 보건부의 문지방 밖으로는 나가 보지도 못한 상태에서 기사를 썼습니다. 언론의 전적인 협조를 받아낼 수 있었던 것입니다."[1]

1972년 12월 20일자로 쓴 다른 편지에서는 버크 박사가 자신의 견해를 더욱 확장한다.

"실상은 상당히 많은 사람들이 살구 씨를 하루에 10~20여 개씩 먹

---

[1] 딘 버크 박사가 스탠다드(M. Standard) 씨에게 1972년 12월 13일자로 쓴 편지에서 발췌, 그리핀의 사적인 편지 모음.

다가 얼마 후에는 50~100개도 안전하게 섭취하게 된다는 사실입니다. 그렇다고 해서 로스앤젤레스의 미식가들처럼 한 번에 그만큼을 다 먹는다는 것은 아닙니다. 이와 같은 상황은 독성이 있거나 알레르기 반응을 보일 수 있는 딸기, 양파, 새우 등 수많은 일반 식품에도 마찬가지로 적용됩니다. 그러나 이들 식품은 독재 정신으로 물이 오른 보건 당국에 의해 일괄적으로 혹은 전적으로 식료품 상점의 선반에서 사라지는 일이 단 한 번도 없었습니다. …… 보건 당국이 어떤 의도로 나섰는지 이상합니다. 사람들에게 다른 사람들이 하지 않는 어리석고 유래 없는 행위가 건강에 유해한 결과를 초래할 수 있다는 것을 경고하는 것과 인구의 99.9%가 준수하는 정상적이고 상식적인 방식으로 섭취했을 경우 훌륭한 음식인 것을 모든 사람들이 얻지 못하도록 완전히 빼앗아 버리는 것과는 전혀 별개의 문제인 것 같습니다."[1]

비타민 B17이 비암성 세포에는 무해하다고 앞서 논의한 바 있다. 이것은 사실이다. 그러나 더 정확히 말하면 다른 물질이 무해한 정도로 동일하게 무해하다고 말해야 할 것이다. 그러니까 심지어는 생명에 필수적인 요소인 물이나 산소도 비정상적으로 대량 복용한다거나 하면 치명적일 수 있기 때문이다. 이것은 비타민 B17의 경우에도 마찬가지다. 예를 들어, 니트릴로사이드가 함유된 대부분의 과일 씨에는 베타-글루코시다제(해제 효소)가 소량 들어 있다. 그러나 이 효소는 구강과 위의 분비액과 만나 활성화되면 미량의 시안산과 벤즈알데히드를 방출한다. 앞서도 밝힌 바 있듯이, 이 화합물이 구강과 위와 장에 제한된

---

[1] 딘 버크 박사가 스티븐엔(B. Stvenjen) 씨와 국립보건연맹(National Health Federation) 와이키키 지역 회장에게 1972년 12월 13일자로 쓴 편지에서 발췌, 그리핀의 사적인 편지 모음.

소량이 존재하는 것은 전혀 위험하지 않다. 오히려 없으면 충치나 입 냄새 등 다양한 소화기 장애를 일으키게 된다. 자연이 의도한 섬세한 화학적 균형이다. 그러나 이 씨앗들을 엄청나게 대량으로 섭취하면 어떻게 될 것인가?

한 사례로, 어떤 남자가 사과 씨를 한 컵 먹고서 죽었다고 보도된 적이 있었다. 이 사건은 진위가 판명되지 않았기 때문에 허구적으로 만들어 낸 이야기일 수도 있다. 하지만 이것이 사실이라고 가정하고, 만약 이 남자가 사과 과육을 함께 먹었더라면 충분한 양의 로다네제(보호 효소)를 섭취했을 것이고, 이로 인해 씨가 위에서 일으키는 효과를 중화할 수 있었을 것이다. 하지만 그러려면 사과를 몇 궤짝이나 먹어야 했을 것이니 애당초 불가능했을 것이기는 하다.

여기서 한 가지 주의할 점이 있다. 전 세계 각 지역에 따라 미국에서 자라는 살구나무의 살구 씨에 들어 있는 니트릴로사이드 양보다 10배 이상 농축된 양을 함유한 살구나무가 자라는 경우도 있다는 것이다. 하지만 어떤 경우든 열매의 과육과 함께 적당한 양을 먹었을 경우에는 위험하지 않다. 별도로 씨만 대량으로 먹었을 때 위험성이 있는 것이다. 훈자에서는 새 살구나무에 열매가 열리면 장로들이 먼저 먹어 보고 쓴 맛이 어느 정도인지를 평가한다. 만약 열매가 너무 쓰면 나무를 베어 버린다. 하지만 그런 나무가 자라는 경우는 매우 드물다.

때때로 열매가 쓴 살구나무가 터키에서 발견되기도 한다. 그러나 이 지역에서는 살구 씨가 '건강에 좋다'고 여겨지기 때문에 나무를 베어 버리지는 않는다. 결과적으로 터키에는 어린 아이들이 야생 살구나무의 살구 씨를 재배종인 줄 잘못 알고 먹었다가 아프거나 목숨을 잃은 사례가 한두 번 있었다. 그러나 이런 경우는 터키에서도 매우 드물다.

물론 미국에 그런 살구나무가 존재했다는 기록은 찾아볼 수 없다.

레이어트릴에 관한 공개강좌에서 크렙스 주니어 박사는 청중 속에 있던 한 여인으로부터 '비타민 B17을 함유한 열매 씨를 너무 많이 먹으면 어떤 위험이 있느냐'는 질문을 받고 다음과 같이 답변했다.

"훌륭한 질문입니다. 과일의 과육과 함께 씨를 먹으면 니트릴로사이드를 과다하게 섭취하는 것이 불가능합니다. 반면에, 사과에서 과육을 버리고 씨만 반 컵 정도 모아서 먹는다면 청산가리 중독의 가능성이 있습니다. …… 그러나 복숭아나 살구, 자두, 체리, 사과 등을 너무 많이 먹어서 니트릴로사이드가 독성을 나타내는 경우는 없습니다. 다만 과일의 일부분을, 그러니까 씨만 대량으로 섭취하면 그렇게 될 수 있습니다."[1]

이어서 크렙스 주니어 박사는 씨를 볶으면 B17의 요소를 손상시키지는 않지만, 해제 효소를 파괴한다고 지적했다. 그래서 독성에 대해 걱정하는 이들은 먹기 전에 씨를 볶으면 된다.[2] 그러나 기억해야 할 것이 있다. 구워서 먹는 것은 자연이 의도한 섭취 방법이 아니라는 점이다. 즉 가열함으로써 구강과 위, 장에서의 화학 반응으로 얻을 수 있는 효과를 놓치게 되는 것이다.

우리 몸에서 필요로 하는 니트릴로사이드의 적정량이 얼마인지는 알 수 없다. 아마도 사람에 따라서 다를 것이기 때문에 하나의 수치로 기준을 정하기는 어려울 것이다. 사람은 나이와 성별, 췌장의 상태, 식단, 체중, 유전적인 요소 등에 따라 개별적으로 조건이 다르기 때문이

---

1 암 뉴스 저널(Cancer News Journal), 1970년 9/12월호, p.7~8.
2 크렙스 주니어 박사의 말에 의하면, 씨를 볶을 때 30~50분 정도 섭씨 100도나 화씨 212도로 가열하면 베타-글루코시다제를 비활성화 상태로 만들 수 있다고 한다.

다. 그리고 '1일 최저 필요량(Minimum Daily Requirement, MDR's)'이나 '1일 영양소 권장량(Recommended Daily Allowance, RDA's)'이라는 개념이 있기는 하지만 사람마다 제각기 다른 조건을 가지고 있기 때문에, 영양소 권장량을 연구하여 공표한다거나 수치화하여 법률로 정한다는 것은 말이 안 되는 이야기다.

또한 사람들은 '결핍증'이라는 질병에 대해 중간 상태를 이해하지 못한다. 즉 병에 걸리면 걸린 것이고, 병에 안 걸리면 안 걸린 것이지 결핍의 정도에 따라 증상이 진행된다는 부분을 받아들이지 못하는 것이다. 괴혈병에 걸렸거나 아니면 안 걸렸거나 둘 중에 하나라는 개념이다. 이것은 오해의 소지가 다분하다. 괴혈병은 비타민 C 결핍증의 상태가 극도로 악화되어 나타나는 질병이다. 괴혈병과 같은 치명적 증상을 보이지는 않더라도 비타민 C 결핍의 미약한 증상으로 인해 피로감, 감염의 취약성 등이 나타날 수 있다는 것이다. 세계적으로 유명한 헝가리의 생물학자이며, 1974년에 비타민 C를 발견하여 노벨 의학상을 받은 알베르트 센트죄르지Albert Szent-Gyorgyi는 이렇게 설명했다.

> "괴혈병은 결핍증의 첫 증상이 아니다. 생체가 더 이상 버티지 못하고 무너지는 상태라고 할 수 있다. 이는 죽음 직전의 현상이다. 완전히 건강한 상태와 괴혈병 사이에는 엄청나게 큰 차이가 있다. …… 만약 폐렴에 걸려서 죽은 사람이 부적절한 식사로 인해 감기에 걸려서 폐렴으로 발전된 것이라고 하자. 진단서에는 영양실조가 아니라 '폐렴'이라고 쓰여 있을 것이다. 치료 과정에서도 의사들은 폐렴에 관해서만 처방을 내렸을 확률이 높다."[1]

---

[1] 삶의 상태(The Living State); 암 관찰 경과(With Observations on Cancer), 아카데믹 프레스, 1972년, p77 인용.

마찬가지로 암이라는 최악의 상태에 이르기 전에 비타민 B17의 결핍으로 건강상의 어떤 문제가 발생할 수 있을 것이다. 이것을 다 아는 것은 불가능하다. 그러므로 의심스러울 경우에는 부족한 섭취 상태로 방치하기 보다는 과잉 섭취의 방향으로 실수를 하는 것이 바람직하다는 게 대부분 연구자들의 의견이다.

크렙스 주니어 박사는 건강한 보통 성인에게 매일 50밀리그램의 비타민 B17 섭취를 제안했다. 당연히 암 발병 가능성이 있는 사람들은 더 많이 섭취해야 할 것이고, 이미 암이 발병한 사람이라면 훨씬 더 많이 먹어야 할 것이다.

미국에서 수확한 살구 씨에는 B17이 대략 4~5밀리그램 정도 들어 있다. 그러나 이는 평균적인 수치일 뿐이다. 씨의 크기, 나무의 종류, 기후, 토양의 조건 등에 의해 최고 6배까지 차이가 날 수 있다. 그러나 평균적인 수치를 사용하면 비타민 B17 50밀리그램을 얻기 위해서는 하루에 10~12개의 살구 씨를 먹어야 한다.

이것이 위험한 양인가? 그렇지 않다. 사람들이 85~100개의 살구 씨를 매일 먹고도 전혀 병적 효과가 나타나지 않았다고 보고된 바 있다. 그렇다고 이것이 권장 복용량은 아니라는 사실을 지적해 둔다. 살구 씨는 많게는 6 대 1의 비율로 니트릴로사이드의 함량이 달라질 수 있기 때문에 한 나무에서 자란 85개의 씨앗은 다른 나무에서 자란 500개의 씨앗과 동일한 양으로 여겨질 가능성이 있기 때문이다.

자연의 시스템도 이것을 어찌할 수는 없다. 사람이 어떤 식으로 과잉 복용하게 되는지를 자연이 미리 예측할 수는 없기 때문이다. 그러므로 간단한 원칙을 따르는 것이 필요하다. 예를 들면 씨를 먹을 때는 과일의 과육과 함께 먹는다는 원칙을 지키는 것이다. 이러한 상식적인 원칙을 지킨다면 안전성을 유지하는데 완벽한 자신감을 가질 수 있다.

자연의 생성물 중에서 청산가리만큼 많은 오해를 받은 물질도 드물 것이다. 과학 연구가 이루어지던 초기 시절, 이 물질이 가진 독성의 잠재력이 처음으로 발견되었다. 그때부터 청산가리의 독성은 미신처럼 회자되어 이 물질에 대한 무지함의 근거가 되었다. 이런 오해 때문에 지금까지도 사람들은 '청산가리는 독극물의 다른 이름'이라고 여기고 있다. 결과적으로 우리는 이 물질이 음식 속에서 발견되는 것에 대해 알레르기 반응을 보이게 되었다. 행여 알레르기를 건드릴세라 많은 노력을 기울여 왔다. 보건 당국은 식료품 상점의 선반을 면밀히 둘러보며 청산가리 성분이 없는지를 확인하고, 법을 만들어서 시안산을 1%의 400분의 1 이상 함유하고 있는 모든 물질의 판매를 금지하고 있다![1] 이러한 '보호 조치'를 받고 있는 미국인이 암이라 불리는 폭발적인 결핍증의 최대 희생자라는 사실이 그리 놀랍지 않다.

자연 식품에 들어 있는 청산가리에 대한 경계는 그렇다 치고, 비타민 B17의 실험실 추출물인 레이어트릴(또는 아미그달린)은 안전한 것인가? 이 경우는 걱정거리가 훨씬 덜하다는 것이 답이다. 100년이 넘도록 표준 약학의 참고서에는 이 물질이 비독성으로 나와 있다. 전 세계 모든 지역에서 거의 2세기가 넘도록 사용되어 온 결과 독성과 관련해서 나타난 심각한 질병이나 사망 사례는 전혀 없었다.

아미그달린은 독일의 화학자 라이비그Leibig에 의해 1830년에 처음으로 생성되었다고 알려져 있다. 미국 의료 도감 사전(American Illustrated

---

[1] "미국 식품, 약품 화장품의 조건에 대한 법률" 참고, FDA 출판물 제2호, 1970년 6월 개정, p.26.

Medical Dictionary 1944년 판)에 따르면 아미그달린은 '아몬드 같은'이라는 뜻이며, 이는 쓴 아몬드(고편도)의 씨[1]에서 추출되었다는 것을 의미한다. 이 물질은 그 이후로 계속해서 사용되고, 연구되어 왔다. 버크 박사의 말에 따르면, 일반적으로 쓰이는 다른 많은 약물보다 아미그달린에 관한 화학적, 약리학적 사항이 더 많이 알려져 있다고 한다. 1834년에 약전에 등재되었으며, 1848년에는 개를 대상으로 독성 검사를 실험하기도 했다. 1907년에 이르러서는 화학 물질 사전이라고 할 수 있는 '머크 인덱스 Merck Index'에 등재되었다. 1961년에는 '한·중 약초약전 Chinese Korean Herbal Pharmacopoeias'에 이선주와 이영주에 의해 등재되었고, 암을 약화시키는 특별한 효능이 있는 것으로 설명하고 있다.[2]

다른 많은 화합물처럼 아미그달린도 몇 가지의 다양한 결정체로 존재할 수 있다. 어느 형태를 취하는가는 그 안에 포함된 물 분자의 수와 관계가 있다. 그러나 형태와 관계없이 결정체가 용해되면 동일한 아미그달린을 생성한다. '레이어트릴'로 알려진 아미그달린 결정체는 크렙스 주니어 박사에 의해 개발되었는데, 다른 형태보다 더 쉽게 용해되기 때문에 같은 부피의 다른 결정체에 비해 훨씬 더 높은 농도로 환자들에게 투여할 수 있다.

레이어트릴의 독성 가능성에 대해 버크 박사는 다음과 같은 말로 정리했다.

---

1 미국에서 흔히 판매되는 '단' 아몬드(감편도)에는 비타민 B17이 함유되어 있지 않지만, '쓴' 아몬드(고편도)에는 다량으로 함유되어 있다. 살구 씨보다 더 많이 들어 있다. 그러나 미국인이 단맛의 아몬드를 더 좋아하기 때문에, 그리고 FDA에서 쓴 아몬드(고편도)의 판매를 제한했기 때문에 거의 모든 고편도 나무가 베어졌다.
2 딘 버크 박사가 스탠다드 씨에게 보낸 편지 중에서, 1972.12.13, 그리핀의 사적인 편지 모음.

"암 퇴치를 위한 45년간의 연구와 조사, 지난 35년간의 미국 국립 암연구소에서의 경험, 그리고 암 치료를 위한 레이어트릴(아미그달린) 사용에 관한 모든 출판 문헌, 공개되지 않은 수많은 자료와 문서, 편지의 내용 등을 근거로 확실히 말할 수 있습니다. 미국과 세계 각국의 의사들에 의해 사용되고 있는 레이어트릴의 사용량이 인간에게 약리학적 해로움을 끼친다는 표현을 본 적이 없다고 말입니다."[1]

캘리포니아 대학교 버클리 생화학과 명예교수이며, 캘리포니아 공공보건부 암 자문위원회 고문인 그린버그(D. M. Greeberg) 박사는 다음과 말했다.

"순수한 레이어트릴(아미그달린)이 무독성 물질이라는 것에는 의문의 여지가 없습니다. 이것은 캘리포니아 암 자문위원회에 제출된 보고서를 읽은 사람이라면 누구든지 확신할 수 있는 사실입니다."[2]

레이어트릴 실험 초기에만 해도 이 물질을 경구 섭취했을 경우에는 독성이 있을 지도 모른다는 두려움이 있었다. 이런 걱정은 처음에 살구 추출물에서 베타-글루코시아다제(해제 효소)를 완전하게 제거하지 않은 상태에서 나온 것이었다. 레이어트릴은 비타민 B17이 다량 농축된 것이었기 때문에 위 분비물을 만나 활성화되면 문제를 일으킬 지도 모른다는 것이 이론적인 근거였다. 그래서 레이어트릴 관련 초기 문서를 보면 주사로만 주입하고 경구 복용은 삼가야 한다고 나와 있다. 그러나 이러한 경고는 필요 이상으로 오랫동안 존재해 왔다. 이제는 경

---

[1] 딘 버크 박사가 변호사들인 스티븐 와이즈(Steven Wise)와 그레고리 스타웃(Gregory Stout)에게 보낸 편지, 1972년 12월 17일, 그리핀의 사적인 편지 모음.
[2] 1969년 10월 13일에 발표한 성명, 딘 버크 박사로부터 온 편지에 첨부된 보고서에서 인용.

구 복용을 피할 그 어떤 의학적인 이유도 없다.

아스피린 알약은 동일한 양의 레이어트릴에 비해 독성이 20배나 더 높다. 아스피린 독성은 축적성이 있고, 며칠 또는 몇 개월간 쌓일 수도 있다. 그러나 비타민 B17의 화학 작용은 몇 시간 안에 완수되고, 그 이후에는 전혀 남지 않는다. 매년 미국에서는 아스피린 중독으로 90명 이상이 사망한다. 그러나 비타민 B17로 죽은 사람은 한 사람도 없다.

아스피린은 자연에서 발견한 물질의 유사물이지만 어찌되었든 가공해서 만든 약품이다. 따라서 본래의 자연 물질과 동일한 것이 아니다. 대조적으로 비타민 B17은 인간이 섭취하기에 적절하도록 자연 상태의 식물에서 풍부하게 발견되는 물질이다. 또한 비타민 B17은 인공 화합물도 아니고 우리 몸에 생경한 물질도 아니다. 그리고 정제된 형태의 레이어트릴은 설탕보다도 독성이 약하다.

성체 쥐를 대상으로 한 실험에서 딘 버크 박사는 쥐들이 먹는 정상 식단의 50%를 지방을 제거한 살구 씨로 구성했을 때, 실험용 쥐들이 노년에 이르기까지 완벽한 건강 상태를 유지했다고 밝혔다. 또한 그는 이러한 결과는 쥐 한 마리당 비타민 B17을 매일 125밀리그램 공급해 준 엄청난 양이라고 지적한다. 그리고 덧붙여 말하기를 살구 씨는 '비타민 B17 이외에도 단백질과 미네랄 등의 영양소가 다량 함유된 식품'이라고 강조 했다.[1]

또 다른 실험에서는 정상인 사람에게 투입하는 양의 70배나 되는

---

[1] 딘 버크 박사가 미국 의회 하원의원 루 프레이 주니어에게 보낸 편지, 1972년 5월 30일자, 암 통제 저널(Cancer Control Journal)에 게재됨, 1973년 5/6월호, p.6.

레이어트릴을 흰 쥐에게 투입했는데, 유일한 부작용은 식욕 증진, 체중 증가, 우월한 건강이었다. 이것이야말로 우리가 비타민 섭취에 대해 예상하는 당연한 결과라고 하겠다.

아, 그리고 참고적으로 말하면 의사가 처방한 약품을 복용하고 나서 사망한 사례가 매년 10만 건에 달한다고 한다.[1]

---

[1] "치명적 약물 상호 작용 통제 시스템의 실패(System to control deadly drug inter action failing)", 안드레아 녹스, 나이트 리더 신문(Knight Ridder Newspapers), 2001년 1월 7일자.

08
레이어트릴은 '의료 사기'인가?

레이어트릴을 지지하는 의사들의 의학적 성과와 임상 연구 결과; 레이어트릴을 사용함으로써 얻는 부가적 효과, 추천 항암 식단, 비타민 B15에 대한 설명.

"레이어트릴은 저주받아 마땅한 의료 사기입니다!"
미국 암학회 캘리포니아 지부장 헬렌 브라운은 이렇게 공언했다.[1]

"1974년에 암환자 치료에 레이어트릴을 사용한 결과, 레이어트릴이 안전하고 효과적으로 암을 치료한다는 결론을 내린 유명 의사들이 발표한 논문 중에 취소된 것이 26건이나 있었다."[2]

공식 논문을 쓰지는 않았지만 임상학적으로 레이어트릴을 사용하여 효과를 보고 동료에게 이에 대한 글을 보내거나 공개강좌, 인터뷰를 한 의사들까지 포함하면 레이어트릴이 효과적이라는 사례는 셀 수 없을 정도로 많아진다. 미국 암학회와 그 밖에 정통 의학의 대변인들은

---

1 "고통을 이용하는 자들: 절망적인 암환자들을 제물로 삼다," 헬스 투데이, 1973년 11월, p.28. 인용.
2 이 논문의 전체 목록은 다음 책에 수록되어 있다. W. 라압(Raab): Klin. Wchnshr. 14:1633, 레이어트릴/니트릴로사이드, p.84~85.에서 인용.

일반 대중이 레이어트릴 지지자들은 모두 사기꾼이나 돌팔이라고 믿게 만들려고 한다. 그러나 레이어트릴을 실험하고 그 결과를 세상에 알리고 싶어 하는 의사들은 돌팔이가 아니다. 다음 몇몇 사례만 봐도 쉽게 알 수 있다.

독일 하노버에 있는 질버지 병원의 제약과 과장인 의학박사 한스 니이퍼는 코발트 방사선 요법의 선구자였으며, 항암제인 시클로포스파미드의 개발에도 참여했다. 그는 심장 괴사를 예방하는 데 있어서 '전해질 운반체'라는 개념을 최초로 도입하기도 했으며, 아샤펀버크 병원의 화합물 순환 연구 실험실 실장이었다. 또한 세계 과학인명 사전에 등록되어 있으며, 독일 종양 치료 연구회 회장이기도 하다. 니이퍼 박사는 세계에서 가장 유명하고 존경받는 암 전문가 중 한 사람이다.

1972년에 미국을 방문한 니이퍼 박사는 취재 기자에게 다음과 같이 말했다.

"20년간 연구한 결과 독성이 없는 니트릴로사이드, 즉 레이어트릴이 현재까지 알려진 그 어떤 암 치료법이나 예방약보다도 우수하다는 결론에 도달했습니다. 현재로서는 암을 통제할 수 있는 유일한 가능성은 레이어트릴을 사용한 치료뿐이라는 것이 제 생각입니다."

캐나다에는 N. R. 부지안 박사가 있다. 그는 몬트리올에 위치한 성 잔다르크 병원 연구실험실의 책임자였고, 화학 요법을 전담하는 병원 내 종양 이사회의 이사이기도 하다. 몬트리올 의과대학을 우등으로 졸업했고, 몬트리올 대학과 옥스퍼드 대학 협력 기관인 성 조셉 대학에서 의학박사 학위를 받았다. 그는 화학 및 혈액학 분야의 선임 연구원이었고, 임상세균학, 혈액학, 생화학에서도 전공 인증을 받았다. 그는 미국 활성분석학회 임원이기도 했다. 그는 레이어트릴이 최초로 세상에 알려지고 얼마 되지 않아 시행한 첫 실험 결과를 다음과 같이 보고했다.

"우리는 항상 조직학(조직의 미세 분석)적 관점에서만 진단을 내린다. 우리는 조직학적 증거를 토대로 하지 않은 것을 암으로 진단하지 않는다. …… 이번 연구에서 몇몇 말기 암환자들은 가망이 없는 상태로 판단되었다. 그들은 치료를 위한 기본 투여량으로 정해진 30그램보다 적은 양을 투여 받았다. 그러나 적은 양을 투여 받은 대부분의 환자들도 거동이 가능해졌으며, 일부는 단기간에 정상 활동 범위를 되찾았다."[1]

마누엘 나바로 박사는 필리핀 마닐라에 있는 산토 토마스 대학의 내·외과 교수이다. 그는 필리핀 연구협의회 준회원, 필리핀 의과대학 선임 연구원, 내분비학 및 대사학학회의 회원이다. 그는 필리핀 의사협회, 필리핀 암학회를 비롯해서 다양한 의학 단체에 속해 있으며, 세계적인 암 연구자로 인정받는 인물이다. 그가 쓰거나 참여한 의학 논문은 100건이 넘고, 그중에는 세계 암학회에서 발표된 논문도 있다. 1971년에 나바로 박사는 다음과 같은 글을 썼다.

"나는 지난 18년간 종양학을 연구해 왔다. 또한 같은 기간 동안 암환자들을 치료하기 위해 레이어트릴(아미그달린)을 사용해 왔다. 그동안 총 500여 명의 환자에게 경구 투여, 정맥 주사 등 다양한 방식으로 레이어트릴(아미그달린)을 투여했다. 이 환자들 대부분은 치료를 시작할 당시에 이미 말기 상태였다. 현장에서 실제로 의료 행위를 하는 종양학자이자 연구자으로서 신중한 임상학적 판단을 하자면 이렇다.

---

[1] 암 뉴스 저널, 1971년 1월 4일, p20 인용.

나는 말기 암환자 치료에 레이어트릴(아미그달린)을 사용했을 때 가장 좋은 결과를 얻었다. 레이어트릴(아미그달린)을 사용한 치료 결과는 독성이 강한 일반 세포 독성 항암제를 사용했을 때와 동일하거나 더 우수한 것으로 나타났다."[1]

멕시코 티후아나에서는 에르네스토 콘트레라스Ernesto Contreras 박사가 30년 이상 '착한 사마리아인 암 전문 병원(현재는 오아시스 병원)'을 운영해 오고 있다. 콘트레라스 박사는 멕시코 의료계에서 가장 출중한 인물 중 한 사람이다. 그는 보스턴의 하버드 아동병원 대학원 과정을 이수했고, 멕시코 군사 의과대학에서 조직학과 병리학 교수로 재직했으며, 멕시코시티 육군 병원에서 수석 병리학자로 근무했다.

콘트레라스 박사는 1963년에 미국에서 건너온 한 말기 암환자가 레이어트릴 치료를 부탁하면서 레이어트릴의 존재를 알게 되었다. 그 환자는 회복되었고, 콘트레라스 박사는 레이어트릴의 특성과 사용법에 대해 본격적으로 연구하기 시작했다. 그때부터 그는 수천 명의 암환자를 치료했다. 암환자들 대부분은 레이어트릴 사용을 금지한 미국에서 건너온 환자들이었다. 콘트레라스 박사는 비타민 치료 요법과 관련된 경험을 다음과 같이 말했다.

"60% 이상의 사례에서 비타민 치료는 임시 처방(궁극적인 치료는 하지 못하더라도 환자를 편안하게 하는 처방)의 기능을 했다. 질병이 많이 진행된 말기 암환자의 경우는 15%의 확률로 암 증상의 진행이 멈추거나 회복되는 것을 목격했는데, 이는 통계적으로 유의미한 수치라고

---

[1] 나바로 박사가 앤드류 맥노튼에게 보낸 서신, 맥노튼 재단, 1971년 1월 8일, 암 뉴스 저널, 1971년 1월/4월, p19~20 인용.

볼 수 있다."[1]

일본에서는 도쿄의 유명한 의사 사카이 시게아키가 있다. 1963년 10월에 출판된 「아시아 의학 저널Asian Medical Journal」에는 다음과 같은 그의 글이 실렸다.

"암환자에게 적용했을 경우, 레이어트릴은 어떤 유해한 부작용도 일으키지 않는 것으로 나타났다. 레이어트릴보다 빠르게 환자를 회복시키는 항암제는 없었다. 레이어트릴이 암을 통제하는 것은 분명하며, 어떤 부위의 암이라 할지라도 대부분의 사례에서 효과를 발휘했다."

이탈리아의 투린 의과대학University of Turin Medical School 교수 에토 구데티Etore Guidetti 박사는 브라질에서 열린 국제 암학회에서 말기 암환자의 레이어트릴 치료에 대해 강연했다.

"레이어트릴은 자궁, 자궁경부, 직장, 조직 등 다양한 종양 조직을 파괴했습니다. 브로콜리 모양의 종양 덩어리가 폭발하듯이 신속하게 분해되는 현상이 나타난 사례도 있습니다. 폐암 환자에게 레이어트릴을 처방하고 방사선 치료와 병행한 결과 종양 형성과 전이가 멈추고 회복되는 것을 볼 수 있었습니다."

구데티 박사의 발표가 끝나자 객석에서 미국 의사가 일어났다. 그는 미국에서 레이어트릴을 연구한 결과 효과가 없는 것으로 밝혀졌다는 발언을 했다. 그러자 구데티 박사는 이렇게 대답했다.

"미국에서 뭐라고 판단했는지는 관심이 없습니다. 저는 제 병원에

---

[1] 암 뉴스 저널, 1971년 1월/4월, p20 인용. 이 글에서는 정통 의학의 치료로는 가망이 없다고 포기한 말기 암환자로 그 대상을 한정짓고 있다는 사실을 염두에 두어야 한다. 이 그룹에서 15%의 회복률은 대단히 인상적인 성과다.

서 일어난 일을 전하고 있을 뿐입니다."[1]

그 자리에는 벨기에 류벤 대학의 교수이자 동 대학의 암 연구기관 책임자인 조셉 H. 메종 박사가 있었다. 그는 4년마다 국제 암학회를 개최하는 명예회장이었다.

그리고 미국에서도 레이어트릴 사용을 존중하는 의사들이 있었다. 미국 암학회의 딘 버크 박사, 저지 시티 의료센터의 존 A. 모론 박사, 레이어트릴을 개발한 에른스트 T. 크렙스 주니어 박사, 레이어트릴 사용을 금지한 미국 정부의 조치에 반발한 샌프란시스코의 의사 존 A. 리처드슨 박사,[2] 20년 이상 성공을 거두며 레이어트릴 치료를 해 온 오하이오 주 워싱턴 코트하우스의 필립 E. 빈젤 박사가 그들이었다. 그 외에도 20여 개 국가에서 온 뛰어난 자질을 갖춘 존경받는 인물들이 레이어트릴을 지지하고 있었다.

이들 대부분은 자신이 환자들이 특별히 기록할 만한 부가적인 효능도 함께 경험했다는 개별적인 임상 결과를 발표했다. 고혈압 환자의 혈압이 정상화되었고, 식욕을 되찾았으며, 헤모글로빈과 적혈구 수가 증가했다. 또한 말기 암환자에게서 나오는 불쾌한 악취가 사라지고, 무엇보다도 마약성 진통제를 사용하지 않아도 고통에서 해방되었다는 보고가 있었다. 치유될 가능성이 없는 시기에 레이어트릴 요법을 시작한다고 해도 암환자에게는 고통이 경감된다는 것 자체로 자비로운 축복일 것이다.

그러나 레이어트릴의 유일한 능력이 죽어가는 환자의 삶의 질을

---

[1] 암 뉴스 저널, 1971년 1월/4월, p19. 인용.
[2] 의학박사 존 A. 리처드슨·간호사 패트리샤 그리핀 공저, 레이어트릴 임상 사례의 역사: 리처드슨 암 전문 병원 사례, 아메리칸 미디어, 1977년.

향상시키는 것뿐이라는 결론을 내려서는 안 된다. 삶의 연장 또한 많은 환자들에게 대단히 큰 선물이다. 빈젤 박사는 자신의 책 『생존, 그리고 삶Alive and Well』에서 정통 의학의 표준 치료를 받은 암환자들과 자신이 치료한 환자들의 장기 생존율을 비교하고 있다. 그의 연구는 23종류의 암을 가진 108명의 환자 사례를 기반으로 하고 있다. 그는 치료 결과에 대해 다음과 같이 말했다.

"…… 18년에 걸쳐서 이미 암세포 전이가 진행된 108명의 환자 중 76명(70.4%)은 암으로 사망하지 않았다는 것을 볼 수 있다. '사망 원인 불명'으로 판단된 9명의 환자가 암으로 사망한 것으로 계산해도 '62.1%'라는 장기 생존율 수치가 나온다. …… 그렇다면 환자의 '5년 생존율'이라는 수치만을 놓고 보았을 때, 내가 치료한 환자들이 미국 암학회가 발표한 '표준 치료'만을 받은 전이된 암환자들의 생존율보다 287%나 높은 우수한 결과를 보인 것이다."[1]

빈젤 박사의 책 『생존, 그리고 삶』에 실린 그래프는 기존의 표준 치료와 레이어트릴을 이용한 영양학적 치료를 비교하고 있다. '원발암'은 한 기관에만 암이 발병한 환자, '전이성 암'은 여러 기관에 암세포를 가지고 있는 환자를 의미한다. 게다가 환자 치료로 얻은 임상 결과 외에도 레이어트릴이 항암 작용을 한다는 5건 이상의 신뢰성 높은 대조 실험이 제시되었다. 그 목록은 다음과 같다.

1. 1968년 샌프란시스코 신드 연구실 실험
2. 1971년 (파리) 파스퇴르 연구소 연구

---

[1] 의학박사 필립 E. 빈젤, 생존 그리고 삶: 영양학을 도입해 암환자를 치료한 의사의 경험, 아메리칸 미디어, 2000년, p.113 인용.

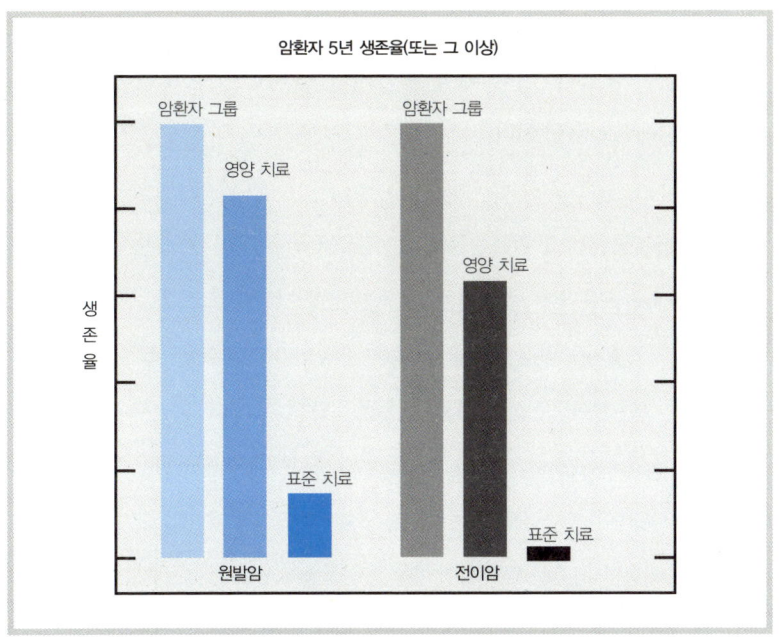

3. 1973년 (독일 드레스덴) 폰 아덴 연구소 연구

4. 1973년 남부 연구소 실험

5. 1972~1977년 메모리얼 슬론-케터링 암센터에서 이루어진 실험

    그러나 이 모든 결과에도 불구하고 정통 의학의 대변인들은 여전히 레이어트릴의 효과를 입증할 수 있는 증거는 없다고 주장한다. 진실을 말하자면 증거는 도처에 있다.[1]

    레이어트릴만 사용하는 것으로도 다양한 암 치료 사례에서 효과가 있는 것으로 증명되었지만, 추가적인 치료는 그보다 더 좋은 결과를 보여주는 경우가 많다. 지금은 고인이 된 샌프란시스코 출신 존 리처드

---

1 "그들이 거짓말을 하고 있다." 딘 버크 박사, 암 소식 저널, 9권, No.3(1974년 6월), p.5 인용.

슨 박사는 레이어트릴 요법을 사용하는 전 세계의 의사들 중 가장 높은 회복률을 자랑했다. 다음 내용은 그가 암환자들에게 조언하기 위해 직접 작성한 권장 식단이다.

채소류_ 개인적으로 특이 반응이 없는 것들을 먹는다. 모든 것을 통째로 먹는다. 먹을 수 있는 모든 부위, 특히 섬유질을 먹는다. 채소류는 생으로 먹는 것이 좋으나, 생으로 먹기 힘들면 먹을 수 있을 정도로만 살짝 익힌다.

육류_ 모든 생선은 신선한 상태로 동물성 지방 없이 (식물성 기름은 사용해도 좋다) 가볍게 익혀 먹는다. 가금류는 껍질을 벗겨 조리한다. 이를 제외한 모든 육류는 섭취하지 않는다. 이 공식은 모든 육류를 포함한다. 모든 유제품, 소고기, 양고기, 돼지고기, 베이컨, 햄 등은 먹지 말아야 할 금지 식품이다.

간, 심장_ 간은 종양 질병과 관련이 있고, 심장은 순환 질병과 관련이 있다. 간이 핵심적인 기관이다.

음료_ 일반 식수나 탄산수로 만든 신선한 주스로 수분을 충분히 섭취하라.

비타민 보조제_ 비타민 C 1,500~5,000밀리그램, d-알파 토코페롤(비타민 E) 800~1,200 국제단위. 신뢰할 수 있는 브랜드에서 제조한 치료 목적의 종합 비타민을 함께 섭취한다. 되도록 이면 유기농, 자연 원료 제품을 선택한다.

독성 기호품, 의약품_ 담배와 술을 포함한 모든 종류의 독소를 피해야 한다. 커피, 신경 안정제, 진정제, 진통제는 권장하지 않는다. 항생제는 사용해도 무방하다. 손상 부위를 피해 운동하고, 충분한 휴식을 취하라.

비타민 B15_ 간의 독성은 메틸기 전이를 일으킨다. 따라서 간의 독성을 없애고, 조직의 산소 흡수율을 증가시키는 비타민 B15를 식단에 포함시켜라. 영양막세포는 발효 과정으로 생존하므로 B15를 필수적으로 섭취해야 한다.

췌장 효소 보충제_ 건조 분말 형태의 췌장 효소 보충제는 효과가 있는 것으로 나타났다."[1]

리처드슨 박사의 권장 식단은 암환자를 대상으로 한 것이다. 건강한 사람에게는 필요 이상으로 제한 사항이 많기 때문에 추천하지는 않는다. 일반인들에게는 니트릴로사이드가 풍부한 일반식이면 충분할 것이다.[2] 그리고 크렙스 주니어 박사가 권장하는 식단은 다음과 같다.

아침 식사_ 메밀, 수수, 아마 씨로 만든 죽과 엘더베리 잼을 바른 수수빵 토스트가 좋다. 뭉근히 익힌 말린 자두와 함께 먹는다.

점심 식사_ 리마 콩, 옥수수 콩, 병아리 콩 요리와 자두 잼을 바른 수수 롤빵을 먹고, 엘더베리 와인을 마신다.

저녁 식사_ 콩나물이 들어간 샐러드와 수숫대에서 추출한 당밀로 단맛을 낸 수수나 메밀 롤빵, 클로버를 먹고 자란 토끼고기를 추천한다. 저녁을 먹은 후에는 살구, 복숭아, 체리, 자두 등을 통째로 으깨서 담근 브랜디를 한 잔 마신다.

간식_ 라즈베리 종류의 과일, 마카다미아(macadamia, 오스트레일리아 산 상록수 또는 그 열매), 죽순을 권장한다.

또한 크렙스 주니어 박사는 다음과 같은 점도 지적했다.

"구약성경을 보면 빵 만드는 곡물을 손질하는 방법과 함께 여섯 가지 재료가 등장한다. 그중 보리, 콩, 렌즈콩lentils, 수수, 가르반조콩(또는 병아리콩)에 니트릴로사이드가 풍부하게 들어 있다."[3]

---

1 관심을 표명한 의사들에게 보내는 공개서한, 1972년 11월, 1974년 수정, 그리펀의 사직인 편지 모음.
2 다시 한 번 말해 두지만, 다음 책을 강력히 추천한다. 쥰 드 스페인(June de Spain's), 시안화물 요리 소책자(The Little Cyanide Cook book)
3 에스겔서 4장 9절.

다른 비타민과 마찬가지로 비타민 B17의 균형을 유지하기 위해 식단의 엄청난 부분을 할애하지 않아도 된다. 하루에 사과 한두 개를 먹으면서 씨를 함께 먹으면 필요량을 충분히 섭취할 수 있다. 그러나 서구화된 식단에서 비타민 B17을 다른 식품으로 보충하기는 쉽지 않기 때문에, 그 정도는 최소 요구량이라 보고 그 이상의 섭취량을 유지하는 것이 좋다.

크렙스 주니어 박사의 권장 식단에 있는 음식 중에는 평균적인 도시 거주자가 준비하기에는 어려운 것도 있다. 그래서 하루 6~12개의 살구 씨나 복숭아씨를 먹는 습관을 들이거나 씨앗을 갈아서 시리얼이나 샐러드 등을 먹을 때 드레싱처럼 뿌려 먹는 사람들도 많다. 씨앗의 씁쓸한 맛이 싫다면 갈아서 캡슐로 제조하면 된다. 즉 비타민 B17을 섭취하려는 마음만 있으면 방법은 얼마든지 찾을 수 있다는 뜻이다.

비타민 B15는 비타민 B17을 사용한 치료법의 중요한 보조제로 언급되어 왔으며, 그 둘을 혼동하는 경우가 많다. 이쯤에서 둘을 분명히 구분해 두는 것이 좋을 것 같다.

비타민 B15는 종종 '판가믹산pangamic acid'으로 불린다. '판pan'은 '모든 곳'에 있다는 의미이고, '가미gami'는 '씨앗'을 뜻한다. 이런 이름이 붙은 이유는 지구상의 거의 모든 씨앗에서 (다른 비타민 B와 함께) 소량으로 발견되기 때문이다.

비타민 B15는 비타민 B17과 마찬가지로 에른스트 T. 크렙스 주니어 박사가 살구 씨의 화학적 특성을 연구하던 중에 발견되었다. 비타민 B17을 찾으려는 연구에서 예상치 못한 보너스를 얻었다고 볼 수도 있다.

비타민 B15를 '인스턴트 산소'라고 생각하면 쉽게 그 효과를 이해할 수 있다. 비타민 B15는 신체 모든 부위에서 산소 효율성을 증가시키며, 생체 폐기물의 독소 제거를 돕는다. 암세포는 산소가 있는 곳에서 성장하지 못하고 글루코스의 발효 작용에 의지하기 때문에, 비타민 B15 역시 암세포의 간접적인 적이라고 볼 수 있다.

비타민 B15는 미국에서 대중적으로 알려지지도 않았고, 널리 사용되지도 않는다. 그 이유는 레이어트릴 사례와 정확히 일치한다. 미국 정부는 공식적으로 비타민 B15의 가치를 인정하지 않고 있다. 그러나 다른 국가에서는 이 물질이 매우 활발하게 사용되고 있다. 특히 러시아는 이 부분에 있어서는 미국보다 훨씬 더 앞서나가고 있으며, 비타민 B15 활용법에 관한 연구가 활발하게 진행되었다. 1965년에는 소련 과학대학에서 당시까지 밝혀진 비타민 B15 관련 내용을 총 정리한 학술 토론회를 열기도 했다. 1968년에는 옛 소련 보건국 산하 과학 자문위원회에서 비타민 15와 관련하여 제출된 모든 보고서 내용을 승인했고, 소련의 제약 회사들은 일반 유통용으로 비타민 B15를 대량 생산할 수 있게 되었다.

올림픽에 참여한 러시아 선수들이 상당량의 B15를 투여 받았다는 사실이 밝혀졌는데, 이것이 진짜라면 그 이유는 분명하다. 이 물질을 자연 상태의 음식으로 섭취했을 경우에도 신체의 근력과 체력이 향상된다는 사실이 다양한 실험을 통해 증명되었기 때문이다. 실험용 쥐를 욕조에 넣어 계속 수영하도록 했을 때, 비타민 B15를 섭취한 쥐들은 일반 쥐가 피로에 지쳐 익사한 후에도 계속해서 수영을 하는 것으로 확인되었다. 환경을 바꿔서 산소가 서서히 제거되는 유리 상자 안에 실험용 쥐를 넣었을 때, 비타민 B15를 섭취한 쥐는 그렇지 않은 쥐들보다 훨씬 더 오래 (적은 양의 산소로) 살아남는 것으로 확인되었다.

옛 소련의 과학자들은 비타민 B15가 순환계 문제, 심장 건강, 혈중 콜레스테롤 농도, 피부 질환, 동맥경화, 기관지 천식, 진성 당뇨병, 상처 치유 등에도 효과가 있다는 사실을 밝혀냈다. 그들이 특히 주안점을 두었던 것은 B15에 노화를 늦추는 효과가 있었다는 것이다. 모스크바 시티 클리닉 병원의 슈퍼트 교수는 다음과 같은 결론을 내렸다.

"나는 언젠가 칼슘 판가메이트(calcium pangamate, 비타민 B15)가 40세 이상의 구성원이 있는 모든 가족의 식탁에 소금통과 함께 놓여 있을 날이 올 것이라고 믿는다."[1]

미국에서 비타민 B15를 사용하려는 의사들은 법의 테두리 밖에서 활동해야 했다. 미국 정부가 제조업체에 규제를 가하여 상업적인 판매를 막았기 때문이다. 이를 지켜본 크렙스 주니어 박사는 다음과 같이 말했다.

"비타민 B15는 자연 식품에 들어 있는 자연의 구성 요소이며, 실험 결과 질병에 대한 저항력을 향상시키고 건강한 신체 기능을 유지하는 데 확실한 효과가 있는 것으로 나타났다. 판가믹산은 러시아, 일본, 유고슬라비아, 프랑스, 스페인, 독일 국민들에게 엄청난 건강과 장수의 혜택을 주고 있다. 그러나 그것이 처음으로 발견된 이 땅에서는 구할 수조차 없다."

다행히 비타민 B15는 미국 정부의 방해에도 불구하고 유서 깊은 의학 기관에서 인정을 받기 시작했다. 이런 추세가 가속화되기를 바란다. 비타민 B15는 B17보다 극복해야 할 기득권이 적기 때문에 좀 더 빨

---

[1] 이에 대한 자세한 분석을 보려면 다음 서적을 참고할 것. 비타민 B15(판가믹산): 성질, 기능과 사용법, 모스크바 과학출판사, 1965년, 캘리포니아 소살리토 맥노튼 재단에서 번역 및 재출판.

리 정통 의학에 의해 인정받고 받아들여질 지도 모른다. 아직까지는 미국 의사협회AMA에서 공식적으로 이 물질을 폄하한 적이 없다. 따라서 이 물질을 인정한다고 해서 누군가의 평판에 손상이 가지는 않는다. 그리고 시간이 지나면 진실의 무게 때문에 B17 또한 수용해야 할 순간이 올 것이다.

지금까지도 끝없는 싸움에 휘말려 의료계에서 배척을 당하며 사회적인 모독을 감수하고 있는 사람들이 의료 사기꾼이 아니라 당대 최고의 의료 선구자로 인정받는 날이 반드시 올 것이라 믿는다.

09
검증되지 않은 암 치료법

영양막세포 이론을 입증하는 임상학적 증거: 레이어트릴이 암세포를 파괴한다는 실험 결과, 레이어트릴을 사용한 결과 회복되었다고 증언하는 말기 암환자들의 사례.

앞서 언급한 시안화물(청산가리) 공포 조장 사건은 레이어트릴에 반대하는 관료 집단의 계속되는 집중 포화에 비하면 작은 총알 정도에 지나지 않는다. 겁주기 전략부터 노골적인 거짓말까지 거의 모든 무기가 총동원되었다. 가장 주요한 전략은 공공의 복지를 위한다는 탈을 쓴 학문적 발표 형태였는데, 이론상으로는 비타민 치료가 솔깃하게 들릴지 모르나 효과가 전혀 없다는 것이었다.

캘리포니아 식품의약국 공공의료보건부의 랄프 와일러슈타인 박사는 단호하게 말했다. "이 문제에 대해 믿을 만한 자료는 전혀 없습니다."[1] 그리고 연방 FDA에서는 다음과 같이 주장한다.

"FDA는 레이어트릴이 암 치료에 효과가 있다는 사실을 입증하는 어떤 만족할 만한 과학적 자료도 본 적이 없다."[2]

---

1 "식품 첨가물 금지 가능성," 산호세 머큐리(San Jose Mercury), 1972년 9월 9일.
2 임상 의사를 위한 암 저널(A Cancer Journal for Clinicians), 미국 암학회(ACS, American Cancer Society) 출판, 1972년 7/8월.

그리고 '증명되지 않은 암 치료법'이라는 제목의 인상적인 출판물에서 미국 암학회는 이렇게 공언했다.

"레이어트릴과 관련된 모든 문헌 자료와 기타 접근 가능한 정보를 신중히 검토하였으나 레이어트릴이 인간의 암 치료에 객관적인 효력이 있다는 증거를 찾을 수 없었다. 따라서 미국 암학회는 레이어트릴이 '증명되지 않은 치료법'이라는 결론을 내렸다."[1]

이러한 발표와 관련해서 '전국 암연합National Cancer Institute'의 딘 버크 박사는 다음과 같은 의견을 표명했다.

"과학적 가치가 전혀 없이 단순히 정치적 선전만 담긴 진술이다. 진실은 그 어디에서도 대규모로 시행되는 '증명된' 암 치료법은 거의 없다는 것이며, 미국 암학회가 사용한 용어 '증명되지 않은'이란 표현은 매우 불공정하고 편견 섞인 단어 선택이다."[2]

그러나 일반 대중은 미국 암학회가 비타민 B17, 또는 레이어트릴을 '증명되지 않은 암 치료법'이라고 정의했다는 사실만을 기억한다. 어느 정도 공신력을 가진 기관의 공식 발표를 무시하기는 힘든 것이다. 하지만 이 자료는 직접 레이어트릴을 사용해서 환자를 치료한 의사들의 긍정적인 임상 결과를 아무것도 아닌 것으로 치부하고 있다. '누군가'는 거짓말을 하고 있는 것이다!

앞에서 우리는 레이어트릴 사용을 반대하는 근거가 되었던 공식적인 연구 프로젝트의 과학적 신뢰성을 검토했다. 그리고 모든 면에서 충격적일 정도로 신뢰도가 떨어진다는 것도 확인했다. 따라서 레이어

---

[1] 증명되지 않은 암 치료법, 1971년, p.139 인용.
[2] 딘 버크 박사가 전국 암연합 회장 프랭크 라우처 박사에게 보낸 서신, 1973년 4월 20일, 「암 통제 저널」에 게재, 1993년 9월/10월, p.5 인용.

트릴을 반대하는 모든 암 '전문가'들은 개인적인 경험이나 실험 없이 신뢰할 수 없는 보고서에 대한 믿음만을 바탕으로 의견을 말하고 있는 것이다.

그러나 레이어트릴 사용에 반대하는 세력의 주장에 근거가 없다는 것을 증명하는 것만으로는 레이어트릴을 지지하는 논리가 될 수 없다. 그러므로 비타민 B17이 이론에서처럼 실제로 사용되었을 때도 효과가 있다는 증거를 제시해야 한다.

영양막세포 이론을 기반으로 한 항암 치료의 효과는 실험실에서도, 임상 연구 결과로도 밝혀진 바다. 예를 들어, 레이어트릴이 개발되기 한참 전인 1935년에 캘리포니아 의과대학 병리학 교수였던 이사벨라 페리Isabella Perry 박사는 종양이 있는 쥐에게 시안화물 증기를 지속적으로 흡입시키는 실험을 했다. 그녀는 이 실험의 관찰 결과를 다음과 같이 기록하고 있다.

"이와 같은 실험에 사용된 쥐들은 매우 높은 비율로 종양이 감소하는 모습을 보였다. 그리고 종양이 감소하는 경우와 계속 성장하는 경우 모두 이식 능력이 거의 없었다."[1]

페리는 이 실험이 인간에게는 가치가 없을 것이라 여겼었다. 왜냐하면 생명을 위협할 정도의 고농도 시안화물 증기를 사용해야 효과가 나타날 것이라고 생각했기 때문이다. 비타민 B17의 작용에서는 시안화물이 암세포에만 선택적으로 배출되므로 이 부분은 문제가 되지 않는다. 실험 대상이 되었던 쥐들은 종양이 완전히 퇴화되었을 뿐만 아니라 300% 이상 수명이 연장되는 결과를 보였다.

---

[1] "쥐의 종양 성장에 지속적인 시안화물 치료가 미치는 영향," 미국 암 저널, 1935년.

레이어트릴에 관한 실험 보고서로 눈을 돌려 보면 심지어 더욱 고무적인 결과를 찾을 수 있다. 시안화물 증기 흡입과 관련된 위험성이 전혀 없기 때문이다. 미국 암연합 세포화학부 책임자인 딘 버크 박사는 동물 세포를 사용한 일련의 실험에서 B17은 일반 정상 세포에는 전혀 나쁜 영향을 끼치지 않았지만, 암세포에 대해서는 엄청난 양의 시안화물과 벤조알데히드를 방출했고, 모든 실험에서 암세포를 죽게 만들었다고 말했다.

"레이어트릴을 암세포 배양체에 적용한 후 현미경으로 관찰하면, 글루코시다아제 효소가 함께 있는 경우에도 암세포가 파리처럼 죽어 나가는 것을 볼 수 있었습니다."[1]

1971년 프라하에서 열린 국제 화학치료학회에 참가한 딘 버크 박사는 다음과 같이 공언했다.

"레이어트릴은 폐암을 포함한 많은 형태의 암을 치료하는데 효과가 있는 것으로 보이며, 전적으로 무독성입니다. …… 에를리히 복수 상피 종양(특정한 종류의 암 조직 배양체)의 시험관 테스트에서 드러난 바로는 시안화물 단독으로 1%, 벤조알데히드 단독으로 20%의 암세포를 괴사시키는 조건에서 둘 모두를 사용하면 모든 암세포가 괴사에 이릅니다. 레이어트릴(아미그달린)과 글루코시다아제(일종의 '해제 효소')가 함께 사용된 경우에도 앞서 언급한 두 종류의 화합물이 방출되며, 복수 종양 세포를 100% 파괴하는 데 성공했습니다."[2]

---

1 "레이어트릴 사용 금지는 해제될 것인가?", 트윈 서클(Twin Circle), 1972년 6월 16일, p.11 인용.
2 "아미그달린, 독성이 없는 항암 치료제로 주장", 전염성 질병(Infectious Diseases), 1971년 10월 15일, p.1, p.23 인용.

또 다른 일련의 실험에서 딘 버크 박사는 접종을 받지 않은 통제 그룹과 비교했을 때, 레이어트릴 접종이 암에 걸린 쥐의 수명을 80%나 연장했다고 밝혔다.[1]

이러한 연구 결과를 발표한 딘 버크 박사는 세계 최고의 암 연구 권위자 중 한 사람이다. 그는 게르하르트 도마크 암 연구 상, 미국 화학 학회의 힐브랜드 상을 받았고, 1459년 피우스 2세가 설립한 로마의 베들레헴 의료 기사단에서 기사 작위를 받았다. 그는 캘리포니아 대학에서 생화학 박사 학위를 취득했고, 런던 대학 국립 연구회, 카이저 빌헬름 생물연구소, 하버드 대학의 선임 연구원이었다. 그는 국립 암연구소 설립 당시부터 함께했던 선임 화학자였으며, 1946년에는 세포 치료 분과를 책임지게 되었다. 그는 11개 과학 조직에 속해 있으며, 암의 화학 치료 요법 연구에 관한 3권의 저서가 있고, 세포화학 분야에서 200편 이상의 논문에 저자 또는 공동 저자로 등록되어 있다.

딘 버크 박사가 레이어트릴이 효과가 있다고 주장한다면, 실제로 효과가 있는 것이다!

딘 버크 박사는 의사가 아니다. 그는 생화학자다. 그의 실험은 인간이 아닌 암세포 배양체와 실험실 동물을 대상으로 한 것이다. 그러나 앞서 소개된 훈자 사람들과 에스키모를 비롯한 전 세계 인구 집단의 건강 기록은 통계학적으로 결정적인 자료가 된다. 그들의 기록을 통해 자연 상태의 비타민 B17은 특정한 물질들과 함께 존재하며, 그 물질들이 동시에 작용해서 인간의 암을 통제하고, 그것도 100%의 효과를 가진다

---

1 공공환경보건 분과위원회, 주간·국제무역 분과위원회, 미국 하원, 92대 국회에서의 공청회 증언 내용, 미국 암 저널, 1972년 7/10월, p48 인용.

는 결론에 도달할 수 있다. 그러나 이미 시작된 암은? 암에 걸린 다음에도 비타민 B17을 사용하면 건강을 회복할 수 있을까?

물론 '그렇다!'라고 말할 수 있다. 암이 너무 늦지 않게 발견되고, 환자가 방사선 치료나 독성 약물에 지나치게 심한 손상을 받지 않았다면 가능하다. 불행하게도 대부분의 암환자들은 암이 너무 많이 진행되어 일반적인 정통 의학으로는 희망이 없다고 포기한 다음에야 레이어트릴 치료를 받기 시작했다. 보통 몇 주 혹은 몇 달밖에 살 수 없다는 진단을 받고 죽음의 문턱에 이르러서 마지막 수단으로 선택하는 것이 비타민 치료다. 그들이 사망하면 (대부분은 사망한다.) 통계학적으로는 레이어트릴 치료의 실패 사례로 기록된다. 하지만 그런 상황에서 살아나는 사람이 있다는 것만으로도 레이어트릴 치료법의 승리라고 볼 수 있다. 결핍성 질환이 그 정도로 진행되었을 때의 신체 손상은 돌이킬 수 없기 때문이다.

예를 들어, 임신한 동물에게 심각한 수준으로 비타민 A가 결핍되면 완전히 시력을 잃은 새끼를 낳는 것으로 알려져 있다. 안와(눈구멍), 망막, 심지어 시신경도 없이 태어난다. 이런 상태에서는 비타민 A를 아무리 많이 섭취한다고 해도 눈이 다시 자라나지 않는다.

마찬가지로 비타민 D 결핍증인 구루병으로 다리가 굽어 버린 아이는 아무리 많은 양의 비타민 D를 투여 받아도 다시는 정상적인 뼈 구조를 되찾을 수 없다.

암의 경우에는 진행 과정이 다르다. 일반적인 조직이 형성되지 않거나 기형이 되는 것이 아니다. 기존의 조직이 아예 파괴된다. 암 종양이 일반 조직을 침범해서 내장 기관을 사라지게 만들기 때문에 기능을 할 수 없는 것이다.

총에 맞은 사람은 총알을 제거하더라도 그 상처 때문에 사망할 수 있다. 마찬가지로 비타민 B17을 투여하는 치료가 암의 진행을 막아내더라도 주요 내장 기관에 이미 돌이킬 수 없는 손상을 입었을 때는 사망하게 되는 것이다.

이런 불리한 조건을 고려했을 때, 레이어트릴 치료로 건강을 되찾은 말기 암환자의 수는 매우 인상적인 수치다. 의학적 기록으로 남아 있는 사례가 수천 건에 달한다. 미국 암학회는 지금껏 레이어트릴 치료로 생명을 구했다는 사람들이 단순히 병을 과장하는 심리적인 문제가 있었던 것뿐이지 처음부터 암환자가 아니었다는 이론을 내세워 왔다. 그러나 기록이 말해 주는 것은 꽤나 다른 이야기다. 다음의 몇 가지 사례를 살펴보도록 하자.

데이빗 에드먼드

캘리포니아 피놀리Pinole에 사는 데이빗 에드먼드David Edmunds는 1971년 6월에 방광까지 전이된 대장암으로 수술을 받았다. 그러나 절개를 하고 보니 악성 종양이 너무 광범위하게 퍼져서 모두 제거하는 것은 거의 불가능한 상황이었다. 일단 대장을 절단해서 열린 끝을 복부 밖으로 빼내는 항문 성형술로 장폐색을 해결했다. 5개월 뒤 암은 더 악화되었고, 그는 몇 개월밖에 살 수 없다는 시한부 선고를 받았다.

간호사였던 에드먼드는 언젠가 레이어트릴 치료에 대해 들어 본 적이 있었기 때문에, 한번 시도해 보기로 마음먹었다. 6개월 후, 그는 거의 일상생활로 돌아갈 수 있을 정도로 회복되어 의사들을 놀라게

했다.

실험삼아 했던 방광 조직검사 결과는 암 조직이 사라졌다는 것을 보여주었다. 그는 대장을 다시 연결해 달라고 고집해서 병원에 재입원을 하게 되었는데, 수술을 위해 절개한 대장에서는 암세포 비슷한 것조차 발견되지 않았다. 수술진은 대장을 다시 연결하고 나서 회복을 위해 그를 집으로 돌려보냈다. 이런 조건의 환자가 항문 성형술을 되돌리는 수술을 받은 것은 의료 역사상 처음 있는 일이었다.[1]

3년 전, 내가 마지막으로 그와 연락을 취했을 때 에드먼드는 건강하고 활기차게 평범한 삶을 살고 있었다.

조앤 윌킨슨

캘리포니아 월넛크릭Walnut Creek에 거주하는 여섯 아이의 엄마 조앤 윌킨슨Joanne Wilkinson 부인은 1967년에 왼쪽 다리 허벅지 바로 아래에서 종양을 제거하는 수술을 받았다. 4개월 후 암은 재발했고, 근육과 뼈를 제거하는 추가 수술을 받아야 했다.

1년 후, 사타구니에서 통증을 동반하는 혹이 나타났고 진물이 흘렀다. 생체 조직검사 결과는 암이 재발했으며, 전이가 진행되고 있다는 것이었다. 그녀의 담당의는 이번 수술에서 다리와 골반 절단이 불가피하며, 방광과 신장 한 쪽을 잘라내야 할지도 모른다고 했다. 먼저 폐를 절개해서 암세포가 발견되는지를 확인하고, 거기까지 전이가 진행됐

---

[1] "암의 기적 같은 치료", 마크 트랜트웨인, 버클리 데일리 가젯, 1972년 7월 27일자 참고.

을 경우에는 생존 가능성이 거의 없기 때문에 절단 수술을 진행하지 않는다는 계획이었다.

윌킨슨 부인은 여동생과 친구의 설득으로 수술 대신 레이어트릴 치료를 시도해 보기로 했다. 담당 의사는 그녀의 결정에 분노했고, 수술을 받지 않으면 12주 이상 살지 못할 것이라고 경고했다. 윌킨슨 부인은 그 후에 일어난 일을 다음과 같이 썼다.

"1968년 11월 16일 토요일이었다. 절대 그날을 잊지 못할 것이다! 내 다리에는 그때까지도 조직검사의 상처가 선명했다. 크렙스 박사[1]는 내게 레이어트릴을 주입했다. 그리고 종양은 즉각 반응했다. 호두 크기였던 혹이 작은 레몬 크기로 엄청나게 부풀어 올랐고, 4~5일간 피가 흘렀다. 나는 5주간 월, 수, 금요일마다 레이어트릴 주사를 맞았고, 그로부터 종양 크기는 줄어들기 시작했다. 5주가 지나자 만져지지 않을 정도로 작아졌다. 첫 월요일에 엑스레이 검사를 했고, 경과를 지켜보기 위해 정기적으로 같은 검사가 있었다. 6개월간 한 번에 10시시, 주 3회 레이어트릴을 주입 받았고, 식단 관리도 병행했다. 유제품, 흰 밀가루, 계란으로 만든 음식은 먹지 않았으며, 흰 살 생선과 닭고기, 칠면조를 먹었다. 나는 점점 나아지는 것을 느낄 수 있었다! 1969년 8월, 의사는 주사 치료를 받지 않아도 좋다고 했다. 엑스레이 사진은 깨끗했다. 종양은 줄어들어서 반흔 조직에 감싸져 활동이 중단된 상태였다."[2]

우리가 윌킨슨 부인과 마지막으로 연락을 취한 것은 그녀의 담당 의사가 수술을 받지 않으면 12주밖에 살 수 없다는 시한부 선고를 내린

---

[1] 그녀는 크렙스 주니어 박사의 형제 바이런 크렙스 박사를 말하는 것이다.
[2] "레이어트릴-암 치료의 해답인가?", 예방, 1971년 12월, p.172~175 참고.

후 9년이 지난 시점이었다. 그녀는 건강한 생활을 하고 있었고, 조직검사로 인한 흉터만 남아 가까스로 빠져나온 나쁜 기억을 되새겨 주고 있었다.

조 보텔류

캘리포니아 샌 파블로San Pablo에 사는 조 보텔류Joe Botelho는 요도절제 수술을 받았고, 그의 담당 의사는 전립선에 있는 종양을 제거하는 추가 수술을 받아야 한다고 진단했다. 그의 생각은 어땠을까?

"나는 종양 제거 수술을 거부했다. 암세포가 퍼지는 결과만 가져올 것이라고 생각했기 때문이다. 담당 의사는 내가 그리 오래 살지 못할 것이라고 경고하면서 코발트 방사선 치료법을 제안했지만, 그것 역시 거부했다. 나는 건강식품 판매점에서 레이어트릴을 사용하는 샌프란시스코의 의사에 관한 이야기를 들은 적이 있었다. 나는 그에게 진료를 받으러 갔고, 그는 내 전립선 종양이 비누만한 크기가 되었다고 했다. 그리고 몇 달간 4일에 한 번씩 레이어트릴 주사를 맞았다."[1]

보텔류는 당시 65세였고, 췌장 효소인 트립신을 허비하지 않도록 엄격하게 설계된 식단을 지켰다. 그로부터 3년 후 그를 인터뷰했을 때 종양은 사라진 상태였고, 심지어 머리카락이 다시 검어지기 시작했다고 했다. 원인은 알 수 없지만, 그는 식습관을 개선한 효과 때문일 것으로 추측하고 있다.

---

[1] "레이어트릴-암 치료의 해답인가?", 예방, 1971년 12월, p.172~175 인용.

앨리샤 버튼즈

유명한 배우이자 희극인인 레드 버튼즈의 아내 앨리샤 버튼즈Alicia Buttons는 레이어트릴 덕분에 생명을 구했다고 주장하는 수천 명의 미국인 중 한 사람이다. 로스앤젤레스의 암 컨벤션에서 레드 버튼즈는 단호하게 말했다.

"레이어트릴은 앨리샤를 암으로부터 구했습니다. 미국에 있는 의사들은 그녀의 삶이 몇 달 남지 않았다고 했습니다. 하지만 그녀는 건강하게 살아 있으며, 여전히 아름답고 생기 있는 아내이자 엄마입니다. 신께 감사하고, 자신의 신념과 과학을 위해 맞서 싸웠던 용기 있고 훌륭한 사람들에게 감사합니다."[1]

앨리샤는 말기 인후암으로 고통받고 있었고, 기존 의료계에서는 그녀를 포기한 상태였다. 하지만 그녀는 마지막 수단으로 독일 하노버에 있는 질버지 병원에서 한스 니퍼 박사로부터 레이어트릴 치료를 받았다. 그로부터 몇 달 후 그녀의 암세포는 완전히 제거되었고, 고통이 사라졌으며, 식욕이 돌아왔다. 그녀는 이전처럼 건강과 체력을 되찾았다. 미국의 의사들은 앨리샤가 놀라울 정도로 회복되었다는 사실은 인정했지만, 단순한 비타민 물질이 그 원인이라는 것은 믿지 못했다. 앨리샤는 23년이 지난 지금까지도 건강하게 살고 있다.

---

[1] "희극인 레드 버튼즈가 '암으로 사망 위기에 있던 아내를 레이어트릴이 구했다'고 밝히다." 내셔널 태틀러(The National Tattler), 1973년 8월 19일, p.5 인용.

캐롤 벤시우스

캘리포니아 마린 카운티Marin County의 암환자였던 캐롤 벤시우스Carol Vencius의 사례는 암이 비타민 결핍증이라는 개념을 받아들이지 않으려는 기존 의료계의 현실을 잘 보여준다. 캐롤은 멕시코 티후아나의 에르네스토 콘트레라스 박사로부터 레이어트릴 치료를 받고 미국으로 돌아왔다. 그녀가 겪은 일은 다음과 같다.

"미국으로 돌아오자 마자 예전에 내 치료를 담당했던 의사를 찾아갔다. 그는 나를 맞이하면서 '그 나라에선 뭘 하던가요? 살구 씨를 으깨서 그걸로 목욕이라도 하라고 권하던가요? 아니면 향이라도 태웠어요?'라고 물었다. '농담은 그만 하죠!'라고 말한 뒤에 (레이어트릴에 관한 정보를 담고 있는)「마린 대학 타임스」기사를 읽어 보라고 권했다. 그는 이 문제에 대해서라면 절대로 받아들일 수 없다고 했다. 나 역시 내 주장을 굽히지 않자, 그는 마침내 '캐롤, 당신이 날 도와줄 수 있을지도 모르겠네요. 요즘 불면증이 있는데, 이 기사를 읽으면 잠이 솔솔 오겠어요.'라고 말했다."[1]

안타까운 일이지만 캐롤과 같은 사례는 드물지 않게 볼 수 있다. 어느 날 문득 늘 아픈 느낌이 든다고 생각한 것이 투병의 시작이었다. 잠을 잘 때는 땀을 심하게 흘렸고, 가려움증과 열, 두통 증상이 나타났다. 병원에서 검사를 받은 결과 그녀는 호지킨병(Hodgkin's disease, 림프종에서 발병하는 암)이라는 진단을 받았다. 그녀의 이야기는 다음과 같

---

[1] "레이어트릴은 효과가 있다", 마린 대학 타임스, 1972년 4월 12일.

이 이어진다.

"그로부터 2~3일 후에 한 친구가 찾아와서 멕시코에 레이어트릴이라는 비타민 치료법이 있다고 했다. 처음에는 너무 무서워서 그의 조언을 받아들이려는 생각을 하지 않았다. 게다가 그 시점에는 담당 의사에 대한 신뢰가 깊었다. …… 그들이 가장 먼저 시도한 것은 코발트 방사선 치료법이었다. 치료를 시작하고 나서 얼마 지나지 않아 담당 의사가 내게 와서 '캐롤, 알겠지만 이 치료를 받으면 불임이 돼요.'라고 말했다. 나는 그런 사실을 몰랐기 때문에 굉장히 화가 났다. …… 그렇게 해서 나는 28세의 나이에 폐경을 맞게 되었다."

다른 부작용으로는 형언할 수 없는 고통, 식욕 감퇴, 일시적인 탈모 증상 등이 있었다. 치료를 시작한지 6개월 만에 폐와 심실에 물이 차오르기 시작했다. 의사들은 피하 주사기로 물을 빼냈지만 계속 차올랐다. 그녀는 가벼운 심장마비까지 겪게 되었다.

6주가 지난 후, 심실에 구멍을 3개 뚫고 나서 의사들은 심막(심실을 둘러싸고 있는 막)을 제거할 것인지에 대해 의견의 일치를 보지 못하고 있었다. 1970년 11월 28일, 마침내 심막 제거 수술이 진행되었다.

7월이 되자 만성 피로, 불면증, 식욕 감퇴가 다시 찾아왔고, 몇 개월간 그녀의 상태가 계속 악화되자 마침내 약물 치료가 결정되었다.

"처음 약물 주입을 받았을 때는 가벼운 어지럼증이 있었다. 2주 후 두 차례 주사를 더 맞자 급성 어지럼증과 설사가 찾아왔고, 그 다음 주에는 턱에 엄청난 통증이 느껴졌다. 너무 아파서 먹을 수가 없을 정도였다. 그 다음 주에는 편두통이, 그 다음에는 위경련이, 그 다음에는 다리 경련이 찾아왔고, 모든 증상이 4주간 지속되었다. 그러나 4주가 지나고 10일간은 상태가 아주 좋았다. 몇 년 만에 경험한 가장 좋은 느낌이었다. 이러한 반응은 여전히 암이 활성 상태에 있으며, 약물 치료에 효과가 있었다는 반증이라고 했다. 그러나 다시 상태가 악화되면서 통증과 불면증, 피로감, 기타 모든 증상이 다시 찾아왔다. 그때 나는 무슨 일이 있어도 다시는 화학 치료를 받지 않겠다고 결심했다."

이 시점에서 캐롤은 어차피 희망이 없으니 멕시코로 가서 레이어트릴 치료를 시도해 보기로 결정했다. 콘트레라스 박사는 호지킨병은 폐암, 췌장암, 간암, 대장암 등 다른 종류의 암보다 비타민 요법에 대한 반응 속도가 느리지만 시도해 볼 만한 가치가 있다고 했다. 하지만 그녀에게 레이어트릴 요법을 적용한지 3일 만에 통증이 완전히 사라졌다. 그리고 1주일이 지나자 그녀의 몸은 거의 정상 상태로 돌아왔다. 불과 몇 개월 만에 건강을 되찾은 그녀는 비타민 B17의 유지 투여량만으로 충분한 상태까지 회복되었다.

유지 투여량은 중요한 문제다. 사람이 한 번 암에 걸렸다가 회복되고 나면 일반인보다 훨씬 더 많은 양의 비타민 B17이 필요한 것으로 보인다. 암 치료에 레이어트릴을 사용하는 대부분의 의사들은 경험을 통해 회복된 환자들에게 투여하는 레이어트릴의 양을 줄일 수는 있지만, 아예 끊을 수는 없다는 것을 알게 되었다. 대부분의 경우에는 암이 재발할 것이 거의 확실하기 때문이다. 그래서 레이어트릴을 사용하는 의사들은 레이어트릴이 암을 '치유'한다고 말하지 않는다. 그들은 레이어트릴을 계속 사용해야 한다는 것을 의미하는 '통제control'라는 용어가 더 정확하다고 생각한다.

마가렛 데그리오

캘리포니아 시에라 카운티Sierra County 의회 의장의 아내인 마가렛 데그리오Margaret DeGrio의 사례는 레이어트릴 유지 투여가 반드시 필요하다는 사실을 가장 비극적으로 보여준다. 두 차례의 수술을 거치고도 암세포가 계속해서 퍼지자 그녀는 3명의 의사에게 가망이 없다는 말을 들었다. 또한 그들은 현대 의료 과학이 할 수 있는 일은 더 이상 없다고 했다. 그러나 언젠가 레이어트릴에 관한 글을 읽은 적이 있었던 마이크 데그리오는 아내를 멕시코로 데려가 치료받기로 결심했다. 그 뒤의 이야기는 비슷하다. 그녀는 즉시 회복되기 시작했고, 4개월간의 집중 치료를 받은 끝에 가벼운 증상만 남은 채 캘리포니아 북부의 집으로 돌아왔다. 미국 의사들은 종양이 급속도로 사라졌다는 사실은 인정했지만, 그 이유는 설명하지 못했다.

그러나 얼마 지나지 않아 그녀는 심각한 호흡기 감염으로 인한 폐렴 증상 때문에 샌프란시스코의 병원에 입원했다. 3주 이상의 입원 기간 동안, 의사와 병원 측은 캘리포니아의 의료 사기 금지법을 어기는 행위라는 이유로 레이어트릴 유지 투여 주사를 허락하지 않았다. 회복과 치유를 위한 필수 단계에서 유지 투여를 거부당한 것이었다. 데그리오 부인은 1963년 10월 17일 밤에 암으로 사망했다.[1]

---

1 "레이어트릴 이야기", 짐 딘·프랭크 마티네스 공저, 산타 아나 소식지(The Santa Ana Register), 1964년 9월. 기존 의료계의 표준 암 치료법의 무의미함과 비극을 잘 그린 책으로는 다음을 참고할 것. 윈 웨스트오버, 그들의 죽음을 보라, 사이언스 프레스 인터내셔널, 1974년.

데일 대너

1972년, 캘리포니아 산타 파울라Santa Paula의 의사 데일 대너Dale Danner 박사는 극심한 기침과 함께 오른쪽 다리에서 통증을 느끼기 시작했다. 엑스레이 검사 결과 양쪽 폐 모두에서 상피성 암이, 다리에서는 2차 종양으로 보이는 덩어리가 발견되었다. 수술이 불가능한 상태였고, 방사선 치료에 내성이 있는 종양이었다. 치료는 불가능했고, 죽음을 피할 수 없었다.

대너 박사는 어머니의 고집에 못 이겨 레이어트릴 치료를 시도해보겠다고 했지만, 효과가 있을 것이라는 기대는 전혀 하지 않았다. 그저 걱정하는 어머니를 기쁘게 하려는 생각으로 멕시코에서 레이어트릴을 대량 투여 받았다. 하지만 이때까지도 그는 의학 저널에서 읽어보았던 것처럼 이것이 의료 사기에 지나지 않는다고 굳게 믿고 있었다. 또한 레이어트릴에 시안화물이 함유되어 있어 '위험할지도 모른다'고 생각했다.

멕시코에서 돌아온 후 몇 주 만에 통증과 기침은 어떤 약물 치료도 소용이 없을 지경까지 악화되었다. 통증을 이기지 못해 손과 무릎으로 바닥을 기어 다니며 3일 밤낮 동안 잠을 이루지 못하자, 그는 완전히 절망에 빠졌다. 수면 부족과 약물 과다 투여, 통증 때문에 정신이 혼미한 상태에서 그는 레이어트릴을 떠올리게 되었다. 그는 잠들 수 있기만을 바라며 레이어트릴을 동맥에 직접 주입하기 시작했고, 의식을 잃기 전까지 10일에서 20일 분량의 레이어트릴을 한 번에 주입하는 데 성공했다.

그는 36시간 후에 깨어났고, 아직 살아 있다는 사실만으로도 스스로 놀랐다. 뿐만 아니라 통증과 기침도 현저하게 가라앉았다. 식욕이 돌아왔고, 그의 몸은 가장 호전된 상태였다. 그는 내키지 않았지만 레이어트릴이 효과가 있다는 사실을 인정해야 했다. 이후로도 그는 몇 번 더 레이어트릴 치료를 받았고, 투여량을 줄여 가면서 유지 치료를 시작했다. 3개월 후, 그는 일터로 돌아갈 수 있었다.[1]

윌리엄 사이크스

1975년 가을, 플로리다 탬파Tampa 지역의 윌리엄 사이크스William Sykes는 림프구성 백혈병과 비장·간암 진단을 받았다. 비장을 제거한 후 그의 담당 의사는 기껏해야 몇 개월밖에 살지 못할 것이라고 진단했다.

의사들은 화학 치료를 권장했으나 치료를 위한 것이 아니라 죽음을 몇 개월 미루기 위한 것이었다. 윌리엄은 화학 치료 대신 레이어트릴 치료를 선택했다. 그가 직접 이야기한 것을 소개한다.

"몇 주 후 레이어트릴을 처방하는 의사를 만났을 때, 그는 레이어트릴이 왜 많은 암환자들을 돕고 있는지에 대해 설명했고, 내 경우는 3주간 30시시의 정맥 주사가 필요하다고 했습니다. 그는 효소와 식품 보조제, 지켜야 할 식단표를 주었습니다. 며칠이 지나자 몸이 눈에 띄게 나아졌지만, 세 번째 방문했을 때 의사는 더 이상 치료할 수 없다고 했습니다. 그는 레이어트릴을 계속 사용하면 면허가 취소될 것이라는 경고를 받았다고 합니다. 그는 제 아내에게 레이어트릴 주사 방법을 가르쳤고, 보관하고 있던 레이어트릴을 건네주었습니다. 그리고는 레이어

---

1 필자의 인터뷰 녹음에서 확인된 내용.

트릴을 추가로 구입할 수 있는 곳을 알려 주었습니다. 그 다음 주부터 의사가 알려 준 프로그램을 실천했고, 상태는 매일 좋아졌습니다. 어느 날 오후, 처음 암 진단을 받았을 때 나를 담당했던 미시건 주 앤 아버Ann Arbor에 있는 의사가 전화를 걸어 왜 화학 치료를 받으러 오지 않느냐고 물었습니다. 사정을 이야기하자 그는 내가 목숨을 담보로 게임을 하고 있다고 경고했습니다. 결국 나는 설득당해서 앤 아버로 돌아가 화학 치료를 받았습니다. 그런데 상태가 점점 악화되었습니다. 눈에서 열이 났고, 위는 불에 타는 것처럼 고통스러웠습니다. 며칠이 더 지나자 너무 약해진 나는 침대에서 내려올 수조차 없었습니다. …… '화학 치료'는 암보다도 빨리 나를 죽이고 있었습니다! 더 이상은 참을 수가 없어서 화학 치료를 중단하고 다시 레이어트릴과 식단 관리를 시작했습니다. 그러자 빠르게 회복되는 것을 느낄 수 있었습니다. 하지만 이번에는 암세포뿐만 아니라 화학 치료로 인한 부작용까지 이겨내야 했기 때문에 좀 더 오랜 시간이 걸렸습니다. …… 레이어트릴 치료를 시작하고 나서, 얼마 지나지 않아 피로감을 느끼지 않게 되었고, 팔굽혀펴기 등 대부분의 운동을 할 수 있게 되었습니다. 의사에게 몇 개월 살지 못할 것이라는 시한부 선고를 들은 지 20년이 지났고, 지금은 75세의 나이임에도 일주일에 두 번 라켓볼을 칩니다."[1]

1996년 6월 19일자로 나에게 보낸 편지에서 그의 아내 헤이즐 사이크스는 다음과 같은 말을 전해 주었다.

"윌리엄이 암을 이겨낸 다음, 한 의사가 그를 찾아왔습니다. 유명 병원에서 화학 치료를 담당하던 의학박사였어요. 그의 아내가 암으로

---

[1] '친애하는 친구들'에게 보내는 공개서한, 그리핀의 사적인 편지 모음.

병상에 있었고, 윌리엄이 어떻게 암을 이겨냈는지 알고 싶어 했습니다. 남편 윌리엄이 '화학 치료' 요법을 쓰면 되지 않습니까?'라고 의사에게 묻자, 그가 '내 친구나 가족에게는 절대로 화학 치료를 권하지 않겠습니다.'라고 말하는 겁니다! 그리고 윌리엄을 찾아와 같은 질문을 한 의사는 그 사람 말고도 많았습니다."[1]

버드 로빈슨

다음 편지는 애리조나 피닉스Phoenix 지역의 버드 로빈슨Bud Robinson에게서 온 것으로, 다른 설명은 필요 없을 듯하다. 수신인은 에른스트 크렙스 주니어 박사다.

크렙스 박사님께

또 한 번 생일을 맞게 해주셔서 감사합니다(5월 17일).

1979년 11월 15일, 제 담당 의사와 다른 비뇨기과 전문의 4명이 전립선암을 이유로 제게 4개월 시한부 선고를 내렸습니다. 의사들이 방사선 치료와 화학 치료 스케줄을 잡았는데, 저는 암으로 죽기 전에 그 치료를 받다 죽을 것이라는 생각이 들어서 거부했었지요.

그리고 나서 그 주 일요일 오후에 당신께 전화해서 간단한 프로그램을 받기로 했습니다.

저는 지금 71세이고, 13년째 생존해 있습니다. 그 당시의 비뇨기

---

[1] 필자에게 온 편지, 1996년 6월 19일, 그리핀의 사적인 편지 모음.

과 전문의 4명 중 3명이 전립선암으로 죽었습니다. 그리고 저와 교류하는 40~50명의 암환자들은 매우 건강하게 살아 있습니다. 제 권유로 '크렙스' 프로그램을 실천한 사람들입니다. 제 삶을 돌려 주셔서 다시 한 번 감사합니다.

당신의 친구 '버드 로빈슨'[1]

위의 글은 1992년에 쓴 편지다. 1996년 6월에 내가 로빈슨에게 연락했을 때, 그는 여전히 건강한 상태였다. 그는 71세가 아닌 75세였고, 그가 회복을 도운 암환자들은 90명으로 늘어나 있었다.

2006년 8월, 한국의 경희대학교 생리학과에서 진행한 연구는 아미그달린이 인간 전립선암 세포의 고사를 초래한다고 결론을 내렸다.[2] '세포의 고사'란 세포가 저절로 죽는 과정을 의미한다. 레이어트릴은 버드 로빈슨이 경험한 바와 같이 작용한다는 것이 과학적으로 입증된 셈이다. 만약 미국이었다면, 이 보고서는 정통 의학계에 의해 탄압 받았을 것이다.

암 치료에 아미그달린을 사용하는 것은 더 이상 새로운 일이 아니다. 지금까지 기록된 것 중에서 가장 오래된 사례는 1845년의 '파리 메디컬 가젯'이다.[3] 1842년, 젊은 암환자가 46,000밀리그램(46그램)의 아미그달린을 몇 달에 걸쳐 투여 받았다. 그 당시의 기사에 의하면, 그 기

---

[1] 로빈슨이 크렙스 주니어 박사에게 보낸 편지, 1992년 5월 18일, 그리핀의 사색인 편지 모음.
[2] "아미그달린은 Bax와 Bel-2 단백질의 발현을 통제함으로써 인간의 DU145와 LNCaP 전립선 암세포의 고사를 초래한다." 장, 신, 양, 이, 김 외, 2006년 8월 29일, PMID:16880611[메드라인의 펍메드 등록 번호]
[3] 파리 메디컬 가젯(Paris Medical Gazette), 13권, p.577~82 인용.

사가 작성된 시점까지 3년 이상 암환자가 살아 있었다고 한다. 몸 전체로 퍼진 말기 암을 치료하기 위해 1834년부터 아미그달린 투여를 받기 시작한 또 다른 여성은 11년이 지난 후인 1845년의 기사가 작성된 시점까지 살아 있었다.

이 첫 보고서가 작성된 이래로 '수천 건'의 비슷한 사례가 보고되었고 기록으로 남겨졌다. 앞에서 말했지만, 정통 의학계의 대변인들은 레이어트릴이 효과가 있다는 증거는 없다고 권위를 남용하며 공언해왔다. 그렇기 때문에, 이 같은 사례는 매우 중요하다. 다시 한 번 진실을 말하자면 증거는 도처에 있다.

이런 증거와 맞닥뜨리면 영양학적 치료에 대한 직업적인 편견에 사로잡힌 의사들은 또 다른 설명을 찾으려고 시도한다. 그들이 가장 애용하는 설명은 이전에 받은 방사선 치료나 약물 치료에 암세포가 뒤늦게 반응했다는 것이다. 그리고 레이어트릴을 제외한 다른 치료를 받은 적이 없는 환자의 사례에서는 처음부터 암환자가 아니었을 것이라고 반박한다. 그러나 이전에 수술이나 조직검사에 의해 암의 존재가 증명되어서 이 설명이 통하지 않는 경우, 그들은 결국 암이 자연 소멸되었다고 주장한다. 즉 외부의 아무런 도움 없이 암세포가 그냥 사라졌다는 것이다. 물론 치료 없이도 암세포가 확산을 멈추거나 사라지는 경우가 있는 것은 사실이다.[1] 하지만 그런 사례는 매우 드물다. 특히 고환 융모상피암과 같은 특정한 암에서는 통계 분석에 사용하지 못할 정도로

---

1 이런 사례에서는 식습관의 변화가 암세포의 소멸과 관련이 있는지를 검토하는 것도 흥미로울 것이다. 개인의 선택 또는 거주지의 변화로 인한 음식의 변화가 패턴으로 나타날 것이라고 추측할 수 있으며, 새로운 식단은 췌장 효소를 적게 요구하고, 자연 상태의 비타민 B17을 많이 섭취하는 것일 가능성이 높다.

희박하다.

1967년 11월 19일, 샌프란시스코에서 있었던 만찬 연설에서 크렙스 주니어 박사는 그와 같은 사례를 소개하면서 다음과 같이 덧붙였다.

"방사선 치료를 받지 않으면 또 하나의 장점이 있겠네요. 이전에 방사선 치료를 받은 적이 없다면, 방사선 치료의 효과가 늦게 나타난 것이라는 상상을 할 수 없을 테니까요. 그렇다면 그들은 '자연 소멸'이라고 우기겠지요. 과학적으로 봅시다. 자연 소멸은 암환자 150,000 명당 1명 이하로 나타납니다. 고환 융모상피종 암환자 6명이 연달아 완전히 회복한 사례의 원인이 자연 소멸일 가능성은 내일 해가 뜨지 않을 가능성보다도 낮습니다."[1]

세월이 흐르면서 레이어트릴의 살아 있는 증거라 할 수 있는 회복한 암환자의 수는 점점 늘어나고 있다. 이러한 결과를 무시하거나 없는 것으로 여기기에는 입증된 증거나 사례가 너무 많다. 만약 암을 치유한 환자들이 모두 자연적으로 회복된 것이라면, 현재 시행되는 모든 암 치료법을 합한 것보다 레이어트릴 치료를 받은 사례에서 자연 회복이 나타나는 경우가 훨씬 더 많다고 하는 것이 온당하다.

---

[1] 잭 타르 호텔에서 '암 희생자와 그 친구들의 국제 연합' 미팅에서 행한 연설, 1967년 11월 19일.

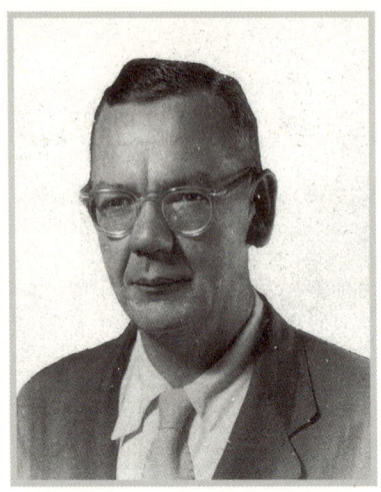 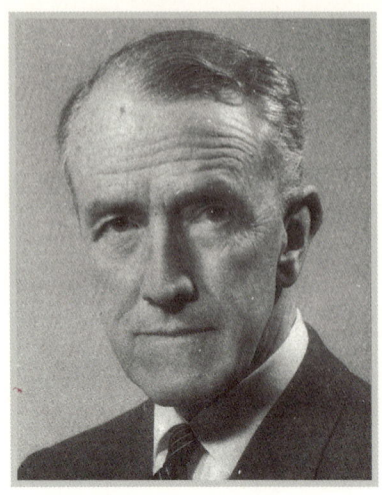

이안 맥도날드 박사(로스앤젤레스 카운티 의료 회보의 사진)　　헨리 갈랜드 박사(샌프란시스코 의사협회의 사진)

이안 맥도날드 박사와 헨리 갈랜드 박사는 그 유명한 1953년 캘리포니아 의사협회 보고서의 공동 저자다. 이 보고서는 후에 레이어트릴에 대한 모든 과학적인 반박의 근거가 되었다. 그러나 이 보고서의 결과는 조작되었다는 사실이 밝혀졌다. 두 사람 모두 담배는 폐암과 관련이 없는 무해한 기호품이라고 주장하여 흡연을 옹호했다. 심지어 맥도날드 박사는 "하루 한 갑의 흡연은 폐암을 예방한다!"라고 공식적으로 언급하기도 했다.

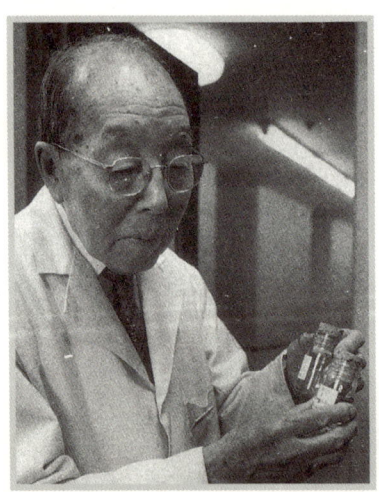 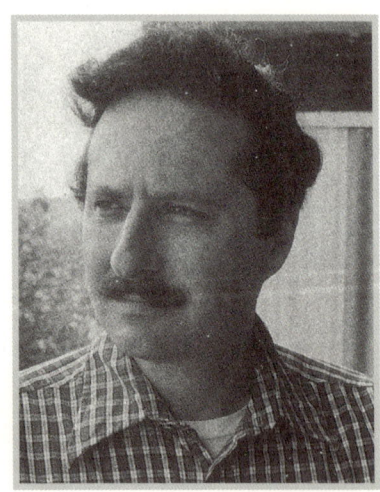

스기우라 가네마츠 박사 Photos ⓒ by Peter Chowka　　랄프 모스

스기우라 가네마츠 박사는 메모리얼 슬론-케터링 암센터의 선임 연구원이었다. 그는 생쥐를 대상으로 한 실험 결과, 레이어트릴이 지금까지 실험했던 모든 물질 가운데 암을 가장 효과적으로 통제한다고 보고했다. 하지만 이는 그의 상사들에게는 받아들여질 수 없는 결과였다. 혁신의 가능성에 기뻐하기는커녕 그의 상사들은 다른 연구원들에게 스기우라 박사를 모방한 실험으로 그의 실험 결과에 결함이 있음을 증명하도록 요구했다. 그러나 후속 실험의 결과는 스기우라 박사의 결론과 같았다. 그의 상사들은 또 다시 결과를 인정하지 않았으며, 실패하도록 설계된 새로운 실험을 계속 요구했다. 마침내 스기우라 박사의 실험이 잘못되었다는 실패한 실험이 나왔고, 이 실험의 결과가 세상에 공식적으로 알려지게 되었다.

랄프 모스는 레이어트릴 실험 당시 메모리얼 슬론-케터링 암센터의 홍보부 차장이었다. 상사들이 레이어트릴 실험에 관한 왜곡된 정보를 내보내라고 지시하자, 그는 항의의 뜻으로 사직서를 제출하고 그만두었다.

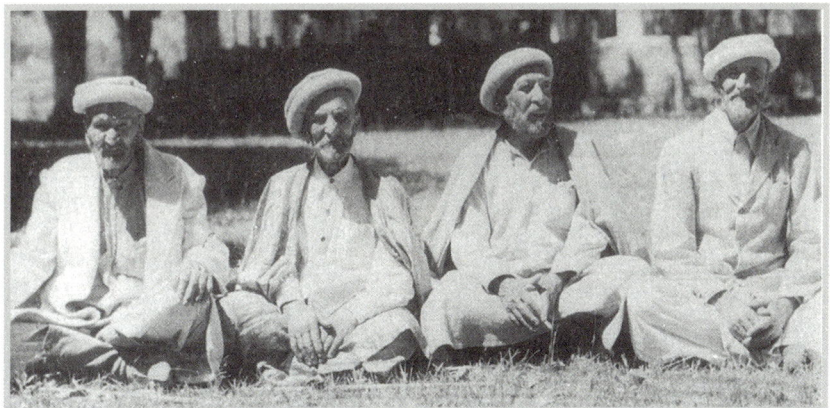

훈자의 노인들. 평균 연령이 90세 이상이다.

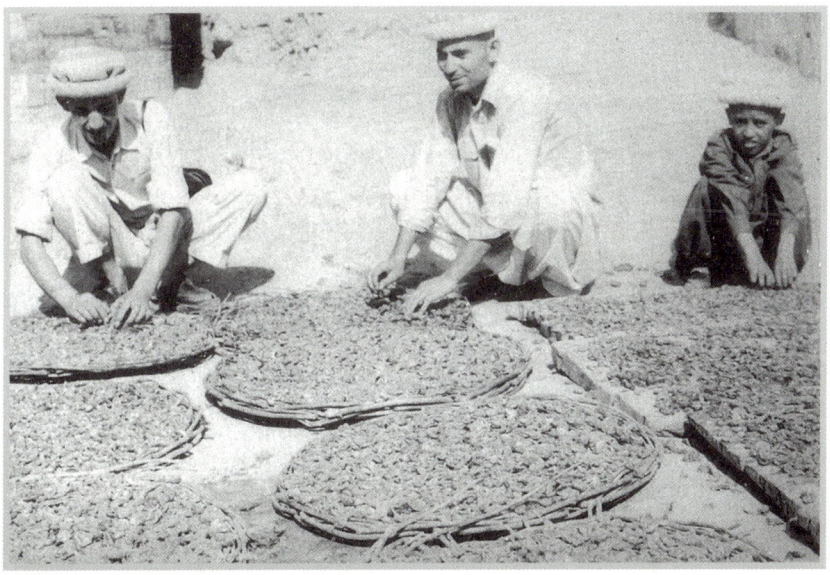

훈자 사람들이 가장 귀하게 여기는 음식은 살구와 그 씨앗이다.

히말라야에 사는 훈자 사람들은 무병장수하는 것으로 유명하다. 훈자 지역에는 암이 없다. 원주민들의 식단은 산업화된 사회의 평균적인 식단과 비교해서 200배나 더 많은 비타민 B17을 함유하고 있다. (사진 제공 : J. 밀턴 호프만 박사)

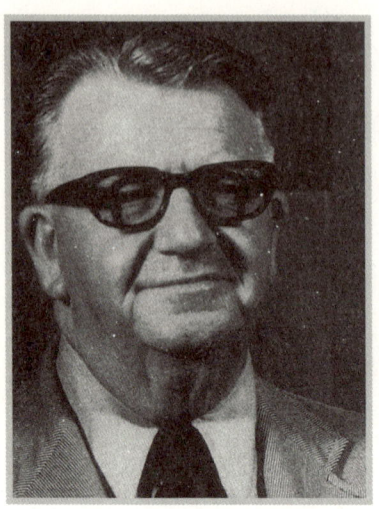

에른스트 T. 크렙스 주니어 박사
그는 암을 비타민 결핍증으로 생각했으며, 레이어트릴 연구에 선도적인 역할을 했던 생화학자였다. 역사는 그를 우리 시대의 루이 파스퇴르와 같은 사람으로 기억할 것이다.

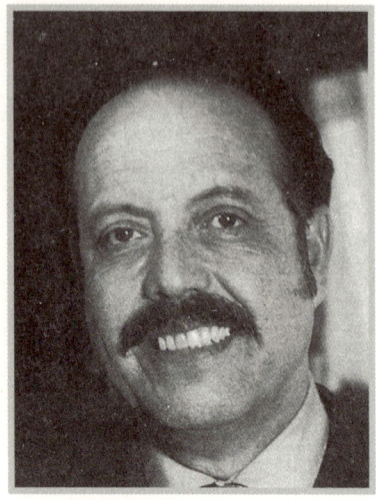

에르네스토 콘트레라스 박사
멕시코의 가장 저명한 의료계 인사 중 한 사람으로, 레이어트릴 치료를 선택적으로 받을 수 있는 전문 병원을 세계 최초로 설립했다.

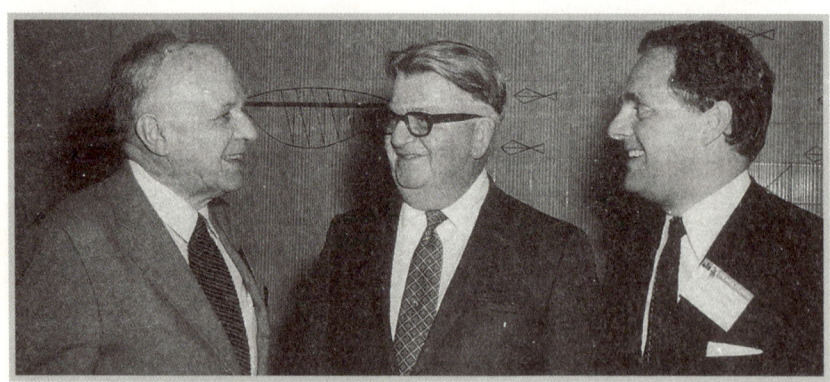

딘 버크 박사, 크렙스 주니어 박사, 한스 니이퍼 박사 ('암 희생자와 그 친구들의 국제 연합'에 참석했을 당시의 사진)
미국 국립 암연구소 세포화학 분과 과장인 딘 버크 박사(왼쪽), 크렙스 주니어 박사(가운데), 독일 하노버의 유명한 암 전문가 한스 니이퍼 박사(오른쪽)는 크렙스 주니어 박사의 레이어트릴 관련 연구를 지지한 많은 학자들 중에 대표적인 사람들이었다.

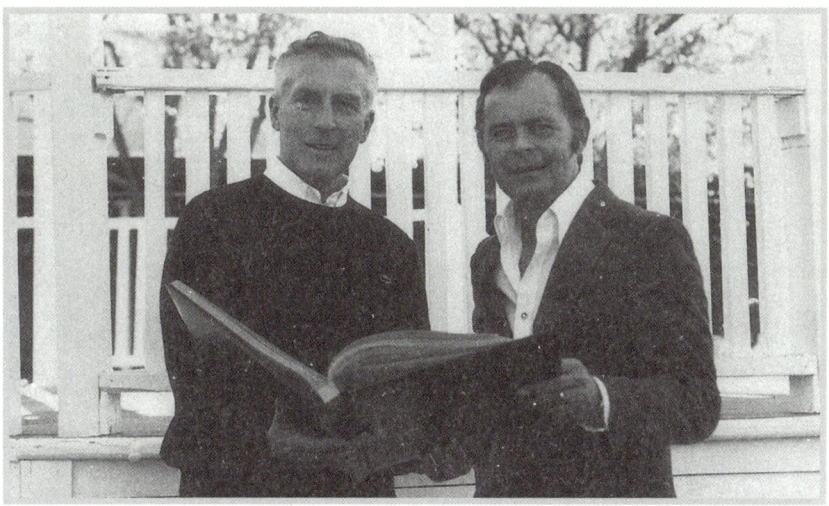

존 A. 리처드슨 박사(왼쪽)가 저자에게 신문 기사 스크랩북을 보여주고 있다. 그는 의사들의 레이어트릴 처방을 금지한 미국 보건 당국의 조치에 맞서 법정 싸움을 벌이고 있었다.

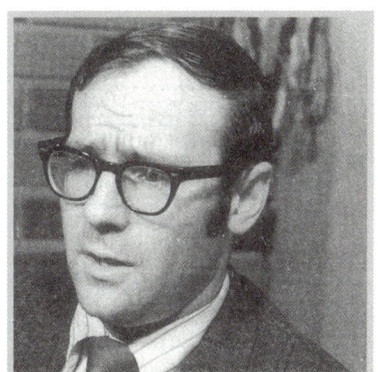

데일 대너 박사 그는 레이어트릴을 신뢰하지 않는 말기 암환자였다. 그는 죽음의 문턱에서 마지막 수단으로 대량의 레이어트릴을 스스로 주입했다. 그 결과 고통에서 벗어날 수 있었으며, 잃어버린 식욕도 되찾았다 3개월 후, 그는 일터로 돌아갈 만큼 회복되었다.

조앤 윌킨슨(오른쪽) 1967년, 그녀는 다리와 골반, 방광, 신장 한 쪽을 제거해야 한다는 진단을 받았다. 그녀가 수술 대신 레이어트릴 치료를 선택하자 화가 난 담당 의사는 12주 이상 살 수 없을 것이라고 경고했다. 그러나 이 사진은 몇 년 뒤에 찍은 것이며, 그녀는 지금까지도 건강하고 생산적인 삶을 즐기고 있다.

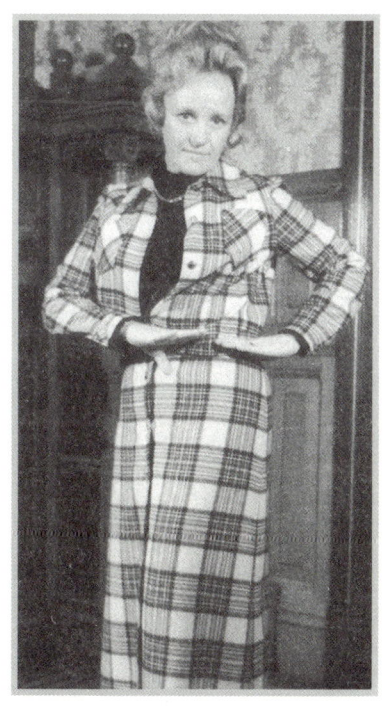

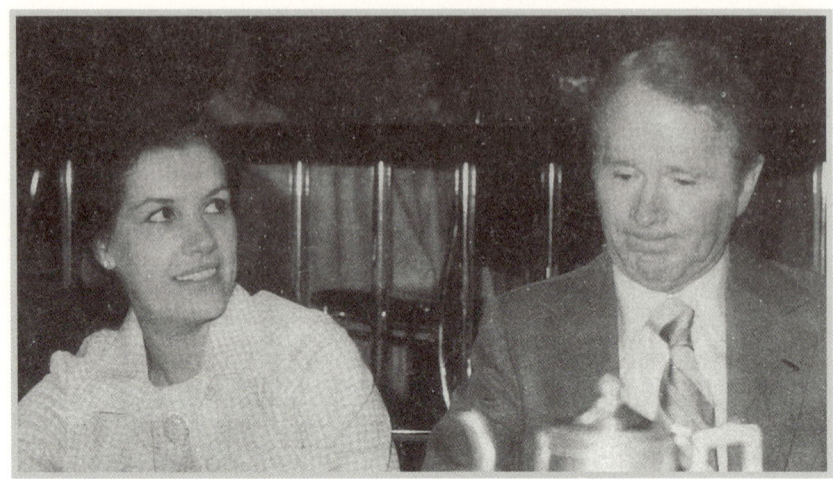

앨리샤 버튼즈 유명 배우이자 희극인이었던 레드 버튼즈의 아내였던 앨리샤 버튼즈는 병원 진단 결과 희망이 없다고 포기한 암환자였다. 그러나 몇 개월간의 레이어트릴 치료를 받은 끝에 암은 완전히 사라졌다. 이 부부는 1973년 로스앤젤레스에서 열린 암 컨벤션에 참가했다. 앨리샤는 23년이 지난 시점까지 건강하게 살고 있었다. *「태틀러」지에 실린 사진(앨리샤 버튼즈와 레드 버튼즈)

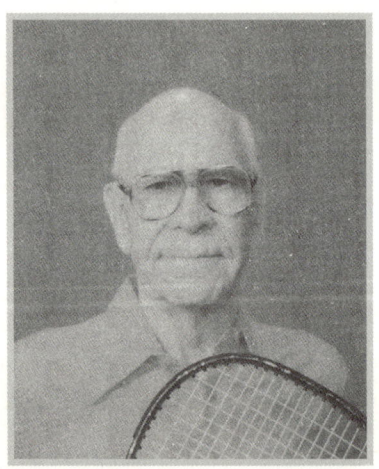
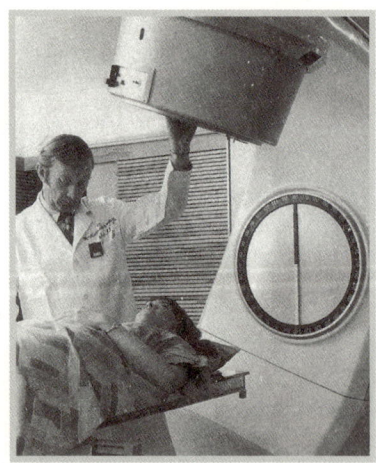

암환자 윌리엄 사이크스는 림프구성 백혈병 4기였고, 비장과 간에 암 종양이 있다는 진단을 받았으며, 병원에서는 그를 포기했다. 그는 화학 치료를 받더라도 수명을 몇 개월 연장할 뿐 그 이상의 효과는 없을 것이라는 의사의 말을 듣고 레이어트릴과 효소 치료를 선택했다. 그로부터 20년이 지나 74세가 된 윌리엄은 1주일에 두 번씩 라켓볼을 칠 정도로 건강한 삶을 살고 있다.

방사선 치료는 암 치료가 아니라 암을 유발하는 것으로 알려져 있다. 암이 아닌 방사선으로 인한 손상 때문에 환자가 사망하는 경우도 많다. 오히려 치료를 받지 않은 환자들은 방사선 치료나 화학 치료를 받은 환자들만큼, 또는 그보다 더 오래 산다. 정통 의학에서는 암을 치료한다는 명목으로 암의 원인이 아닌 증상(종양)을 다룬다.

10
'검증된' 암 치료법

수술과 방사선 치료의 효과; 치료를 받지 않은 환자가 치료 받은 환자보다 더 오래 산다.

레이어트릴 사용을 지지하는 사람들은 이 세상에 '암 치료법'은 없다고 강조한다. 이들은 결핍성 질병에는 예방과 통제만 필요할 뿐이지 치료법이 있는 게 아니라고 말한다. 그러나 정통 의학의 표준 치료법을 지지하는 사람들은 이런 주장에 반대한다. 암 치료 산업에 종사하는 사람들은 검증된 치료법이 있다고 확고하게 주장한다. 또한 레이어트릴 같은 엉터리 약에 의지하는 환자는 검증된 치료를 제때 받지 못하기 때문에, 암을 치료할 수 있는 귀한 시간을 허비하게 된다고 말한다. 그렇다면, 그들이 주장하는 검증된 치료법은 어떤 것인가? 그것은 바로 수술과 방사선 치료, 그리고 약물 치료다.

다음 글은 암 치료법에 대한 전통적인 관점을 잘 보여주는 로스앤젤레스의 한 지역 신문에 게재된 기사다.

오늘 미국 암학회는 샌프란시스코 지역에 퍼져 있는 돌팔이 치료법에 대해 주의보를 발령했다. 밸리 지역의 교육장인 스탠리 그루쉐스키Stanley Grushesky는 지역 주민들이 지난 몇 주간 검증되지 않은 암 치료법에 현혹되고 있다고 말했다. 그는 또 이렇게 덧붙였다.

"돌팔이 치료법이 순진한 암환자들을 죽이고 있습니다. 암환자들은 가짜 기구와 치료법에 시간을 버리기 때문에, 효과적인 치료를 받을 수 있는 기회와 시간을 놓치게 됩니다. 이로 인해 환자는 위험에 처하게 됩니다."[1]

이와 비슷한 관점에서 캘리포니아 주정부 공공보건국 소속 랄프 베일러스타인Ralph Weilerstein 박사는 다음과 같이 말했다.

"암 발생 초기에 표준 치료법으로 치료 받지 않고 레이어트릴을 사용하는 것은 매우 위험합니다. 효능이 이미 입증된 현대 의학의 치료 방법인 수술이나 방사선 치료를 받지 않으면, 시간을 지체하게 되어 암세포가 다른 부위로 전이될 수도 있기 때문입니다. 이로 인해 더 이상 암을 치료할 수 없는 상태에 이르게 되는 것입니다."[2]

공공 도서관의 암 관련 참고 자료 서가에는 미국 암학회에서 제공하는 서표book mark가 있는데, 거기에는 다음과 같은 슬로건을 써 놓았다.

"검증되지 않은 암 치료법에 당신의 생명을 걸지 마세요."

그 뒤에는 이렇게 쓰여 있다.

"검증된 암 치료법에 관해 더 많은 정보를 원하시면 미국 암학회에 전화나 편지를 주세요."

그래서 나는 미국 암학회에 편지를 쓰기로 했다. 이들이 마치 모든 암이 치료될 수 있는 것처럼 검증된 암 치료법이 있다고 확고하게 말하는 것에 대해 놀라움을 표한 내용으로 작성해서 편지를 보냈고, 며칠

---

1 "샌프란시스코 돌팔이 의사를 향한 미국 암학회의 경고", 벨리 뉴스(Valley News), 1972년 12월 10일자.
2 마린 대학 타임스(College of Marin Times), 1972년 4월 26일.

후 다음과 같은 답변을 받았다.

> 에드워드 그리핀 씨에게
>
> 문의해 주셔서 감사합니다. 검증된 치료법은 분명 있습니다. 수술과 방사선 치료, 그리고 화학(약물) 치료는 충분히 제 기능을 하고 있습니다."[1]

1996년에 미국 암학회는 수많은 치료법을 발표했다. 그해에 우리는 다음과 같은 내용을 글을 발견했다.

> "오늘날 미국에는 암 병력을 가진 1천만 명의 사람들이 살고 있다. 이 중 7백만 명은 암 판정을 받은 지 5년 이상 되었고, 우리는 이들 중 대부분이 치료되었다고 판단한다."[2]

정통 의학의 표준 치료법에 대한 신뢰가 이 정도로 높다. 이에 우리는 '표준 치료법'이라 불리는 수술, 방사선, 그리고 약물 치료의 결과와 이점을 살펴보려고 한다.

수술은 세 가지 방법 중에 가장 덜 위험하다. 특히 2차 합병증으로부터 보호해야 할 내장 장애 질병에 탁월한 방법이다. 또한 환자들은 종양이 없어진 것을 눈으로 직접 확인할 수 있기 때문에 일시적인 희망을 갖게 되고, 심리적으로 안정감을 갖는다. 수술은 악성 종양이 아닐 경우에만 할 수 있다. 그러나 암세포의 대부분은 종양이기 때문에 수술이 가능한 환자가 많지 않다. 심각한 악성 종양은 수술이 아예 불가능하다.

그런데 수술은 두 가지 문제점을 안고 있다. 종양을 절단하면 그것이 단순히 조직검사를 위한 것일지라도 환자의 상태를 더 악화시킬 수

---

1 1972년 12월 18일 마벨 버넷(Mabel Burnett)이 보낸 편지, 그리핀의 사적인 편지 모음.
2 암에 관한 사실과 형태(Cancer Facts & Figures)-1996년, p.1.

있다. 먼저, 절단 부위에 외상이 남는다. 이 때문에 영양막세포는 수술 부작용을 겪는다(이 책의 '04. 궁극의 실험'을 참조). 또 다른 부작용은 수술로 악성 종양이 모두 제거되지 않을 경우, 제거되지 않은 종양은 수술로 인해 생긴 반흔 조직scar tissue으로 둘러싸인다. 결과적으로 암은 영양막세포를 감시하는 백혈구의 기능에 필수적인 췌장 효소pancreatic enzyme의 지원을 받지 못하게 된다.

수술을 반대하는 가장 큰 이유는 수술을 받은 환자가 받지 않은 환자보다 더 오래 생존한다는 확실한 통계적 증거가 없기 때문이다. 이에 대해 1844년 레로이 데토일리스Leroy d' Etoilles 박사는 통계적 분석에 관해 쓴 책을 프랑스 과학학회French Academy of Science에 발표했다. 이 분석은 현재까지 통틀어 가장 방대하게 연구된 통계 자료다. 이 자료를 보면 30여 년 동안 174명의 의사가 2,781명의 암환자를 진료하였고, 그중 수술 후에 살아남은 환자들의 평균 생존 기간은 1년 5개월 정도였다. 이것은 오늘날과 크게 다르지 않은 수치다.

레로이 데토일리스 박사는 수술 및 커스틱스(caustics, 세포 조직이나 여러 가지 물질을 깎아 내거나 삭게 하는 시술)를 받은 환자와 받지 않은 환자로 구분했다. 그리고 이 조치는 열광적인 지지를 받았다.

> "수술이나 커스틱스가 시도해 볼만한 가치가 있는 이유는 이 치료법으로 남자는 2개월, 여자는 6개월 정도 생명을 연장시킬 수 있기 때문이다. 그러나 이것은 암 진단을 받은 후 처음 몇 년 동안에만 가능하다. 이 시기가 지난 후에는 치료를 받지 않은 환자가 치료를 받은 환자에 비해 생명 연장 가능성이 50%가 더 높았던 것으로 밝혀졌다."[1]

---

1 월터 월쉬(Walter H. Walshe), 해부학·생리학·병리학 그리고 암 치료 (티크너출판사, 1844).

최근의 조사에서도 이와 비슷한 결과가 나타났다. 암 수술 시에는 종양만 제거하지 않고 암 조직 전체와 림프선을 제거한다. 때로는 난소도 제거하는데, 암세포가 난소에서 나오는 호르몬에 의해 성장이 촉진되기 때문이다.

1961년, 국립 유방암 임상 연구협회National Surgical Adjuvant Breast Project에서 대규모의 통계 조사가 실시되었다. 7년간 진행된 통계 조사에서 나타난 결과는 확실했다. 수술 부위의 크기에 상관없이 생존율에는 차이가 없었다. 이러한 결과로 정통 의학의 표준 치료법이 그다지 신뢰할 수 있는 치료법이 아니라는 인식이 생겨나기 시작했다. 이 조사는 484개 병원에서 5,000명의 의사를 대상으로 이루어졌지만, 1991년에 이 조사가 잘못된 것이라는 발표가 나왔다. 그 이유는 의사 1명(5,000명 중에서)이 자료를 위조하였고, 2개 병원(484개 병원 중에서)이 더 이상 환자를 실험할 수 없었기 때문이라고 했다.[1]

그러나 명백한 증거는 결코 숨길 수 없다. 캘리포니아 어바인 의과대학University of California-Irvine College of Medicine에서 1984년부터 1990년까지 비슷한 연구가 이루어졌는데, 다음과 같은 결론을 내렸다.

"유방 보존 수술BSC을 받은 환자와 유방 절제 수술을 받은 환자를 비교한 결과, 이 둘 사이에 완치율과 생존율에서 차이가 없었다."[2]

---

[1] 라빈(Ravin, R. G.) 등, "유방암 예방 절제술의 가치에 대한 의료적 실험의 결과", 수술, 부인과와 산과(Surgery, Gynecology & Obstetrics), 131:1055, 1970년 12월. "작은 부위의 유방암 절제술", 메디컬 트리뷴, 1971년 10월 6일, p.1. "유방암 실험 연구", 사이언스 뉴스, 1994년 4월 30일, p.277, 282, 283, 286.

[2] 애나 리펠드스타인(Anna LeeFeldstein), "유방암 생존과 관련된 치료법의 차이와 다른 예후 요인들: 전달 체계와 의료적 결과", 혼다 안톤-쿨버(Hoda Anton-Culver), 폴 펠드스타인(Paul J. Feldstein), 미국 의사협회 저널, ISSN:0098-7484, 1994년 4월 20일.

이 결과는 2002년에 이탈리아에서 7년간 진행된 연구 결과에 의해 다시 한 번 확인되었다.[1]

미국에서 암 분야 통계학의 최고 권위자인 버클리 대학 의료물리학과와 생리학과 교수였던 하딘 존스Hardin B. Jones 박사는 의학 자료를 수년간 분석한 후 미국 암학회에서 다음과 같은 내용을 발표했다.

"수술 치료의 강도와 생존 기간의 연관성은 없는 것으로 밝혀졌습니다. 암세포를 절단하는 치료는 방사선 치료와 림프 드레니지lymphatic drainage를 분해하는 것과 비슷한 생존율을 보였습니다."[2]

이 자료는 유방암 수술과 관련된 것이지만, 그는 일반적인 수술과 관련지어 다음과 같이 말했다.

"치료를 받지 않은 환자의 수가 치료 받은 환자의 수에 비해 부족한 것이 사실이지만, 놀랍게도 두 그룹의 사망률은 비슷한 것으로 보입니다. 치료를 받는 것과 받지 않는 것에 큰 차이가 없다는 것입니다. 그러나 이 가정은 잘못되었습니다. 암 발생 초기에는 모든 환자들이 치료를 받지 않았고, 시간이 흐르면서 치료를 받는 사람들이 생겨났습니다. 또한 치료를 받은 환자는 질병이 시작되면서부터 치료를 받기까지의 시간이 계속 증가했습니다. 따라서 암 진행 과정이 느려지고(자동적으로 생존 기간이 증가함), 시간이 지나면서 치료를 받은 경우에 포함됩니다. 하지만 같은 이유로 치료를 받든 안 받든 상관없이 더 오래 삶을 영위하는 사람들이 있습니다. 그리고 치료를 받지 않은 환

---

[1] "마지막 단어? 유방암 수술 횟수와 수치가 같은 유방암 생존율", 사이언스 뉴스, 2002년 10월 19일. p.243.
[2] 하딘 존스(Hardin B. Jones) 박사, "암에 대한 보고서," 미국 암학회 주최 제11회 과학 저자 학회에서 발표된 논문, 1969년 3월 7일.

자가 오래 생존한 경우, 그 생존율은 '치료를 받은' 쪽보다 '죽을 때까지 치료를 받지 않은' 쪽에 포함되어야 합니다. 이렇게 되면 치료를 받지 않은 환자의 기대 수명은 치료를 받은 환자보다 증가하게 됩니다."

그렇다면 수술 후 5년 이상 생존할 확률은 어느 정도인가? 이것은 몸의 어느 부위에 암이 있었는지, 암의 진행 속도가 어느 정도였는지, 그리고 2차 전이가 발생했는지 여부에 따라 달라진다. 예를 들어, 유방암의 경우는 수술이나 엑스레이 치료를 받은 환자 중 16%가 호전되었다. 폐암의 경우는 수술 후 5년 이상 생존한 환자는 5~10% 정도다.[1]

그러나 다른 종류의 암, 예를 들어 고환 융모상피종 chorionepitheliomas과 비교하면 긍정적인 결과다.

암이 전이되기 시작하면 수술 여부에 상관없이 희망은 더욱 사라진다. 어느 암 전문가가 다음과 같이 직설적으로 말했다.

"절망적인 예후가 예측되는 환자는 암이 전이된 환자다. 그리고 진단 당시에는 암이 전이되지 않았으나 그 후에 암이 전이된 환자도 마찬가지로 절망적인 예후가 예상된다."[2]

따라서 엄밀히 말하면 수술 후의 생존율은 최대로 10~15% 정도이

---

1 존스톤(F. R. C. Johnstone) 박사, "병리학에 기초한 유방암 치료의 결과", 수술, 부인과와 산과(Surgery, Gynecology & Obstetrics), 1972년, p.134~211. 조지 크라일 주니어(George Crile, Jr.) 의학박사, "상담가의 조언", 캘리포니아 메디컬 다이제스트, 1972년 8월, p.839. "폐암 생존율을 높이기 위한 프로젝트", 메디컬 트리뷴(Medical Tribune), 1971년 10월 20일. 프로비던스의 로드아일랜드 병원 종양학과 르위스 레온느(Lewis A. Leone) 박사의 "암에 대한 통제는 아직 성공하지 못했다", LA 헤럴드 이그재미너(L.A. Herald Examiner), 1972년 6월 6일, p.C-12.
2 존스톤(Johnstone), "유방암 치료의 결과", 수술, 부인과와 산과(Surgery, Gynecology & Obstetrics), 1972년 p.134, 211.

다. 또한 암이 다른 곳으로 전이되면 수술로는 치료가 불가능하다. 다른 표준 치료법처럼 수술은 단지 종양만 제거할 뿐, 그 원인을 제거하지 못하기 때문이다.

엑스레이 치료는 수술과 그 원리가 같다. 치료 목적은 수술과 동일하게 종양을 제거하는 것이지만 엑스레이는 종양을 자르지 않고 태워서 없앤다. 그러나 이 방법으로는 암이 아닌 정상 세포도 파괴할 가능성이 있다. 그리고 악성 종양이 심할수록 방사선 치료도 잘 되지 않는다. 만약 악성 종양이 심하지 않다면 엑스레이 치료는 높은 성공률을 자랑하지만, 이런 경우는 거의 없다.

만일 종양이 암세포와 정상 세포에 동시에 붙어 있고 방사선이 암세포보다 정상 세포를 더 많이 파괴한다면, 방사선 치료로 종양의 크기를 줄일 수는 있지만 악성 종양의 비율이 그만큼 늘어나게 된다. 이런 일은 실제로 일어나고 있다. 이러한 메커니즘에 대해 존 리처드슨John Richardson 박사는 다음과 같이 설명했다.

"방사선과 방사선 작용약radiomimetic posion은 만질 수 있고, 측정 가능한 종양의 크기를 줄인다. 이런 방법으로 종양의 75% 이상을 줄일 수 있다. 방사선과 약물은 선택적으로 종양에 작용하기 때문에, 새로 생긴 암세포를 제외한 모든 것을 죽일 수 있다. 예를 들어, 양성 자궁근종benign uterine myoma은 마치 햇볕에 눈이 녹아내리는 것처럼 방사선에 녹는다. 만약 새로 자라난 암세포가 있었다면, 그 신생 세포는 녹지 않고 남는다. 종양의 크기는 90%로 줄어들지만 신생 암세포도 그만큼 증가한다. 경험이 많은 의사들은 이미 알고 있듯이 혹은 적어도 알고 있어야 하듯이 방사선이나 약물은 병변의 종양 크기를 줄여 주지만, 환자의 건강을 회복시켜 주지는 않는다. 그와는 반대로 환자

병변의 악성 종양이 폭발적으로 증가하는 상황에서는 방사선과 약물이 오히려 암의 전이를 확장시키고, 급격한 악화를 초래해 갑자기 죽음에 이르게 한다."[1]

또한 엑스레이 치료는 수술과 같은 단점을 가지고 있다. 그리고 거기에 한 가지 단점이 더 있다. 엑스레이 치료는 우리 몸 다른 부위에 암을 전이시킬 수 있다! 과도한 방사선 노출은 암을 유발한다. 이 사실은 히로시마 원폭에서 살아남은 사람들에게 암 발생률이 증가했다는 결과가 발표되고 나서 처음 알려졌다. 그 이후, 다른 많은 연구에서도 이 사실이 발견되었다. 예를 들어, 뉴스 중에 '20년 전에 엑스레이 치료를 받은 사람들 주의 요망!'이라고 보도된 기사 제목을 볼 수 있다.[2]

간호학 교과서인 「의료 수술 간호학 The textbook of Medical Surgical Nursing」에서는 이 부분을 강조한다. 이 책에 나와 있는 내용을 소개하면 다음과 같다.

"우리는 공공보건 영역에서 관심을 가져야 한다. 그동안 적은 양의 방사선에 오랜 기간 동안 노출된 사람들이 아주 많기 때문이다. 예를 들면, 1920년대에는 시계와 시계 지침판에 형광(라듐이 포함된) 페인트를 칠했던 여자 공원들이 있었는데, 그로부터 수년 후 라듐에 발암물질이 있어서 골육종 bone sarcomas을 야기한다는 사실이 밝혀졌다. 이와 유사한 사례로 백혈병은 방사선과 의사들에게 자주 발병된다. 또 다른 예로는 적은 양의 방사선에 지속적으로 노출되었을 때 벌어지는 일들을 히로시마 생존자들을 통해서 알 수 있다. 오늘날 방사선

---

[1] 1972년 11월, 관심 있는 의사들에게 쓴 공개편지, 그리핀의 사적인 편지 모음 인용.
[2] 내셔널 인콰이어러(National Enquirer), 1973년 10월 7일, p.29.

으로 인한 가장 심각한 피해는 이전에 방사선 치료를 받았던 부위에 악성 종양이 전이되거나 그 부위에 암세포가 증식했다는 것이다. 이에 관한 증거로 20년 전 방사선에 노출되었던 부위에 피부암, 골육종(뼈암), 폐암이 발병했다는 사례를 들 수 있다. 또 다른 증거로는 어린 시절 흉선(thymus, 흉골의 후방, 심막 및 심장의 대혈관 앞쪽에 있는 림프 기관)에 적은 양의 방사선을 7년 이상 쬐인 환자들에게서 갑상선암이 증가했고, 나이에 상관없이 몸에 방사선을 쬐인 사람들은 백혈병 발병률이 높았다."[1]

1971년, 버팔로 대학University of Buffalo의 로버트 깁슨Robert W. Gibson 박사 연구팀은 몸의 같은 부위가 주기적으로 방사선에 노출되었을 때, 남자의 경우 백혈병 위험이 최소 60% 이상 증가했다고 발표했다.[2] 다른 과학자들은 미국인들이 엑스레이에 대한 맹신을 버려야 한다고 주장한다. 심지어 결핵을 진단하기 위한 이동 엑스레이조차 멈추어야 한다고 말한다.[3] 하지만 이런 '일상적인' 엑스레이는 오늘날 암환자가 받는 강한 방사선에 비하면 위험하지 않다.

엑스레이에는 암을 유발하는 두 가지 요소가 있다. 첫째, 엑스레이는 치료 과정에서 영양막세포를 만드는 몸에 해를 입힌다. 둘째, 엑스레이는 최전방에서 암과 싸우는 면역 방어 체계를 구성하는 백혈구의 생성을 약화시키거나 파괴한다.

---

1 버너, 에머슨, 페르구슨과 도리스 서다스(Bunner, Emerson, Ferguson, and Doris Suddarth), 의료 간호학 교과서(Philadelphia: J.B. Lipincott Co., 1970) 제2판, p.198.
2 "다량의 엑스레이 노출이 백혈병 증가를 유발시키는 위험에 대한 연구", 내셔널 인콰이어러, 1971년 12월 5일, p.11.
3 "미국 식품의약국 최고 연구자의 경고: 이동 진료소의 흉부 엑스레이는 위험하기 때문에 중지되어야 한다", 내셔널 인콰이어러, 1972년 9월 10일, p.8.

통계적으로 방사선이 환자의 생명을 연장시키는 데 도움을 준다는 증거는 거의 없다. 미국 국립 유방암 임상 연구협회는 수술 외에도 방사선의 효과를 연구했고, 다음과 같은 결과를 발표했다.

"…… 수술 후에 방사선을 사용하는 것은 환자들에게 큰 도움을 주지 못한다. 수술 후 5년 동안의 생존율 또한 증가하지 않았다."[1]

1998년 8월, 사이언스 뉴스Science News에서는 30년 동안의 자료를 모아 책을 출간했다. 이 연구에서 방사선이 실제로는 환자들의 생존율을 낮추고 있다고 발표했다.

9건의 연구에서 모은 자료를 살펴보면, 수술 후에 받는 방사선 치료가 실제로는 많은 환자들의 생존 기회를 박탈하고 있다. 특히 처음에 암이 전이되지 않았던 환자의 생존 가능성을 줄인다. 6월 25일, 랭서Lancer에서는 다음과 같은 발표가 나왔다.

"수술 후 2년간 살아남은 암환자의 비율은 방사선 치료를 받은 경우 48%였고, 수술만 받은 환자는 55%였다."[2]

이와 같은 당혹스러운 사실은 방사선 전문의의 존재 이유에 대해 의문을 갖게 만든다. 방사선 전문의나 방사선에 관련된 산업, 사용, 혹은 수백만 달러의 선형가속 장치 유지에 생업을 걸고 있는 사람들은 이 문제를 제기하지 않을 것이다. 그러므로 엑스레이에 대한 불편한 진실을 3명의 방사선 전문의가 솔직하게 고백했다는 것은 정말 놀라운 일이다. 그들은 워싱턴 의과대학Washington University School of Medicine 방사선 치료학과 책임자인 윌리엄 포워스William Powers 박사와 로체스터 의과

---

1 피셔(Fisher, B.) 등, "유방암 수술 후 방사선 치료: NSAP 의학 실험 결과", 수술연보(Annals of Surgery), 1970년 10월, No.4, p.172.
2 "폐암 방사선 치료에 대한 의문", 사이언스 뉴스(Science News), 1998년 8월 1일, p.68.

대학University of Rochester Medical School 학장인 필립 루빈Philliip Rubin 박사, 그리고 캐나다 토론토에 있는 프린세스 마가렛 병원Princess Margaret Hospital의 베라 피터스Vera Peters 박사다. 파워스 박사는 다음과 같이 말했다.

"비록 수술 전과 수술 후에 방사선 치료가 수십 년간 널리 사용되었지만, 이런 통합적인 치료가 실제적으로 의료적인 효과가 있는지는 증명되지 않았다. 만약 방사선과 치료가 함께 사용되어 완치율이 증가되지 않는다면, 이런 추가적인 치료에 긍정적인 반응을 보이지 않는 환자의 사망률은 결과적으로 늘어나게 된다."[1]

파워스 박사가 말한 '사망률 증가'는 방사선이 사람들을 더 고통스럽게 만든다는 것이다. 옥스퍼드 대학Oxford University의 연구에서는 방사선 치료를 받은 많은 여성들이 심장마비로 목숨을 잃었다는 것을 발견했다.[2] 왜냐하면 그들의 심장이 방사선 치료 후에 약해졌기 때문이다. 또한 방사선은 면역 체계를 약화시켜 폐렴과 같은 2차 감염으로부터 생명을 잃게 만든다. 많은 환자들이 암, 좀 더 정확히 말하면 암 치료로 인해 심부전증이나 폐렴 혹은 호흡 부전으로 사망에 이른다. 이런 부작용으로 인해 사망한 환자는 암으로 인한 사망률 통계에 포함시키지 않음으로써 정통 의학의 암 치료법이 실패했다는 것을 교묘하게 숨긴다.

솔직히 고백한 3명의 방사선 전문의 중 한 사람인 필립 루빈 박사는 암환자 생존율 통계 자료를 「미국 의사협회 저널Journal of the American

---

1 1968년 9월 18~20일, 콜로라도 덴버에서 미국 암학회와 미국 암연구소 주관 하에 열린 제6회 미국 암학회에서 '암 수술 전과 후 방사선 치료'에 대한 강연 인용.
2 리질리 오츠(Ridgely Ochs), 유방암 소식 / 질문과 답변, 뉴스데이(Newsday), 1995년 12월 19일, p.23.

Medical Association」에 발표했다. 그리고 다음과 같은 결론을 내렸다.

"수많은 의학적인 증거와 통계 자료를 통해서 우리는 추가적인 방사선 치료가 암환자의 생존율을 높여 주지 않는다는 것을 볼 수 있다."

그리고 피터스 박사는 추가적으로 다음과 같이 설명했다.

"유방암의 경우, 사망률과 발병률이 아직도 같다. 이러한 사실은 지난 30년간 수술법과 방사선 치료가 기술적으로는 발전했지만, 정작 치료에는 성공하지 못했다는 사실을 증명한다."

실제적인 자료에도 불구하고 미국 암학회는 자신들의 통계 자료를 증거로 들어 치료를 받은 환자가 치료 받지 않은 환자보다 생존율이 더 높다고 주장한다. 실제 결과가 이런데 왜 우리는 정통 의학의 암 치료법에 돈을 쓰고 고통을 감내해야 하는 것일까? 미국 암학회는 이러한 노골적인 거짓말을 어떻게 해서 교묘히 모면할 수 있을까?

그들은 정말로 거짓말을 하고 있지 않다. 단지 사실을 조금 왜곡했을 뿐이다. 즉 그들은 통계 자료를 모으고 평가하는 방법을 조절해서 원하는 결과를 얻어냈던 것이다. 하딘 존스Hardin Jones 박사의 말에 따르면 수술, 방사선 치료, 그리고 이 둘을 병행한 치료에 대한 의학적인 평가는 다음과 같다.

"치료를 받지 않은 그룹과 치료를 받은 그룹 간의 생존율이 차이가 나는 이유는 편파적으로 그룹을 분류했기 때문이다. 모든 연구는 그룹 선정 시 환자의 질병이 시작된 시점부터 사망한 시점까지, 아니면 연구가 끝나는 시점까지로 잡는다. 만약 치료를 받지 않은 환자가 연구 중간에 사망하면 그들은 대조 그룹, 즉 치료를 받지 않은 그룹에서 사망자가 발생한 것으로 본다. 그러나 치료를 받은 그룹에서 환자가 사망할 경우에는 치료가 끝나기 전에 사망한 것이므로 통계 자료로 사용되지 않는다. 그 이유는 이런 환자는 '치료를 받지 않은' 환자로 간주되기 때문이다. 치료에는 여러 단계가 있으므로, 치료 중간에 사망하면 치료를 완전히 받지 않은 것으로 본다. 이런 방법으로 인해 일반적인 악성 종양은 치료 여부에 상관없이 사망률이 같다."[1]

이러한 통계적 오류는 중요한 역할을 한다. 이런 오류가 있는 통계 자료를 가지고 미국 암학회에서는 '미국 암학회와 미국 식품의약국에서 승인한 정통 의학의 암 치료법으로 완치된 환자는 150만 명 정도'라고 주장한다.[2] 하지만 우리는 이 주장에 의문을 가질 필요성이 있다.

암에는 여러 종류가 있다. 그중 피부암은 정통 의학의 표준 치료법에 아주 잘 반응한다. 게다가 치료를 받지 않고 없어지기도 한다. 그리고 피부암으로 사망하는 사람은 극히 적다. 이런 환자들을 통계 자료에 포함시키면 그 결과는 크게 달라진다. 예전에는 피부암이 통계에 포함되지 않았다. 왜냐하면 그 시대 사람들은 피부 질환을 병원에서 치료받지 않았기 때문이다. 사람들은 피부 질환에 대해서는 집에서 민간요법으로 치료하는 것을 더 선호했다. 그 이유는 민간요법으로도 병원의 과학적인 치료 방법 못지않게 회복될 수 있었기 때문이다.

하지만 오늘날에는 의사가 더 많아졌고, 사람들은 전문적인 의료 서비스를 받을 수 있을 만큼 부유해졌다. 오래 전의 치료법은 그 명성을 잃었다. 그리고 피부암은 미국 암학회에서 '주요 암'으로 보고할 만큼 증가했다. 이 때문에 미국 암학회는 완치된 150만 명 속에 피부암

---

1 하딘 존스(Hardin Jones) 박사, "암 연구 보고서"
2 미국 암학회 남부 지역 총책임자 글렌 베이커(Glenn E. Baker)가 켄트(T. G. Kent)에게 보낸 편지. 암 뉴스 저널(Cancer News Journal), 1972년 1월/ 2월, p. 22.

환자를 포함시켰던 것이다.

하딘 존스 박사는 다음과 같이 말했다.

"1940년대 초에 암 관련 용어를 새롭게 정의하면서 다양한 악성 종양이 암 질환에 포함되었다. 그 이후로 '일반적인' 기대 수명을 누리는 완치된 '암환자'가 급격히 증가했다." [1]

미국 암학회는 오늘날의 암환자들은 정통 의학 치료법의 도움으로 더 오래 생존한다고 주장한다. 그러나 암환자들은 암이 발병한 뒤에 더 오래 사는 것이 아니다. 그들은 암을 진단 받고 나서 더 오래 사는 것이다. 오늘날의 진단 기술은 초기 단계의 암을 발견할 확률이 높다. 따라서 진단을 받은 후와 사망 시점의 사이가 늘어난 것뿐이지 생명이 연장된 것이 아니다.[2] 이것은 또 다른 통계적 속임수에 불과하다.

엑스레이 치료로 인해, 백혈구 수가 감소해서 다른 질병이나 감염에 민감성을 갖게 된 환자는 암보다 폐렴에 걸려 사망할 가능성이 더 높아진다. 앞에서 이미 언급했듯이 이렇게 사망한 암환자는 통계에 넣지 않는다. 이에 대해 리처드슨Richardson 박사는 이렇게 말했다.

"방사선 치료로 인해 척추에 마비 증상이 생긴 암환자들을 보았다. 우리는 방사선 치료로 암을 잡았을지는 몰라도 환자를 걸을 수 없게 만들었다. …… 환자를 죽인 것은 암이 아니라 척추 방사선 치료였다."[3]

---

1 하딘 존스(Hardin B. Jones) 박사, "암 연구 보고서", 미국 암학회 주최 제11회 과학 저자 학회에서 발표된 논문, 1969년 3월 7일.
2 로버트 엔(Robert N.) 감독관, 암 전쟁: 우리가 암에 대해 알고 있는 사실과 모르는 사실에 대한 정치적 영향력, 1995년, p.4.
3 1972년 12월 2일 존 리처드슨(John Richardson) 박사가 에드워드 그리핀에게 보낸 편지, 그리핀의 사적인 편지 모음.

한 번 발병한 암이 다른 곳으로 전이되면, 환자가 살아남을 가능성은 거의 없다. 방사선 치료는 싸워서 이겨야 하는 암을 다른 곳으로 전이시킨다.

미국 암학회에서 사람들에게 가장 많이 홍보하는 내용은 조기 진단과 치료가 생존율을 높인다는 것이다. 이 슬로건으로 인해 수백만 명의 사람들이 '연례 검진'이라 불리는 신비로운 경험을 한다. '확인과 검진'으로 암 산업은 높은 수익을 올린다. 하지만 그에 따른 의학적인 효과는 그들이 하는 광고만큼 검증되지 않았다. 하딘 존스 박사는 다음과 같이 강조해서 말한다.

"어느 연구에서도 암의 조기 발견과 치료 생존율의 관계를 밝히지 못했다. …… 신속한 치료와 치료 성공률을 연관시키려고 했던 엄청난 시도는 성공적이지 않았다. 어떤 암은 늦게 발견되었음에도 높은 치료율을 보인다. 예를 들어, 유방암과 자궁경관cervix 같은 몇몇 암은 늦게 발견되었어도 생존율이 높다. …… 악성 종양이 발견된 시기나 치료 기간이 암의 진행 상황을 바꾸지 못한다. 어떤 경우는 치료가 상황을 더 악화시키기도 한다."[1]

암에 대한 이런 관점으로 정통 의학의 치료법을 옹호하는 사람들은 지속적으로 레이어트릴 사용에 대해 경고한다. 레이어트릴로 인해 암환자가 적절하고 검증된 치료를 받지 못하게 된다는 이유에서다. 이번 글의 시작 부분에서 언급한 캘리포니아 주정부 공공보건국 소속 랄프 베일러스타인 박사가 한 말이 이런 시각의 전형적인 예다. 하지만

---

[1] 하딘 존스(Hardin B. Jones) 박사, "암 연구 보고서", 미국 암학회 주최 제11회 과학 저자 학회에서 발표된 논문, 1969년 3월 7일.

베일러스타인 박사는 두 가지를 간과했다. 첫째, '현대적인 치료법'으로 불리는 수술과 방사선 치료를 받지 않고 레이어트릴 치료만 받는 환자는 거의 없다. 암환자들 중 대부분은 정통 의학의 표준 치료법에 실패를 경험하고 나서 최후의 수단으로 비타민 요법을 선택한다. 따라서 베일러스타인 박사는 빈약한 근거를 가지고 레이어트릴 사용을 반대하고 있는 것이다. 둘째, 이것보다 더 중요한 것은 베일러스타인 박사가 주장하는 표준 치료법이 효과가 없다는 것이다.

레이어트릴 반대자들에 맞서 홀로 싸우고 있는 국립 암연구소의 딘 버크 박사는 지속적으로 이 문제에 대해 의문을 제기했다. 자신의 상사인 프랭크 로서Frank Rauscher 박사에게 쓴 편지에서 그는 이렇게 말했다.

"앞서 말한 증거에도 불구하고 미국 암학회, 그리고 국립 암연구소 연구원들은 사람들에게 4개의 암 중 하나가 '치료되었다'거나 '통제되고 있다'고 말한다. 그러나 이 발언을 지탱해 줄 필수적인 통계 자료가 뒷받침된다면 과학적으로도 의미가 있을 것이다. 그리고 기금을 모금하는 데도 더 효과적인 자료가 될 것이다. 암이 통제되고 있다는 주장은 진실을 왜곡한 매우 잘못된 발언이다. 몸 전체에 퍼지는 암이나 전이성 암을 통제할 수 있는 확률은 5년간의 생존율을 보았을 때, 20명 중 1명밖에 되지 않는다."[1]

어떤 사람은 베일러스타인 박사에게 '캘리포니아 암 자문위원회 California Cancer Advisory Council'에서 인정하는 모든 현대적 치료 방법들을

---

[1] 딘 버크(Dean Burk) 박사가 프랭크 로서(Frank Rauscher) 박사에게 보낸 편지, 그리핀의 사적인 편지 모음, p.3.

어느 부위에 적용할 수 있느냐고 물을 수도 있다. 그러나 전이된 암은 형태와 종류에 상관없이 10년 전 키포버 개정안Kefauver Amendment이 발효될 당시부터 '치료 불가능'으로 분류되었다.[1]

미국 암학회의 통계 자료는 매력적이다. 그들은 암에 관한 많은 도표와 차트들을 지역별, 성별, 나이별 그리고 지리별로 보여준다. 그러나 '검증된 치료'에 관한 실질적인 수치를 살펴보면 의미 있는 것은 하나도 없다. 오직 입증되지 않는 문장만 있을 뿐이다. 예를 들어, 이런 문장을 보자.

"이전에는 5명 중 1명의 환자가 치료되었다면, 오늘날에는 3명 중 1명의 환자가 생명을 구할 수 있다."

이 문장에서 '구하다'는 단어의 정의에 따라 사실이거나 사실이 아닐 수 있다. 우리는 암에 걸린 환자의 수치를 살펴봐야 한다. 왜 그래야 하는가? 아래의 공식적인 설명을 보자.

"통계에서 가장 중요하게 살펴봐야 할 것은 현대 인구의 연령과 크기의 증가이다. 과학은 많은 질병을 정복했고, 그에 따라 미국인의 평균 수명은 늘어났다. 늘어난 수명은 우리가 50년 전보다 암에 걸릴 가능성이 더 높아졌다는 것을 의미한다."

이 모든 말이 일리 있어 보이지만, 우리가 살펴봐야 할 중요한 사실이 있다.

첫 번째로, 인구의 증가는 통계와 상관이 없다. '3명 중 1명' 그리고 '5명 중 1명'이라는 수치는 비율의 문제이지 숫자의 문제가 아니다.

---

1 딘 버크(Dean Burk)박사가 프랭크 로서(Frank Rauscher) 박사에게 보낸 편지, 그리핀의 사적인 편지 모음, p.5.

두 번째로, 평균 기대 수명은 1980년과 1996년 사이에 3년이 증가했다. 이 기간에 증가한 기대수명으로는 그 기간 동안 암으로 인한 사망이 급격히 증가한 것을 설명하지 못한다.

세 번째로, 연령이 증가한 것은 통계 요소에 해당하지 않는다. 훈자족Hunzakuts과 압하스족Abkhazians에게는 암이 발병하지 않는다는 사실로 이것을 확실하게 증명할 수 있다.

1986년 5월, 하버드 대학교 공공보건대학 생물통계학과의 존 베일라 3세John C. Bailar, III 박사와 아이오와 대학 의료센터의 일레인 스미스 Elaine M. Smith 박사가 쓴 논문이 「뉴잉글랜드 의학 저널The New England Journal of Medicine」에 실렸는데, 그들은 정직하게 다음과 같은 사실을 고백했다.

"암을 통제하기 위한 방법들 중 몇몇은 상당한 진전이 있었다. 그리고 어떤 것은 손실이 있었고, 어떤 것은 작은 변화만 있었다. 이런 치료법을 가지고 누구든 암을 정복했다고 주장한다면, 그것은 앞으로의 암 치료법 발전에 엄청난 재앙을 가져올 것이다. 우리가 말하는 암을 정복하는 데 가장 효과적인 치료법은 미국의 1980년대를 기준으로 한 모든 종류의 암이 포함된 '연령 조정 사망률age-adjusted death rate'을 바탕으로 결정해야 한다. 이 방법은 인구의 크기나 연령의 변화를 제외시키고, 특정 관점을 위한 자료 선택을 방지하며, 최근의 발전된 진단 기술로 인한 진단 시기의 변화를 최소화시켜 암으로 인한 사망률을 직접적으로 측정할 수 있도록 도와준다. …… 지난 수십 년간 '연령 보정 사망률Age-adjusted mortality rate'은 천천히 그리고 지속적으로 증가했다. 그리고 감소의 기미를 보인 적이 없다. 의학적으로 우리가 암과의 전쟁에서 지고 있다. …… 따라서 우리의 결론은 지난 35년간의 암 치료법에 대한 집중적인 노력이 질적으로 실패했다는 것이다."[1]

이후 후속 논문이 11년 후에 발표되었지만, 베일라 박사는 절망적인 상황은 여전히 나아지지 않았다고 말했다. 그는 "우리는 지난 수십 년간 수십억 달러의 지원을 받아 최고의 과학자들이 함께 노력했지만, 결국 성공하지 못했다."라고 고백했다.[2]

이것으로 미국 암학회 혹은 이보다 더 상급 기관이 미국인들에게 아주 오래된 방법으로 사탕발린 말만 하고 있다는 것이 입증되었다. 미국 암학회가 통계 자료를 내놓았음에도 불구하고 결국에는 정통 의학의 치료법이 '검증된 암 치료법'이 아니라는 것, 그리고 암 산업에 돈을 끌어다 바치는 정통 의학 치료법을 따르지 않는 환자를 향해 애꿎게 속물적인 경멸만 보내고 있다는 씁쓸한 진실이 밝혀졌다.

---

1 "암 치료의 진전 방해?", 뉴잉글랜드 의학 저널(New England Journal of Medicine), 1986년 5월 8일, p.1231.
2 "300억 달러가 소요된 '암과의 전쟁'은 실패로 끝났는가?", USA Today, 1997년 5월 29일, p.1.

11
새로운 차원의 살인자

항암제는 비효과적이고, 오히려 암을 유발하는 것으로 드러남; 사람을 대상으로 한 미국 식품의약국의 승인을 받은 실험에서 암이 아닌 약으로 암환자를 사망에 이르게 함.

1973년 8월 18일자 「LA 타임스Los Angeles Times」에는 다음과 같은 기사가 실렸다.

"레이어트릴로 암 치료 : 지난 수요일, 미국 암학회의 캘리포니아 지부장 헬렌 브라운Helen Brown은 레이어트릴 생산자와 유통업자를 '사기꾼과 돌팔이'라고 지칭했다. 그는 미국 식품의약국이 레이어트릴을 정기적으로 시험한 결과 부정적인 결과가 나왔기 때문에, 암 치료에 사용하는 것을 금지했다고 말했다. 그는 화학 요법으로 치료할 수 있는 암이 10종류가 된다고 주장하면서 레이어트릴을 '새로운 차원의 살인자'라고 지칭했다."

그로부터 한 달이 채 지나지 않아 미국 암학회에서 주최하는 암 간호학회에서 브라운은 단호하게 말했다. "조기에 암이 발견된다면, 현대 의학 치료법으로 모든 종류의 암 중에서 70%를 고칠 수 있다."[1]

---

1 "생명을 앗아가는 돌팔이 암 치료자", 클라리온 레저(The Clarion Ledger), 1973년 9월 13일.

미국 암학회의 대변인은 '검증된 치료법'에 대한 신뢰를 조금도 꺾지 않는다. 그리고 미국 암학회는 약물 치료 지지자들이 내세우는 통계 자료는 눈여겨보는 반면, 그들이 내미는 통계 자료의 진실을 알고 있는 사람들의 주장에 대해서는 눈길조차 보내지 않는다.

우리는 앞에서 정통 의학의 치료법인 수술과 방사선 치료가 얼마나 끔찍한 결과를 가져오는지를 간단하게 살펴보았다. 그러나 '항암제'라 불리는 약은 상황이 더 심각하다. 최근에는 항암제가 암세포에만 작용하는 것이 아니라 몸 전체에 작용하기 때문에 독성이 매우 강하다는 것이 밝혀졌다. 이 약은 악성 종양 세포보다 건강한 세포를 더 많이 죽이는 것으로 밝혀졌다.

모든 물질에는 독성이 있다. 아스피린, 설탕, 레이어트릴, 심지어 물에도 독성이 있다. 하지만 이와 달리 항암제는 과도하게 복용하거나 부작용으로 생기는 부정적인 효과가 아니라 그 주요한 효과 자체가 그렇다. 즉 항암제 자체에 있는 독성은 우리가 원하는 효과를 얻기 위해 그만큼의 대가를 지불할 만한 충분한 가치가 없다.

화학 요법은 세포를 구분해서 어떤 세포에는 독성을 더 강하게 작용하는 특성 때문에 암 치료법으로 선택되었다. 그렇다고 이 약물이 암세포와 암이 아닌 정상 세포를 구분해내는 것은 아니다. 암 치료 약물은 암세포만 골라서 죽이지 않는다.

오늘날 암 치료에 사용되는 화학 약품은 암과 암이 아닌 정상 세포를 구분하지 못한다. 화학 약품이 구분할 수 있는 것은 단지 세포가 급속하게 성장하느냐, 아니면 느리게 성장하느냐, 아예 성장하지 않느냐를 구분할 뿐이다. 화학 약품의 공격 대상은 활발하게 증식하는 세포다. 결과적으로 화학 약품을 사용하게 되면 증식하고 있는 암세포뿐만 아니라 비슷한 속도로 성장하고 있는 일반 세포까지 죽이게 된다.

이론적으로 암세포가 일반 세포보다 더 빨리 증식하기 때문에 이런 방법으로 암세포만 죽일 수 있다고 하지만, 실제 증식 속도는 크게 다르지 않다. 오히려 암세포는 일반 세포와 같은 속도이거나 혹은 더 느리게 증식한다. 결국 이론적으로도 이 방법이 성공할 가능성은 없다.

화학 약품의 작용 원리는 독을 사용해서 암세포를 없애는 것이다. 따라서 암 치료 약품으로 인한 통증은 암 자체가 주는 것보다 훨씬 더 고통스럽다. 독은 혈구가 증식하는 것을 막고 혈액에 독성을 주입한다. 그리고 위장 기관에 메스꺼움, 설사, 식욕 감퇴, 경련, 점진적 심약 등을 유발한다. 유모세포hair cells는 빠르게 증식하는 세포이기 때문에 치료를 받는 동안 화학 약품의 영향으로 머리카락이 빠진다. 이와 더불어 불임도 유발한다. 뇌는 쉽게 피곤해지고, 시력과 청력이 손상된다. 인지를 담당하는 기능은 치료의 고통을 느끼기 때문에 치료를 지속하는 것보다 암으로 죽는 것을 선택하려고 한다.

화학 치료에 사용되는 항암제를 취급하는 사람에게는 약품에 노출되지 않도록 특별한 주의를 요한다. 화학 치료용 약품 취급 설명서에는 다음과 같은 경고문이 있다.

"세포 독성 약품을 다루는 의료 종사자들에게는 항상 잠재적인 위험이 도사리고 있다. 이 약품을 다루는 사람에게는 다음과 같은 다양한 증상들이 나타닌다. 이 약을 주의해서 다루지 않으면 눈과 세포막의 손상, 피부 가려움증, 어지러움, 메스꺼움, 두통 등이 발생할 수 있다. 또한 이 약품에 지속적으로 노출되면 돌연변이나 기형아를 출산할 수 있다. 항암 치료를 위한 다수의 화학 약품 중 특히 알킬화제

alkylating agents는 발암물질로 알려져 있다."[1]

암 치료에 사용되는 화학 약품은 매우 위험하기 때문에, 이런 약을 취급하는 사람들이 지켜야 할 16가지 안전 지침(직업 안전 위생관리국 OSHA에서 규정한)을 두고 있다. 약품 관리자는 약품 취급 시 1회용 마스크와 가운, 고글, 두 겹의 라텍스 장갑을 착용할 것, 이 약품과 함께 사용된 주사 바늘과 다른 기구들은 미국 환경보호청Environmental Protection Agency의 규정에 따른 '유해 폐기물' 처리 방법으로 처리할 것 등 엄청난 주의를 요한다. 이런 약품이 '암 치료'라는 목적으로 불쌍한 암환자의 혈류에 직접적으로 투입되고 있다!

암 치료를 위한 대부분의 약품은 방사선 작용 약품으로 분류되어 있다. 이는 암 치료 약품이 방사선과 동일한 효과를 낸다는 의미다. 결론적으로 이런 약품은 암이 다른 부위로 퍼져 나가지 못하게 하는 반면, 우리 몸의 면역 체계를 억제시킨다. 엑스레이는 신체의 일부에 작용하는 반면, 화학 요법은 신체의 모든 부위에 치명적인 작용을 한다. 존 리처드슨John Richardson 박사는 다음과 같이 말했다.

"방사선 치료와 약물 치료는 호스트 면역 억제 체계에 깊이 관여하기 때문에 암세포 전이에 대한 민감성을 크게 증진시킨다. 면역적으로나 생리학적으로 이 얼마나 비이성적인 시도인가! 그리고 동시에 '치료'라는 명목 하에 면역 억제 성분을 가지고 있는 방사선, 메토트렉세이트(methotrexate, 백혈병 치료제), 5-FU, 싸이톡신Cytoxin 같은 쓸모없고 위험한 세포 독성 약물을 주입하고 있다. 이런 방법은 잘 알려져

---

1 의학박사 롤란드 스킬(Roland T. Skeel)과 의학박사 네일 라샨트(Neil A. Lachant), 화학 약품 암 치료 지침서: 제4판, 1995년, p.677.

있다시피 장기 이식 거부 현상을 억제하기 위해 사용되고 있다. 이러한 암 치료법은 오히려 신체의 거부 현상을 증가시킨다."[1]

본래의 치료 목적과는 부합하지 않는 독성이 있는 항암제에 대해 레이어트릴 사용 지지자만 부정적으로 바라보는 것은 아니다. 독성 항암제의 부정적인 측면은 약을 사용하는 사람들에게 조차 널리 알려져 있다. 예를 들어, 오하이오 주립대Ohio State University 산부인과의 존 트렐포드John Trelford 박사는 다음과 같이 말했다.

"부인과 암환자의 기대수명은 아직도 늘어나지 않았다. 블라인드blind 화학 요법의 문제는 약의 효과가 나타나지 않는 것뿐만 아니라, 약품의 독성으로 인해 암세포에 저항하는 능력마저 떨어뜨린다."[2]

트렐포드 박사의 이런 주장은 혼자만의 생각이 아니다. 1972년 4월 13일, 국립 암연구소에 기반을 둔 사우던 연구소Southern Research Institute의 연구 보고에서 건강했던 실험실 동물들이 미국 암학회가 암 치료제로 '승인한 대부분의 약' 때문에 오히려 암이 발생했다는 사실을 기록했다![3]

딘 버크 박사는 국립 암연구소의 상사인 프랭크 로셔 박사에게 용감한 내용의 편지를 썼다. 그는 편지에서 모두가 암을 유발한다고 믿고 있는 화학 치료용 약품을 지속적으로 환자에게 투여하는 정책에 대해 비난하면서 다음과 같이 썼다.

---

1 리처드슨(Richardson) 박사, 관심 있는 의사들에게 보내는 편지, 1972년 11월, 그리핀의 사적인 편지 모음.
2 "화학 약품 암 치료 결과와 호스트 면역 반응에 대한 연구", 제6회 미국 암학회 저널 인용.
3 국립 암연구소 연구 계약 PH-43-68-998. 딘 버크(Dean Burk) 박사가 미국 의회 하원의원 류 프레이 주니어(Lou Frey, Jr.)에게 보낸 편지 내용의 일부, 그리핀의 사적인 편지 모음, 1972년 5월 30일, p.5 인용.

역설적이게도 미국 식품의약국의 승인을 받은 항암제가 ① 매우 높은 독성을 지닌 것으로 밝혀졌다. 또한 ② 암환자의 병에 대한 저항력을 무너뜨리는 면역 억제력이 있는 것으로 나타났으며, ③ 발암물질을 유발한다. 이와 같은 사실은 국립 암연구소의 여러 연구에서 밝혀졌을 뿐만 아니라, 미국을 비롯한 세계 각국에 알려진 사실이다. 또한 미국 식품의약국에서 승인한 항암 약물 치료가 효과가 있는 것은 사실이지만, 방사선이나 수술 치료에 비해 효과가 크지 않다. …… 3월 19일에 당신이 내게 답변한 내용을 보면 당신은 이미 미국 식품의약국의 승인을 받은 항암제가 독성이 있고, 면역 억제성이 있으며, 발암물질을 유발한다는 사실을 알고 있었다. 그러나 이런 부작용이 있음에도 불구하고 당신은 1972년 5월 5일 백악관에서 항암제의 극히 미미한 효과에만 집중해서 설명했다. "나는 화학 약품을 사용한 암 치료 프로그램이 국립 암연구소에서 진행했던 프로그램 중 최고의 것이었다고 생각합니다." 라고 했던 당신의 말이 나에게는 정말 모순적으로 다가왔다. 아마 누군가는 조용히 당신에게 물을지도 모른다. "진정으로 다른 분야의 프로그램까지 포함해서 최고였다고 생각하는가?" 사실 나는 당신의 의견에 동의하지 않는다. 그리고 항암 효과가 5~10%에 불과한 것을 '최고'라고 여기는 미국 식품의약국, 그리고 이곳에서 승인한 항암제와 그 프로그램에 백기를 들었다. 왜냐하면 이 약품은 지난 30년간의 암 치료 연구를 대변하는 것이기 때문이다."[1]

화학 약물 치료가 장기간 사용될 수 있을 만큼 가치가 있다는 증거

---

1 프랭크 로셔(Frank Rauscher)에게 보낸 편지, 1973년 4월 20일, 그리핀의 사적인 편지 모음 인용.

는 아주 미미하다. 아직까지도 계속해서 이 약품을 처방하고 있는 의사가 약품에 대해 부정적인 견해를 피력한 글이 하나 있다. 1968년 9월, 피셔B. Fisher 박사는 「수술 연보Annals of Surgery」에 이런 글을 게재했다.

> "항암제의 심각한 독성과 미미한 치료 효과가 밝혀진 지금, 유방암 수술에 사용되는 '5-FU'의 사용은 부적절하다."[1]

스탠포드 의대 방사선과 부교수인 소울 로젠버그Saul. A. Rosenberg 박사는 다음과 같이 말했다.

> "항암제로 인해 많은 환자들이 암을 완화시키는 데 일시적인 도움을 받았다. 하지만 약물에 대해 생긴 내성과 약물 알레르기로 인한 악성 림프종의 재발은 피할 수 없게 되었다. 이 때문에 병이 재발하게 되면 또 다른 종류의 화학 요법을 시행해야 하고, 결국에는 '질병의 진행 과정disease process'을 완전히 통제할 수 없게 된다."[2]

마요 병원Mayo Clinic의 찰스 모에탈Charles Moertal 박사 역시 이렇게 말했다.

> "가장 효과적인 치료 방법인 화학 약품 투여는 위험성과 부작용, 그리고 현실적인 문제투성이다. 또한 이 모든 치료의 비용을 환자가 부담하고 있으며, 일시적인 '종양 억제'라는 아주 작은 보상만 받는다. …… 승인 받은 정통 의학의 치료법은 실패율이 85%나 된다. 하지만 어떤 위암 환자는 아무런 치료를 받지 않아도 아주 오랫동안 생존하기도 한다."[3]

---

1 "유방암 수술 후 화학 약물 치료: 10년간의 연구 결과를 바탕으로", 수술 연보(Annals of Surgery), 1968년 9월, No.3, p.168.
2 "림프종에 대한 화학 약물 치료 지표", 제6회 미국 암학회 저널.
3 1972년 5월 18일 미국 암연구소 의료센터에서 행한 연설.

다음은 라헤이 의료 재단Lahey Clinic Foundation 암 연구센터의 로버트 설리반Robert D. Sullivan 박사의 말이다.

"그동안 새로운 암 질환을 치료하기 위한 항암제 개발 연구가 지속적으로 진행되었다. 하지만 진행 속도는 매우 느릴 뿐만 아니라, 화학 약품을 사용하지 않고 몸에 퍼져 있는 암을 치료할 수 있는 방법은 발견되지 않았다."[1]

정통 의학의 화학 약물 치료가 ① 독성이 있고, ② 면역 억제성이 있으며, ③ 발암물질을 유발하고, ④ 효과가 크지 않다는 것은 이미 밝혀진 사실이다. 그렇다면, 왜 계속해서 화학 약품을 사용하고 있는가? 그 답은 의사들이 이 방법 외에는 다른 방법을 모르기 때문이다. 환자는 자신의 상태가 완전히 희망이 없을 때, 즉 죽음을 피할 수 없을 때가 되어야 화학 약물로 치료를 받는다. 어떤 의사들은 이런 단계를 '치료'라고 하지 않고 '실험'이라고 부른다. 정말이지 이 말은 화학 치료법에 대해 가장 정직하게 표현한 것이다.

암을 치료할 때 항암제를 사용하는 또 다른 이유는 의사들이 환자에게 희망이 없다고 말하고 싶어 하지 않기 때문이다. 이미 의사는 환자에게 희망이 없다는 것을 알고 있지만, 환자가 그런 소리를 듣고 싶어 하지 않을 뿐더러 포기하지 않고 계속 치료해 줄 다른 의사를 찾아가기 때문이다. 어찌되었든 소용없는 일이지만 환자는 그래도 희망을 건다. 그래서 의사들은 치료를 계속하기로 결정하고 화학 치료가 안고 있는 문제를 피해 간다.

---

[1] "동맥 주사를 통한 1차, 2차 피부암 치료", 미국 암학회 주관 제6회 미국 암 학술대회에서 발표.

빅터 리차드Victor Richards 박사는 자신의 책 『다루기 힘든 세포, 암: 그 기원과 종류 및 치료법The Wayward Cell, Cancer: Its Origins, Nature and Treatment』에서 환자에게 화학 약물 치료를 계속함으로써 그가 사망하기 전까지 삶의 의욕을 심어 준다고 말한다. 그러나 이런 이유 외에 다른 이유가 더 있다고 그는 말한다.

> "수많은 부작용에도 불구하고 화학 약물 치료는 아주 중요한 역할을 담당한다. 그 역할은 환자가 적절한 의료적 치료를 받고 있다는 안정감과 절망적인 상태로 인해 의사로부터 버림받았다는 느낌을 갖지 않도록 하는 것이다. 또한 신중한 약물 사용과 잠재적으로 유용한 약물을 구별해 내는 것은 다른 방법으로 암을 치료하려는 돌팔이 치료법으로부터 보호한다."[1]

하지만 현실은 그렇지 않다. 효과가 전혀 없는 '돌팔이 약'을 사용하느라 구토, 고통, 암 전이 등에 '검증된 치료법'을 저버리는 암환자는 없다.

마지막으로, 정통 의학 치료의 '교육적인 효과'로도 불리는 화학 약물 치료법의 진짜 목표는 심리적으로 암환자들을 안정시켜서 다른 치료를 받지 않도록 하는 것이다. 이것이 바로 '검증된 치료법'에 대한 맹신이 지속되는 이유다. 미국 암학회는 「검증되지 않은 암 치료법Unproven Methods of Cancer Management」이라는 책에서 다음과 같이 주장했다.

> "오늘날 150만 명의 미국인은 제때에 의사를 찾아갔기 때문에 살아남았다. 이 사실은 방사선과 수술이 암 치료에 도움이 되고 있다는 것을 증명한다. 환자가 의심스러운 의사를 만나거나 검증되지 않은

---

[1] 빅터 리차드(Victor Richards), 다루기 힘든 세포, 암: 그 기원과 종류 및 치료법, 1972년, p.215~216.

치료법에 노출될 확률이 줄어들기 때문이다."[1]

암 치료법에 관한 주제에서 암 연구 분야에 관한 주제로 넘어가기 전에 나는 그동안 발견한 것들을 명확하게 정리하려고 한다. 다음은 정통 의학의 암 치료법 네 가지에 관한 설명이니 참고하기 바란다.

수술 : 위험성이 가장 낮음. 때때로 사람을 살리는 미봉책. 방사능 치료나 수술을 받은 환자들이 아무 치료도 받지 않은 환자들보다 더 오래 산다는 어떤 증거도 없음. 암을 다른 부위로 전이시킬 가능성이 증가함. 생식이나 생명 유지에 중요한 기관에 영향을 미치는 암의 경우, 생존율이 10~15%임. 전이가 된 후 생존율은 0%에 가까움.

방사선 : 여러 측면에서 매우 위험. 암을 전이시키고 질병 저항력을 약화시킴. 심부전 등의 심각하고 고통스러운 부작용을 유발함. 방사선 치료를 받은 사람이 받지 않은 사람보다 더 오래 산다는 증거 없음. 전이가 진행된 이후에는 생존율이 0%에 가까움.

화학 약물 요법 : 독성으로 몸의 면역 저항 체계를 약화시키고, 암을 전이시킴. 다른 질병과 감염에 취약함. 이런 부작용으로 사망에 이름. 아주 심각한 부작용이 있음. 이 치료를 받은 사람이 받지 않은 사람보다 평균적으로 더 오래 생존한다는 증거 없음. 전이가 진행된 이후의 생존율은 0%에 가까움.

비타민 요법 : 무독성. 식욕 증진, 체중 증가, 저혈압, 헤모글로빈과 적혈구 세포 증가의 부작용이 있음. 진통제 없이 고통을 크게 경감함.

---

[1] 검증되지 않은 암 치료법, 1971년, p.139 인용. Unproven Methods of Cancer Management, op. cit., pp. 17~18.

다른 질병에 대한 저항력을 증진시킴. 음식에서 자연스럽게 섭취. 인간의 자연스러운 생물학적인 현상과 동일한 현상이 나타남. 정상 세포에 영양을 공급하는 동시에 암세포만 골라 파괴시킴. 정통 의학 치료법으로 암세포를 잘라내거나 태우고, 독성 주입 치료를 받고 나서 더 이상 희망이 없다고 여겨지는 대부분의 환자들에게 적합. 수많은 환자들이 이 요법으로 장기간 생존율을 보임(15%). 다른 치료를 받지 않고 처음부터 레이어트릴 치료를 받은 환자들은 80% 이상의 장기간 생존율을 보임."('12. 암 통계 자료의 허점'을 참고)

마지막으로, 암 연구는 암 치료와 마찬가지로 절망적이고 실망스러운 상태에 있다. 최근 대부분의 암 연구 프로젝트는 암이 무엇인지에 대한 연구보다 어떻게 암을 치료할 것인가에 모든 노력을 쏟고 있다. 결과적으로, 오늘날 암 연구의 근본적인 실패 원인은 응용과학이 아니라 기초과학의 부재로 인한 것이다. 1926년 브리태니커 백과사전 13판에서는 암 이론에 대해 다음과 같이 설명하고 있다.

"수많은 가설들이 있지만 그 어떤 것도 확증된 것이 없다. 연구의 대부분은 암의 진행 과정에 대해 밝혀내려고만 할뿐, 암의 근원을 찾으려는 노력은 보이지 않는다."

결국 이 설명은 1926년과 오늘날의 연구가 크게 다르지 않다는 것을 보여준다. 그 결과, 연구자들은 암의 '원인'이 살충제를 뿌린 덜 익은 과일과 채소, 그리고 수많은 보이지 않는 바이러스에 있다고 생각한다. 이들은 암의 진짜 원인이 효소와 비타민 결핍이라는 것을 깨닫지 못한 채 오염된 공기, 살충제, 바이러스 등 수천 가지에 이르는 암의 원인을 제거하려고 노력한다. 이들이 더 많은 '원인'을 찾아낼수록 '암 치료'라는 희망은 멀어져 간다.

계속적인 실패에도 불구하고 여러 매체에서는 거의 매일 우리가 암 정복의 정상에 다다랐다고 주장한다. 1972년 9월 23일 「로스앤젤레스 헤럴드 이그제미너the Los Angeles Herald-Examiner」는 신문의 첫 표제를 두꺼운 글씨체로 이렇게 썼다. "암 치료법 발견!" 그리고 미국 전역에서 가장 유명한 의과대학의 명망 높은 연구자들은 하루가 멀다 하고 TV에 나와 그들의 최근 연구 동향을 이야기하고, 또 그들이 이런 연구로 암 문제를 해결했다고 주장한다. 우리는 지난 수십 년간 계속해서 '위대한 정복의 목전'에 머물러 있다.

그들이 이렇게 주장하는 이유는 연방정부, 비과세 재단, 그리고 미국 암학회로부터 연구비를 지원받고 있기 때문이다. 따라서 그들은 고무적인 연구 성과를 발표하든지, 아니면 연구를 그만두어야 한다. 암 연구 지원금은 매년 수십억 달러에 이르고 있다. 그중 가장 많은 연구비를 받은 사람은 '위대한 정복을 눈앞에 두고 있다!'라고 주장하는 바로 그 사람이다. 암 치료법 발견이 목전에 다다랐다고 말하는데, 그 누가 연구비를 삭감시키려고 하겠는가?

그동안 연구자들은 암이 무엇인지를 이해하려고 하기 보다는 암을 제거하는 물질이나 치료법을 발견하는 데 더 급급했다. 그 이유는 더 강력한 이론일수록 더 많은 연방정부 기금을 받을 수 있는 기회가 생기기 때문이다.

연구 기금의 지원 규모가 매체에 발표되면, 연구자들은 자신의 연구 주제에 관한 내용을 신문의 표제로 장식한다.

"멍게가 실험용 쥐의 암을 억제하는데 도움을 준다"(LA 타임스). "신비로운 암 치료제 개발"(LA 타임스). "말기 암환자를 살리는 쥐약"

(내셔널 인콰이어러National Enquirer). "날개 기다리기?(WAITING THE WINGS?, 메니컬 월드 뉴스Medical World News).

마지막 기사 제목은 부연 설명이 필요하다. 이 기사는 다음과 같이 시작한다.

"곤충 합성물은 세포의 성장을 억제시킨다. 애리조나 템피Tempe 에 있는 애리조나 대학University of Arizona의 화학자 조지 페팃Goerge R. Pettit은 국립 암연구소에서 지원한 10만 달러의 기금으로 6년간 연구 한 결과, 수백만 마리의 나비에서 화학 물질을 추출했다. 나비는 타이완에 사는 500명을 동원해서 채집했다."

그리고 암 치료 연구는 사람이 먹는 자연적인 음식만 제외하고 쥐약, 비행기 연료, 나비 날개, 멍게 등 모든 것을 대상으로 이루어진다. 암 영양막세포 이론이 확고해질수록 전통적인 연구는 유용한 정보를 발견할 수 있다. 다른 말로 하면, 영양막세포 이론에 근거하지 않은 최근의 연구 성과는 과학적 사실로 간주되지 않는다. 예를 들어, 존 비어드John Beard 박사가 100여 년 전에 말한 것처럼, 결핵 예방 백신BCG의 항암 작용 가능성이 백혈구가 암세포에 대항해서 최전방에서 싸우는 모양과 비슷하다는 사실로 학계는 흥분에 휩싸였다.

메모리얼 슬랜-케터링 암센터의 전 책임자인 로버트 굿Robert Good 박사는 미네소타 대학 병리학과 교수로 있을 때, 실험용 쥐의 음식에 단백질 함량을 바꾸면 암세포에 대한 저항력이 증가하는 것을 발견했다. 그는 다음과 같이 말했다.

"이 실험은 인간의 식단이 암 치료에 어떤 역할을 할 수 있다는 의문을 갖게 했다."[1]

---

[1] "암세포 통제에 관한 단백질 식단 연구", 샌프란시스코 연보(San Francisco Chronicle), 1971

이 연구는 낮은 함량의 단백질 식사를 하는 호주 원주민이 암에 대해 놀라운 면역력을 가진다는 사실을 관찰하면서부터 시작되었다. 로버트 굿 박사는 올바른 방향을 잡았지만, 안타깝게도 이 길을 선택하지 않았다. 저단백질 식사는 특허를 받을 수 없기 때문이다.

뉴욕에 있는 올버니 의과대학Albany Medical College 병리학과 교수 데이비스J. N. Davis 박사는 최근 몇 년간 아프리카 케냐에서 식도암이 크게 증가했지만, 바로 옆 나라인 우간다에서는 전혀 발생하지 않았다는 사실을 발견했다. 그는 암 치료의 해결 방법 일부를 우연히 발견한 것이다. 또한 그는 결장암과 식단 사이에 모종의 관계가 있다는 것을 발견했다. 그는 '음식이 부족한 가난한 나라에서 식도암이 왜 적게 나타나는가?'에 대한 의문을 갖기 시작했다.

일반적으로 가난한 나라의 정제되지 않은 음식에 니트릴로사이드(Nitriloside, vitamin 17)가 다량 함유되어 있는 것을 보면 답은 분명해진다. 만약 데이비스 박사가 계속해서 올바른 질문을 하고 그 해답을 이곳에서 찾으려고 했다면, 암 치료법을 찾았을 것이다. (하지만 그는 의학계와 싸움을 피하려고 했던 것 같다.)

이와 동시에 데이비스 박사는 두 나라에서 마시는 맥주의 종류가 다르다는 것을 발견했다. 각각의 맥주는 옥수수, 수수, 기장 등의 서로 다른 곡물로 만들어졌는데, 이 곡물에는 비타민 B17이 들어 있다.[1] 그러나 데이비스 박사의 이론이 비타민이 아니라 맥주에만 초점을 맞추고 있는 한 그는 동료들에게 존경을 계속 받을 것이며, 아마도 계속해

년 10월 21일. "미국 대학 외과의사, 새로운 암 연구: 유전자 공급원 오염", 현대 의학(Modern Medicine), 1971년 11월 29일, p.13.
[1] "케냐의 후두암 증가에 대한 단서 찾기", 전염성 질병(Infectious Diseases), 1972년 7월 2일.

서 연구 자금을 받을 수 있을 것이다.

다시 한 번 강조하면, 암의 영양막세포 이론은 자신들이 발견한 사실과 상관없는 연구를 계속하고 있는 독립된 연구자들에 의해 그 실효성을 확인받은 셈이다. 그러나 이들 중 몇몇은 해답을 향한 그림을 잡아 나가기 시작했다. 캘리포니아 주 '콜튼 세계 생명연구소the World Life Research Institute of Colton'의 설립자이자 책임자인 브루스 헐스테드Bruce Halstead 박사는 옛 소련을 여행하면서 그곳의 과학자들이 1960년대부터 무독성의 자연 화합물을 연구해 온 것을 목격했다. 이 연구는 옛 소련이 이 분야에서 미국보다 훨씬 앞선 것이었다. 그는 가시오가피Eleuterococcus 추출물이 크렙스 주니어 박사가 발견한 판가믹산pangamic acid이나 비타민 B15와 비슷하다고 주장했다.

그러나 헐스테드 박사는 이 화합물과 관련된 실험에 대해 미국 식품의약국의 승인을 받지 못했고, 다음과 같이 말했다.

"나는 할 수 있는 한 최선을 다했지만, 미국 식품의약국의 명확한 규정으로 인해 어떤 제약 회사로부터도 이 연구에 대한 지원을 받지 못했다. 바로 이런 이유가 제약 분야 전체를 갈등으로 몰아넣고 있다."

헐스테드 박사도 암 연구에 대한 올바른 방향을 잡았다. 하지만 이런 이유로 그의 연구는 기존 의료계와 정치권의 강력한 저항에 부딪혔다. 의회가 16억 달러에 이르는 비용을 암 연구에 지원할 것이라고 발표한 직후, 헐스테드 박사는 정부 지원이 아무런 성과도 내지 못할 것이라고 장담했다. 그 이유는 기금을 받은 연구는 자연적인 화합물보다 어딘가 이국적이고 독성이 있는 인위적인 약물을 개발하는 것에만 집중할 것이기 때문이라고 말했다. 그러고는 다음과 같이 덧붙였다.

"암 치료를 위해서는 자연의 생산물을 연구해야 한다고 본다. 언젠가 우리는 어느 지역의 원주민이 암을 치료하는 자연물을 가지고 있고, 그것을 이미 사용하고 있었다는 것을 발견하게 될 것이다. 원주민들은 그 자연물을 암 치료 목적으로 사용하지는 않았을 것이다. 하지만 우리는 그들이 이미 그 자연식품을 사용하고 있었고, 그것 때문에 원주민들에게 암 치료 효과가 있었다는 것을 언젠가는 알게 될 것이다. 우리가 암 치료 연구를 원주민들이 사용하는 자연물에 집중하면, 우리(미국)가 암 연구 분야에서 획기적인 발전을 이룰 것이라고 장담한다."[1]

그러나 암 산업에서는 암 치료에 대해 이런 접근을 시도하지 않는다. 그들은 자연물을 멸시하고, 새롭게 습득한 기술로 인위적인 합성물을 만들어 내는 데 열중하며, 수십억 달러의 세금을 독성 화합물 개발에 쏟아 부을 것이다. 그리고 독성 약품이 매년 개발될 때마다 암환자들은 실험실의 쥐와 같은 실험 대상이 될 것이다.

모든 임상시험이 암을 치료하려는 목적으로 진행되지는 않는다. 실험의 대부분은 치료 가능성이 없는 수많은 환자들을 대상으로 이루어진다. 어쨌든 그 환자들은 현재 살아 있고, 그동안 그들의 몸을 사용하지 못할 이유가 없다는 것이다. 이 말이 너무 심하게 들린다면, 연방정부의 기금을 받아 연구를 진행하고 있는 캔톤스빌Cantonsville에 있는 메릴랜드 정신의학 연구센터Maryland Psychatric Research Center의 예를 살펴보자. 이 연구는 체코슬로바키아 출신으로, 환각성 약물 특히 환각제

---

[1] "러시아, 미국 암과의 전쟁 프로젝트", LA 헤럴드 이그제미너(L.A. Herald Examiner), 1972년 2월 20일, p.18.

LSD 사용 전문의이자 정신의학자인 스태니슬라브 그로프Stanislav Grof에 의해 진행되었다.

지금부터 믿기 힘든 이야기를 하고자 한다. 이 이야기는 「워싱턴 포스트Washington Post」의 기자가 연구소를 방문해서 몇 개의 실험 비디오를 관찰한 내용이다. 이 기자는 연구소의 전체 실험 프로그램에 대해 매우 호의적이었고, 가능한 한 긍정적인 관점에서 연구를 관찰하려고 했다. 하지만 이런 편향에도 불구하고 기자는 연구소 직원들이 환자를 실험 대상으로만 여기는 비인간적인 면에 놀라움을 금치 못했다.

어느 날 아침, 환자는 꽃병에 담긴 빨간 장미 한 송이를 받았다. 연구소의 음악 치료사는 환자가 꽃을 선물 받은 좋은 느낌을 한층 고조시키기 위해 비발디, 베토벤, 바흐, 와그너, 사이먼 앤 가펑클, 발리니스 라나자, 멍키 챈트 등의 음악을 선곡했다.

비디오에서 관찰한 일부 내용을 소개한다.

40대 후반의 노동자로 보이는 이 암환자는 임박한 죽음에 대해 절망과 공포심을 느끼고 있었다. 그는 불안한 모습으로 소파에 앉아 그루프 박사와 간호사를 마주보고 이야기하고 있었으며, 답답한 목소리로 말했다.

"너무 아파요. 하지만 절대 울지 않아요. 이건 내가 어떻게 할 수 없는 것이니까요. 죽음이 더 빨리 찾아오거나 더 늦게 올 수도 있다는 것을 인정해야만 하겠지요."

그는 흐느꼈고, 그루프 박사는 그런 그를 위로했다. 곧이어 간호사는 다량의 환각제를 그의 정맥에 투여했다. 그리고 환자에게 효과가 나타날 때까지 10~30분 정도를 기다렸다. 약물 효과가 나타나기 시작할 때, 그는 두려워하면서 반응했다.

"어떻게 해야 할지 모르겠어요."

그는 울먹이기 시작했고, 결국은 구토를 했다. 그루프 박사는 몇 마디 말로 그를 진정시켰고, 스테레오 헤드셋을 그의 귀에 살며시 올려놓았다. 그 환자는 몰몬교회 성가대가 부르는 웅장한 소리의 '주기도문'을 들으며 고통을 극복하고 있었다. 그는 아무런 미동도 없이 누워 있었다. 오랜 시간이 지나고 나서 환자가 말하기 시작했다.

"불이 붙은 접시를 내려놓는 것처럼, 모든 것이 내 기억 속으로 던져졌어요. 그리고 마침내는 모든 게 파괴되었고, 모든 것이 사라졌어요. 나는 기억하지 못하지만, 누군가 그것들이 자유로워졌다고 말했어요. 누군가는 자유로워졌지만, 나는 그가 누구인지 모릅니다. 하지만 그는 자유입니다."

그루프 박사는 그 환자에게 자유로워진 사람이 환자 자신이냐고 물었고, 환자는 "네, 맞아요!"라고 대답했다.[1]

그 다음 날, 환자는 자기가 종교적인 체험을 했다고 믿었다. 그곳의 직원도 함께 기뻐했다. 그 직원이 기뻐한 이유는 자신들이 '환자가 삶의 의미를 찾는 것을 도와주었고, 환자에게 남은 몇 개월의 삶을 온전히 즐길 수 있도록' 도와주었기 때문이라고 했다. 그로부터 나흘이 지나서 환자는 암으로 사망했다.

오늘날의 의료진들이 따르고 있는 미국 식품의약국의 윤리 규정에는 의사가 환자에게 자신들이 실험 대상이 되고 있다는 것을 고지할 의무가 없다. 이런 사실은 매우 충격적이지 않을 수 없다. 이것은 실험

---

[1] "환각제(LSD) 치료: 의학 분야의 조용한 혁명", L.A. 타임스(L.A. Times), 1972년 12월 15일, VII, p.10~11.

이 진행되고 있는 약을 투약 받고 있는 환자뿐만 아니라, 치료에 전혀 도움을 주지 않는 가짜 약을 받고 있는 비교 대상 그룹에 있는 환자들에게도 매우 불행한 일이다.

의학 윤리 전문가 로버트 비치Robert N. Veatch는 1973년에 미국 의회 상원의 건강분과위원회Senate Health Subcommittee에서 이렇게 말했다.

"이와 같은 사실은 전형적인 연구 사례 하나만 보더라도 알 수 있다. 천식을 앓고 있는 아이들 중 91명이 실험 대상 그룹이었고, 그들은 효과가 없는 치료를 14년 동안이나 받았다. 하지만 어떤 엄마나 아이도 자신이 이런 연구에 참여하고 있었다는 사실을 알지 못했다.[1] 1970년에는 자신이 실험에 이용되고 있다는 사실을 알지도 못했고, 동의하지도 않았던 암환자가 10만 명에 달했다.[2] 1966년 10월 5일, 연방의회 상원 분과위원회 의장에게 보고된 보고서에서 마일즈 로빈슨Miles H. Robinson 박사는 다음과 같이 말했다.

"국립 암연구소의 '화학 요법 치료 보고서Cancer Chemotherapy Reports'에 의하면, 수많은 암환자들이 삶에 대한 희망을 품고 있었지만, 자신도 모르게 이런 실험에 이용되어 결국에는 사망했다. 전체 사망자 수와 질병자 수를 측정하기는 어렵다. 그 이유는 (그 학술지의 편집자에 따르면) '가장 좋은' 실험만 발표되기 때문이다."[3]

아래 내용은 '가장 좋은' 공식적인 화학 요법 보고서의 일부분이다.

---

1 "비윤리적인 실험", 예방(Prevention), 1973년 7월, p.97.
2 오마 V. 개리슨(Omar V. Garrison), The Dictocrats(Chicago, London, Melbourne: Books for Today, Ltd., 1970년), p.271.
3 오마 V. 개리슨(Omar V. Garrison), The Dictocrats(Chicago, London, Melbourne: Books for Today, Ltd., 1970년), p.273.

"이 실험에서 예측되는 독성을 잘 견뎌낼 수 있는 환자들을 선택하려고 노력했다. 예상치 못하게 처음 치료 받았던 5명의 환자 중 2명이 날마다 체중이 줄어들면서 일찍 사망했다. 이 환자는 치료 기간에 상관없이 항암 치료의 분명한 효과를 보지 못했다. 이 실험에서 8명의 환자(아이들) 중 6명이 사망했다. 어떤 치료 효과도 관찰되지 않았다. 독성 물질 때문에 구토, 저혈압, 구강 점액 세포막 변화, 설사 순으로 빈번하게 부작용이 발생했다. 이 약을 투여 받는 동안 사망한 환자 6명을 부검한 결과 모두 신장 손상과 뇌수종이 관찰되었다. …… 사망자 중 2명은 약의 독성에 의해 사망한 것으로 밝혀졌다. 치료 초기에 살아남은 14명 중 8명의 환자는 급격한 상태 악화를 보였고, 치료가 시작되고 10주 안에 모두 사망했다. 우리 소견으로는 약의 독성이 환자의 급작스러운 사망을 유발한 것으로 보인다. …… 위스콘신 연구원들에 의해 투입된 적정 복용량은 심각한 독성을 유발하여 40명의 환자들이 초기 약물 치료를 받은 지 5일 만에 사망했다. 그 결과 동부 실험 그룹의 조사관들은 각 실험 단계에서 다섯 번째 적정 복용량을 생략하기로 합의했다."[1]

이와 같은 수많은 실험들은 약품이 암에 대항해 얼마나 효과가 있는지를 관찰하는 것이 아니라, 환자가 그 약물의 독성으로 인해 통증을 느끼기 시작할 때까지 약품을 얼마나 투약 받을 수 있는지 만을 확인한 꼴이었다.

'과학'이라는 이름 아래 의심 없는 순진한 희생자들이 당한 합법

---

[1] 오마 V. 개리슨(Omar V. Garrison), The Dictocrats(Chicago, London, Melbourne: Books for Today, Ltd., 1970년), pp.273~274.

적인 고문과 살인이 얼마나 자행되었는지 일반인들은 가늠하기 어렵다. 그리고 많은 환자들이 의사의 진료에 대해 아무런 의심과 저항 없이 모든 것을 받아들인다는 사실은 슬픈 이야기가 아닐 수 없다. 미국 식품의약국이 이렇게 명백한 살인 약품의 사용을 권장했다. 동시에 화학 약품에 비하면 독성이 1,000분의 1에 불과한 것으로 알려진 레이어트릴 사용 실험을 안전성이 검증되지 않았다는 이상한 이유로 의사들이 사용할 수 없도록 금지시켰다. 이는 암환자들에게 상처를 주는 것도 모자라 모욕을 안겨 주는 꼴이다.

미국 식품의약국의 승인을 받은 그 어떤 항암제도 안전성이 검증된 것은 없다. 오히려 그중 대부분은 정반대로 아주 위험한 약으로 증명되었다. 그러나 미국 암학회는 뻔뻔하게도 레이어트릴의 사용을 '새로운 차원의 살인'이라고 규정했다. 현실에서는 효과와 안전성이 검증되지 않은 그들의 약품이 혹평을 받아야 함에도 불구하고 말이다.

12
암 통계 자료의 허점

암 통계 자료의 문제점; 통계 비교의 필요성; 정통 의학의 치료와 레이어트릴 치료의 결과 비교; 합의된 약물의 결과

미국 암학회와 국립 암연구소의 기금 중 상당 부분은 통계 자료를 수집하는 데 사용된다. 매년 수천 명의 의사와 병원을 조사해서 지역, 나이, 성별, 장소, 종양의 크기, 치료 종류, 생존 기간 등의 자료를 샅샅이 찾아낸다. 이 엄청난 과업을 수행하기 위해 수많은 시간과 수백억 달러의 돈을 소비한다. 마치 전쟁터에서 전사자 수를 집계하는 것처럼 암을 정복하는 데도 통계를 내는 것이 필수적이라고 생각하여 암 관련 자료를 모은다. 하지만 전문가들은 어떤 사람이 암에 걸렸는지는 알지만, 어떻게 치료해야 하는지는 모른다.

통계에 집착하는 정통 의학 치료법 지지자들과 달리 레이어트릴 치료법 지지자들은 통계를 내는 것에 관심이 없다. 이런 행동은 얼핏 보기에 레이어트릴 치료법에 대해 자신이 없거나 레이어트릴 치료법의 효과를 입증할 수 있는 확실한 증거가 없기 때문인 것처럼 보인다. 하지만 이들이 통계를 꺼릴 수밖에 없는 데는 그럴만한 이유가 있다.

첫째로, 의미 있는 통계 자료를 얻기 위해서는 비교할 수 있는 대

상 그룹이 있어야 한다. 즉 레이어트릴 치료를 지지하는 의사가 통계를 내리려면, 아무런 치료도 받지 않은 암환자와 정통 의학의 치료만 받은 환자가 있어야 한다. 하지만 이 방법은 의사가 살인을 하는 것과 마찬가지이기 때문에, 비교 대상 그룹을 만들 수가 없다. 레이어트릴 치료를 받으러 오는 환자들은 정통 의학의 치료를 모두 받고 나서 마지막 희망을 걸고 온 환자들이기 때문에, 레이어트릴 치료법을 지지하는 의사들은 정통 의학의 치료법이 환자들에게 얼마나 큰 고통을 주었는지를 직접 목격했다. 이런 의사들에게 통계 자료를 만들기 위해 자신의 환자 몇 사람에게 정통 의학의 치료를 계속 받게 하는 것은 마치 시뻘겋게 달아오른 부지깽이를 살에 갖다 대고 이것이 살을 태우는 고통을 주는 원인인지 알아보라는 것과 같다.

그리고 이런 이유로 비교 대상 그룹을 설정하지 않으면, 레이어트릴 치료를 받은 환자가 완치되었을 때 완치 원인을 레이어트릴 치료가 아닌 다른 원인들, 예를 들어 '자연 치유'나 '정통 의학 치료법의 반응이 나중에 나타난 것'이라고 주장할 가능성이 있다.

두 번째 이유는 설령 비교 대상 그룹이 있더라도 통계 자료가 과연 의미 있는 결과인지에 대한 확신이 없다. 여기에는 수많은 변수가 있는데 암의 위치, 전이된 정도, 식습관, 유전적 요인, 감정 상태, 나이, 성, 일반적인 건강, 병력, 환경 등의 요인이 있기 때문이다. 이런 변수들이 통계 자료를 무의미하게 만드는 원인이다.

레이어트릴 치료법 지지자가 이 치료법에 대한 통계 자료를 제공하려고 하면, 정통 의학 치료법 지지자는 이 자료에 적절한 비교 대상 그룹이 없다는 이유로 무시하거나 그 결과가 다른 요인에 의해 설명될 수 있다고 주장하기도 하고, 후속 기록이 적절하지 않다고 주장한다.

그러나 이들이 짚은 이 약점은 정통 의학 치료의 통계 자료에도 똑같이 적용된다. 이런 관점의 차이는 정통 의학 치료법에 관한 연구는 정확하다고 여기고, 거의 이의를 제기하지 않는 데서 나타난다.

앞에서 언급된 많은 변수들 때문에, 암 분야의 통계 자료보다 더 복잡하고 무의미한 통계 자료는 없다. 사실, 병리학자들 사이에서도 어떤 세포가 암인지 아닌지에 대한 합의가 없다. 일반적으로 레이어트릴 치료법 지지자들만 이런 문제점을 정확하게 인지하고 있기 때문에, 이들은 구체적인 수치나 비율을 말하기 꺼려하는 것이다. 예를 들어, 크렙스 주니어 박사는 통계 자료의 인용을 거부한다. 이유는 그 자료가 과학적인 관점에서 의미가 없고, 그의 이론을 정확하게 증명하지 못하기 때문이다.

그는 숫자에 의존하는 사람은 과학적인 개념에 대한 이해가 적은 것이라고 말한다. 이것은 마치 사람들이 살 수 있는 것은 숨을 쉬고 있기 때문이라는 주장을 뒷받침하기 위해 사람들의 역사를 수집해 산소의 가치를 증명하려는 것과 같다. 물론 산소는 사람들을 살리지만, 이 사실을 믿지 않는 사람들은 100여 개의 다른 가능한 설명들을 찾아내어 산소를 제외하고 다른 것이 생명 유지에 필요하다고 설명할 것이다.

또한 리처드슨 박사는 통계 자료 사용을 강력하게 반대하면서 다음과 같이 말했다.

"암은 비타민과 효소의 결핍으로 발생하는 질병이다. 예방을 통해 100% 치료가 가능하다고 말할 때 5년간의 생존을 '완치'라고 판단하면 안 된다는 것이다. 사람들을 방사선으로 죽게 만들 때 '방사선으로 인한 사망'이라고 말해야지 '암으로 인한 사망'이라고 말해서는 안 된다. 이런 거짓되고 오류투성이인 자료를 사용하지 말아야 하는 데는 몇 가지 이유가 있다. 첫째, 그 기준이 비타민 결핍 질병에 적용되지 않는다. 둘째, B17이 승인되고 나면 …… 우리가 얼마나 수준이 낮은 자료를 사용해 왔는지 알게 될 것이다. 레이어트릴 치료를 받아들인 후에 우리는 우리가 한 일이 물과 철의 관계처럼 전혀 다른 물질을 어설프기 짝이 없는 동일한 기구로 잰 것과 같았다는 사실을 깨닫게 될 것이다."[1]

레이어트릴 치료 지지자들이 통계 사용을 꺼리는 이유는 과학의 객관성을 존중하기 때문이다. 통계에 여러 가지 문제가 있음에도 많은 사람들이 통계적 비교를 하자고 주장한다. 반면에 소수의 사람들만이 통계의 문제점을 깊이 이해해서 왜 통계적인 비교를 하면 안 되는지를 연구한다. 정통 의학 치료법을 지지하는 의사들은 자신들만의 수많은 통계 차트와 도표의 결과로 사람들의 지지를 쉽게 얻어내는 반면, 레이어트릴 치료법을 지지하는 의사들은 돌팔이, 사기꾼, 살인자로 모욕을 당한다.

서로 간에 정직하게 경주를 해보자. 통계 자료를 들이밀어 방어하려 하지 말고, 그 자료가 우리에게 무엇을 말하고 있는지를 객관적으로 보자. 우리는 암에 관한 모든 통계 자료를 의구심을 가지고 바라봐야 한다는 것을 인지하자. 그리고 레이어트릴 치료 의사들도 자신들을 비판하는 사람들이 사용하고 있는 권리를 똑같이 사용하자.

미국 암학회는 현재 상태로 나아가면, 세 가족 중 두 가족이 암으로 고통 받을 것이라고 발표했다. 인간의 사망 원인 다섯 가지 중 하나

---

[1] 1972년 12월 2일 존 리처드슨(John Richardson) 박사가 에드워드 그리핀에게 보낸 편지, 그리핀의 사적인 편지 모음.

가 암이다. 다섯 사람이 암에 걸리면 두 사람은 살아남지만 세 사람은 사망할 것이다.[1]

그러므로 5명 중 2명이 미국 암학회에서 말하는 '완치율'이며, 대략 40% 정도 된다. 이 결과는 가장 희망적인 모습이다. 이미 앞에서도 언급했듯이 레이어트릴 치료를 반대하는 이들은 통계 자료에 생명을 위협하지 않는 피부암을 포함시켰고, 치료 받는 과정에서 사망한 환자들이 상당히 많음에도 불구하고 그 수치는 포함시키지 않았다. 그리고 암 치료로 인한 합병증(심부전증이나 폐렴 등)으로 사망한 사람들도 포함시키지 않았다.

이제 암환자를 세 가지 유형으로 분류해 보자.

첫째 _ 전이 혹은 말기 terminal 암이 두 군데 이상 멀리 퍼져 있는 환자, 수술·방사선·약물 치료에 반응하지 않는 환자, 의사로부터 희망이 없다는 소견을 들은 환자.

둘째 _ 초기 primary 암이 한 군데로 한정되어 있거나 몇몇 인근 림프절에만 보이는 환자, 전이가 되기 전에 발견되었거나 정통 의학의 치료로 통제가 가능한 환자, 암이 한정되고 느린 진행을 보이고 있어 치료의 희망이 있는 환자, 피부암은 여기에 해당하지 않음.

셋째 _ 어느 정도 건강을 유지하고 있고, 암이나 다른 질병의 증상을 보이지 않는 사람.

이런 분류가 절대적인 것은 아니다. 따라서 이런 분류에 대한 통계적 비판이 있을 수 있다. 첫 번째와 두 번째 사이의 경계는 확실히 구분

---

1 '암에 대한 사실과 특징(Cancer Facts and Figures)', 미국 암학회, 1996, p.1. 캘리포니아 암에 대한 사실과 특징(California Cancer Facts & Figures), 미국 암학회, 1997, p.3.

할 수 없고, 의사의 주관적인 평가에 달려 있다. 그러나 이런 분류의 문제점은 정통 의학의 치료나 레이어트릴 치료에 동일하게 적용되어야 한다.

암이 전이되고 나서 5년 이상 생존한 환자는 통계 자료에 넣기도 어려울 만큼 그 수가 적다. 대부분의 의사들은 그 확률이 1억 분의 1도 되지 않는다고 말할 것이다. 어떤 의사는 1천분의 1이라고도 말할 것이다. 수치가 낮다고 불평하지 말자. 우리들이 실제로 느끼기에는 1천분의 1의 1%쯤 되지 않을까 싶다.

어떤 상태를 '초기' 암이라고 정의하기가 참으로 어렵다. 때문에 나는 비공식적으로 조사를 진행했다. 남 캘리포니아의 의사 그룹을 무작위로 뽑아 물어보았는데, 그들이 정의하는 초기 암은 15% 정도의 생존율을 보이는 것으로 말한다. 미국 암학회에는 통계나 의견을 물어볼 수 없었다. 그러나 국립 암연구소에서는 '국소적 범위(초기와 같은 분류)'의 암환자가 5년 이상 생존할 확률은 매우 높은 수치인 28%가 될 것이라고 예측한다![1] 미국 암학회에서는 현재 암에 걸리지 않은 건강한 사람들 3명 중 1명(33%)이 앞으로 암에 걸릴 확률이 높고, 그중 40%는 5년 이상 생존할 것이라고 말한다. 이것은 곧 환자의 60%는 사망할 것이라는 말이다. 현재 건강한 사람 100명 중 33명은 암에 걸릴 것이며, 그중 13명은 5년 이상 생존할 것이다. 이 13명을 암에 걸리지 않은 67명에 포함시키면 100명 중 80명이 정통 의학의 치료로 살아남는다. 이것이 바로 정통 의학에서 주장하는 평균 생존율 80%다.

---

[1] 국립 암연구소 인구통계학 부교수 마빈 슈네이더먼(Marvin A. Schneiderman) 박사가 1973년 3월 21일자로 에드워드 그리핀에게 보낸 편지, 그리핀의 사적인 편지 모음.

이제 레이어트릴 치료를 살펴보자. 레이어트릴 치료를 원하는 암 환자들 대부분은 이미 암이 전이된 후이거나 '말기' 상태다. 이들 대부분이 비타민과 효소 치료를 받기 시작한 후 5년 이상 생존하지 못하는 것은 놀라운 일이 아니다. 놀라운 것은 이 단계에서는 누구나 살아남아야 한다는 점이다. 그러나 콘트레라스Contreras 박사, 리처드슨Richardson 박사, 빈젤Binzel 박사는 대략 15% 정도의 환자들이 5년 이상 생존한다고 주장한다. 물론 15%는 높은 수치가 아니다. 하지만 정통 의학 치료법을 통해 이 시기에 살아남는 환자의 수가 0.0001%인 것에 비하면 매우 놀라운 수치다.

암이 전이되지 않은 환자들, 즉 '초기' 단계로 분류된 환자들의 경우는 레이어트릴 치료로 인해 대략 80%의 생존율을 보인다. 리처드슨 박사와 빈젤 박사는 이 단계에 있는 환자들의 생존율이 85%라는 높은 수치를 보였고, 이전에 정통 의학 치료를 받는 동안 수술, 엑스레이, 화학 요법으로 생명 유지에 필수적인 신체 기관이 큰 손상을 입지 않았다는 사실을 발견했다.[1]

현재 암에 걸리지 않은 건강한 사람들은 매일 적당한 양의 비타민 B17을 섭취하고, 췌장 기능 부전이나 엄청난 방사능 피폭과 같은 발암 물질에 노출되지 않는다면 암으로부터 100% 해방될 수 있다. 다행스럽게도 이 분류의 '비교 대상 그룹'은 이미 존재한다. 그들은 훈자족, 압하스족, 에스키모, 호피 나바호 인디언, 그리고 그들과 비슷한 종류의

---

[1] 맥노튼 재단(McNaughton Foundation)은 IND-6734 레이어트릴 실험 1단계 적용에서 생존율이 80%라고 보고했다. 암 뉴스 저널(Cancer News Journal), 1971년 1월/4월, p.12. 1972년 12월 2일 리처드슨 박사가 그리핀에게 쓴 편지에 포함한 자료, 그리핀의 사적인 편지 모음. 빈젤 박사의 보고서는 그의 책 『잘 사는 법(Alive and Well)』에 나와 있다.

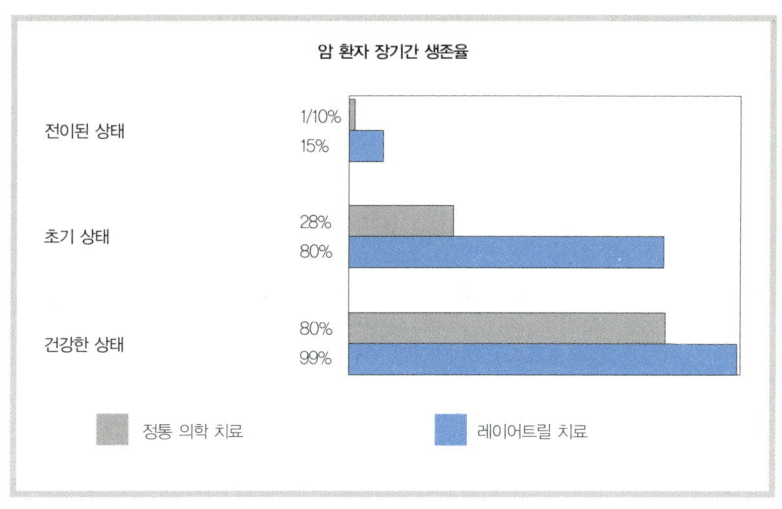

사람들이다.

위 그래프에 표시된 두 그룹의 통계를 합쳐 보면 리처드슨 박사와 빈젤 박사가 주장하는 수치를 확인할 수 있다.

암에 관한 모든 통계 자료는 보이지 않고, 정의되지 않은 전제를 기반으로 하기 때문에 가장 일반적인 목적에만 사용될 수 있다. 합쳐진 그림으로 설명하려고 하기 때문에 특정한 조건에 있는 특정한 사람에게 적용할 때 잘못될 수 있다. 위 그래프에 들어간 자료는 연령, 성, 암이 분포한 위치, 그리고 암의 상태가 다르다. 또한 이런 분류는 적당히 퍼져 있는 암을 훨씬 많이 퍼져 있는 암과 분리할 때 자의적인 해석을 사용했다. 이 둘 사이에는 회색 지대가 존재한다. 그럼에도 불구하고 단순히 통계 자료를 사용하는 사람들은 이런 통계 자료가 정통 의학 치료를 지지하는 사람들에게 이점을 주기 때문에 정확하다고 생각한다. 이것은 간과할 수 없는 오류다.

의사들은 통계적 오류에 대해 인식하기 시작했으며, 암 치료에 대해 영양학적인 접근으로 실험을 시도하기 시작했다. 또한 그들은 자신들이 합의된 약물이라 여겨 온 약물의 피해자임을 알아차렸다. 그러나 합의된 약물은 눈에 보이기 때문에 믿을 수 있다고 여겨진다. 의사들은 환자를 상하게 하거나 속이지 않기 위해 감시 받아야 한다. 그리고 의사를 감시할 수 있는 가장 적합한 사람은 전문 기관에서 일하거나 병원의 관계자이거나 정부 기관에서 일하는 사람들이다. 이런 사람들의 감시 결과로 합의된 약물이 얼마나 위험한지 여부와는 상관없이 모든 의사가 사용해야 하는 것으로 결론이 났다. 그리고 몇 명의 환자를 잃든 의사로서의 전문적인 위치는 유지된다. 같은 치료법을 선택했기 때문에 동업자의 평가를 통과한 의사는 동료들과 마찬가지로 같은 비극적인 결과를 얻을 것이지만, 그의 지위는 유지할 수 있다. 반대로 의사가 기존의 정통 의학 치료법에서 벗어나 영양학적 치료를 적용한다면, 그가 아무리 성공했더라도 '돌팔이 의사'라는 취급을 받는다. 그는 병원에서 명성을 잃고, 의료 과실 보험에 가입할 수도 없으며, 심지어는 체포될 수도 있다.

이런 결과로 많은 의사들이 자신을 찾아온 환자들이 암을 두려워하는 만큼, 자신들이 환자의 진단 시기를 놓치거나 수술이 지연되는 것을 두려워한다. 그들은 남은 몇 달이 환자의 생존에는 미미한 차이를 가져온다고 알고 있지만, 그들의 명성에는 아주 큰 차이를 가져올 것이라는 사실을 잘 알고 있다. 방사선이나 약물 치료를 권하지 않거나 시행하지 않는 것은 매우 큰 용기를 필요로 한다. 만일 그렇게 해서 환자가 사망하면, 환자의 가족들은 의사가 할 수 있는 한 최선을 다하지 않았다며 그를 고소할 것이다. 그리고 암의 특징에 대한 충분한 이해가 없기 때문에 수술이나 방사선 치료 또는 약물 치료를 받아도 어쨌든 죽

없을 환자에 대해 판사나 배심원의 납득을 이끌어낼 수 없게 된다. 만일 미국 암학회의 대변인이 증언대에 서서 정통 의학 치료만으로 살아남은 150만 명의 사람들이 있다고 공격적인 통계 자료를 제출한다면, 이런 일은 실제로 일어날 것이다.

따라서 의사가 처방을 내릴 때는 오로지 자신의 판단과 양심에만 의지할 수가 없다. 의사가 방사선 수술이나 위험한 화학 독극물(화학 요법 약물)을 처방하지 않고 무독성의 몇 가지 비타민을 처방한다면 더욱 큰 곤경에 처할 수 있다. 그렇기 때문에 아주 용감한 자만이 이 방법을 선택한다. 이것이 바로 '합의된 약물'이다.

합의된 약물이든 아니든, 통계 자료가 있든 없든 암은 정통 의학의 약물로는 치료할 수도 없고, 완치가 되었다고 할 수도 없는 질병이다. 수백억 달러와 수백만 시간을 투자해서 암을 치료할 단서를 찾고 있지만, 암으로 인한 사망률은 매년 빠르게 증가하고 있다. 이에 대한 해답을 찾는데 실패한 사람들이 다른 대안을 찾으려는 사람들을 비난하고 위협하는 것은 모순된 행동이 아닐 수 없다.

크렙스 주니어 박사는 종종 티베트 불교의 전경기(prayer wheel, 기도나 명상을 할 때 돌리는 바퀴)를 사용하는 것이 정통 의학의 치료보다 더 좋은 결과를 낳을 것이라고 말한다. 이건 단순한 농담이 아니다. 서양인들에게는 전경기를 돌리는 것이 아무런 치료도 받지 않는다는 말과 같은 의미다. 그러나 치료를 아예 받지 않으면 적어도 방사선과 화학 약물 중독의 심각한 부작용은 겪지 않을 수 있다. 이런 관점에서 전경기의 의학적 효과는 마요 병원에서 진행된 실험과 같다.

크렙스 주니어 박사는 "암은 의료과학에서 정복해야 할 마지막 전초기지 중의 하나라고 설명하는 것이 가장 적절하다."라고 말했다.

그는 다른 치료법에 대한 엄청난 무시와 기득권 유지로 인해 많은 현대 과학자들이 그들 주변에 일어나는 증거들을 객관적으로 보지 못한다고 지적한다. 만약 과학자들이 이러하다면, 그들은 자신이 틀렸다는 것을 인정해야 한다. 일생을 복잡한 수술 과정을 배우고, 정교한 화합물 구조를 만들거나 방사선 기계를 습득한 의사는 결국 답이 바로 자신 앞에 있었음을, 그리고 자신의 지능이나 기술이 아닌 하찮은 살구씨에서 나온 간단한 음식으로 해결 가능하다는 것을 인정하기란 매우 어려울 것이다. 이런 이유 때문에 수많은 의사들이 계속해서 복잡한 답을 찾는다.

오늘날 우리가 원시적인 의료 행위의 역사(두개골에 구멍을 뚫거나 피를 뽑는 것, 개털, 거위 기름, 혹은 도마뱀 피 등에 의학적 효능이 있다고 믿는 것들)를 보고 우스워하며 그런 방법이 있었다는 것에 대해 놀라움을 느낀다. 이와 마찬가지로 우리의 미래 세대가 오늘날의 의료과학이라고 불리는 무의미한 수술과 방사선 치료, 독성 약물 주입을 보게 된다면 당혹스러워 할 것이다.

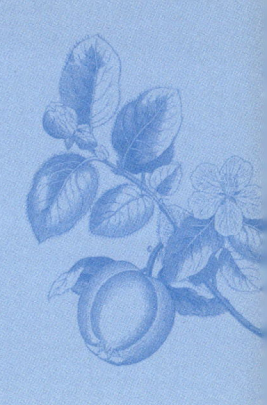
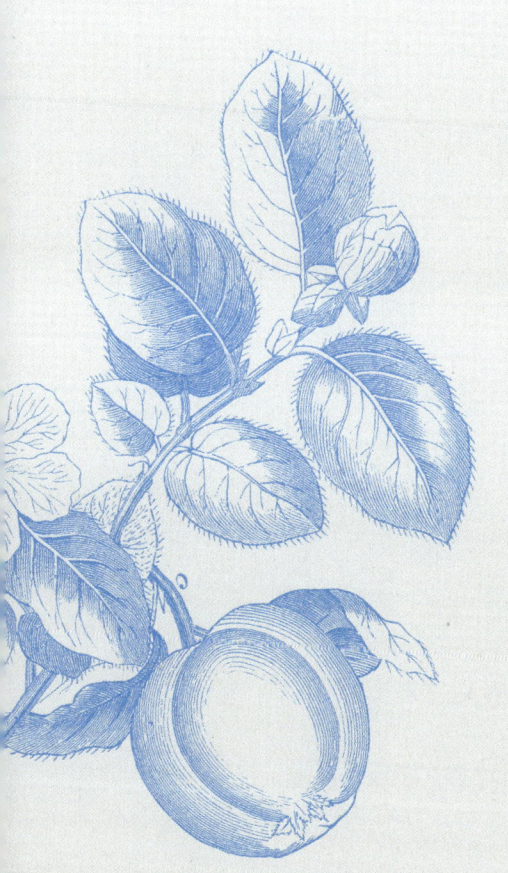

2부
암 치료의 정치

01
카르텔 - 경쟁으로부터의 도피

암 치료 과학에 대한 논평; 암 치료와 정치에 관한 이야기; I.G. 파르벤 화학과 약학 카르텔의 초기 역사; 미국에서 벌어진 카르텔 결탁; 듀폰, 스탠다드 오일, 그리고 포드의 '결혼'

우리는 1부에서 암 치료 과학에 대해 살펴보았다. 암 치료와 정치에 관한 내용을 다루는 2부로 들어가기 전에 1부에서 언급했던 것들 중에서 중요한 내용을 간단하게 살펴보자.

우리가 앞서 보았듯이 암은 생명 유지에 중요한 역할을 하는 정상적인 영양막세포가 비정상적으로 변해 손을 쓰지 못할 정도로 빠르게 성장하는 세포로 인한 질병이다.

영양막세포는 호르몬인 에스트로겐을 포함한 연쇄 반응의 결과로 몸에서 만들어진다. 손상된 세포에서는 많은 양의 에스트로겐이 발견되는데, 아마도 에스트로겐이 몸을 치료하는데 필요한 형성체이거나 촉매제 역할을 수행하기 때문일 것이다.

따라서 암은 지속적인 스트레스나 몸의 손상으로 인해 유발된다. 암의 원인은 흡연으로 인한 것일 수도 있고, 음식으로 인한 화학 중독일 수도 있으며, 특정한 바이러스 때문일 수도 있다. 이러한 원인들은 에스트로겐을 활성화시키는데, 이것은 일반적으로 우리 몸에서 일어나는 자가 치료 과정에서 나타나는 현상이다.

하지만 다행스럽게도 자연은 '신진대사 장벽metabolic barrier'이라는 복잡한 체계를 제공해서 영양막세포의 성장을 막거나 조절하게 한다. 이 메커니즘에 포함된 가장 직접적인 작용을 하는 것은 바로 '췌장 효소pancreatic enzymes'다. 그리고 니트릴로사이드Nitriloside나 비타민 B17로 알려진 음식 요소도 그러한 작용을 한다. 이러한 요소들은 독특한 화합물로서 암세포는 죽이고, 정상 세포에는 영양을 공급하고 유지하는 역할을 한다.

따라서 암 치료에 대한 해답은 몸의 과도한 손상이나 스트레스를 피하고, 소화를 위해 췌장 효소를 먼저 사용해 버리는 음식의 섭취를 최소화하고, 모든 미네랄과 비타민(특히 비타민 B17)을 풍부하게 섭취하고 유지하는 것에 있다.

암 치료에 대한 영양학적인 접근에 반대하는 진영은 이러한 접근 방식을 강하게 비난한다. FDA와 미국 암학회 및 미국 의사협회는 영양학적인 접근 개념이 사기 행위이자 돌팔이라고 소리 높여 말한다.

그러나 다시 한 번 강조하지만, 공식적인 발표만 믿는 의사를 제외한 보통 의사들은 반대파의 의견에 동의하지 않는다. 대부분의 의사는 최종 진단을 내리기 전에 레이어트릴을 시도해 보려고 한다. 그 결과 세계 곳곳에서 레이어트릴 치료를 시험해 보거나 환자에게 제공하는 의사들이 늘어나고 있다. 그러나 미국의 의사들은 법률과 영양학적인 치료에 반대하는 동료 의사들의 압력 때문에 레이어트릴을 사용하지 못하고 있다. 결과적으로 그들은 레이어트릴의 효과 유무를 스스로 확인할 수 없으며, 효과가 있을 것이라고만 짐작할 뿐이다.

레이어트릴 치료를 지지하는 사람들이 지속적으로 증가하는 것과 마찬가지로 반대자들 또한 증가하고 있다. 그 이유는 간단하면서 불쾌하다. 적어도 미국에서 암 치료는 수십억 달러의 이익을 창출하는 산업이 되었다. 암 치료 연구와 약물, 엑스레이가 돈을 가져다주는 것뿐만 아니라 세금 지원 프로그램과 정부 자금을 지원받은 연구로 정치적 입지를 높일 수 있기 때문이다.

매년 암으로 사망하는 사람의 수보다 암으로 먹고 사는 사람의 수가 더 많다는 것은 불행한 일이다. 만일 풀리지 않는 이 수수께끼가 자연에서 저렴하고 쉽게 찾을 수 있는 비타민으로 해결된다면, 거대한 상업적·정치적 산업은 하루아침에 사라지게 될 것이다. 바로 이런 이유 때문에 암 산업에 종사하고 있는 기득권층은 과학적인 사실을 숨겨야만 한다.

이것은 수술 의사나 방사선 의사, 약사, 암 치료 연구자 혹은 그들을 지원하는 암 산업 종사자들이 의도적으로 암을 정복하고 있지 않다는 뜻이 아니다. 대부분의 경우 이들은 인간의 고통을 끝내고 싶어 하는 것을 최고의 목표로 삼고 있는 열정적이고 양심적인 사람들이다. 그리고 이들 자신과 가족도 다른 사람들과 마찬가지로 암에 걸릴 수 있다. 이들은 암 치료 방법을 숨기고 있는 것이 아니다.

그러나 레이어트릴 치료를 반대하는 모든 사람들이 이렇게 순수한 의도를 가지고 있을까? 우리는 암 산업으로 인해 개인적 이익이나 기득권을 얻는 사람이 진혀 없다고 여겨야 할까?

이 책의 2부에서는 이 질문들에 대한 해답을 제시할 것이다. 경제와 정치권력 피라미드의 정점에는 재정적, 산업적, 정치적 이익이 있고, 바로 이런 요인들이 암 치료와 건강에 대한 영양학적 접근 방법을 가로막는다. 또한 레이어트릴 치료를 반대하는 사람들은 편협한 사고로 과학의 객관성을 무시하였으며, 그들 자신도 피해자가 되고 있다.

이러한 보이지 않는 힘은 의사와 의과대학, 의학 저널 등에 막강한 영향력을 행사하고 있다. 그리고 평범한 의사들은 자신이 배운 의료 기술이 의료 행위와는 전혀 관련이 없는 이익 집단의 이익을 얻기 위해 만들어낸 것이라는 사실을 의심하지 않고 있을 것이다. 또한 이들 이익 집단은 정부기관을 움직여 정치적 힘을 얻는다. 그리고 국민의 공복이자 보호자로서의 역할을 해야 할 정부기관들은 기득권층이 되고 말았다.

이것은 아주 심각한 문제다. 이들이 어떤 제약도 받지 않고 자신들의 이익을 위한 행위들을 쉽게 승인 받아서는 안 된다. 따라서 우리는 이들의 시도를 막을 수 있는 증거들이 있는지를 살펴볼 것이다.

아래의 정보는 1928년부터 1946년까지 미국 의회 '양원협의회 Senate and House committees'의 청문회와 기록을 바탕으로 한 것이다. 이 중 주요한 사항은 1934년 미국 의회 하원 분과위원회에서 나치 선동 조사를 한 내용과 1935년 특별 상원위원회에서 군수품 산업을 조사한 내용, 1941년 국가 경제 임시위원회의 보고서, 1942년 특별 상원위원회의 국방 프로그램 조사, 1942년 상원 특허위원회의 보고서, 그리고 1946년 전쟁 동원에 대한 상원 분과위원회의 자료들이다.

그 밖의 다른 자료로는 미국 의회 상원의 로비조사위원회, 상원의 은행통화위원회, 뉘른베르크 재판 기록, 도서관 등에서 찾은 수많은 자료들이 있다. 이 이야기는 널리 알려지지 않았지만, 누구든지 찾아볼 수 있는 공공 기록이다. 지금 내가 하려는 이야기가 바로 이 자료들에 관한 이야기다.

2차 세계대전이 시작되기 수년 전, 세계 화학약품 산업에서 독일에 기반을 둔 국제적인 카르텔이 조직되었다. 이 카르텔은 세계 93개국으로 퍼져 나갔고, 전 세계를 대상으로 정치·경제적 힘을 행사하고 있었다. 그것은 바로 'I.G. 파르벤I. G. Farben'이다.

'I.G'는 '인테르센 게마인샤프트Interssen Gemeinschaft'의 줄임말로 '이익 집단'이라는 뜻이다. 좀 더 정확하게 말하면 '카르텔cartel'이라는 의미다. 'I.G. 파르벤Farben'은 '염료'라는 의미인데, 'I.G. 파르벤'이라고 명명한 것은 현대 화학 산업이 염료 개발에서부터 시작되었기 때문만이 아니었다. 순수한 산업인 것처럼 보이도록 교묘하게 위장한 것이다. 사실 화학 산업은 화학의 전 분야를 다루기 때문에 군수품과 약품도 포함된다.

군수품과 약품은 강력한 동기를 부여한다. 하나는 건강과 생명 연장을 약속하지만 다른 하나는 죽음과 파괴를 가져온다. 사람은 처음에는 열렬히 갈망하지만, 그 다음에는 피하고 싶어 한다. 그러므로 군수품과 약품을 통제하는 사람은 궁극적으로 당근과 채찍을 모두 가지고 있는 셈이다.

사람을 고치게도 하고 다치게도 하는 모든 화학물의 기본적인 성분은 콜타르coal tar 혹은 원유다. 내연기관의 출현으로 인해 원유를 정제하여 휘발유를 생산할 수 있는 사람이 전 세계를 상대로 막강한 영향력과 힘을 발휘하게 되었다. 근대 시민 혁명은 화학 엔진으로부터 시작되었는데, 엔진을 움직이는 연료는 석유다. 예전에는 금이 국제 권력을 얻을 수 있는 주요한 열쇠였다면 지금은 석유다. 그리고 현재는 금과 석유를 통제하는 사람이 권력자다.

『반역의 평화Treason's Peace』의 저자 하워드 앰브러스터Harward

Ambruster는 다음과 같이 말했다.

"I.G. 파르벤은 세계 화학 산업을 통제하는 거대한 독일 카르텔이다. 모든 이익은 프랑크푸르트에 있는 본사로 들어간다. 그러나 I.G. 파르벤은 자국을 포함한 세계 각국에서 이익을 뽑아내기 위해 형성된 단순한 산업체가 아니다. 이 회사는 신비주의적인 기업체로서 전 세계에 여러 자회사를 거느리고 있으며, 비밀스러운 연합을 맺고, 곳곳에 스파이를 심어 놓았다. 이를 통해 자신들의 궁극적인 목표인 세계 정복을 꿈꾼다. 따라서 세계는 I.G. 파르벤에 의해 움직이는 하나의 초국가이다."[1]

독일 산업이 유기화학 분야의 선두주자가 될 수 있도록 길을 열어 준 초기 과학 지식의 대부분은 천재적인 화학자 유스투스 폰 리히비 Justus von Leibig의 연구 업적이었다. 흥미롭게도 리히비는 1824년에 학부를 졸업하고 나서 얼마 지나지 않아 비타민 B17이 풍부한 아몬드의 화학적 성분에 관한 논문을 학계에 발표했다. 그는 암세포에 대항하는 것으로 알려진 벤조알데히드의 존재를 밝혀냈지만, 암 치료에 사용하지는 않았다.[2]

I.G. 파르벤은 1926년에 독일의 산업학자였던 헤르만 슈미츠 Hermann Schmitz와 스위스의 은행원이었던 에두아르드 그뤼터트 Eduard Greutert라는 두 천재로부터 시작되었다.[3] 그뤼터트의 주식 거래는 치밀했고, 재무제표를 복잡하게 만들어 I.G. 파르벤의 소유자가 누구인지

---

1 하워드 앰브러스터(Haward Ambruster), 반역의 평화(Treason's Peace, 1947년), p.7.
2 리차드 새슐리(Richard Sasuly), I.G. 파르벤, 1947년, p.21.
3 그뤼터트는 독일에도 있었다. 그의 은행은 바젤에 있었고, '그뤼터트 앤 씨(Greutert & Cie)'로 알려져 있었다.

를 숨겼다. 슈미츠는 독일 국립은행과 스위스의 국제 결제은행 임원이었다. 또한 초기 I.G. 파르벤을 이끌었던 핵심 리더들은 국제 은행의 각 조직에서 활약하고 있었다.

2차 세계대전이 발발하자 I.G. 파르벤은 유럽에서 뿐만 아니라 국제적으로도 가장 큰 화학 회사가 되었다. 그리고 인류 역사에서 가장 강력한 카르텔의 하나가 되었다.[1] 아마도 카르텔 협약에 연결된 회사 이름만 나열해도 1시간은 넘게 걸릴 것이다. 그 수는 2,000여 개가 넘는다.[2] 공개적으로 소유하고 지배한 회사 수만 계산해도 책 한 권이 나올 것이다. 이 책에는 그중에 잘 알려진 몇몇 회사만 소개되어 있다.

독일 카르텔에는 6개의 거대 화학 회사와 거의 대부분의 중공업, 특히 철강 회사가 속해 있었다. 헤르만 슈미츠는 크룹 철강 회사Krup Steel Works에서 중요한 인물이었고, 페라이니히테 슈탈베르케Vereinigte Stahlwerke의 경영진이었다. 380개 이상의 독일 회사가 카르텔 아래에 있었다.

유럽에서 I.G. 파르벤은 영국의 임페리얼 케미컬Imperial Chemical, 프랑스의 쿨망Kuhlmann, 벨기에의 얼라이드 케미컬Allied Chemical 같은 거대 회사를 거느렸다. 레슬리 월러Leslie Waller는 자신이 속한 스위스 은행 커넥션에 대해 이렇게 묘사했다.

"바젤Basel 커넥션을 통해 I.G. 파르벤은 화학 사업을 전 세계로

---

1 '미국 vs. 동맹 화학 회사와 염료 회사(U. S. vs. Allied Chemical & Dye Corp.)', 미국 뉴저지 법원(U. S. District Court of New Jersey), 1942년 5월 14일.
2 미국 점령 지역의 최고 사령관인 아이젠하워 장군은 'I.G. 파르벤'이 전 세계 173개 나라에서 613개 회사의 주식 지분을 소유하고 있다고 기록했으며, 60억 라이히마르크(독일에서 사용하던 마르크화, 1925~1948년)의 자산을 보유하고 있으며, 2,000여 개 이상의 다양한 카르텔을 운영했다고 말했다., 뉴욕 타임스(New York Times), 1945년 10월 21일, Sec. 1, p.1, 12.

넓혀 나갔다. 벨기에, 영국, 프랑스, 그리스, 네덜란드, 헝가리, 노르웨이, 폴란드, 루마니아, 남미의 여러 나라, 스웨덴, 그리고 미국에 회사를 설립했다. 이를 통해 얻은 막대한 이익을 숨기면서 확장해 갔다."[1]

미국에서는 미국 산업의 전반적 영역에서 카르텔을 맺은 기업들이 늘어났다. 그런 회사로는 아보트 연구소Abbott Laboratories, 알코아Alcoa, 아나콘다Anaconda, 아틀란틱 오일Atlantic Oil, 벨 앤 하웰Bell and Howell, 보든 컴퍼니the Borden Company, 카네이션 컴퍼니Carnation Company, 시바게이지CibaGeigy, 다우 케미컬Dow Chemical, 듀퐁DuPont, 이스트맨 코닥Eastman Kodak, 파이어스톤 러버Firestone Rubber, 포드 모터Ford Motor, 제너럴 드럭 컴퍼니General Drug Company, 제너럴 일렉트릭General Electric, 제너럴 밀스General Mills, 제너럴 모터스General Motors, 제너럴 타이어General Tire, 글리든 페인트Glidden Paint, 굿이어 러버Good year Rubber, 걸프 오일Gulf Oil, 켈로그 컴퍼니the M. W. Kellgg Company, 몬산토 케미컬Monsanto Chemical, 내셔널 리드National Lead, 네슬레Nestle's, 아울 드럭 컴퍼니Owl Drug Company, 파크-데이비스 앤 컴퍼니Parke-Davis and Company, 펫 밀크Pet Milk, 피츠버그 글래스Pittsburg Glass, 프록터 앤 갬블Proctor and Gamble, 퓨어 오일Pure Oil, 레밍톤 암스Remington Arms, 리치필드 오일Richfield Oil, 쉘 오일Shell Oil, 싱클레어 오일Sinclair Oil, 소코니 오일Socony Oil, 스탠다드 오일Standard Oil, 텍사코Texaco, 유니온 오일Union Oil, 유에스 러버U. S. Rubber, 그리고 이외의 수백 개 회사가 있다.

다음 나열되는 회사들은 I.G. 파르벤이 공개적으로 소유하거나 재정적 지배권을 가진 회사이다. 아스피린을 만드는 바이엘 코퍼레이션

---

1 레슬리 월러(Leslie Waller), 스위스 은행 커넥션(The Swiss Bank Connection), 1972년, p.162.

Bayer Co., 사진 필름 및 용품을 제조하는 아메리칸 I.G 케미컬 코퍼레이션American I. G. Corporation, 레더를 연구소Lederle Laboratories, 스털링 드럭 컴퍼니the Sterling Drug Company, J.T. 베이커 케미컬 컴퍼니J. T. Baker Chemical Company, 윈스롭 케미컬Winthrop Chemical, 메츠 연구소Metz Laboratories, 호프만-라로체 연구소Hoffman-LaRoche Laboratories, 화이트홀 연구소Whitehall Laboratories, 프레데릭 스턴스 앤 컴퍼니Frederick Sterns and Company, 니알 컴퍼니Nyal Company, 던 앤 미첼 연구소Dern and Mitchell Laboratories, 쉐프 보이 아르 디 푸드Chef-Boy-Ar-Dee Foods, 브렉 주식회사Breck Inc., 헤이든 안티 바이오틱스Heyden Anti-biotics, 맥그레고르 인스트루먼트 컴퍼니MacGregor instrument Company, 앤트롤 연구소Antrol Laboratories, 인터내셔널 비타민 코퍼레이션the International Vitamin Corp., 카디날 연구소Cardinal Laboratories, 반 에스 연구소Van Ess Laboratories, 윌리엄 메릴 컴퍼니the William S. Merrill Company, 젠슨 살스베리 연구소the Jensen Salsberry Laboratories, 로에세르 연구소Loesser Laboratories, 타일러 케미컬Taylor Chemical, 오잘리드 코퍼레이션the Ozalid Corporation, 앨바 제약Alba Pharmaceutical, 브리스톨 메이어스Bristol Meyers, 드럭 주식회사Drug Inc., 베젝스 주식회사Vegex, Inc., 스퀴브 앤 선스 제약Squibb and Sons Pharmaceutical 등의 회사가 있고, 이 회사들은 수많은 소규모 회사들을 거느리고 있다.[1]

1929년, I.G. 파르벤은 미국에서 가장 큰 경쟁자인 듀퐁과 제한된

---

[1] 카르텔과 계약을 맺은 회사나 카르텔의 통제를 공개적으로 받고 있는 회사를 나열하는 것은 불법이 아니라 역사적 사실을 나열한 것뿐이다. 이 회사들은 이미 스탠다드 앤 푸어스의 기록이나 무디스의 산업 지침서와 같은 경영 잡지에 나와 있다. 이 분야의 과거 자료를 참고하고 싶다면 스토킹과 왓킨스(Stocking and Watkins)의 『카르텔의 활동(Cartels in Action)』, 앰브러스터(Ambruster)의 『반역의 평화(Treason's Peace)』, 그리고 뒤부아(DuBois)의 『악마의 화학자(The Devil's Chemist)』를 참고하라.

카르텔 협약을 맺기로 했다. 듀퐁은 영향력이 있는 큰 회사로서 I.G. 파르벤과 같이 상하관계를 요구하는 회사와의 협력을 꺼렸다. 이에 따라 듀퐁은 I.G. 파르벤의 자회사인 윈스롭 케미컬, 임페리얼 케미컬(영국계 카르텔 협력체), 일본의 미쓰이와 협약을 맺었다. 1937년에 미국 I.G. 파르벤은 듀퐁과 이스트맨 코닥 지분을 보유하고 있었으며, I.G. 파르벤 소유의 오일린 코퍼레이션은 듀퐁의 허락 하에 핸드폰 제조 산업에 뛰어들었다.

듀퐁 같은 거대 기업이 I.G. 파르벤과 카르텔 협약을 맺은 데는 이유가 있다. 뉴저지의 스탠다드 오일이 I.G. 파르벤과 협약을 맺었기 때문이다. 이 두 골리앗의 결합은 듀퐁에게 심각하고 잠재적인 위협이 되어 미국 내에서 치열한 경쟁이 예상되고 있었다. 듀퐁은 I.G. 파르벤과는 맞서 싸울 수 있었지만, I.G. 파르벤을 비롯한 거대 록펠러 제국을 동시에 상대하기에는 힘에 부쳤다. 이는 스탠다드 오일이 I.G. 파르벤과 임페리얼 케미컬, 듀퐁, 쉘 오일의 이익 집단을 형성하게 되는 결정적인 요인이 되었다.

I.G. 파르벤과 스탠다드 오일, 그리고 쉘 오일의 카르텔 협약은 1929년에 완전하게 체결되었다. 이런 이야기가 대중들에게 놀랍게 다가온 이유는 이 회사들이 그동안 경쟁자인 것처럼 행동했지만, 사실은 협력자였다는 것을 숨겨 왔기 때문이었다.

독일이 1차 세계대전에서 패망한 이유 중 하나는 석유가 부족했기 때문이다. 독일 지도자들은 석유를 다른 나라에 의존하지 않으려고 했다. 독일에는 석유가 매장되어 있지 않았지만 석탄은 풍부했다. 때문에 전쟁이 끝난 후 독일 화학자들의 첫 번째 목표는 석탄을 석유로 변환시키는 방법을 찾는 것이었다.

1920년에 독일의 화학자 프리드리히 베르기우스Friedrich Bergius 박사는 석탄 가루를 고압 상태에서 수소에 작용시켜 액화 상태로 만드는 데 성공했다. 이를 통해 그는 석탄에서 정제된 석유를 얻을 수 있다는 확신을 갖게 되었고, 완전한 수소 첨가 과정만 개발하면 되는 상태였다. 이때 I.G. 파르벤이 갑자기 석유 산업에 뛰어들었다.

어떤 사람은 카르텔이 기업의 생산성을 높이기 위한 방법의 일환으로 고안된 것이라고 생각할지 모른다. 그러나 실상은 석유 제조 방법을 개발 중인 석유 회사를 끌어들인 다음, 그들의 특허를 사용해서 다른 분야에서의 사업적 이익을 얻기 위함이었다. 이것은 바로 스탠다드 오일을 끌어들이기 위한 미끼였고, 듀퐁까지 끌어들였다. 이 계획은 그들이 원하던 대로 진행되었다.

스탠다드 오일의 프랭크 하워드Frank Howard는 1926년 3월에 루트히비스하펜Ludwigshafen에 있는 발디체Baldische 공장으로 초대를 받았고, 거기서 아주 놀라운 광경을 보게 된다. "석탄에서 석유가 나오다니!" 충격을 받은 그는 스탠다드 오일의 회장인 월터 티글Walter Teagle에게 다음과 같은 편지를 썼다.

> "오늘 내가 본 것은 우리 회사가 그동안 직면했던 그 어떤 문제보다 더 중요하다고 생각합니다. …… 발디체는 갈탄과 다른 저급 품질의 석탄에서 그 무게의 절반에 해당하는 우수한 모터오일 연료를 만들어낼 수 있습니다. 이것은 석유 공급 문제에서 유럽이 자유로워졌다는 것입니다. 이제 가격 경쟁만 남았습니다. …… 나는 이에 대한 자세한 이야기를 다 하지 않겠지만, 이 편지로 현재 상태에 대한 내 생각을 충분히 전달했다고 봅니다."[1]

---

1 새슐리(Sasuly), I.G. 파르벤, p.144~145.

그 후 3년 동안 협상에 들어갔고, 카르텔 협약은 1929년 11월 9일에 체결되었다. 이것으로써 몇 가지 중요한 목적이 달성되었다.

첫째, 스탠다드 오일은 독일을 제외한 세계 모든 나라의 수소 첨가 특허에 대한 절반의 권한을 갖는다. 이 의미는 스탠다드 오일이 이 분야를 통제함으로써 이익을 얻고, 경쟁에서 확실하게 우위를 차지한다는 것이다. 그 대가로 스탠다드 오일은 I.G 파르벤에 3천만 달러에 달하는 54억6천만 주의 주식을 넘기기로 했다. 또한 두 회사는 화학과 석유 생산품 분야에서 서로 경쟁하지 않기로 합의했다. 미래에 스탠다드 오일이 화학이나 제약 분야에 뛰어들고자 한다면 I.G. 파르벤의 파트너로서만 가능했다. I.G. 파르벤은 스탠다드 오일과 합작 투자의 경우를 제외하고 석유 산업에 뛰어들지 않기로 합의했다. 결국 두 회사는 '현재 사업을 확장하기 위해 다른 쪽 산업에 심각한 경쟁자가 될 수 있는 산업에는 뛰어들 계획이나 정책도 세우지 않기로' 합의한 것이었다.[1]

스탠다드 오일의 프랭크 하워드는 다음과 같이 말했다.

"우리 회사의 화학 파트너이다. …… 서로 간의 경쟁을 피하기로 한다."[2]

두 회사는 이러한 협약을 실행하기 위해 여러 개의 공유 회사를 설립했다. 그중 하나가 인터내셔널 하이드로지네이션 페이턴츠 컴퍼니 I.H.p : International Hydrogenation patents Company이다. 또한 쉘 오일은 이 벤처 기업의 협력 업체가 되었다. 그 목적은 수소 첨가 기술을 공유하기 위한 것이 아니라 가능한 한 비밀을 유지하기 위함이었다. 스탠다드 오일

---

1 조지 스토킹(George Stocking)과 마이런 왓킨스(Myron Watkins), 카르텔 행위, 21세기의 기금(New York: The Twentieth Century Fund, 1946), p.93.
2 앰브러스터(Ambruster)에 의해 인용, 반역의 평화(Treason's Peace), p.52.

의 공식 보고서에는 다음과 같이 기록되어 있다.

"아이 에이치 피(I.H.P)는 수소 첨가 특허를 보유하고 있는 모든 나라에서 개발되는 내용을 잘 알고 있어야 한다. 그리고 수소 첨가 기술에 대한 관심과 도입 전망에 대해 완전한 정보를 모두 제공받아야 한다. …… 그러나 수소 첨가 기술이 없는 나라에는 그 관심을 유발하면 안 된다."[1]

또 다른 공동 소유 회사인 자스코 주식회사Jasco, Inc.는 1930년에 만들어졌다. 설립 목적은 두 회사의 새로운 화학 기술 개발 정보를 공유하기 위함이었다. 이러한 협약에 따라 I.G. 파르벤과 스탠다드 오일이 새로운 화학 기술을 개발하면 상대방에게 특허권의 3분의 1에 해당하는 지분을 주기로 했다. 자스코는 세계 각국에 그 기술을 판매하는 역할을 담당했다.

우리는 여기에서 거대한 두 기업이 어떻게 하나가 될 수 있는지에 대한 완벽한 사례를 보았다. 이들은 한 번에 한 단계씩 점진적으로 하나의 조합을 이루어 나갔다. 그 목표는 간단했다. 모든 시장에서 자기들끼리의 경쟁을 없애고 미래의 성장과 이익을 서로 보장하는 것이었다. I.G. 파르벤의 회장인 칼 보쉬Carl Bosch 박사는 자신이 "I.G. 파르벤과 스탠다드 오일이 결혼했다."라고 말했을 때, 이런 그림까지는 생각하지 못했다. 하지만 그의 이 말은 카르텔 협약의 철학적 본질을 정확하게 묘사한 것이었다.

I.G. 파르벤의 모든 역사를 자세히 설명하기에는 이 책의 지면이

---

[1] 조지 스토킹(George Stocking)과 마이런 왓킨스(Myron Watkins), 카르텔 행위, 21세기의 기금(New York: The Twentieth Century Fund, 1946), p.492~493.

부족할 정도다. I.G. 파르벤은 미국의 주요 회사들과 일부다처제 결혼을 하듯이 결합했다.

1931년 10월 23일, I.G. 파르벤과 앨코어는 알리그 협약Alig Agreement에 사인했다. 이 두 회사는 마그네슘 생산에 관한 모든 특허와 기술을 합치기로 했고, 이러한 결합에 참여시킬 만한 다른 거대 기업은 포드 자동차Ford Motor Company뿐이었다.

헨리 포드Henry Ford가 포드 지사를 독일에 설립했을 때, I.G. 파르벤은 즉시 그 회사의 지분 40%를 사들였다. 이 같은 결합은 I.G. 파르벤의 회장인 칼 보쉬와 이사회 회장인 칼 크라우치Carl Krauch가 독일 포드 회사의 경영진이 되면서 성립되었다. 미국에서 에드셀 포드Edsel Ford가 미국 I.G 파르벤의 경영진으로 합류했고, 스탠다드 오일의 월터 티글과 뉴욕 록펠러 내셔날 씨티은행Rockerfeller's National City Bank of New York의 회장인 찰스 미첼Charles E. Mitchell과 독일 모회사의 임원인 맥스 와버그Max Warburg의 형제 폴 와버그Paul M. Warburg도 경영진으로 합류했다.

폴 와버그는 미국 연방준비제도이사회의 설계자 중 한 사람이었다. 그리고 미국 연방은 미국의 화폐가 폴 와버그가 지배하는 은행에 의해 통제되도록 했다. 미국의 은행가로 활동했던 프랭크 반더립Frank Vanderlip은 회고록에서 이 계획이 조지아Georgia의 제킬 섬Jekyll Island에서 열린 비밀 회동에 의해 만들어졌다고 밝혔다. 이 회동에는 반더립뿐만 아니라 앨드리치 상원의원(Senator Aldrich, 록펠러 대표), 헨리 데이비슨Henry Davison, 찰스 노튼Charles Norton, 벤자민 스트롱(Benjamin Strong, J.P. Morgan 대표), 아브라함 피아트 앤드류(Abraham Piatt Andrew, 미국 재무부), 폴 와버그(Paul Warburg, 영국과 프랑스의 로스차일드Rothschilds 대표)가 참석했다.

와버그의 형제 펠릭스Felix는 투자은행인 쿤 로에브 앤 컴퍼니Kuhn, Loeb, and Company의 회장인 제이콥 쉬프Jacob Schiff의 딸과 결혼했다.[1] 몇 년 후 그의 손자 존John의 말에 따르면, 제이콥 쉬프는 소련의 독재 정부 수립을 지원하기 위해 러시아 혁명운동가 트로츠키Trotsky에게 2천만 달러를 전달했다.[2]

이 사람들에 대해서는 아주 잘 알려져 있지만, 중요한 것은 이들이 단지 시장을 확대하고 이익을 확보하려는 목적을 지닌 단순한 사업가가 아니라는 점이다. 이들은 이익 손실을 넘어 국제적인 음모와 정치에까지 그 영역을 확장하려고 했던 특별한 종류의 사람들이었다.

이들의 성공을 완전히 이해하려면 카르텔이 어떤 것인가를 이해해야 한다. 카르텔은 계약이나 협약을 맺어 회사들 간의 경쟁을 줄이고, 서로가 협력을 도모하는 회사 집단이다. 어떤 협약은 산업 표준이나 명칭 같은 위험하지 않은 주제들로 맺어지지만 대부분은 특허권 교환이나 지역 시장의 분할, 가격 책정, 특정한 분야에서의 경쟁 금지 등을 포함한다. 일반적으로 카르텔은 자유 기업 체제에서의 경쟁을 피하기 위한 수단으로 사용된다. 그 결과는 항상 높은 가격과 공급량을 줄이는 것으로 나타난다. 카르텔과 독점은 자유 기업 체제의 산물이 아니고 그것을 벗어나려는 노력이다.

---

[1] 미국 연방준비제도이사회가 정부기관 형태로 어떻게 은행 카르텔에 들어갔는지에 관한 이 야기는 에드워드 그리핀의 '제킬 섬의 창조물: 연방준비제도이사회에 대한 고찰(Westlake Village, CA: American Media, 2000)'을 참고.

[2] 이 발언은 존 쉬프(John Schiff)가 1949년 2월 3일 「뉴욕 저널 아메리카(New York Journal America)」의 찰리 닉커보커(Charlie Knickerbocker) 칼럼에 처음 언급했다. 또한 러시아 혁명의 지도자인 알렉산더 케렌스키(Alexander Kerensky)의 1967년 3월 13일 「유에스 뉴스 앤 월드 리포트(U.S. News & World Report)」와의 인터뷰(68쪽)를 참고하라.

기업인들이 카르텔 협약을 맺으려고 하는 동기는 숙련된 노동자들이 노동조합과 전문직 협의회에 가입하려는 이유와 비슷하다. 그들은 제품과 노동력에 대한 가격을 낮추면 현존하는 시장에 더 이익을 가져다줄 수 있다고 말한다. 그러나 이것은 다른 사람들이 그들을 따라하지 않을 때만 가능하다. 그리고 경쟁만이 고객을 잃지 않기 위해 가격을 낮추는 동인이 된다. 한 사람이 가격을 낮추면 다른 사람도 그렇게 할 것이다. 따라서 다른 회사나 노동자들과 연합하려고 하는 것은 모두를 빈곤하게 하는 경쟁 정책을 따르지 않기 위함이다.

이 말은 카르텔에 가입하면 모든 갈등과 경쟁이 사라진다는 말이 아니다. 때때로 협약을 더 이상 지키지 않기로 결정하거나 협약을 깨고 혼자 가려는 상황도 발생한다. 시장에서 주기적으로 일어나는 가격 전쟁과 격렬한 경쟁은 군사 전쟁을 방불케 한다. 그리고 국가 간의 전쟁이 끝나는 것처럼 결국에는 끝이 난다. 한 회사는 완패하고 다른 회사는 우세한 위치에 오른다. 그리고 '휴전' 상태에서 새로운 힘의 균형 아래 카르텔 협약이 새롭게 협상된다.

조지 스토킹George Stocking과 마이런 왓킨스Myron Watkins는 『카르텔 행위Cartels in Action』에서 이러한 과정을 쉽게 묘사했다.

> "가격 전쟁이 발발하고 또 휴전으로 끝난다. 그러다 다시 전쟁이 발발하고, 마침내는 오랜 포위 속으로 들어간다. 화학 회사들은 누가, 무엇을, 어디에서, 어떤 조건으로 해외 시장에 판매할 것인지를 경쟁이 아닌 협상으로 결정한다. 그들은 협력이 이익을 가져다준다고 믿는다. 이들은 빈틈없는 흥정으로 결정한다. 각각의 회사들은 자신에게 가장 좋은 조건을 얻으려고 노력한다. 이러한 결정에는 회사가 속한 상대적인 협상력이 반영된다. 여기에는 요소들이 포함된다. 예를

들어 과정의 효율성, 특허의 지위와 힘, 상품의 질, 재정 자원의 범위, 정부의 지원 등을 들 수 있다. 만약 협상이 결렬될 경우에는 경쟁력 있는 전쟁을 위해 여러 부분에 대한 비교 준비를 하게 된다. 하지만 이런 종류의 경쟁은 효과적인 경쟁과는 거리가 멀다. 이를 통해 창출된 이익은 카르텔 구성원들에게 돌아갈 뿐, 소비자들에게는 돌아가지 않는다.[1]

이는 오늘날의 세계 주요 생산품에 숨겨진 현실을 정확히 묘사한다. 스토킹과 왓킨스는 전쟁 전 무역을 광범위하게 계산해서 꽤 구체적인 근거들을 내놓았다. 1939년, 미국에서 카르텔은 87%의 광산물을 판매했고, 60%의 농산물과 42%의 공산품을 판매했다. 말할 것도 없이 이것은 1939년부터 크게 증가했다. 따라서 우리는 지금과 같은 상황이 어떻게 된 것인지 상상할 수 있다. 화학 산업(의약품을 포함해서)은 완전히 카르텔화 되었다. 1937년으로 돌아가서 보면 이 사실은 「포춘Fortune」에서 논한 것처럼 매우 분명하다.

"화학 산업은 가격이 점점 내려가고 있음에도 불구하고 질서정연한 모습이다. 1933년에 존슨Johnson 장군이 발명하기 훨씬 이전부터 '협력'이 진행되고 있었기 때문이다. 생산품을 더 많이 생산했기 때문에 고통 받는 일도 없었고, 개별적인 불황도 없었으며, 피비린내 나는 가격 전쟁도 일어나지 않았다. 화학 산업은 소련 공산당의 정치를 만족시킬 만큼 잘 관리하고 있다. …… 분명히 말하지만, 화학 산업은 계획 경제 체제에서 가장 먼저 개업한 업종이다."[2]

---

1 왓킨스(Watkins), 카르텔 행위(Cartels in Action), p.398, 420.
2 "화학 산업", 포춘(Fortune), 1937년 12월, p.157, 162.

1973년, 미국 관세위원회에서 미 의회 상원에 올리는 보고서에도 이렇게 쓰여 있다.

"가장 거대하고 세련된 다국적 기업의 계획을 수립하고, 그 후에 감시하는 행태는 공산 국가의 국가 계획 과정과 너무 닮아 있다."[1]

옛 소련 공산당의 계획 경제와 닮았다는 이 보고서는 '정확' 했다. 그들은 카르텔에 내재된 철학을 정확하게 설명했다. 만약 카르텔과 독점이 자유 기업 체제의 산물이 아니고, 그것을 피하기 위한 행위의 산물이라면 자유 기업 체제를 벗어나기 위한 가장 좋은 방법은 자유 기업 체제의 체계를 모두 파괴하는 것이다. 이것이 왜 카르텔과 공산주의 정부가 필연적으로 함께할 수밖에 없는지에 대한 이유다. 이들에게는 자유 기업 체제 전복이라는 공동의 적과 목표가 있다.

100만 달러의 돈이 보호 관세법 혹은 '돌팔이 방지법 anti-quackery law' 이라고도 불리는 공정무역 거래법을 통과시키는 데 뿌려졌다. 이 법으로 인해 이익을 얻는 사람들이 기꺼이 낸 것이다. 이 법이 국민의 이익을 위한 것으로 위장되었지만, 사실은 카르텔의 경쟁자를 막기 위해 정부기관이 사용하는 수단이다. 정부는 원래의 투자 환경을 계속해서 유지한다. 그러므로 모든 경제 활동을 통제하는 능력을 가진 큰 정부는 카르텔과 독점 기업의 아주 좋은 친구이자 협력자다.

카르텔과 독점 기업은 정부의 도움 없이는 존재하기 힘들다. 세계 주요 시장(설탕, 차, 초콜릿, 고무, 철강, 석유, 자동차, 음식 등)을 보자. 이 시장에서 정부의 규제와 한도, 가격 지원이라는 산이 존재하는 것을 볼

---

[1] 미국의 세계 무역과 투자를 위한 다국적 기업의 의미. 무역과 노동(Trade and Labor), 1973년 2월, p.159 보고서.

수 있다. 이 산을 날쌔게 넘으면 한 무리의 로비스트, 특별 이익 단체와 사람들을 보호하기 위해 만들어진 법을 지지하는 정치인을 압박하는 무리들을 만난다.

카르텔은 정부에 이런 요구를 하지 않는다. 정부에서 최저 임금법을 제정하면, 노동조합은 자유 시장 경쟁을 피하려는 방법을 찾는다. 농부도 가격 지원과 보조금을 받기 위해 똑같이 행동한다. 거의 대부분의 사람들이 정부가 개방적이고 정직한 경쟁으로부터 자신들을 보호해 주기를 바란다. 카르텔은 이러한 집단의 우두머리다. 카르텔이 이들 우두머리들과 다른 점은 궁극적인 목표를 위해 더 많은 돈을 사용할 수 있다는 것뿐이다.

거대 다국적 기업이 이사회에 정치인을 포함시키는 이유는 명성을 얻기 위해서가 아니라 다른 이유가 있기 때문이다. 예를 들어, ITT는 (미국의 통신기기 제조회사)는 주요 이사회를 뉴욕에서 열었는데 이 이사회에는 세계은행의 전 회장 유진 블랙Eugene Black, 미국 중앙정보국의 전 국장 존 맥콘John McCone이 참석했다. 유럽에서는 유엔의 첫 번째 사무총장이었던 트뤼그베 리에Trygve Lie, 벨기에 총리를 역임한 폴 헨리 스팍Paul-Henry Spock, 그리고 영국의 로드 카시아Lord caccia가 참석했다. 심지어 해롤드 맥밀란Harold McMillan 수상을 영입하려는 시도도 있었다.[1]

스스로를 '사회주의자' 혹은 '정치 자유가'라 부르는 사람들이 저곳에 있는 것은 우연이 아니다. 그들은 자신이 자유 기업 체제를 지지한다는 것을 드러내고 싶어 하지 않았다. 그들은 부자가 되는 길은 산업 전문가의 객차가 아니라, 정치적 영향력을 발휘하는 스포츠카로 여

---

[1] 안토니 샘슨(Anthony Sampson), 군주국가 ITT, New York: Stein & Day, 1973년, p.113~114.

행하는 것임을 알았다. 그리고 정부가 중심이 되었다. 이런 일들은 어디에서나 (특히 국제금융기관에서) 볼 수 있는데, 하와이 은행the Bank of Hawaii에서 발간한 1973년 1월 「월간 리뷰Monthly Review」에 적절하게 묘사되어 있다.

"국내와 국제 개발이 복잡하게 연결되어 있는 이유에 대해 준비된 해답은 없다. 전통적인 개방 시장에서 경쟁하는 개인이나 독립적인 회사를 경영하는 사람은 패배하게 되어 있다. 이들은 관료주의의 통제를 극복해야 하고, 연방정부의 지원을 받은 선점 회사들과도 싸워야 한다."

미국의 경제학자이자 저널리스트로 활동했던 페르디난드 런드버그Ferdinand Lundberg는 자신의 책 『부자 그리고 슈퍼 부자The Rich and the Super-Rich』에서 그는 미국 체제의 진실을 충분히 인식하고 있었음에도 소련 체제의 좌파적 노동 계급 착취에 대한 문제점은 덮어 둔 채 신이 나서 다음과 같이 썼다.

"상표 등록된 상품의 가격 인하 금지, 보조금 금지와 같은 자유 기업 체제에 대한 규제는 자신들의 이익만을 위해 끊임없이 정부 규제를 늘리려고 한 사업가들에 의해 만들어졌다. 그리고 사업가들이 취하는 이익은 생산 효율성의 단계를 뛰어넘어 정부의 조작을 통해서 자신들에게 유리하게 만들었다. …… 조사를 통해 지금까지 알려진 바에 의하면 정부의 자비로운 친절이 미국 사회에 극도의 빈부 격차를 꽃 피우는 데 큰 영향을 미쳤다는 점이다."[1]

---

1 페르디난드 런드버그(Ferdinand Lundberg), 부자 그리고 슈퍼부자, 반탐북스(New York: Bantam, 1968), p.153~154, 584.

이 모든 것은 사실이지만, 이것이 사실의 전부는 아니다. 여기에는 이런 추세에 민감하지 않은 제 3자가 빠질만한 함정이 두 가지 있다. 첫 번째는 카르텔과 독점이 자본주의나 자유 기업 체제의 상징이라는 성급한 결론을 내리는 것이다. 그리고 이 문제를 자본주의가 아닌 다른 종류의 체제로 전환해서 해결할 수 있다는 생각이다. 그러나 다시 한 번 강조해서 말하지만, 카르텔과 독점은 경쟁이나 자본주의, 자유 기업 체제의 개념과는 정반대라는 것이다.

두 번째 함정은 카르텔과 독점의 남용을 막는 방법이 정부의 규제와 통제를 강화하는 것이라고 결론을 내리는 것이다. 그러나 이 문제는 이미 존재했다. 새로운 법을 만들거나 법을 개편하는 것은 정부에 힘을 실어 주지 못한다. 상업을 규제하고, 독점을 금지하고, 독점 기업의 정치 꼭두각시들을 경계하는 것이 그 방법인데, 독과점 금지법이 그 예다. 그러나 이 법은 결국 거대 기업이 정부의 힘을 사용해 정치적으로 영향력이 더 적은 경쟁 사업체를 억압하거나 규제하는 데 쓰인다. 더 크고 강한 정부가 해결책이 아니라 문제인 것이다!

이 분야의 다른 저자들과 마찬가지로 런드버그는 이 두 가지 함정에 빠진 희생양이다. 그는 독점이 자유 기업 체제의 산물이 아니라는 것을 알았다. 그는 심지어 정부와 독점이 떼려야 뗄 수 없는 관계라는 것도 목격했다. 하지만 그는 돌아서서 문을 열어 더 큰 정부를 향해 발걸음을 옮겼다. 그리고 심지어 공산주의 체제로 '전진'했다.

> "우리는 경쟁으로 돌아갈 수 없다. 우리는 새로운 체제로 전진해야 한다. 그것은 아마도 공산주의나 협동주의 혹은 더 완벽한 정부 규제를 갖춘 체제일 것이다. 나는 우리 앞에 무엇이 놓여 있는지 잘 알

지 못하지만, 그렇다고 특별히 걱정되지도 않는다."[1]

아이러니하게도 런드버그의 이런 발언은 그가 저술한 엄청나게 무겁고 두꺼운 책(1,009쪽)이 적어도 표면적으로는 그가 무시하던 기득권층의 열광적인 지지를 받게 만들었다. 런드버그 같은 사람들이 왜 카르텔이 설립한 대학에서 가르치도록 고용되는지, 그리고 왜 그들의 책이 카르텔이 설립한 출판사에서 인기가 있는지, 그리고 왜 그들을 카르텔이 설립한 TV와 라디오에 출연시키려고 하는지, 그리고 왜 카르텔이 설립한 재단으로부터 경제적인 지원을 받는지에 대한 의문을 멈추면 카르텔이 감추고 있는 진실을 알 수 있다. '슈퍼 부자'는 자신의 힘을 약화시키지 않는 한 그들의 엄청난 부와 힘이 노출되는 것을 꺼리지 않는다.

만약 공개적으로 저항하는 사람이 큰 정부에 대해 적대적인 개인이 아니라 런드버그 같은 사람이라면, 카르텔은 훨씬 더 수월하다. 카르텔이 공격적으로 설립하고 있는 재단을 반대하는 미국의 많은 지식인들은 정부의 역할을 찬양한다. 그리고 카르텔 기업은 이들을 용인하고 있고, 심지어는 후원까지 한다. 이런 지식층이 '완전한 정부' 혹은 '공산주의로의 전진'을 외치는 한, 자신들에게 위협적이지 않기 때문이다. 그리고 소수의 손에 정부의 힘을 집중시켜 주는 전체주의 권력으로 나아가는 것이 '슈퍼 부자'들의 목표다.

---

[1] 페르디난드 런드버그(Ferdinand Lundberg), 부자 그리고 슈퍼부자, 반탐북스(New York: Bantam, 1968), p.154.

# 02
독점—장막 뒤에 숨은 권력자들

카르텔이 전체주의를 지원한 초창기의 사례; 정치적으로 잊힌 히틀러를 구출하고, 나치를 카르텔의 도구로 전락시킨 'I.G. 파르벤'의 역할.

이 시점에서 독자들은 이 모든 내용이 암 치료와 무슨 상관이 있느냐고 반문할지 모른다. 이 책의 뒤로 갈수록 더 분명해지겠지만, 암 산업의 진실을 파헤치기 위해서는 이 내용을 반드시 알아야 한다. 축구의 규칙을 모르는 사람이 축구 시합을 관람하면 운동장에서 무슨 일이 일어나고 있는지 알지 못한다. 이와 마찬가지로 거대 기업과 정부 기관에서 무슨 일을 하고 있는지를 모른다면, 현재의 암 산업에서 무슨 일이 일어나고 있는지 알 수 없다.

이미 앞에서 언급했듯이 카르텔과 독점은 자유 기업 체제를 수호하기 위한 것이 아니라 벗어나기 위한 것이다. 자유 기업 체제를 벗어나는 가장 좋은 방법은 정부의 도움을 받아 기업이 경쟁하지 않아도 되는 법안을 통과시키는 일이다.

개인이나 기업의 목표가 확고하고, 역량이 있고, 필요한 자금을 조달할 수 있다면 카르텔에 제동을 걸 수 있다. 카르텔의 마케팅과 가격 정책이 조화로울 경우 큰 수익을 보장하면 자본은 비교적 쉽게 조달할 수 있다. 하지만 카르텔이 하는 일이 조화롭지 못하고 손해를 입게 되면 자본 조달은 어려워지고, 카르텔을 깨뜨려야 할 절박감도 줄어든다.

정부의 영향력이 제한적이면 카르텔이나 독점 기업은 성장할 수 없다. 반대로 정부의 영향력이 크면 클수록 이를 자양분으로 삼아 카르텔과 독점 기업은 더욱더 성장한다.

정부의 역할이 클수록 카르텔에게는 이익이 되기 때문에, 그들은 정부에 힘이 집중된 전체주의 정부를 열광적으로 지지한다. 그렇기 때문에 카르텔은 뒤에서 전체주의로의 전환을 지지해 왔다. 그들은 독일의 나치, 이탈리아의 파시스트, 러시아의 볼셰비키를 재정적, 정치적으로 지원했다. 그리고 마침내는 미국 경제마저 암울한 상황으로 몰아넣는 나쁜 역할을 했다.

사회주의자들 중에 '슈퍼 부자'가 존재하는 것은 모순이다. 사회주의 이념과는 대비되기 때문이다. 사회주의 안에서 슈퍼부자가 존재한다는 것은 소수를 제외하고는 대부분의 사람들이 가난하다는 것을 입증하는 셈이다. 사회주의 국가나 정부의 영향력이 큰 국가에서는 경쟁이나 자유 기업 체제가 없다. 이는 정치적으로 '정상'에 오래 머물고 싶어 하는 사람들과 카르텔이 가장 원하는 환경이다. 그들은 이런 환경에서 더 많은 이익을 얻고 자신들의 기득권을 유지한다. 그들은 중산층을 압박하는 누진 과세 제도를 두려워하지 않는다. 왜냐하면 비과세 재단을 설립해서 막대한 부를 보호하면 되기 때문이다. 이런 이유에서 독점 자본가는 진정한 자본주의자가 아니다.

사유 재산 제도를 지지하는 사람을 '자본주의자'라고 부른다. 그러나 이것만으로는 '자본주의'와 '사회주의', '공산주의'라는 용어가 내포하고 있는 이데올로기적 차이를 정확히 이해하기는 어렵다. 원시

부족에게는 사유 재산이 없다. 모든 재산은 추장과 그를 따르는 심복들의 것이다. 추장은 자신이 원하는 것은 무엇이든 할 수 있다. 어떤 재산을 마음대로 사용할 수 있다면 소유권을 가지고 있다는 뜻이다. 그러나 재산을 사용할 때 누군가의 허락을 받아야 한다면 소유권은 사용을 허락하는 사람의 것이다. 당신이 통제할 수 없는 재산은 당신이 소유한 것이 아니라, 다른 사람과 함께 소유하고 있다는 뜻이다.

예를 들어, 국가 소유의 하천과 국립공원은 '국민'에게 속해 있다. 만약 당신이 정말로 이 공원을 소유하고 있다고 생각한다면 그것을 팔아 보라. 이 공원은 당신의 것이 아니라 이것을 어떻게 사용할지를 결정할 수 있는 사람의 것이다. 국토 개발 공사를 비롯해 국립공원, 그 외에 모든 '공공 재산'은 그것을 통제할 수 있는 권한을 가진 정치인과 공무원들의 것이다.

공산주의와 사회주의 국가에서 거의 모든 재산은 '기득권층'이라는 이른바 '3%의 사람들'이 소유하고 있다. 결국 모든 사람은 자본주의자다. 모두가 원하는 자산은 누군가에 의해 소유되고 있기 때문이다. 그리고 전 세계 거대한 부의 일부는 자본주의 체제를 '악마'라며 목청 높여 비난하는 공산주의자와 사회주의자들이 소유하고 있다.

따라서 단순히 재산을 소유하고 있다는 것만으로 '자본주의자'라고 말할 수 없다. 이 단어는 자유 기업 체제, 정부의 개입 없이 완전히 개방된 시장일 경우에만 사용할 수 있다. 이 책에서 말하는 '자본주의자'라는 단어는 그런 의미다.

독점가는 절대로 자유 기업 체제의 자본가가 될 수 없다. 모든 독점가는 예외 없이 사회주의나 다른 형태의 전체 주의를 열광적으로 지지한다. 이런 체제가 독점을 정당화하기 때문이다. 하지만 정부의 지원을 받는 이들 독점 기업은 시민들이 허용하는 측면이 크다. 즉 시민들은 민주주의와 투표권을 통해 자신도 모르게 독점 기업을 지지하는 정치인을 뽑고 있는 것이다. 만약 시민들이 독립적이고 정직한 후보를 선출하고, 정치인이나 정당이 슈퍼 부자의 지배를 받지 않는다면, 그리고 선거에서 승리하기 위해 엄청난 선거 자금을 사용하지 않을 때 비로소 진정한 자유 기업 체제가 가능해진다.

현실은 정부가 통제의 도구로 사용되고 있다는 것이다. 카르텔의 영향을 받은 수많은 정치인들은 카르텔이 동의한 정책을 우선적으로 고려하고, 그 정책으로 사회를 규제한다. 그리고 그것은 자본과 정치적 이익을 경쟁의 위협으로부터 보호해 준다. 이런 규제는 특히 다국적 기업을 제재하거나 금융기관이 실제적인 손실을 입었을 때, 카르텔 내의 다른 기업을 제재하기 위한 수단으로 사용된다. '국민'은 결코 수혜자가 아니다.

전체주의에 대한 카르텔의 초창기 지원은 1차 세계대전 전에 독일에서 시작되었다. 나중에 I.G. 파르벤과 결탁하게 된 카르텔은 비스마르크의 정책이 '애국심'과 '박애주의'라는 미명 하에 자신들을 편애한다는 것을 알게 되어 비스마르크를 지원하게 된다.

비스마르크는 현대적 의미의 사회보장 제도를 처음으로 도입한 인물이다. 그는 처음에 이 제도를 반대했다. 하지만 국민들 사이에서 불만이 고조되자 제국주의 정부에 도움이 된다고 판단하고 이를 용인하게 되었다. 이 제도는 상당 기간 동안 전 세계의 전체주의자들이 연구하고 모방했던 실험적인 제도였다.[1] 파시즘도 예외는 아니었다.

---

1 비스마르크의 정부 건강보험 프로그램과 국제노동기구(ILO)의 협력 프로그램에 대한 배경을 살펴보려면 마조리 셰론(Marjorie Shearon's)의 '윌버 제이 코헨: 힘의 목표(Wilbur J. Cohen: The Pursuit of Power)'를 참고하라.

1916년, 아직 빌헬름 황제가 통치하던 시절에 I.G. 파르벤의 임원이던 베르너 다이츠Werner Daitz는 카르텔에 의해 배포된 논평에 다음과 같이 썼다.

"우리가 꿈꾸거나 생각하던 것과는 전혀 다른 새로운 종류의 국가 사회주의가 도래하고 있다. 물론 개인이 주도하는 경제와 개인 자본주의는 제 기능을 하겠지만, 국가 사회주의의 관점에서 자본이 재편되고 국가 경제에 자본이 집중되면서 이런 획일적인 힘들은 외부로 향하게 될 것이다. 즉 자본주의의 이런 변화는 자연스럽게 다른 나라에서도 사회주의의 필요성이 대두될 것이고, 이는 곧 국가 사회주의로 세분화될 것이다."[1]

여기서 카르텔이 어떤 관점을 가지고 있는지 엿볼 수 있다. '새로운' 사회주의는 경제적 주도권에 있어서 갈등이 없어야 하며(카르텔을 위해), 이는 '개인 자본가 경제(자유 기업 체제가 아닌 부에 대한 개인의 소유)'가 아니다. 자본은 모두 국가 경제에 집중되고 '통제' 되어야 하며, '획일적인 힘'으로 외부를 향해야 한다(카르텔의 우선순위에 따라 정부가 통제함). 이런 변화는 '이전과 같은 균형과 국제적 사회주의의 재건'을 요구할 것이다(카르텔이 이전에는 반대했던 마르크스 사회주의의 일부 개념을 수용함). 우리도 마르크스의 국제 사회주의를 수용해야 한다. 그리고 국가 사회주의(나치즘, 파시즘 또는 순수한 국가 사회주의)를 기반으로 하지만, 그들 나라들과는 다르게 적용해야 한다.

그로부터 18년 후, 이러한 이론적 전략은 현실이 되었다. 1934년 9월 30일, I.G. 파르벤은 다음과 같은 보고서를 냈다.

---

[1] 새슐리(Sasuly), I.G. 파르벤, p.53.

> "국가 사회주의 경제를 기본 원칙으로 하는 새로운 국가 체제의 발전 단계는 완성 국면에 와 있다." [1]

백과사전에서는 독일 나치당을 '국가 사회주의'라는 단어로 정의한다. 나치의 전체 명칭도 '국가 사회주의 독일 노동자당National Socialist German Workers' Party, NSDAP'이다. 그러나 나치즘은 무솔리니의 파시즘과도 맥이 같다. 이 두 단어는 결국 같은 뜻이다. 나치즘과 파시즘이 아주 미세한 부분에서 차이가 있기는 하지만, 국가 사회주의를 표방하는 전체주의 정권이라는 점에서 다르지 않다.

파시즘의 사전적 정의는 '개인의 사유 재산을 정부가 통제'한다는 것이다. 이런 정의는 대학의 정치학 시험 문제의 답으로는 완벽할 수 있다. 하지만 의미를 정확히 설명했다고 보기에는 너무 부족하다. 현실에서 독일의 20세기 파시즘은 독점가가 정부를 통제하여 산업을 장악하고, 경쟁을 막아 자신에게 유리한 방향으로 이끄는 것이다.

미국의 경제학자 로버트 브래디Robert Brady는 "독일의 파시즘을 '독재적 독점 자본주의'라고 정확히 묘사했다. 또한 독일의 파시즘은 기업들이 독점을 기반으로 비즈니스를 할 수 있게 했고, 국가에 대한 모든 선전 권한과 법률, 경찰, 군대의 통제권을 주었다." [2]

스토킹과 왓킨스는 독일의 파시즘에 대해 다음과 같은 말로 정리했다.

> "독일의 화학 산업은 개별 기업들의 노력과 기술이 하나로 합쳐

---

[1] 과학적·기술적 동원, 킬고어 분과위원회가 있기 전의 미 의회 상원 군사위원회 청문회 발언(Scientific and Technical Mobilization, Hearings before the Kilgore Subcommittee of the Senate Committee on Military Affairs), Pt. XVI, p.1971.

[2] 새슐리(Sasuly), I.G. 파르벤, p.128.

져 완전한 카르텔에 가까워졌다. 심지어 1933년 이전에 산업 '신디칼리즘(syndicalism, 노동조합이 공장 또는 사업체를 소유하고 경영하는 방식)'이 모든 화학 회사에 널리 퍼져 있었다. 파시즘이 이런 구조를 완성함으로써 모든 화학 회사를 통합할 수 있었다. 전체주의는 궁극적으로 정부와 기업이 하나가 된 형태이다."[1]

이런 결합은 자연적으로 발생하지 않았다. 카르텔의 지도자들과 부패한 정치인들, 순진한 투표자들이 오랜 시간에 걸쳐 함께 만들어낸 결과물이다. 히틀러가 지도자가 되기 훨씬 이전부터 카르텔은 독일 정부의 도움을 받아 지배적인 권력을 가지고 있었다. 카르텔의 임원들은 이미 정치적으로 막강한 영향력을 행사하고 있었다. 예를 들면, I.G. 파르벤의 회장 헤르만 슈미츠는 독일 수상 하인리히 브뤼닝Heinrich Bruning의 고문이었다.

I.G. 파르벤의 첫 번째 사장(American Bayer Co.의 창립자)인 칼 뒤스베르그Karl Duisberg 박사는 독일의 정당을 통제하기 위해 '비밀 4인 정치위원회'를 창설하기도 했다. 뉘른베르크 재판에서 바론 폰 슈니츨러Baron von Schnitzler는 I.G. 파르벤이 장막에 숨어 정치를 통제하기 위해 엄청난 양의 현금을 쏟아 부었다고 증언했다. 그는 카르텔이 선거 때마다 각 정당에 40만 마르크를 뿌렸다고 밝혔다. 1930년대에 이 금액은 엄청난 돈이었다. 이렇게 해서 카르텔은 정치판에서 누가 권력을 잡느냐에 상관없이 보호받을 수 있었다.[2]

---

1 스토킹과 왓킨스(Stocking and Watkins), 카르텔의 활동, p.411, 501.
2 이런 행태는 현재 미국 정치 정당의 보이지 않는 통제와 불길할 정도로 너무 유사하다. 이런 상황을 분석한 그의 책을 참고하라. 자본주의자의 음모, 아메리칸 미디어(American Media, 1971년). 제킬 섬의 창조물: 연방준비제도이사회에 대한 고찰.

1925년에 카르텔은 이미 독일 정치를 이끌어 가고 있었다. 칼 뒤스베르그는 독일 산업중앙회 연설에서 이렇게 말했다.

"하나로 뭉칩시다. 뭉칩시다. 뭉칩시다! 이것은 우리가 독일 정치권에 계속 요청하는 바입니다. 우리는 하나로 뭉치기를 간절히 바랍니다. 그리고 비스마르크처럼 독일을 위해 모든 사람을 하나의 우산 아래로 모을 수 있는 강력한 사람이 나타나기를 원합니다."[1]

I.G. 파르벤이 주도하는 카르텔은 처음에는 히틀러가 자신들의 목적을 실현해 줄 '강력한 사람'이라고 확신하지 못했다. 하지만 그들은 히틀러가 국가 사회주의 이념을 추구하는 연설을 하여 수많은 군중을 하나로 결집시키는 모습을 지켜보았다. 그의 놀라운 선동 능력을 알아차린 카르텔은 뒤에서 재정적인 지원을 하게 된다. 1928년에 카르텔 신탁조합의 몇몇 지도자들이 히틀러와 동맹을 맺었지만, 1931년에야 공식적으로 나치 전쟁 자금을 지원하기 시작했다. 헤르만 슈미츠의 사촌인 맥스Max는 그들 중 처음으로 히틀러와 긴밀한 관계를 맺기 시작했다. 일그너Ilgner는 I.G. 파르벤의 '재정 책임자'였지만, 그가 맡은 진짜 역할은 스파이였다. 원래 목적은 경쟁사의 정보를 수집해서 카르텔에 속한 다른 기업에 넘겼다. 이런 행위는 현대 국가의 정보기관에 필적할 만큼 정치 지향적인 활동이었다. 이와 관련해서 새슐리Sasuly는 다음과 같이 주장했다.

"I.G. 파르벤은 다른 나라를 감시하고 조사함으로써 독일군과 나치의 첩보 활동을 도왔다. 자, 여기서 우리가 주목해야 할 사실이 하나 더 있다. 세계에서 가장 유능한 군대를 보유하고 있다고 자랑하는

---

1 새슐리, I.G. 파르벤, p.65.

군 최고사령부가 사기업에 의존하고 있었다는 점이다. 그리고 한 가지 더 주목할 점은 일그녀의 승낙 하에 I.G. 파르벤은 1928년 이전부터 군 최고사령부와 긴밀한 관계를 맺어 왔다는 사실이다."[1]

한층 더 긴밀해진 관계는 그 다음 해에 '가티뉴Gattineau'라는 이름의 I.G. 파르벤 직원에 의해 공식적으로 수립되었다. 가티뉴는 뒤스버그와 보쉬의 개인 비서이자 I.G. 파르벤의 홍보 책임자였다.

1932년 가을, 나치는 세력을 잃어 가고 있었다. 그러나 다른 정당과 달리 나치의 정책은 뒤스버그의 계획과 잘 맞아떨어졌다. 뒤스버그는 결정적인 순간에 카르텔의 힘을 히틀러에게 실어 주었다. 처음에 지원했던 규모는 300만 마르크였다. 그리고 더 많은 자금을 추가로 지원했다. 새슐리는 이 상황을 아래와 같이 묘사했다.

"히틀러는 감히 상상도 할 수 없는 엄청난 도움을 받았다. I.G. 파르벤이 이끄는 산업계와 금융계의 리더들은 결속해서 히틀러에게 힘을 실어 주었다. 이렇게 해서 힘을 얻은 히틀러는 피에 굶주린 파시스트 국가를 더 빨리 수립할 수 있었다."[2]

카르텔은 엄청난 자금으로 히틀러를 지원했을 뿐만 아니라, 자신들이 소유한 신문을 통해서도 지원을 아끼지 않았다. 그들은 이런 방법으로 히틀러를 세계적인 인물로 창조하였고, 독일인들이 위대한 지도자로 여기도록 만들었다. 독일에 강력한 지도자가 갑자기 등장한 것이다.

미국에서도 같은 방법을 사용했다. 만약 미국의 어떤 신문이 나치 정권에 호의적이지 않다고 하면 I.G. 파르벤은 광고를 주지 않았다. 신

---

1 새슐리, I.G. 파르벤, p.97~98.
2 새슐리, I.G. 파르벤, p.63, 69.

문사의 입장에서는 어마어마한 손실이었다. 1938년, I.G. 파르벤은 미국에 설립한 자회사 스털링Sterling Products에 한 통의 편지를 보냈다. 이후의 모든 광고 계약에 '독일에 대한 신문의 논조가 변하면 계약은 즉시 파기된다'는 내용이었다.[1]

앞에서도 언급했듯이 슈미츠는 브뤼닝 수상의 개인 고문이었다. 히틀러가 힘을 얻고 나서는 독일 의회의 명예회원이 되었고, 비밀 조언자 역할을 하는 게하임라트Geheimrat가 되었다. I.G. 파르벤의 또 다른 임원인 칼 크라우치Carl Krauch는 괴링Goering의 신뢰를 받는 고문이 되어 4년간의 전쟁 계획을 수행했다. 그러나 카르텔의 리더들은 정치판에서 정부의 공식적인 직함을 받으려고 하지 않았다. 한 예로, 슈미츠는 '독일 산업정치위원' 제의를 계속 거절했다.

나치 정부는 I.G. 파르벤에 의해 만들어진 프랑켄슈타인이었다. 그러나 I.G. 파르벤은 외부에서는 자신들이 프랑켄슈타인의 희생양인 것처럼 보이도록 했다. 이것은 나중에 뉘른베르크 재판에서도 밝혀졌듯이 아주 현명한 방법이었다.

I.G. 파르벤의 주역들 대부분은 전쟁 중에 나치의 정책에 깊이 연관되어 있었다. 그리고 아우슈비츠, 비터펠드Bitterfeld, 왈펜Walfen, 회체스트Hoechst, 아그파Agfa, 뤼드비쉐펜Ludwigshafen, 부헨발트Buchenwald 강제 수용소까지 만들었다. 또한 이들은 세계에서 가장 큰 독가스 산업을 일으킨 장본인들이기도 하다. 이유도 모른 채 강제 수용소에 갇힌 수많은 사람들은 독가스 산업의 실험용으로 희생되고 말았다.[2]

---

1 새슐리, I.G. 파르벤, p.106.
2 강제 수용소와 관련해서 I.G. 파르벤의 역할을 더 살펴보려면 뉘른베르크 재판에서 법률 상담과 조사를 맡았던 요시야 E. 뒤보아 주니어(Josiah E. DuBois, Jr.)의 저서 『악마의 화학자(The Devil's Chemists)』(Boston: Beacon Press, 1952)를 참고하라.

리차드 크렙스Richard Krebs는 처음에는 공산주의자였지만, 1941년 5월에 나치로 입장을 바꿨다. 그는 후에 또 다시 이 둘에 대항하는 입장으로 바꿨다.[1] 그는 반미 활동 조사위원회에서 다음과 같이 증언했다.

> "개인적인 경험에 따르면, I.G. 파르벤의 사업은 1934년부터 이미 완벽히 게슈타포의 손아귀에 들어가 있었다. 그들은 로이나의 공장 지하에 게슈타포를 위한 구금 시설을 가지고 있었다. 그리고 히틀러가 권력을 얻기 시작하자 그 영향력을 해외의 자회사 공장으로까지 확대시켜 나갔다."[2]

그러나 뉘른베르크 재판에서 판사는 I.G. 파르벤의 리더들을 나치 소속의 전범으로 보지 않고 이익 극대화에 지나치게 열중한 사업가로 보았다. 그 결과 이들의 나치 가담 행위에 대한 재판은 기각되었다. 단지 몇 사람만 가벼운 형량을 받았고, 대부분은 자유의 몸으로 법정을 나왔다. 그렇다. 이들의 전략은 아주 현명했다.

이러한 정치 현실이 미국의 정치와 똑같다고 할 수는 없다. 하지만 미국에서 막강한 권력을 휘두르는 사람들이 정치판에는 나오지 않으면서 정치인의 선거 운동에 엄청난 자금을 지원하고 있다는 사실을 잘 알고 있다.

때때로 자본으로 정치판을 뒤흔드는 금융 정치가들의 존재가 공공연하게 드러난다. 이들이 정부의 다양한 활동에 관여하고 있음을 알 수 있다. 이들은 다른 국가의 외교 정책, 통화 정책, 농업, 노동법, 관세,

---

[1] 리차드 크렙스가 자신의 필명인 '잔 발틴(Jan Valtin)'으로 쓴 개인적인 일기 '그날 밤(Out of the Night), 얼라이언스 출판사, 1941. 리차드 크렙스는 에른스트 크렙스 주니어(Ernst T. Krebs, Jr.) 박사와 연관이 없다.
[2] 엠브러스터(Amburster)의 저서, 반역의 평화, p.273.

세제 개혁, 군수 계약, 심지어 암 연구에까지 부당하게 압력을 가하거나 영향력을 행사한다. 그러나 이들 집단은 사실상 정치권력에는 관심이 없다. 만약 관심이 있었다면 선거에 출마하거나 공직 임명 제안을 받아들였을 것이다. 그리고 이들은 의심할 여지없이 사회주의에 반대한다고 말할 것이다. 왜냐하면 그들은 부자인 자본주의자들이기 때문이다! 물론 이들이 자신들의 탐욕이나 비리에 대해 조금은 죄책감을 느낄지도 모른다. 하지만 그것이 전부다.

03
전쟁과 정치 사업가들

2차 세계대전을 대비한 독일의 산업; I.G. 파르벤과 나치 정권을 지원한 미국인 기업가들; 막대한 이익을 얻기 위해 나치 정권과 미국 정부를 위해 전쟁 물자를 생산한 포드와 ITT의 역할.

1932년 즈음부터 나치가 전쟁을 준비하고 있다는 것이 분명해졌다. 그와 같은 시기에 I.G. 파르벤이 군비 확충을 선동하였으며, 그로 인한 수혜자라는 것도 분명해보였다. 전쟁을 준비하는 동안 독일 산업계는 엄청난 성장을 이루어냈다.

그러나 I.G. 파르벤이 주도하는 카르텔 소속의 자회사와 협력 업체는 녹록치 않았다. 전쟁이 다가와도 독일의 카르텔은 미국 회사들과 특허 및 기술 정보를 공유했다. 그러나 I.G. 파르벤은 정보 공유를 서서히 줄이기 시작했고, 특히 군수 물자에 관한 기술에 대해서는 통제가 더욱 심해졌다. 미국 회사들이 이에 대해 불만을 제기하자 I.G. 파르벤은 나치 정권의 정보 통제 때문이라고 둘러댔다. 만약 이 말이 사실이라면, 그들은 나치와 관계가 매우 나빴어야 한다!

그동안 미국 회사들은 두려움 때문에 I.G. 파르벤과의 계약을 계속 유지했다. I.G. 파르벤이 미국 회사들의 중요한 특허 기술을 통제하고 있었기 때문이다. 그 당시 미국 기업의 입장에서 I.G. 파르벤과 대립한다는 것은 막대한 손해를 의미했다. 이러한 상황은 고무 산업에서 실제로 일어났다.

고무는 현대적인 교통수단에 반드시 필요하다. 즉 가솔린 엔진으로 움직이는 운송수단에는 반드시 고무로 된 바퀴가 필요하기 때문이다. 고무 없이는 정상적인 경제 활동은 물론 전쟁 수행도 불가능하다.

I.G. 파르벤은 뷰나 고무(buna rubber, 합성 고무의 한 종류) 제조 공정을 완벽하게 알고 있었지만, 미국의 협력 업체에 기술을 제공하지 않았다. 반면 미국의 스탠다드 오일은 뷰틸 고무(butyl rubber, 합성 고무의 한 종류)에 대한 모든 기술과 노하우를 I.G. 파르벤에 전수했다. 새슐리는 이런 상황을 다음과 같이 정리했다.

> 나치에 대한 충실한 의무감 때문에 스탠다드 오일은 뷰틸 고무 제조 기술을 제공했다. 그러나 정작 스탠다드 오일은 자국인 미국 해군에는 아무런 정보도 제공하지 않았다. 1939년에 전쟁이 발발한 후, 건설수리국에서 스탠다드 오일의 연구실을 방문해 뷰틸 제조 기술에 대한 단서를 찾으려고 했다. 스탠다드 오일은 뷰나 고무 제조 기술도 가지고 있지 않았다.
>
> 그러나 전쟁이 진행되고 있는 와중에 정부로부터 엄청난 압박을 받자 고무 생산자들에게 제조 기술을 제공했다. 뷰틸 고무는 1942년 3월까지 스탠다드 오일이 특허를 보유하고 있었지만, 생산 권한은 완전히 소유하지 못했다. 카르텔의 이런 원칙 때문에 미국은 마땅한 고무 제조 기술도 없이 전쟁을 치러야 했다. 그리고 I.G. 파르벤과 스탠다드 오일의 카르텔 협약 때문에 합성 고무를 만들 수 있는 기술도 제

공받지 못했다.[1]

알루미늄도 현대 전쟁에서 꼭 필요한 산업 재료다. 그러나 여기서도 카르텔이 미국 알루미늄 산업의 발전을 가로막았다. 미국은 전 세계에서 알루미늄을 가장 많이 사용하는 나라였고, 다른 나라보다 이 산업에 대한 개발 역량이 풍부했다. 하지만 1942년 당시의 독일은 전쟁에 필수적인 이 금속을 세계에서 가장 많이 생산하는 나라가 되었다. 앨코아(Alcoa, 미국의 알루미늄 제조 회사)는 캐나다에 '알테드Alted'라는 자회사를 보유하고 있었는데, 세계 알루미늄 카르텔에서 절대로 빠질 수 없는 회사였다. 독일 이외의 모든 나라에서 알루미늄 생산을 제한하는 것이 이 카르텔의 기본 방침이었다.

앨코아가 이 협약에 직접적으로 참여했다고 인정하지는 않았지만, 기록은 확실히 남아 있다. 이 기간 동안 알루미늄 생산은 세계 시장의 수요량에 미치지 못하도록 제한되었다. 결국 카르텔의 이런 방침은 전쟁 중이던 미국에는 또 다른 심각한 장해물이 되었다.

말라리아에 효과가 있는 '아타브린Atabrine'이라는 약품도 카르텔에 의해 생산량이 통제되었다. 퀴닌Quinine도 말라리아에 효과가 있었지만, 퀴닌의 원료가 생산되는 자바 섬을 네덜란드 회사가 독점 소유하고 있었고, 이 회사는 원료를 철저하게 통제했다. 이 네덜란드 회사는 국제 카르텔에 가입하지 않았다. 하지만 이들이 퀴닌 생산을 통제하자 I.G. 파르벤이 이 회사에 맞서 합성물인 아타브린을 만들어낸 것이다. 일본이 자바 섬을 점령하자 미국은 말라리아 치료제 생산을 나치 정권에 철저히 의존할 수밖에 없었다. 게다가 카르텔의 주도 하에 아타브린

---

1 새슐리, I.G. 파르벤, p.151, 155.

제조 기술을 미국에 제공하지도 않았다. 일본이 진주만을 기습하고 몇 달이 지나서 미국 제약 회사가 말라리아 치료제를 생산하기 시작하자 그때서야 알려 주었다. 그동안 태평양의 여러 섬에서 말라리아로 고통받고 있던 미국 군인들은 약품이 없어서 치료를 받지도 못했다. 어찌 보면 카르텔에 감사해야 할 일이었다!

미국의 광학 기계 산업도 카르텔의 또 다른 희생양이었다. 바슈롬 Bausch and Lomb은 미국에서 모든 종류의 고품질 렌즈를 가장 많이 생산하는 기업이었다. 하지만 대부분의 렌즈는 독일 회사인 제이스 Zeiss가 개발한 것이었다. 결국 미국의 기술은 카르텔 협약 때문에 의도적으로 뒤처지게 되었다.

고무, 알루미늄, 아타브린, 군용 렌즈(잠망경, 거리 측정기, 쌍안경, 폭격 조준기) 등은 미국이 전쟁에 참여했을 때, 미국에서 공급이 중단되거나 부족한 제품들이었다. 이 제품들은 전쟁의 승패를 좌우하는 중대한 군수 물자였다.

나치는 미국의 카르텔 기업들과 강력한 협력 체계를 유지해 나갔다. 그리고 독일은 미국에서 개발된 기술로 인해 엄청난 이익을 얻을 수 있었다. 전쟁이 끝나갈 무렵 I.G. 파르벤의 서류를 보면 미국 기업들과 I.G. 파르벤이 얼마나 불평등한 협약을 맺고 있었는지 잘 알 수 있다. 아래 기록은 I.G. 파르벤이 스탠다드 오일과 '결혼'한 것이 얼마나 탁월한 결정이었는지를 나치 당국에 보고한 내용이다.

"두 말할 필요도 없이 테트라에틸납(tetraethyllead, 휘발유 첨가제)없이 전쟁에 참전한다는 것은 생각할 수도 없습니다. 하지만 우리는 이 물질을 개발할 필요가 없습니다. 미국이 이미 수년 전부터 이 기술을 보유하고 있으며, 우리가 미국의 기술을 이용하면 지금 당장이라도 테트라에틸납을 생산할 수 있습니다."[1]

침묵하던 미국은 1차 세계대전이 끝난 직후 곧바로 독일 산업계와 결탁하기 시작했다. 독일의 철강 재벌 크룹Krup은 독일군의 무기 및 군수품 산업과 동의어나 마찬가지였다. 문자 그대로 고철 더미나 마찬가지였던 크룹은 1924년 12월 뉴욕의 할가르텐 앤 컴퍼니Hallgarten and Company와 골드만삭스Goldman, Sachs and Company로부터 10억 달러를 융자받아 겨우 살아날 수 있었다. 이와 유사하게 I.G. 파르벤이 통제하던 철강 회사인 페라이니히테 슈탈베르케Vereinigte Stahlwerk도 미국 금융 회사로부터 100만 달러 이상을 융자 받을 수 있었다.

1945년, 미국 해외경제 관리국은 다음과 같은 결론을 내렸다.

"독일의 I.G. 파르벤이 어떻게 세력을 확장하고, 현대화를 위한 프로그램을 이행할 수 있었는지 매우 의심스럽다."[2]

미국의 많은 자금이 독일 나치 정권으로 흘러들어갔던 것이다. 미국 기업들은 독일 기업에 대출을 해주고, 기술과 엔지니어, 회사 전체를 나치 정권에 바쳤다. 포드가 아주 좋은 예다. 앞에서 언급했듯이 독일에 공장을 설립한 포드는 I.G. 파르벤이 주도하는 카르텔의 환영을 받았다. 포드는 40%나 되는 새로운 주식을 시장에 내놓았고, 대부분을 I.G. 파르벤이 사들였다. 보쉬와 크라우치는 상당한 지분을 가지고 이 사회에 들어갔다. 그러나 여전히 포드 지분의 절반 이상은 포드 가문이 소유하고 있었다.

독일은 외국인 소유의 회사를 대상으로 몰수나 국유화를 통해 전

---

[1] 뉴욕 타임스, 1945년 10월 19일, p.9.
[2] 새슐리, I.G. 파르벤, p.82.

쟁을 준비했다. 포드도 주요 대상이었다. 그러나 I.G. 파르벤의 이사회 회장인 칼 크라우치의 중재로 포드는 살아남을 수 있었다. 뉘른베르크 재판에서 크라우치는 다음과 같이 말했다.

"나는 헨리 포드를 잘 알고, 그를 존경한다. 그리고 이 문제를 상의하기 위해 개인적으로 괴링을 만나러 갔다. 나는 괴링에게 헨리 포드의 아들 에드셀을 잘 알고 있다고 말했고, 포드 사를 합병하면 미국 산업계와의 긴밀한 관계가 깨질 것이라고 설득했다. 나는 독일 기업들이 미국의 기술을 흡수할 수 있도록 도왔다. 이 모든 일은 독일과 미국 기업의 긴밀한 협조로 이루어졌다. 괴링은 내 말을 경청하고는 이렇게 말했다. '당신의 의견에 동의합니다. 포드를 합병하지 않도록 하겠습니다.' 나는 헨리 포드의 사업이 어떻게 진행되고 있는지 알기 위해 정기적으로 감사위원회 회의에 참석했다. 그리고 전쟁이 일어나면 헨리 포드가 어떻게 도움을 줄 것인지 태도를 명확히 하도록 요구했다. 결국 포드는 우리에게 종속되어 계속 일할 수 있었고, 독립적으로 경영할 수 있었다."[1]

나치 정권이 미국의 카르텔 협력 기업들로부터 엄청난 도움을 받았다는 사실은 전쟁이 끝난 후 진행된 조사에서 밝혀졌다. 이런 일은 전쟁이 시작되기 전에 이루어진 협상 때문이 아니었다. 전쟁 중에 나치 군대가 미국 군인들을 죽이는 동안, 미국의 카르텔 협력 기업들이 나치와 직접적으로 협력한 것이었다.

예를 들어 포드는 '독립적으로' 운영된 것뿐만 아니라, 전쟁 내내 독일에 군수 물자를 공급했다. 모리스 돌퍼스Maurice Dollfus는 포드가 설

---

[1] 뒤부아(DuBois), 악마의 화학자, p.247~248.

립한 프랑스 자회사의 이사회 회장이었다. 그는 포드의 아들인 에드셀에게 독일 군대의 트럭이 매주 몇 대 생산되고 있고, 이로 인한 이익이 얼마인지, 미래의 전망은 어떤지를 보고했다. 한 편지에서 돌퍼스는 이렇게 언급했다.

"당신의 아버지와 당신의 중립성은 유럽에 있는 당신 회사에 엄청난 자산이 되고 있습니다."[1]

미국과 독일 사이의 전쟁이 이들 간의 협력 관계에 거의 문제가 되지 않았다는 점은 분명하다. 일본의 진주만 기습 이후 2개월이 지났을 때, 돌퍼스는 1941년 포드의 순이익이 4,800만 프랑이라고 보고했다. 그리고 다음과 같이 언급했다.

"미국과 독일이 전쟁을 하고 있기 때문에 당신에게 쉽게 답장을 보낼 수 없었습니다. 그래서 믿을 수 있는 사람을 통해 은밀하게 이 편지를 보내도록 지시했습니다. 우리는 이전처럼 계속 생산하고 있습니다. 그리고 이번 연도의 매출도 매우 만족스럽습니다. 우리는 아프리카에도 회사를 설립하려고 합니다."[2]

일본의 진주만 기습 이후 돌퍼스의 편지에 에드셀이 어떻게 회신했는지에 대한 기록은 없다. 그러나 돌퍼스가 에드셀에게 지속적으로 보낸 편지의 내용을 보면, 에드셀의 답신이 있었을 것으로 짐작할 수 있다. 포드 사가 미국과 전쟁 중인 적군에게 군수 물자를 공급하기 위해 자사의 공장을 사용하도록 허락했는지는 증명할 길이 없다. 그러나 돌퍼스와 독일군 사령부는 그 공장들이 포드 사의 소유라는 것을 알고

---

1 뒤부아, 악마의 화학자, p.248.
2 뒤부아, 악마의 화학자, p.251.

있었다.

그리고 이런 상황은 '엄격한 중립'을 지키지 않고서는 지속되기 어렵다. 포드 자동차가 독일과 프랑스에 있는 나치를 위해 트럭을 생산했다는 사실은 카르텔 연합으로 인해 벌어진 기이한 일이 아닐 수 없다. 만약 나치가 전쟁에서 승리했다면, 포드 사의 우두머리들(다른 카르텔 산업도 마찬가지로)은 의심할 여지없이 새로운 나치 세상의 기득권자가 되었을 것이다. 보쉬와 크라우치 같은 친한 친구도 잃지 않으면서 말이다.

포드 사는 예외가 아니라 규칙이었다. 스토킹과 왓킨스는 이에 대해 다음과 같이 설명한다.

> "2차 세계대전이 발발했을 때, 한 통속이던 I.G. 파르벤과 미쓰이, 그리고 적대적 진영인 듀퐁, ICI, 스탠다드 오일은 '협력 관계'를 끊지 않았다. 비록 전쟁으로 인해 직접적인 소통이 수월하지는 않았지만, 이 회사들은 협력 관계를 '유보'했을 뿐이다. 그들은 전쟁이 끝나고 나면 다시 서로 협력할 것을 약속했다."[1]

많은 사람들이 이들을 평가하는 것에 대해 매우 조심스러워한다. 하지만 재정적 이익을 위해 이들이 협력을 중단하지 않았다는 것은 기록을 보면 분명히 알 수 있다. 카르텔의 우두머리들은 전쟁 때문에 협력 관계를 깨뜨리지 않았다. 다만 그들은 협력 관계에 있다는 것을 비밀에 부치고 소통을 최소한으로 줄였을 뿐이다. 1939년 10월, 스탠다드 오일의 프랭크 하워드는 전쟁 중에 스탠다드 오일과 I.G. 파르벤 간의 카르텔을 유지할 수 있는 방법을 모색하기 위해 유럽에 머물렀다. 하워드는 자신이 맡은 임무에 대해 다음과 같이 언급했다.

---

1 스토킹(Stocking)과 왓킨스(Watkins), 카르텔의 행동, p.423.

"우리는 나치와 미국이 전쟁 중이라는 것과 상관없이 협력을 계속 유지하려고 노력했다."[1]

1940년 6월 26일, 프랑스가 독일에 항복한 다음날 월도프 아스토리아 호텔에서 회동이 열렸다. 미국 산업계의 거물들이 독일에 기반을 둔 자신들의 회사를 전쟁으로부터 보호하려고 나타난 것이었다. 이 회동은 텍사코의 이사회 회장인 토킬드 리에버Torkild Rieber가 소집했다. 이 회동에는 제너럴 모터스의 해외 지사장인 제임스 무니James Mooney, 에드셀 포드, 코닥의 임원들과 ITT의 회장 소스데네스 벤Sosthenes Behn이 참석했다.[2]

이 회동에서 가장 혜택을 본 것은 ITT였다. ITT는 1930년, 즉 전쟁 이전부터 이미 나치 정부에 투자하기 시작했다. ITT는 '스탠다드 일렉트리지타트Standard Elektrizitats'라는 지주회사를 설립하였고, 필립스Philips로부터 로렌즈Lorenz를 사들였다. 전쟁이 예상보다 빨리 터지자 ITT는 새로운 지주회사를 독일 회사처럼 보이도록 위장했다. 1938년, 나치 군대가 폴란드로 진격하려던 무렵 ITT는 자회사 로렌즈를 통해 전투기와 폭격기를 생산하는 포케 울프 컴퍼니Focke-Wulf Company의 지분 28%를 사들인다. ITT는 전쟁을 무시하지도 않았지만 두려워하지도 않았다. 다만 그들은 전쟁에 투자했던 것이다.

전쟁이 한창일 때, ITT의 독일 공장은 모든 종류의 군 통신 장비를 생산하는 중요한 임무를 맡았다. 그리고 나치 정권을 위해 전쟁에서 가장 중요한 진화선을 달아 주었다. 반면에 미국에서는 ITT가 매우 애국

---

1 새슐리(Sasuly), I.G. 파르벤, p.149~150.
2 라디슬라스 파라고(Ladislas Farago), 여우들의 게임(he Game of the Foxes), 디 맥케이 컴퍼니(New York: D. McKay Co., 1972), p.463~479.

적인 회사로 인식되었다. ITT가 독일 잠수함을 탐지하는 '허프 더프 Huff-Duff'라는 별명을 가진 고주파 방향 탐지기를 개발했기 때문이다. 그것은 대서양에서 독일 잠수함을 탐지하는 장비였다. ITT의 회장인 소스데네스 벤은 전쟁에 꼭 필요한 통신 장비를 제공했다는 이유로 미국인으로서는 가장 영예로운 무공훈장을 받았다.

앤서니 샘슨Anthony Sampson은 자신의 책 『군주국가 ITT(The Sovereign State of ITT)』에서 다음과 같이 언급했다.

"ITT의 포케 울프 군용기가 연합군의 군함을 폭격하는 동안 ITT는 독일 잠수함에 정보를 제공했고, ITT의 방향 탐지기는 독일 어뢰로부터 미국 잠수함을 구했다. 1차 세계대전이 끝나고 30여 년이 지난 1967년에 ITT는 독일에 있는 자회사가 전쟁 중에 파괴되었다는 이유로 미국 정부로부터 2,700만 달러를 보상받았다. 그리고 포케 울프가 파괴되었다는 이유로 500만 달러의 보상을 받았다. 이는 독일이 일으킨 전쟁에 투자한 대가였다. 만약 나치가 승리했더라면, 독일의 ITT는 완전한 나치가 되었을 것이다. 나치가 패배했기 때문에 이들은 다시 완전한 미국인이 될 수 있었다."[1]

20세기에 벌어진 두 번의 전쟁이 어떤 동기로 시작되었는지를 분석하는 것은 이 책의 주제 밖에 있는 내용이다. 이에 대해 교과서에서는 고대의 라이벌, 자원 쟁탈을 위한 경쟁, 군국주의, 국수주의, 인종주의 등이 전쟁의 이유라고 설명한다. 물론 그런 요소들이 전쟁의 원인으로 작용하기는 했지만, 경제적이고 정치적인 목적에 비하면 상대적으

---

[1] 앤서니 샘슨, 군주국가 ITT(The Sovereign State of ITT), 스타인 앤 데이(New York: Stein & Day) 1973년, p.40, 47.

로 아무 것도 아니다.

카르텔로 뭉친 기업들은 전쟁으로 인해 다양한 이익을 얻었다. 정부를 등에 업은 독점 기업은 전쟁 물자를 생산함으로써 막대한 이익을 얻을 수 있었다. 하지만 전쟁과 관련해서 가장 큰 책임을 져야 할 사람들은 정치적 변화에 재빠르게 대응했다. 히틀러, 무솔리니, 스탈린, 루즈벨트 뒤에 숨어 있던 기업가들은 전쟁 중에는 대중들이 어떤 어려움도 감수하고, 정부 권한의 확대와 정치인에게 쏠린 힘을 기꺼이 용인한다는 것을 알게 되었다. 이 처럼 큰 정부, 즉 세계 정부에 대한 개념은 미국에서 나온 것이 아니라 국가적, 국제적 위기에서 비롯되었다. 큰 정부가 만들어지는 데는 경제 공황도 한 몫을 했지만 충분하지 않았다. 산발적인 폭동과 위협도 도움이 되었지만 역시 충분하지 않았다. 전쟁은 사람들을 하나로 뭉치게 하는 가장 효과적인 수단이었다. 이런 사실은 유럽과 아시아의 1939년과 1945년 이후의 정치 판도만 봐도 잘 알 수 있다. 레닌이 예상했듯이 '새로운 질서'를 효율적으로 수립하기 위해서는 점진적인 변화가 아니라, 옛것을 철저히 파괴하고 폐허 위에서 새로운 것을 구축해야 한다.[1]

정치적, 사회적 변화로 인해 가장 큰 이익을 얻는 쪽은 정치 기업가다. 이들은 사회가 갈등을 겪고, 이로 인해 혼란스러워지는 것을 열망한다. 만일 이들이 양쪽 진영에 모두 몸을 담고 있다면 그 열망은 더욱 커진다. 그렇다. 전쟁은 게임의 법칙을 잘 알고 있는 사람에게는 엄청난 기회가 된다.

---

[1] 레닌은 옛것을 파괴해야 한다고 생각했지만, 그렇다고 파괴를 위한 전쟁에 찬성한 것은 아니었다. 그는 공산주의자는 내부를 파괴해야 하며, 외부를 정복하려고 해서는 안 된다고 주장했다.

04
음모 - 카르텔과 정치권력

미국에서 I.G. 파르벤의 지분을 숨기기 위한 노력; 이익만을 추구한 록펠러의 지원; 미국 정부로 침투한 카르텔 요원; I.G. 파르벤에 대한 처분.

독자들은 '카르텔에 관한 역사가 암 치료 연구와 무슨 상관이 있는가?'라고 묻고 싶을지 모른다. 다시 한 번 강조하지만 이런 역사를 살펴보는 것은 제약 회사들의 신약 개발이나 생산이 본질과 다른 요소들에 어떤 영향을 받고 있는지를 이해하기 위해 반드시 필요하다. 그렇게 해야만 앞으로 우리가 살펴볼 복잡한 의문들에 대한 해답을 얻을 수 있다. 이러한 의문은 암에 대한 영양학적 접근을 주장하는 사람들에 의해 제기되었다. 레이어트릴 치료가 효과적이라는 것을 처음 알게 되었을 때, 레이어트릴 치료를 반대하는 진영에서는 다음과 같은 의문을 제기했다.

"그렇다면 당신은 정부와 의료계에 종사하는 사람들이 경제와 정치에만 관심을 갖고 있고, 시민들의 건강이나 복지는 안중에도 없단 말입니까? 이들이 부패로 인해 암 치료법 개발을 방해하고 있다는 말입니까?"

그동안 역사 속에서 카르텔이 보여준 냉혹한 모습을 알고 있다면 대답은 분명해진다. 만약 존경받는 사람들이 세계전쟁을 계획하고 실행할 능력이 있다면, 그들이 무고한 사람들을 몰살시키기 위해 포로수용소와 가스실을 운영할 능력이 있다면, 전쟁에서 아군뿐만 아니라 적군으로부터도 막대한 이익을 얻을 수 있다면 '당신은 그것을 믿는 편이 낫다!'

제약 산업의 카르텔을 이해하기 위해 지저분한 역사의 기록을 살펴보자. 미국의 카르텔 기업이 전쟁 이전에 독일 산업계에 지분을 가지고 있었다는 사실을 숨기는 것은 놀라운 일이 아니다. 그리고 이와 유사하게 독일의 카르텔 기업도 미국에서 미국 기업인 것처럼 위장했다. 1차 세계대전에서 많은 교훈을 얻었기 때문이다. 1차 세계대전 당시 미국에 있는 독일 소유의 모든 회사들을 미국 연방정부가 몰수했다. 당시 미국 정부는 '재류외국인 재산보관소Alien Property Custodian'를 운영하면서 몰수한 기업을 관리했다. 전쟁이 끝날 무렵, 미국 정부는 독일 정부의 간섭을 막기 위해 미국에 있던 독일 회사들을 이 보관소에 강제적으로 매각했다. 그러나 화학과 제약 분야에서 만큼은 이 정책이 통하지 않았다. 미국 내 화학과 제약 분야 기업들은 2~3년 사이에 I.G. 파르벤의 소유가 되었고, 전쟁 이전보다 더 강력한 통제를 받고 있었기 때문이다.

얼 맥클린턱Earl McClintock은 재류외국인 재산보관소에서 몰수한 재산을 관리하는 핵심 인물이었고, 얼마 지나지 않아 카르텔 회사인 스털링 프로덕트Sterling Products로 자리를 옮겼다. 그가 스털링 프로덕트에서 받은 연봉은 미국 정부에서 일할 때보다 훨씬 더 많았다.

맥클린턱이 카르텔 기업으로 자리를 옮겼을 때는 I.G. 파르벤이 미국에서 다양한 영역으로 확장하고 있을 무렵이었다. 얼마 후 스털링 프로덕트는 '윈스롭 케미컬Winthrop Chemical'이라는 회사를 설립했다. 그리고 스털링 프로덕트는 듀퐁을 바이엘 세메산Bayer Semesan의 절반 가격에 인수했다. 또한 '미국 I.G 케미칼The American I.G. Chemical Company'은 여러 차례에 걸쳐 회사를 바꿨다. 그 한 예로 I.G 케미칼은 독일 소유의 재산을 가장 많이 보유하고 있던 그라셀리 다이스터피 Grassellit Dyestuffy를 흡수 합병했다. 스털링 프로덕트는 플레처Fletcher의 카스토리아Castoria와 필립스의 마그네시아유Milk-of-Magnesia와 같은 수많은 '치료제'의 특허권을 보유하고 있었다. 르위스 리제트Lewis K. Liggett는 스털링 프로덕트, 바이엘, 윈스롭, 유나이티드 제약United Drug, 렉살-리젯 약국Lexall-Liggett Drugstores과 같은 회사들의 지주회사를 설립했다. 그리고 샐 헤파티카Sal Hepatica를 생산하는 브리스톨 마이어스 Bristol Meyers, 빅 케미컬Vick Chemical, 에드워드 노블Edward J. Noble의 라이프 세이버스Life Savers 등 수많은 회사를 사들였다. 나치가 유럽에서 전쟁을 준비할 때, I.G. 파르벤은 이런 식으로 미국의 제약 산업을 소유하고 통제하기 시작했다. I.G. 파르벤은 군수품과 제약 산업에 모두 진출하여 사람들에게 병 주고 약 주는 식으로 사업을 확장해 나갔다. 미국의 제약 산업은 I.G. 파르벤에게 상당히 매력적이었다. 왜냐하면 사람들은 전쟁이 일어났을 때나 병을 치료해야 할 때 가격을 묻지 않고 필요한 약품을 구입하기 때문이다.

    2차 세계대전이 끝나 갈 무렵, 미국 국방부는 I.G. 파르벤의 사업 관련 서류를 대량으로 압수했다. 이 서류들은 미국 법무부와 재무부로 전달되어 면밀한 조사가 시작되었다. 이들 서류에서 발견된 메모에는 I.G. 파르벤이 보유하고 있던 미국 기업에 대한 소유권을 숨기기 위해 전쟁 이전부터 어떤 시도를 해왔는지가 매우 구체적으로 적혀 있었다.

다음은 메모에 기록된 내용이다.

"1차 세계대전이 끝난 후, 우리가 소유하고 있는 외국 기업들을 '위장'해야 한다는 결정을 내렸다. 우리는 이런 방법으로 I.G. 파르벤이 외국 기업들과 관련이 없는 것처럼 숨길 수 있었다. 그리고 시간이 흐를수록 그런 조치는 더욱 완벽하게 진행되었다. 이런 방법으로 전쟁이 우리 사업을 방해하지 못하도록 만들어야 한다. 이것이 가장 중요하다. 우리 정체를 확실히 숨기기 위해 회사의 지사장은 현지에 거주하는 그 나라 시민이어야 한다."[1]

이 메모는 그동안 I.G. 파르벤이 어떤 식으로 사업을 유지하고 성장했는지를 여실히 보여준다. 1939년 10월 30일, 미국 I.G. 파르벤의 이사들(록펠러 스탠다드 오일의 월터 티글, 록펠러 내셔날 씨티뱅크의 찰스 미첼, 미국 연방준비제도이사회의 폴 와버그, 에드셀 포드, 윌리암 웨이스, 아돌프 쿠트로프, 헤르만 메츠, 칼 보쉬, 월프라이드 그레이프, 미국 I.G. 파르벤의 사장이기도 했던 헤르만 슈미츠)은 회사가 더 이상 존재하지 않는다고 발표했다. 그리고 기존의 회사들은 자회사인 제너럴 애너라인 웍스the General Analine Works에 흡수되었다. 새롭게 지배 회사가 된 애너라인 웍스는 이름을 '제너럴 애너라인 앤 필름 코퍼레이션General Analine and Film Corporation'으로 바꿨다. 이들이 어떻게 기업을 위장했는지에 대한 결정적인 증거가 되는 편지들은 I.G. 파르벤이 모두 없애버렸다.

회사 이름 외에는 아무것도 바뀐 것이 없었다. 1929년부터 이 두 회사의 이사진은 바뀌지 않았다. 시간이 지나면서 이들의 위장 방법은 점점 더 완벽해져 갔다. 헤르만 슈미츠는 미국인이던 자신의 동생 디에

---

[1] 앰브러스터(Ambruster), 반역의 평화, p.89. 새슐리(Sasuly), I.G. 파르벤, p.95~96.

트리히Dietrich를 제너럴 애너라인의 회장으로 앉혔다. 그러나 이것이 너무 노골적으로 보였는지, 1941년에 뉴욕 주의 지방 판사인 존 맥John E. Mack을 새로운 회장으로 임명했다. 맥은 이런 대기업을 이끌기에는 경험이 부족했지만, 전략적으로 이사회에 배치된 고문과 조언자들의 말을 잘 들었다. 이 회사에서 그의 가치는 경영 능력이 아닌 그의 이름과 명성이었다. 루즈벨트 대통령의 절친한 친구로 알려진 그는 자신의 명성을 통해 미국인들이 제너럴 애너라인 앤 필름 코퍼레이션을 신뢰하도록 만들었다. 이사회에 속한 독일인들 역시 존 맥처럼 미국에서 존경받는 사람들로 교체되었다. 예를 들어, 그 당시 사회적으로 명망이 높았던 윌리엄 불리트William C. Bullitt 주 프랑스 미국 대사가 이사회에 속하게 되었는데, 사실 그는 일이 너무 바빠서 이사회에 참여할 수도 없는 사람이었다.

또 다른 위장 방법으로 슈미츠는 금융 전문가를 스위스의 에드워드 그뤼터트Edward Greutert로 교체했다. 그리고 'I.G. 케미컬'로 더 유명한 '인터내셔널 게젤샤프트 퍼 케미쉐 운터네문겐 A.G.(Internationale Gessellschaft fur Chemische Unternehmungen A.G.)'라는 회사를 스위스에 설립했다.

미국의 역사학자이자 칼럼니스트였던 페렌바흐T. R. Fehrenbach는 자신의 책 『스위스 은행The Swiss Banks』에서 I.G. 파르벤이 압류를 피하기 위해 고안한 방법들을 다음과 같이 서술했다.

"런던, 파리, 베를린, 암스테르담, 뉴욕을 무대로 활동하는 최고의 로펌 '노스 애틀랜틱 법률회사North Atlantic legal firms'는 어떻게 하면 압류를 피할 수 있는지에 대해 연구했다. 이 회사들은 바젤, 로잔, 프리버그, 취리히에 협력자들이 있었다. 이 국제적인 카르텔이 소유한 라이선스, 자산, 특허를 스위스에 설립한 회사로 넘기는 것은 매우 간단한 일이었다. 이렇게 정부의 모든 조사 가능성에 대비하여 추적을 불가능하게 만들었다. 그들 간의 내부 거래는 매우 은밀하고 복잡했다. 아마도 어떤 것은 영원히 드러나지 않을지도 모른다. 에드워드 그뤼터트와 그의 은행, 수많은 위장 회사들은 슈미츠의 대리인에 불과했다. 슈미츠는 '금융의 마법사'라 불릴만 했다. 그는 그뤼터트의 은행에 12개의 회사와 665개의 통장을 개설함으로써 독특하고 경탄할만한 재무 구조를 만들었다. 모든 통장은 각각 다른 이름으로 만들었다. 어떤 통장의 이름은 페이퍼 컴퍼니였고, 어떤 이름은 다른 회사나 협회의 이름이었다. 그리고 이들 협회는 그뤼터트와 I.G. 파르벤의 임원들끼리 돌아가며 소유했다."[1]

위장의 마지막 단계는 미국을 기반으로 한 사업체를 I.G. 케미컬에 매각하는 것처럼 시늉만 하는 것이었다. 전쟁 중에 이 회사는 스위스(중립국)의 소유였지만 임원진은 미국인이었다. '시늉만 한다'는 말을 사용한 이유는 회사를 매각해서 받은 돈 전액을 '매출'이라는 명목으로 I.G. 파르벤에 보냈기 때문이다. 그러나 서류상으로는 스위스의 바젤에 있는 I.G 케미컬이 I.G. 파르벤 미국 회사의 지분 89%를 공식적으로 소유했다.

이런 거래는 뉴욕에 있는 록펠러 내셔날 씨티은행에서 처리했다. 이것으로 보아 내셔날 씨티은행 투자 부문 사장인 찰스 미첼이 I.G. 지주회사의 이사진이었다는 것은 놀라운 일이 아니다. 그러나 록펠러는

---

[1] 페렌바흐(T. R. Fehrenbach), 스위스 은행(The Swiss Banks), 맥그로힐 출판사, 1966년, p.216, 219.

이것보다 더 깊이 연관되어 있었다. 1938년, 증권거래위원회는 결코 쉽지 않은 조사에 착수했다. 이들은 미국 I.G.의 이사진인 월터 티글을 증인으로 불렀다. 티글은 록펠러가 소유한 스탠다드 오일의 사장이기도 했다. 심문 중에 티글은 자신이 이사진으로 있는 회사의 소유자가 누구인지 알지 못한다고 말했다. 그리고 I.G. 케미컬의 지분이 얼마나 되는지, I.G. 케미컬의 소유자가 누구인지도 알지 못한다고 증언했다. 뻔뻔스럽게도 그는 자신이 발행한 50만 달러에 달하는 주식을 누가 소유하고 있는지 모른다고 했다!

이것은 티글이 거짓말을 했거나 아주 잠시간 기억상실에 빠졌거나 둘 중의 하나다. 나중에 그가 거짓말을 했다는 증거가 밝혀졌다. 1932년, 티글은 I.G. 파르벤의 상무이사인 윌프라이드 그레이프로부터 영어로 시작하는 다음과 같은 편지를 받았다.

"I.G. 케미컬은 당신도 알다시피 I.G. 파르벤의 자회사입니다."[1]

또 다른 증거로는 1930년 5월 27일 티글이 런던에 있을 때, 스탠다드 오일의 부사장인 프랭크 하워드Frank Howard로부터 다음과 같은 전보를 받았다.

"우리는 미국 I.G.의 지분을 가지고 있지 않다고 계속 주장했다. 이것은 아무래도 현명한 방법이 아닌 것 같다. 최근에 거래 내역이 발생했기 때문이다. 당국은 이미 우리가 지분을 보유하고 있다는 것을 짐작하고 있을 것이다. 만일 그렇다면, 당신이 개인적으로 발행한 주식이라고 말하는 것은 어떤가? 이러한 일시적 방안에 동의하는가?"[2]

---

1 앰브러스터(Ambruster), 반역의 평화, p.114.
2 앰브러스터(Ambruster), 반역의 평화, p.114.

1941년 6월, 마침내 3년간의 조사를 마친 후 증권거래위원회는 수사를 포기했다. 거의 가능성이 없지만 카르텔의 위장 방법이 너무 복잡했거나(가능성 없음), 카르텔의 친구인 정부의 압력에 굴복했거나(가능성 있음) 둘 중 하나다. 의회에 제출한 마지막 보고서에는 다음과 같이 기록되어 있다.

"지분을 누가 소유하고 있는지 알아내려고 했던 모든 노력이 실패로 돌아갔다. 그 결과 미국 투자자들, 주로 채권 소유자들은 누가 경영하는지도 모르는 회사의 채권자가 되는 이상한 상황에 놓이게 되었다."[1]

정부 기관의 보호를 받는 카르텔로 인해 시민들의 이익이 침해되고 있다는 증거들은 아주 많다. 이것은 가볍게 넘어갈 문제가 아니다. 불행히도 이런 행위들이 암 연구의 순수성을 흐리고 있다. 이에 대한 기록을 살펴보자.

이 이야기는 1916년 바이엘 컴퍼니의 휴고 스위처Hugo Schwitzer 박사가 주미 독일 대사 베른스토프Bernstorff에게 보낸 편지에서 시작된다. 이 편지에는 곧 있을 미국 대선에서 I.G. 파르벤에 유리한 대통령과 집권 여당이 당선되어야 한다는 내용이 적혀 있었다. 그 시기에 공화당은 그들의 목적에 부합했다. 태머니파(Tammany, 뉴욕 시의 태머니 홀Tammany Hall을 본거지로 하는 민주당의 단체) 소속이던 헤르만 메츠Herman Metz는 공화당으로 당적을 옮겼다. 메츠는 I.G. 파르벤이 소유한 거대 제약 회사인 뉴욕 메츠 컴퍼니H.A. Metz Company of New York의 사장이었다. 1925년, 그는 I.G. 파르벤의 또 다른 자회사인 제너럴 다이스터프 코퍼

---

[1] 앰브러스터(Ambruster), 반역의 평화, p.121.

레이션 설립을 도왔고, 사장 자리에 앉았다. 메츠가 민주당에서 공화당으로 옮긴 이유는 매우 분명했다.

1942년 10월, 미국 의회 도서관은 에드워드 클라크Edward T. Clark가 보관하고 있던 9,000여 개의 편지 파일을 입수했다. 이 파일들은 매우 중요한데, 클라크가 캘빈 쿨리지Calvin Coolidge 대통령의 개인 비서였기 때문이다. 그 파일은 정치판의 이면이 고스란히 기록된 매우 중요한 자료였다. 1929년 3월 4일, 클라크는 백악관을 떠나 제약 주식회사Drug Incorporated의 부사장이 되었다. 이 회사는 스털링과 리제트, 그 밖의 수많은 자회사들과 협력하는 I.G. 파르벤의 카르텔이었다. 클라크는 많은 돈을 벌었다. 그는 정부의 고위층과 지속적으로 관계를 맺으며 영향력을 발휘했다. 심지어 1929년 8월에는 허버트 후버Herbert Hoover 대통령이 그에게 백악관으로 와서 개인 비서를 맡아달라고 제의했고, 그는 흔쾌히 수락했다.

또 다른 카르텔과 관련된 공화당의 연결책은 루이스 리젯Louis K. Ligget이었다. 매사추세츠 주 공화당 의원이었던 그는 이런 종류의 막후 협상이 낯설지 않았다. 클라크는 다른 '영향력 있는 사람들'과 함께 일함으로써 제약 회사를 합병하는데 필요한 법무부의 승인을 받을 수 있었다. 기업 합병은 의회의 반 카르텔 정책과 대치되는 일인데도 말이다.

후버 대통령의 정치적 입장이 '조화'였기 때문에 카르텔의 지원을 받았을까? 그 이유를 가늠하기는 어렵지 않다. 그는 상무장관으로 재임할 당시, 위협적인 I.G. 파르벤의 존폐를 결정해야 할 무거운 책무를 맡고 있었다. 책임감은 줄이고 '민주주의' 정신은 높이고자 한 그는 화학 자문위원회를 만들어서 이 문제를 연구하고 해결책을 강구하도록 지시했다. 이런 방식은 유권자들로 하여금 모든 문제를 '합의'에 의해 결정했다고 생각하게 만드는 전형적인 술책이었다. 위원회의 구성원들은 매우 신중하게 선정되었다. 한 쪽으로 치우친 사람들이 대다수를 차지하면 원하는 결과를 한 번에 쉽게 얻어낼 수는 있지만, 그렇게 되면 유권자들에게 신뢰감을 얻을 수 없다고 생각했기 때문이다.

그래서 후버는 화학 자문위원회에 그라셀리 케미컬 컴퍼니의 부사장 헨리 하워드, 스탠다드 오일의 사장 월터 티글, 듀퐁 컴퍼니의 라모트 듀퐁, 그리고 스털링 프로덕트의 자회사인 센추어 컴퍼니Centaur Company의 사장 프랭크 블레어Frank A. Blair를 임명했다.

1차 세계대전이 끝난 후, 카르텔이 재류외국인 재산보관소의 손에서 살아남았다는 것은 참으로 놀라운 일이다. 어떻게 살아남았는지를 자세히 파고 들어가는 것은 이 책의 논제 밖이다. 하지만 분명히 드러나 있는 사실에 대해서는 살펴볼 것이다.

프랜시스 가르방Francis Garvan은 1차 세계대전 당시 재류외국인 재산보관소에서 일하고 있었다. 미국이 전쟁에 참전하자 그는 적국 독일의 손아귀에 들어 있던 회사들을 조사해서 미국 기업에 매각하는 중대한 임무를 맡았다. 이렇게 해서 독일은 재류외국인 재산보관소의 정책으로 자산을 잃게 되었지만, 전쟁이 끝나자마자 충분한 보상을 받게 된다. 전쟁이 끝나고 몇 년이 지나지 않아 주요 기업들 대부분이 I.G. 파르벤의 소유로 넘어간 것이다.

가르방은 격분하면서 이런 상황을 초래한 미국 의회의 부패상을 대중에게 알리기 시작했다. 그리고 국회의원들에게 편지를 썼다. 그는 위원회의 조사가 시작되기 전부터 증언을 했고, 여러 관련자들의 이름도 거론했다. 하지만 그는 침묵해야만 했다.

1929년, 그는 불법행위를 저질렀다는 이유로 재류외국인 재산보관소에서 갑자기 해고되었고, 법원 재판정에 피고인으로 앉아 있었다. 이것은 '최선의 방어는 최선의 공격'이라는 것을 잘 보여주는 사례다. 즉 누군가를 고소하면 똑같은 일로 고소를 당하는 세상의 원리가 적용된 것이다. 가르방이 갑자기 피고인이 된 이유는 분명하다. 먼저 고소한 고소인의 신뢰가 떨어지면, 제 3자는 누구를 믿어야 할지 모르는 상황이 된다. 가르방의 신뢰를 떨어뜨리기 위해 누군가가 그를 고소한 것이다.

가르방을 고소한 사람은 메튼 르위스Merton Lewis와 존 크림John Crim이었는데, 이 두 사람은 제너럴 법률회사의 변호사였다. 이 두 사람의 공통점은 I.G. 파르벤과 긴밀히 연관되어 있다는 점이다. 르위스는 1919년에 보쉬 컴퍼니의 고문이었고, 크림은 독일 대사관을 대변하는 헤이지Hays, 커프만Kaufman, 린드하임Lindheim의 고문이었다. (결국 가르방은 제너럴 법률회사에 속한 두 사람을 반역 행위로 고소해 감옥에 보냈다.)

계획적인 고소와 맞고소의 혼란에도 불구하고 가르방의 증언은 명확했으며, 영향력은 매우 컸다. 그는 서류, 날짜, 중요한 자료들을 모두 가지고 있었다. 그는 이렇게 말했다.

"헤르만 메츠는 코네티컷 주 공화당 국가위원회에 속해 있던 존 킹John King 상원의원의 선거운동에 자금을 댔다. 상원의원 선거에 출마하기 전에 존 킹은 함부르크 아메리칸 라인Hamhrug American line에서 3년간 근무했다. 그는 이곳에서 별다른 일도 하지 않고 매년 15,000달러를 받았다. 또한 존 킹은 모세스Moses 상원의원의 영향력으로 재류 외국인 재산보관소 책임자로 임명되었다. 그리고 모세스 상원의원은 오토 칸Otto Kahn을 상원의 새로운 선거자금 회계 담당자로 임명했다. 그런데 오토 칸은 아메리칸 I.G.의 이사인 폴 와버그의 투자 파트너였다. 상원의원 킹과 모세스는 토마스 밀러Thomas Miller를 재류외국인 재산보관소 책임자로 임명했는데, 밀러는 전쟁 중에 적의 대리인이었다는 이유로 애틀랜타 교도소로 보내졌다."

가르방은 자신이 알고 있는 모든 사실을 증언했다. 그의 증언으로 법무장관 호머 커밍스Homer Cummings의 사무실이 카르텔의 회의장이었다는 사실도 밝혀졌다. 6년간 법무장관을 했던 호머 커밍스는 나중에 '제너럴 아날린 앤 필름General Analine and Film, GAF'에서 매년 10만 달러를 받으며 법률 자문을 했다. 가르방은 또 다음과 같이 증언했다.

"이처럼 법무장관 호머 커밍스, 재류외국인 재산보관소의 토마스 밀러는 독일인에게 고용되어 돈을 받았고, 거액의 미국 정부 채권을 독일인들에게 넘겨주었다. 그런데 누구에 의해 독일인들의 주머니로 들어간 것일까? 또한 존 킹도 거액의 달러를 독일인들에게 넘기려고 했지만, 실행에 옮기려던 중 사망하고 말았다. 이것은 절대 끝난 이야기가 아니다. 평화? 평화란 없다. 화학 산업에서는 항상 패권을 다투는 전쟁이 진행 중이다. 화학 산업은 미국을 비롯한 전 세계 모든 나라가 안보를 위해 지켜야 할 핵심 산업이기 때문이다."[1]

카르텔의 특별한 관심을 받고 있는 정부 기관의 요직은 대통령, 법무장관, 국무장관이다. 우리는 앞서 대통령과 법무장관에 대해 살펴보았다. 이제 세 번째로 국무장관의 역할을 살펴볼 차례다.

국무장관인 존 포스터 덜레스(John Foster Dulles, 드와이트 D. 아이젠하워 대통령 정부에서 국무장관으로 재임)는 월스트리트에서 가장 큰 법률 회사인 '설리반과 크롬웰Sullivan and Cromwell'의 핵심 인물이었다. 설

---

[1] 앰브러스터(Ambruster), 반역의 평화, p.147, 151.

리반 앤 크롬웰은 해외 거래 전문 법률 회사였다. 특히 그는 협력 관계에 있는 회사들과 은행의 중역을 맡고 있었으며, I.G. 파르벤과 미국을 연결하는 역할을 담당했다. 또한 그는 퍼스트 내셔날 씨티은행First National City Bank과 퍼스트 보스턴First Boston의 투자 파트너인 블리스 앤 컴퍼니Blyth and Company의 법률 대리인이었다. 그리고 록펠러 그룹의 이 두 회사는 체이스 맨해튼 은행과 연결되어 있었다. 덜레스는 또 스탠다드 오일의 법률 대리인인 동시에 록펠러 재단의 이사장이었다. 그는 록펠러 가문의 신임을 받고 있었다. 설리반 앤 크롬웰은 거대 투자 회사인 골드만삭스의 법률 대리인이었다. 또한 리먼 브라더스, 쿤Kuhn, 로브Loeb와 ITT의 합병 작업을 지휘하기도 했다.

1945년, 덜레스는 캐나다의 인터내셔널 니켈International Nickel 사의 이사가 되었다. 이것은 I.G. 파르벤 카르텔의 일부였다. 이 회사는 전쟁 이전에 독일이 니켈을 은밀히 비축하는데 기여했다.[1]

에버리 록펠러Avery Rockefeller는 헨리 슈뢰더 뱅킹 코퍼레이션J. Henry Schroeder Banking Corporation과 슈뢰더 트러스트Schroeder Trust의 이사였다. 그는 이 회사의 계열사인 슈뢰더, 록펠러 앤 컴퍼니의 동업자이자 주주였다. 존 포스터 덜레스가 미국에 있는 히틀러 하수인인 슈뢰더 트러스트의 미국 대표라는 것은 놀라운 일이 아니다. 웨스트릭Westrick은 다국적 기업 ITT의 대표자였던 것처럼, 설리반 앤 크롬웰의 독일 대표이기도 했다. 1차 세계대전이 발발하자, 미국이 적국의 자산을 몰수하는 것을 방지하려고 덜레스는 I.G. 파르벤의 통제 하에 있는 미국 회

---

1 윌리엄 호프만(William Hoffman), 데이비드: 록펠러에 관한 보고서, 라일 스튜어트 주식회사, 1971년, p.18~19. 앰브러스터(Ambruster), 반역의 평화, p.85.

사들을 관리하는 수탁자가 되었다.

그는 국제적 독점을 통해 미국 역사와 전쟁의 배반자가 되고 싶지는 않았는지 재류외국인 재산보관소의 기본 정책을 수립하는 특별 자문위원이 되었다. 그리고 아이젠하워 대통령 정부에서 국무장관이 되었다. 그의 형제 앨런 덜레스도 설리반 앤 크롬웰의 협력자였고, I.G. 파르벤의 이사로서 스위스의 전략 사무국과 협상하는 역할을 했다. 한편 웨스트릭은 전쟁이 끝나갈 무렵 자신의 영향력으로 히틀러의 협력자들을 보호했고, 아이젠하워 대통령에 의해 중앙정보국CIA 국장이 되었다.[1]

미국 정부에서 암약하던 카르텔이 얼마나 큰 영향력을 행사했는지는 독일 협력자들이 전쟁과 전쟁 후에 어떻게 행동했는지를 살펴보면 알 수 있다. 앞서 언급했듯이 미국 연방정부는 1942년 2월에 카르텔의 미국 지분을 몰수해 버렸다. 그리고 관련된 모든 이사들과 중역들은 사임을 강요받았다. 하지만 정부가 누구를 그 자리에 앉히겠는가? 이와 관련해서 리차드 새슐리는 다음과 같이 말했다.

> "임명권은 빅터 엠마누엘Victor Emanuel과 하수인 집단에게 넘어갔다. 이들은 국제 금융을 이끌고 있었고, 미국 산업에서 급격히 늘고 있는 기업의 이익에 눈독을 들이고 있었다. 엠마누엘 자신도 제너럴 아날린 앤 필름GAF의 이사회에 앉아 있었다. 다른 이사들과 직원들 중에도 그의 협력자들이 있었다."[2]

엠마누엘이 미국 I.G.의 지분을 보유하고 있었다는 것은 분명하다. 1927년과 1934년 사이에 그는 슈뢰더 은행 이사회 임원으로서 런던에

---

1 샘슨(Sampson), 군주국가 ITT, p.43.
2 새슐리(Sasuly), I.G. 파르벤, p.186.

있었다. 이 은행은 록펠러 그룹과 연결된 회사였고, 영국에서 I.G.를 대표했고, 아돌프 히틀러의 재정적 후원자였다. 새슐리는 이렇게 말했다.

"잘 알려져 있다시피 런던의 슈뢰더는 독일의 슈뢰더와 관련되어 있다. 배런 브루노 슈뢰더Baron Bruno Schroeder는 주요 기업가들을 히틀러에게 소개해 줄만큼 신임을 얻었다. 배런 커트 슈뢰더Baron Kurt Schroeder는 독일 친위대의 높은 자리에 있었고, 'SS 은행가'로 널리 알려져 있었다. '슈뢰더 앤 컴퍼니'의 런던 금융 회사는 1939년 7월 「타임」지에 '로마-베를린을 축으로 한 경제 촉진제'라는 기사 제목으로 묘사되기도 했다."[1]

그리고 록펠러 I.G. 파르벤의 새로운 지도자이자 스탠다드 가스 앤 일렉트릭Standard Gas and Electric 사장인 빅터 엠마누엘은 어떻게 묘사되었을까? 1943년 1월 19일 자로 증권거래위원회에 올라간 보고서의 짧은 문장에서 그 답을 찾아볼 수 있다.

"런던과 뉴욕에 있는 슈뢰더의 지분은 엠마누엘이 스탠다드에서 지배적인 권한을 유지할 수 있도록 도움을 주었다."[2]

제너럴 아날린 앤 필름GAF의 이사진과 중역들이 발표한 내용은 대부분이 위장된 것이었고, 카르텔에 충성하는 사람이 계속 기업을 지배할 수 있었다. 여전히 미국 사람들은 무슨 일이 벌어지고 있는지 전혀 눈치를 채지 못했다.

그러나 전쟁 중에 독일에서 어떤 일이 벌어졌는지를 살펴보면, 카르텔이 미국 정부의 최고위층에 얼마나 큰 영향력을 발휘했는지 알 수

---

1 새슐리(Sasuly), I.G. 파르벤, p.187.
2 앰브러스터(Ambruster), 반역의 평화, p.366.

있다. 전쟁의 마지막 단계에서 독일의 주요 산업 도시들은 막대한 양의 폭격을 받아 거의 대부분 파괴되었다. 이로 인해 나치의 군수 산업은 결정타를 입었고, 이것이 전쟁을 종식시킨 핵심 요인이었다. 연합군이 프랑크푸르트로 진격했을 때, 그들은 폐허 속에서 빌딩 하나가 서 있는 것을 보고 놀라움을 금치 못했다. 이 빌딩은 엄청난 폭격 속에서도 보호를 받았던 것이다. 이 빌딩이 바로 I.G. 파르벤의 국제본부였다. 미군의 포격 부대는 나치에게 군수품을 제공하는 핵심 역할을 했던 이 중요한 목표물을 타격하지 않도록 명령받았다. 미군이 그 도시를 점령했을 때 사무실이 필요했기 때문이다.

그 당시 육군성 차관이었던(1945년에 장관이 됨) 로버트 패터슨은 루즈벨트 대통령으로부터 임명을 받기 전에 록펠러의 투자 은행인 딜런 리드 앤 컴퍼니Dillon Read & Company에 소속되어 있었다. 딜런 리드 앤 컴퍼니는 I.G. 파르벤이 전쟁 중에도 세력을 확장할 수 있도록 큰 재정적 도움을 준 회사였다. 도움 중에는 폭격기가 남겨 둔 사무실 빌딩도 있었다. 딜런 리드 앤 컴퍼니의 전 사장인 제임스 포레스탈James Forrestal은 그 당시 해군성 장관이었다. 후에 그는 국방장관이 되었다. 이쯤에서 우리는 패터슨과 포레스탈이 영향력을 행사해서 자신들이 투자한 회사의 자산을 보호했을 것이라고 짐작할 수 있다.

연합군이 독일로 진격하자, 미국에서 암약하고 있던 카르텔은 말 그대로 갑자기 세상에 드러나게 되었다. I.G. 파르벤 카르텔로 연결되어 있던 수많은 투자 은행가들과 변호사, 업계 임원들이 준장 복장을 하고는 '반 나치와 반 카르텔' 운동을 벌인 것이다!

그중의 한 사람이 ITT의 유럽 이사회 이사장인 케네스 스톡튼Kenneth Stockton이었다. 앤서니 샘슨Anthony Sampson에 따르면, 스톡튼은

'웨스트릭 옆에' 나란히 서 있었다.[1] 이들 '장군들' 중 가장 눈에 띄는 사람은 미국 예비군 통제단의 경제부 지휘관이던 윌리엄 드래퍼William Draper 준장이었다. 드래퍼가 있던 경제부는 반 카르텔 법안을 주창한 부서였다. 그렇다면 드래퍼가 이런 위치까지 오를 수 있게 된 이유는 무엇일까? 그것도 물론 딜런 리드 앤 컴퍼니의 월스트리트 회사와 관련되어 있었다.

1945년 5월, 맥스 일그너Max Ilgner는 체포되어 뉘른베르크 재판에 회부되었다. 그는 나치 통수권의 중추 역할을 한 I.G. 인터내셔널 스파이 조직의 수뇌였다. 사람들은 그에 대해 어떤 판결이 내려질지 걱정했을 것이다. 하지만 그는 전혀 걱정하지 않았다. 체포된 후 얼마 지나지 않아서 그는 두 명의 조수에게 편지를 보냈고, 둘이 서로 친하게 지낼 것과 I.G.의 지도부와도 그렇게 하라고 일렀다. 그러면서 미국인들이 조만간 모든 제약을 없앨 것이므로, 카르텔의 구조를 잘 유지하는 것이 중요하다고 강조했다.[2]

그의 말은 정확했다. 6개월 만에 카르텔의 공장은 다시 활기를 되찾았다. I.G.의 주식은 독일 금융시장에서 놀라운 기세로 올랐고, 마셜 플랜으로 인해 미국 자본이 자유롭게 유입되었다.

한편 버나드 번스타인Bernard Bernstein 대령은 연합국의 재정관리 이사회의 재정 부문 책임자였다. 그는 미국인을 속이는 카르텔 협력자들을 비판하는 사람 중의 하나였지만, 그로 인해 해고되고 말았다. 그러자 법무부의 반 카르텔화 부서의 책임자이던 제임스 마틴James Martin

---

1 앰브러스터(Ambruster), 반역의 평화, p.41.
2 새슐리(Sasuly), I.G. 파르벤, p.201.

도 회의를 느끼고 사임해 버렸다. 이렇게 하나 둘씩 독점 기업을 비판하는 사람들은 사라져 갔다. 분노와 절망감을 느낀 마틴은 자신이 사임하게 된 이유를 이렇게 설명했다.

> "우리는 독일에서 하는 사업 때문에 독일에서 조사를 중단한 것이 아니다. 독일에서 하는 미국 사업 때문에 중단할 수밖에 없었다."[1]

1970년대의 단계는 이 막장 드라마의 마지막 장면과도 같다. I.G. 파르벤은 유럽에서 전쟁 이전의 번영과 영향력을 급속히 회복했다. 그동안 I.G. 파르벤은 미국인들이 보유하고 있던 지분을 미국 정부로부터 돌려받고 있었다. 즉 스위스의 I.G. 케미컬은 회사의 명칭을 불어로 바꿔 새로운 이미지를 모색하고 있었다. 그러나 독일에서는 'International Industrie und Handelsbeteiligungen A. G.' 혹은 더 잘 알려진 '인테르한델Interhandel'로 바꾸었다.

1974년에는 스위스의 은행과 정부가 '인테르한델'이라는 이름을 내세워 스위스에서 소유했던 회사들을 내놓으라고 미국 정부에 요구했다. 그들은 인테르한델이 독일의 소유가 아니라고 주장하면서(그들은 계속 누구의 소유인지 밝히기를 거부하면서도) 미국이 불법적으로 소유하고 있다고 주장했다. 그러나 법정에서 미국 재무부는 프랑크푸르트에서 입수한 I.G. 파르벤에 관한 파일을 근거로 인테르한델을 다음과 같이 묘사했다.

> "…… 인테르한델은 미국을 비롯한 세계 여러 나라에서 'I.G. 파르벤'의 소유가 아닌 것처럼 위장하고 은폐했다."[2]

---

[1] 샘슨(Sampson), 군주국가 ITT, p.45.
[2] 월러(Waller), 스위스 은행의 커넥션(The Swiss Bank Connection), p.164.

교착 상태는 케네디 정부에서 해결되었다. 대통령의 동생인 로버트 케네디는 당시 법무장관이었다. 그는 '제너럴 아날린 앤 필름'을 미국 투자자와 증권 인수자들 중에서 가장 높은 가격을 제시한 곳에서 인수할 수 있도록 하자고 제안했다. 이 기업을 성공적으로 인수한 주체는 주식의 일부를 공공 기관이 소유하도록 하자는 제안을 받았다. 수익은 기본적으로 미국과 스위스 정부가 나누기로 했다. 각각의 정부는 그 돈을 전쟁으로 피해를 본 독일 국민들을 위해 사용하기로 했다. 1953년, I.G. 파르벤의 독일 자산은 호에스트Hoechst, 바이엘, 그리고 다른 카르텔 구성원들에게 양도되었고, 나치 시대의 피해자들과 합의하기 위해 수백만 달러의 위탁금과 이름뿐인 회사 쉘을 남겨 놓았다. I.G. 파르벤은 외관상으로 다시 한 번 우리들 곁에서 사라졌다.

로버트 케네디의 제안을 모든 정당에서 받아들였다. 그러나 실제로 일이 진행되자, 스위스의 모든 지분은 곧바로 I.G. 파르벤에게 넘어갔고, 미국에 있던 지분은 I.G. 파르벤의 파트너였던 미국 회사들의 주머니로 들어갔다(앞서 언급했던 ITT와 같은 회사들). 이 주식을 매입한 미국인들은 독일로부터 자금을 지원받았다. 결국 공공 기관에 주식을 매각하겠다는 원래의 목적은 사라지고, 그들이 본래의 자리를 되찾도록 도운 꼴이 되고 말았다.

경매는 1962년 3월에 이루어졌다. 그것은 월스트리트 역사상 가장 치열한 경쟁 입찰이었다. 225개의 회사로 구성된 신디케이트가 3억2천9백만 달러 이상의 가격으로 낙찰을 받았다. 그리고 낙찰자들을 대리할 회사로는 '퍼스트 보스턴 코퍼레이션'과 '블리스 앤 컴퍼니'가 선정되었다. 당신이 예상하듯이 둘 다 록펠러의 끄나풀이다!

그렇다. 카르텔은 죽지 않았다. 다만 성장하고 있었다. 그리고 세력을 더욱 넓혀 가고 있었다. 전쟁으로 인해 중심이 독일에서 미국으로 옮겨진 것뿐이었다. 이 드라마의 결론은 미국의 작가 레슬리 월러Leslie Waller가 했던 말에 잘 드러나 있다.

> "마치 전설의 불사조처럼 이 거대한 기업 조직은 불에서 태어났고, 맹렬한 불구덩이에서 살아남았다. 이것은 스위스 은행을 기반으로 한 완벽한 불멸의 사례다. 슈미츠와 그뢰터트는 오랫동안 죽어 있었다. 하지만 스위스 은행의 끈기 덕분에 지분을 숨기려고 했던 원래의 결정은 전쟁과 시간, 정치의 황폐함마저 견뎌내었다."[1]

이 시기에 쓰인 역사의 기록은 엄청나다. 그러나 독자들은 이 기록들이 다른 목적으로 사용되었다는 점에 주목해야 한다. 2차 세계대전이 발발했을 때, 미국에는 정부를 지배하려고 경쟁하던 강력한 두 집단이 있었다. 하나는 이번 글의 주제인 국제 금융 및 산업 카르텔이다. 이들의 비즈니스 목표와 방법은 거의 똑같았고, 서로 협력했다. 예를 들어, 카르텔의 구성원들은 소비자의 이익이 아닌 자신들의 이익만을 위해 서로를 속이면서 음모를 꾸몄다.

공산주의자와 반공주의자, 독점 자본가들도 자신들의 이익만을 위해 협력하면서 공공의 이익에 반하는 활동을 했다. 세계의 정치 또한 서로가 우위를 차지하려고 전쟁을 했다. 전쟁이 종식된 후, 카르텔이 나치와 공산주의를 '악'이라고 비판한 거대한 거래는 선전 구호에 지나지 않았다. 공산주의자들은 나치를 '독점 자본가monopoly capitalists'라고 비난하면서 미국의 기업가와 정부가 긴밀히 관련되어 있다고 고발했다. 그들의 말은 맞았다. 하지만 그들은 이 진실을 잘못 사용했다.

---

[1] 월러(Waller), 스위스 은행 커넥션, p.160, 166.

'독점 자본가'라는 단어를 종래의 미국 체제와 동의어로 여기도록 선전용으로 사용한 것이다. 또한 세계가 사회주의, 궁극적으로 공산주의로 대체되어야 한다고 주장했다. 즉 이들은 기존의 불완전한 독점을 '공산주의'라는 더욱 완벽한 독점으로 대체하자고 제안했다.

반대로, 카르텔 반대자들은 공개적으로 '반공주의자'들이 되었다. 자신들을 애국심의 상징인 성조기로 돌돌 둘러 싸맨 것이다. 이들은 완벽한 조사를 요구하며 공산주의자와 추종자들을 정부 기관에서 완전히 몰아내야 한다고 주장했다. 그들은 심지어 한두 사람을 고소하기도 했다. 이들은 미국이 공산주의 정권과 싸우도록 몇몇 전쟁에 뛰어들도록 만들기도 했다. (전쟁은 이들에게 경제적, 정치적 이익을 창출하는 것이었다.) 그러나 양측 진영이 무제한적으로 경쟁하면 서로에게 이익이 되지 않는다는 것을 알고는 전쟁에서 이기려고 하지 않았다.

2차 세계대전 이후 미국의 정책을 설명하는 넘치도록 많은 서적이나 기록을 보면, 그 배경을 이해할 수 있을 것이다. 많은 진실이 두 진영의 투서와 탄원으로 인해 밝혀졌지만, 이 두 진영의 주장을 모두 믿을 수는 없다. 만약 위대한 지도자라면 공산주의나 나치, 그 어떤 형태의 전체주의도 거부할 것이다. 그리고 정부의 역할을 축소하려고 할 것이다. 단지 관료제를 다듬거나 기존의 체제를 효율적으로 만들기 위해 어설프게 땜질하는 정도에서 머물지 않을 것이다. 그는 현존하는 대부분의 구조를 제거하려 할 것이다. 이런 지도자를 알아보기 위해 정치과학자나 철학자, 역사학자가 될 필요는 없다. 지도자가 무엇을 추구하는지 살펴보면 우리는 진짜와 가짜를 알아볼 수 있다.

위대한 지도자는 정치적 음모가 존재하지 않도록 한다.

05
록펠러 그룹

존 록펠러의 삶; 록펠러의 자유 기업 체제 반대 운동; 스탠다드 오일의 시작; 록펠러 재단의 투자 은행 진출; 록펠러가 제약 산업과 국제 정치에 끼친 영향.

국제 카르텔을 엄격히 독일 소속으로 분류하는 것은 중대한 실수다. 카르텔의 지도자들은 대부분 국적에 상관없이 자신이 태어난 나라에 그 어떤 충성심도 보여주지 않았다. 그들은 스스로를 '국제주의자' 또는 (좀 더 정확히 말하면) 초국가주의자로 여겼다. 이들의 애국심은 오직 자신을 보호하고 지탱해 주는 거대 다국적 기업과 금융 조직을 향해 있었다.

포드 자동차의 전 부사장인 로버트 스티븐슨Robert Stevenson은 카르텔의 지도자들이 보여준 세계 시민의 전형적인 표본이다. 1970년 12월 19일, 그는 「비즈니스 위크Business Week」와의 인터뷰에서 이렇게 말했다.

"우리는 우리 회사를 미국 회사라고 생각하지 않는다. 우리는 다국적 기업이다. 우리가 미국에 우호적이지 않은 정부에 다가갈 때, 우리는 항상 '어떤 나라를 좋아하세요? 영국? 독일? 우리는 많은 국기를 보유하고 있어요!'라고 말한다."

1973년 가을, 텔레비전 인터뷰에서 모빌 오일Mobil Oil의 최고경영자는 더욱 분명하게 말했다.

"나는 나 자신을 어느 한 나라의 좋은 시민이라고 말한 적이 없다. 내가 그렇게 말한다면, 나는 더 이상 다국적 석유 회사의 경영자가 아니다."[1]

우리는 카르텔이 견고하게 하나로 뭉친 '이익 집단'이라는 것을 기억해야 한다. 이들이 각자의 목표를 성취하기 위해 하나로 움직이면서 하나의 산업과 금융 복합체를 탄생시킬 때, 이 연합체의 일부는 연합체 안에서 집단을 대표하고, 종종 더 좋은 위치에 오르기 위해 경쟁한다.

오늘날 가장 강력하고 거대한 권력은 뉴욕에 자리 잡고 있는 록펠러 그룹이다.

"록펠러 그룹이 제약 분야로 진출한 것은 존 록펠러의 아버지인 윌리엄 에이버리 록펠러로 거슬러 올라간다. 그는 뉴욕 북부 지역에서 사람들에게 '빅 빌Big Bill'로 알려져 있었고, 원유와 알코올로 만든 돌팔이 약을 팔러 다니는 떠돌이였다. 그는 의학 공부를 한 적이 없었지만, 자신을 '의사 윌리엄 록펠러, 유명한 암 전문가'라고 소개했고, 지역 안내 책자에는 다음과 같이 홍보했다.

"너무 늦지 않았다면, 모든 종류의 암을 치료할 수 있다. 그리고 이 약은 암 치료에 큰 도움을 줄 수 있다."[2]

---

1 '엉터리 상품을 파는 석유 회사들(Snake Oil From the Oil Companies)', 소비자 보고서(Consumer Reports), 1974년 2월, p.126.
2 존 플린(John T. Flynn), 신의 금: 록펠러와 그 시대 이야기, 하코트 브래이스 출판사, 1932년, p.53.

'의사' 록펠러는 사기꾼이었다. 그는 누구에게든 속임수를 쓰는 데 능했고, 사람들을 만날 때마다 자랑을 늘어놓았다. 1844년에는 말을 훔쳐서 기소되었고, 중혼 혐의를 받은 적도 있다. 그리고 1849년에는 록펠러 가문에 고용된 한 소녀를 성폭행한 죄로 기소되었는데, 기소를 피하기 위해 사법권이 미치지 않는 오스웨고Oswego로 도망가 버렸다."[1]

수년 후, 존 록펠러는 아버지에게 받은 훈련을 자랑스럽게 여기면서 이렇게 말했다.

"아버지는 나를 실용적인 방법으로 훈련시켰다. 그는 다른 많은 기업들과 협력했다. 아버지는 나에게 그에 관한 이야기를 해주었고, 경영의 원리와 방법들도 가르쳐 주었다."[2]

존 록펠러가 아버지로부터 배운 원리와 방법이 무엇인지 궁금하지 않은가? 전기 작가인 존 플린John T. Flynn이 쓴 『신의 금God's Gold: 록펠러와 그 시대 이야기』에 잘 묘사되어 있다.

"빅 빌은 자신이 얼마나 똑똑한 사람인지, 어떻게 사람들을 이겼는지 자랑하는 것을 좋아했다. 이 남자에게는 도덕심이라고는 없었다. 그는 사람들 앞에서 자신의 교활함을 드러내는 것조차 꺼리지 않았다. 후에 자신의 별명이었던 '거짓말쟁이' 그 자체였다. 그리고 아들들에게도 자신처럼 '거짓말쟁이'가 되는 법을 가르쳤다. 록펠러는 엉클 조 웹스터Uncle Joe Webster에게 '나는 아들들에게 기회가 있을 때마다 속임수를 가르칩니다. 아들들을 냉혈한으로 만들고 싶어요. 특히 존은 내가 할 수 있는 한 최대한 냉혹하고 성공한 독점 사업가로

---

1 호프만(Hoffman), 데이비드: 록펠러에 관한 보고서, p.24.
2 매튜 조셉슨(Mathew Josephson), 석유 강도(The Robber Barons), 하코트 출판사, 1934년, p.45~46.

만들고 싶어요.'라고 말했다."[1]

그는 자신의 아들들을 모두 냉혈한으로 만들었고, 특히 존을 가장 무자비하고, 가장 성공한 독점 사업가로 만들었다. 다시 한 번 강조하지만 독점은 자유 기업이나 자본주의의 산물이 아니라, 그것을 피하기 위해 만들어졌다. 록펠러는 자신에게 항상 이렇게 상기시켰다. '경쟁은 죄악'이다.[2]

그러나 이 정도는 아무것도 아니다. 존 플린은 다음과 같이 설명한다.

"그가 사업에 뛰어들어 운영해 나간 족적을 살펴보면, 미국의 경제 발전 역사와 자유방임주의에 대해 전쟁을 선포한 것이나 마찬가지다. 록펠러는 세상이 경쟁 체제 안에서 돌아가는 것은 잘못이라고 생각했다. 그가 보기에 경쟁 체제는 질서와 효율, 경제에 대한 범죄였다. 모든 경쟁자를 없애버리면 자신이 의도하는 바를 실현할 수 있다고 생각했다. 따라서 그의 계획은 확고했다. 모든 경쟁자들을 끌어들여 자신과 함께하게 만든 것이다. 강력한 기업은 자신의 협력자로 끌어들였고, 또 다른 어떤 회사에는 자신이 주주로 들어갔다. 여기에 동참하지 않는 자들은 철저히 파괴했다."[3]

현재 록펠러 제국의 지배력을 보면 그의 계획이 성공했음을 알 수 있다. 존 록펠러는 많은 협력자를 두고 있었다. 어떤 사람은 원래부터 협력자였지만 대부분은 파괴된 경쟁자였다. 이들은 많은 돈을 벌게 되

---

[1] 존 플린(John T. Flynn), 신의 금: 록펠러와 그 시대 이야기, 하코트 브레이스 출판사, 1932년, p.58.
[2] 호프만(Hoffman), 데이비드: 록펠러에 관한 보고서, p.29.
[3] 존 플린(John T. Flynn), 신의 금: 록펠러와 그 시대 이야기, 하코트 브레이스 출판사, 1932년, p.23, 221.

었고, 대부분은 자손대대로 록펠러 가문에 충성했다. 마치 유럽 지배층의 정략결혼처럼 '편리함의 결합'이라는 이름으로 내부적 결혼이 이루어졌다. 록펠러 가문의 생물학적(그리고 주주로서) 혈통은 미국에서 가장 부유한 60개 가문과 혼합되었다. 이 모든 것을 통해 미국 경제는 한 가족, 즉 존 록펠러 자손들의 지배를 받게 된다.

제 3자가 록펠러 가문의 부와 영향력을 평가한다는 것은 거의 불가능하다. 그러나 눈에 보이는 재산만 봐도 상상하기가 어렵지 않을 것이다.

1870년대 무렵, 록펠러 가문은 미국에 석유 독점 기업을 세웠고, 1899년에 뉴저지에서 '스탠다드 오일'로 재편되었다. 1911년에 대법원의 결정에 따라 스탠다드 오일은 6개 회사로 분리되었다. 즉 독점을 깨뜨리려고 했지만 성공하지 못했다. 그 당시 대부분의 '독립' 회사들은 계속 같은 사람에 의해 소유되거나 운영되었다. 이 회사들끼리 심각하게 경쟁한 적도 없었고, 록펠러 가문이 소유한 뉴저지의 스탠다드 오일과도 경쟁하지 않았다.

1911년 이후 록펠러 가문은 대중의 눈에 '독립된' 기업으로 비춰지던 석유 회사들을 원래의 정책으로 돌아가 직접 소유하기 시작했다. 결국 록펠러 가문은 험블 오일Humble Oil(지금은 '엑슨모빌Exxon Mobil'), 크레올 석유Creole Petroleum, 텍사코Texaco, 퓨어 오일Pure Oil 등을 통제하거나 상당한 양의 지분을 보유할 수 있었다. 또한 이 회사들은 세계 각국에 수많은 자회사를 거느리고 있었다. 이렇게 해서 뉴저지의 스탠다드 오일은 322개의 회사를 통제할 수 있었다.[1] 이 밖에도 록펠러는 해외의

---

1 호프만(Hoffman), 데이비드: 록펠러에 관한 보고서, p.151~152.

많은 '경쟁자'들에게 투자함으로써 카르텔을 형성해 나갔다. 이 카르텔에는 로얄 더치Royal Dutch(Shell Oil)와 소비에트 노블 오일 웍스the Soviet Nobel Oil Works도 포함되었다.

록펠러 가문이 석유 카르텔을 통해 행사한 영향력은 그들이 지난 수년 동안 국제 금융과 투자 은행의 마법을 통해 성취한 것에 비하면 새 발의 피에 지나지 않는다.

이 이야기는 1891년에 제임스 스틸맨James Stillman이 소유하고 있던 '뉴욕 퍼스트 내셔널 시티은행'이 록펠러 가문의 주거래 은행이 되면서 시작된다. 록펠러가 이 은행에 돈을 맡기면서부터 이 은행은 미국에서 가장 큰 은행이 된다.

곧이어 록펠러 가문은 석유 독점 회사보다 더 많은 돈을 끌어 모을 수 있는 은행과 독점 은행에 관심을 갖게 된다. 존의 형제인 윌리엄 록펠러의 두 아들이 제임스 스틸맨의 딸들과 결혼함으로써 '록펠러-스틸맨 연합'이 형성되었다. 후에 존 록펠러는 대부분의 수익을 자신들이 소유한 은행으로 옮겼다. 하지만 윌리엄 록펠러의 후손들은 세계에서 가장 큰 금융 기관의 하나인 퍼스트 내셔널 시티은행의 대주주로 계속 남았다.

존 록펠러 가문이 퍼스트 내셔널 시티은행을 떠난 것은 불만족이나 통제에 대한 내부 갈등 때문이 아니었다. 단지 경쟁을 흡수하기 위한 것이었고, 이는 모든 독점 기업들의 전형적인 특징이다. 먼저 그들은 '이퀴터블 트러스트Equitable Trust'라는 자신들만의 은행을 설립했다. 그런 다음 체이스 내셔널 뱅크를 사들였다. 그러는 사이 '쿤 로에브 앤 컴퍼니' 소유의 인터내셔널 억셉턴스 코퍼레이션International Acceptance Corporation 은행이 맨해튼 은행Bank of Manhattan Company에 합병되었다. 그리고 이 은행은 다시 1955년에 록펠러의 체이스 내셔날 뱅크에 흡수되어 세계에서 가장 큰 체이스 맨해튼 은행이 되었다.

체이스 맨해튼 은행이 얼마나 클까? 아무도 모른다. 하지만 우리는 이것이 기업이라기보다는 하나의 독립 국가에 가깝다는 것을 알고 있다. 이 은행이 보유한 돈은 한 국가의 돈을 전부 합친 것보다 더 많다. 세계 각국에서 5만여 명에 달하는 이 은행의 직원들이 마치 한 국가의 대사처럼 일하고 있다. 심지어 은행원으로서 유엔의 임명을 받은 사절로 고용되어 활동하기도 한다.[1]

'투자 은행' 혹은 '투자 회사'라는 단어가 자주 사용되는데, 그 의미를 명확히 해 둘 필요가 있을 것 같다. 1933년에 미국의 은행은 2개 분야에서 활동했다. 첫 번째는 '상업적 은행 업무' 분야에서 상업 당좌 예금, 기업 및 개인 예금을 다루었다. 두 번째는 '투자 은행'이라는 분야에서 여러 회사들의 주식이나 채권을 사고파는 고객을 위해 일했다.

그러나 1933년에 자본이 소수의 은행 제국에 집중되는 현상을 경계하는 법안이 통과되었다. 이 법안은 투자 은행과 상업 은행을 분리하도록 하는 것이었다. (법은 다시 바뀌어 한 은행이 두 가지 거래를 모두 할 수 있게 되었다.) 은행은 분리되었지만 항상 그렇듯이 입법자들이 의도한 대로 되지 않았다. 여러 개의 투자 은행이 설립되었는데, 결국은 상업 은행을 소유한 사람들의 소유가 되었다. 힘을 분산시키기 위한 법안이 오히려 이전보다 힘을 더욱 집중시킨 것이다.

지금의 체이스 맨해튼 그룹은 그 당시에는 투자 회사인 '퍼스트

---

[1] 유엔은 록펠러 가문이 좋아하는 분야였다. 그들은 지금의 유엔 빌딩이 들어선 땅을 기부했다. 이것은 록펠러 가문이 자신이 바라는 대로 유엔이 세계에 대한 독점력을 증대시켜 줄 것이라고 믿었다는 증거다.

보스턴 코퍼레이션'이었다. 해리맨 리플리 앤 컴퍼니Harriman, Ripley & Company와 블리스 앤 컴퍼니Blyth & Company는 지금의 '내셔널 시티 그룹'이었다. 다른 투자 은행으로는 도미닉 앤 도미닉Dominick & Dominic, 딜런 리드 앤 컴퍼니Dillon, Read & Company가 있었는데, 이들은 곧 록펠러 제국에 흡수되었다. 강력하던 멜론 가문도 록펠러 가문에 투항하여 '퍼스트 보스턴 코퍼레이션'에 편입되었다. 그러나 이들이 독점 은행 체제에 끌어들이려고 수많은 프로젝트에서 협력했지만 JP 모건 가문과 연방준비제도이사회는 이 체제에 편입되지 않았다.[1]

이들 투자 은행의 성장으로 뉴욕은 세계 금융의 새로운 중심지로 변했다. 비밀 계좌로 독특한 역할을 해왔던 스위스 은행들도 미국으로 집중되는 자금의 규모와 힘에는 대적할 수 없었다. 심지어 로스차일드와 모건 금융 제국의 원천이었던 런던조차 일인자의 자리를 내주었다. 다국적 기업인 스탠다드 오일, ITT, 포드, 제너럴 모터스의 미국 내 자산은 여러 나라들의 자산을 합친 것보다도 많았다. ITT는 국무부보다 더 많은 해외 근로자들을 보유하고 있었다. 스탠다드 오일은 소련보다 더 많은 석유 탱크 함대를 보유하고 있었다. IBM의 연구개발 예산은 몇몇 나라의 전체 세금 수입보다 더 많았다. 거대한 거래를 위해 막대한 자금이 스위스 은행에서 길을 찾고 있을 때, 그보다 더 많은 돈이 미국 안에 있었다. 그리고 그 돈의 대부분은 뉴욕의 금융과 산업 카르텔의 손아귀에 집중되었다.

1%의 사람들이 국가 산업의 70%를 소유하고 있으며, 10%의 사람

---

[1] 흔히 우리가 믿는 것과는 달리 미국의 화폐 발행을 통제하는 연방준비제도이사회는 정부 기관이 아니다. 연방준비제도이사회는 은행들의 지분으로 이루어진 카르텔이다. 이에 대한 자세한 이야기는 '젝킬 섬의 창조물: 연방준비제도이사회에 대한 고찰'을 참고하라.

들이 모든 것을 소유하고 있다.[1] 그리고 전체의 35%를 월스트리트의 10개 거대 은행이 소유했으며, 막대한 영향을 미치고 있다. 이것은 세계에서 유례를 찾을 수 없을 정도로 엄청난 부와 권력의 집중을 보여준다.

어떻게 이런 일이 가능했을까? 이것을 자유 기업 체제의 산물이라고 할 수 있을까? 이것이 자유 시장에서 점유율 확대와 가격 경쟁을 통해 제공한 상품이나 서비스의 결과일까? 이것이 대량 생산을 통해 소비자들이 매력을 느낄 수 있을 만큼 가격을 낮춘 분배 방식의 결과일까? 이러한 각각의 요인들은 독점을 막는 데 아주 보잘 것 없는 역할만 했을 뿐이다.

금융과 산업 카르텔을 옹호하는 사람들은 이런 사실을 매년 이익 차트를 인용하면서 반박한다. 실제로 그들의 차트를 보면 보통 정도인 3~7%의 이익을 올릴 뿐이다. 그리고 인플레이션도 반영하지 않은 결과다. 그렇다면 이들은 어떻게 해서 실제보다 더 좋게 보이도록 만들 수 있었을까?

답은 '통제 이익profits of control'이라는 것에 있다. 이는 기업을 통제하는 사람의 이익은 떨어질지 모르지만, 주주들의 이익은 떨어지지 않는다는 것이다. 이는 곧 일반적으로 주주에게 돌아가야 적절한 투자 수익률을 보다 높게 조작한다는 것을 의미한다. 주식 시장과 연동시킨 매력적인 스톡옵션, 컨설팅 요금 및 수수료, 계열 회사와의 거래를 통한 로열티, 인위적으로 높거나 낮게 책정한 금리(이익이 되는 방향으로)로 조달하는 수백만 달러의 대출 등과 같이 예측 가능한 내부 정보를 통해 통제 이익을 얻을 수 있다.

---

[1] 런드버그(Lundberg), 부자 그리고 슈퍼 부자, p.461.

대부분의 사람들은 51%의 지분 소유자가 회사를 통제할 것으로 짐작한다. 이는 주주가 소수에 불과한 작은 회사에서는 맞는 말이다. 하지만 수십억 달러 규모의 거대 회사들은 5~10%의 지분을 가진 주주들이 회사를 통제한다.[1]

엄청나게 큰 회사에서 아주 적은 지분을 가진 사람이 회사를 통제할 수 있는 원리(통제 이익)는 참으로 매력적이다. 그들은 이를 위해 비즈니스에서 모든 책략을 동원한다. 예를 들면 위임장 쟁탈전을 벌이고, 이사회 구성원에 대해 사회적 압력을 가한다. 또 이러한 대부분의 책략은 총력을 기울이는 전쟁과도 같다. 책략을 위해서는 다른 나라에 있는 숨겨진 협력자들을 활용하기도 하는데, 이들은 소량의 지분을 보유하고 있는 것처럼 보이지만 스위스 은행 계좌를 통해 상당한 양의 주식을 보유하고 있다. 하지만 그중에서도 가장 큰 무기는 자신들이 지배하는 금융 기관에서 관리하는 투자 포트폴리오의 일부로서 간접적으로 소유하고 있는 막대한 양의 주식을 통한 차입금이라고 할 수 있다.

예를 들어, 거대 보험 회사는 계약자로부터 나온 수십억 달러를 저장해 두는 곳이다. 이 돈은 여러 분야의 주식에 투자되지만 대부분은 대기업의 주식이나 채권에 투자된다. 이 주식에는 의결권이 수반되고, 의결권을 가진 사람들은 보험 회사의 소유자나 경영자가 아닌 보험 계약자들이다. 그럼에도 불구하고 회사를 경영하는 소수의 사람들이 마치 자신들이 소유권을 가진 것처럼 의결권을 갖는다. 이런 방법으로 소수의 사람들이 금융 기관을 지배하면서 자본 투자자들보다 수백 배나

---

[1] 거대 금융 시장에서 일하고 있는 한 익명의 전문가가 한 말이다. 1995년 11월 7일, 「뉴욕 타임즈」, 런드버그: 부자 그리고 슈퍼 부자, p.270. 호프만(Hoffman), 데이비드 록펠러에 관한 보고서, p6~7.

큰 영향력을 행사한다. 또한 이들은 자신들이 보유한 주식을 사고팔면서 주가에도 영향을 미친다. 대규모의 거래를 하면서 주식 시장에 마술을 부리는 것이다. 이것이 바로 월가의 거대 금융 카르텔 지도자들이 미국 산업 제국의 정점에 서게 된 이유다.

록펠러 그룹은 다음과 같은 마법을 부리는 선도적인 기업이다. 상업적인 은행에 속한 신탁 회사 및 신탁 부문을 통해 통제하는 수십억 달러에 달하는 다른 사람들의 주식을 추가하고, 투자 은행을 통해 같은 방법으로 수십억 달러를 추가하고, 록펠러 재단에 여러 가지 방법으로 위탁되는 거대한 주식 덩어리를 추가함으로써 마법을 부린다. 게다가 미국에서 첫 번째와 세 번째로 큰 메트로폴리탄 생명보험과 이쿼터블 생명보험의 거대 주주들을 지배하며, 트레블러스와 하트포드 보험 회사도 체이스 맨해튼 은행의 최고경영자인 도일 드위트Doyle DeWitt와 유진 블랙Eugene Black을 통해 지배했다.

권력의 피라미드 아래 부분으로 내려가면 록펠러 그룹은 다양한 산업 분야의 하수인들을 이사진으로 배치하고 있다. 이런 회사들로는 앨리드 화학Allied Chemical, 아메리칸 담배American Tabacco, 아나콘다Anaconda, 아모르 앤 컴퍼니Armour and Company, AT&T, 베들레헴 스틸Bethlehem Steel, 불로바 워치Bulova Watch, 버링톤 인더스트리Burlington Industries 등이 있다.

의약품 분야에서도 록펠러의 영향력은 막강하다. 데이비드 록펠러David Rockefeller는 파리에서 열린 투자 포럼에서 "생명 및 손해보험 회사들과 장비 회사들, 의약품 연구 회사들에 투자하라!"라고 말했다.[1]

---

1 호프만, 데이비드 록펠러에 관한 보고서, p.185.

록펠러가 의약품 분야에 뛰어든 사실은 다른 산업 분야에 비해 덜 알려져 있다. 그 이유는 두 가지다. 하나는 2차 세계대전이 일어나기 수년 전부터 스탠다드 오일은 지속적으로 카르텔 협약을 맺고 있었다. 그 내용은 I.G. 파르벤과 협력하는 것 외에는 화학 산업에 뛰어들지 않겠다는 것, 그리고 석유로 경쟁하지 않겠다는 내용이었다. 그럼에도 불구하고 스탠다드 오일은 가짜 회사와 가짜 계좌를 사용하면서 비밀리에 다른 화학 회사들과 협력했다.

1962년, 마침내 I.G. 파르벤의 거대한 재산이 매각 처분되고 나서 록펠러 그룹은 막강한 지배자가 되었다. 하지만 체이스 맨해튼 은행은 스털링 제약Sterling Drug, 올린 코퍼레이션Olin Corporation, 아메리칸 홈 프러덕트American Home Products와 제너럴 아날린 앤 필름General Analine and Film 등을 소유한 I.G. 파르벤과 록펠러 그룹의 사업을 위한 증권 거래소로 이용되었다.

그러나 체이스 맨해튼 은행은 I.G. 파르벤과 록펠러 카르텔의 대주주였다. 1962년에 I.G. 파르벤이 보유했던 대규모의 지분이 매각되었을 때, 록펠러 그룹은 자신들의 지배력을 이용해서 이 거래를 성사시킬 수 있었다. 결국 사람들은 내부 정보를 이용해서 이익을 얻거나 소수의 위치에 앉아 통제 이익을 얻을 수밖에 없다는 것을 짐작할 수 있다. 그리고 록펠러 그룹이 꼭 그렇게 했다. 따라서 외부자가 I.G. 파르벤 또는 후손들의 지분을 통한 록펠러의 지배를 무너뜨리는 것은 불가능하다. 그리고 이것이 의약품 분야에서도 그들에게 힘을 집중시킨 부정하기 어려운 요인이다.

의약품 분야의 잠재적 이익은 실로 엄청나고, 의약품의 특성이 독점과 카르텔로 나아가게 한다. 어떤 사람이 아프거나 죽을 지경에 이르면 약품을 살 때 가격을 묻지 않는다. 처방전이 필요한 약일 경우에는 더욱 그렇다. 이것은 제품 간의 경쟁도 없애 버린다. 그러나 이로 인한 엄청난 이익은 약사나 의사에게 돌아가지 않는다. 막대한 이익은 약품을 제조한 회사로 고스란히 들어간다.

바로 이런 이유 때문에 미국 식품의약국FDA이 가장 약한 효능을 가진 비타민을 제외한 모든 약품에 처방전을 요구하는 것이다. 이로써 가격과 브랜드 경쟁은 간단하게 사라져 버린다. 제약 회사들은 국가의 이런 정책을 지지한다. 약국을 통제하면 자신들이 제약 산업을 독점할 수 있다는 것을 잘 알고 있기 때문이다. 그들은 또 비타민에 처방전이 필요하면 보험으로 처리될 것이라는 사실도 알고 있다. 그러면 소비자들의 불평 없이도 가격을 올릴 수 있다. (결국 소비자들이 가격 때문에 높은 보험료와 세금을 지불하는 것은 상관하지 않는다.) 이것은 정부의 힘을 빌려 경쟁을 없애고, 소비자로부터 가격을 올려 받는 또 다른 예다.

여기서 우리는 암 치료와는 관계가 없는 의미 없는 정보의 미로에서 길을 잃어서는 안 된다. 비록 많은 사람들이 이런 사실을 전혀 알지 못하지만 카르텔은 존재한다. 수십 년간 그들은 화학 산업을 완전히 지배해 왔다. 의약품 산업도 이들의 영향에서 벗어나지 못하고 시작부터 그 중심에 있었다. 카르텔의 존재를 인식하지 못하면 광범위하게 레이어트릴 치료를 반대하는 사람들을 평가하기 어렵다. 우리는 이유에 대한 의문을 풀기 위해 기나긴 역사적 여정을 걸어 왔다.

미국을 방문한 모든 국가원수는 개인적으로 록펠러 제국도 방문했다. 일본 천황과 옛 소련의 수상이 데이비드 록펠러를 방문했다. 록펠러가 해외를 방문할 때 그는 항상 국가원수 급의 환대를 받았다. 그러나 미국인들은 록펠러 가문을 중요하게 생각하지 않는다. 퍼디난드 런드버그가 관찰한 내용 중 일부를 소개한다.

"록펠러의 지위에 대한 외국 원수들과 미국인들 사이에 큰 괴리가 있어 보인다. 외국 정치인들이 록펠러 가문을 환영하기 위해 군의 장대와 외교관들을 초대하는 것은 과연 과잉 반응이라고 할 수 있을까? 내 관점은 외국인들과 똑같다. 정치 사업가들(거대 기업의 경영자)은 극단적인 거물일 뿐만 아니라 슈퍼 메가톤급 거물이며, 강대국의 정치인들과 같다. 반면에 그들과 관계없는 하나의 투표권을 가진 일반 시민에게는 무언의 암호, 고요한 무효, 감지할 수 없는 환영, 진공 상태의 그림자, 소작농에 불과하다."[1]

아마도 미국인들이 록펠러를 '강대국의 정치인'이라고 생각하지 않는 이유는 그가 나치 시대의 I.G. 파르벤처럼 조용히 뒤에 숨어 있었기 때문일 것이다. I.G. 파르벤이나 록펠러는 뉴스에 거의 나오지 않았고, 군중이나 정치인들의 연설 뒤에 숨어 지냈다. 이들은 세계 권력의 정점에 앉아 있기 때문에, 자신들보다는 더 적절한 정치인들이 대중의 눈에 띄기를 원했다. 록펠러 가문의 권력은 미국 대통령의 권력과는 다르다. 하지만 굳이 비교하자면, 미국 대통령의 권력은 록펠러 가문이 가진 권력 중에 빙산의 일각에 불과했다.

정치는 변한다. 어떤 사람은 역사책을 통해 추앙받는다. 어떤 사람은 전범이라 불리고, 어떤 사람은 살인자라 불린다. 그리고 대부분은 사라지거나 잊히고 만다. 그러나 록펠러 가문의 권력만은 귀족처럼 세대에서 세대로 대물림된다. 또한 계속 확장하면서 불멸에 가까울 정도로 유지되고 있다.

---

[1] 런드버그, 부자 그리고 슈퍼 부자, p.21.

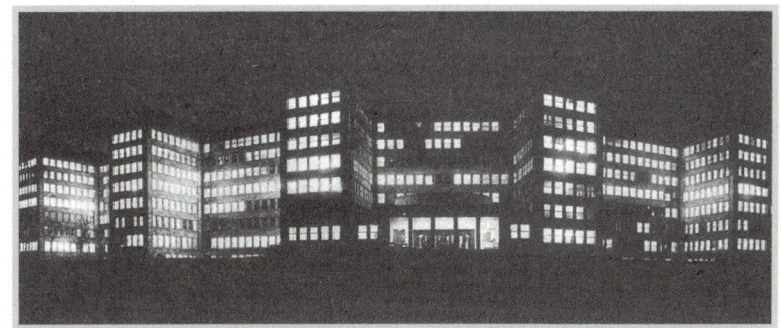

I.G. 파르벤 본부 전경. 세계에서 가장 큰 화학 및 제약 카르텔인 I.G. 파르벤은 독일 프랑크푸르트에 본부를 두고 있다. 나치의 군수품 조달에 있어서 중추적인 역할을 했다. 그러나 프랑크푸르트에 맹폭격이 가해졌을 때도 폭격기들은 이 빌딩을 폭파하지 않도록 지시받았다. 이 빌딩은 엄청난 폭격에도 피해를 입지 않았다.

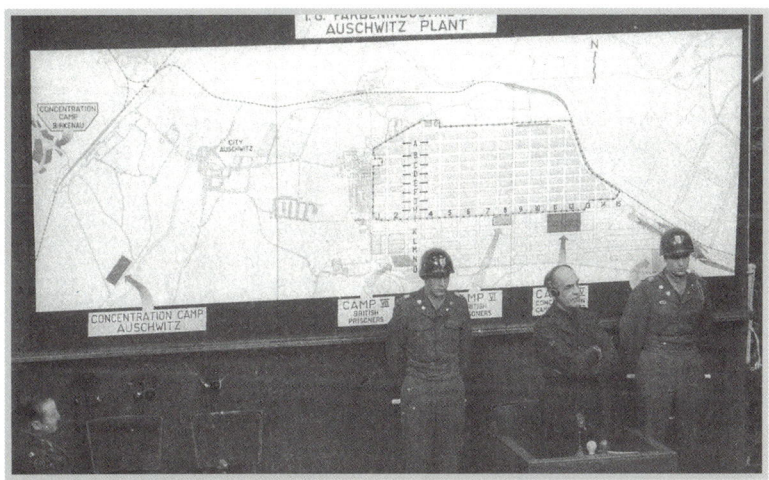

아우슈비츠 공장 지도와 뉘른베르크 전범 재판 모습. 뉘른베르크 전범 재판에서 드러난 사실은 I.G. 파르벤의 경영자들이 나치 정부를 지배했다는 것이다. 교수형에 처해진 친위대 중장인 오스왈드 폴이 I.G. 파르벤이 아우슈비츠와 부헨발트 강제 수용소를 어떻게 운영했는지에 대해 설명하고 있다.

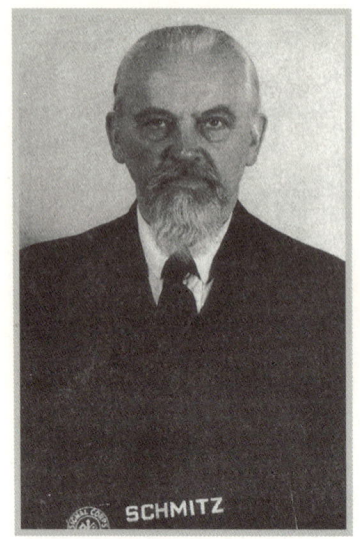
슈미츠

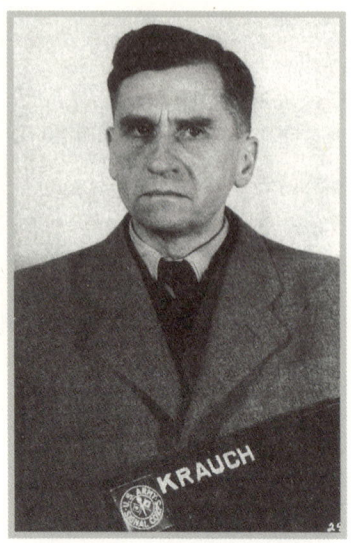
크라우치

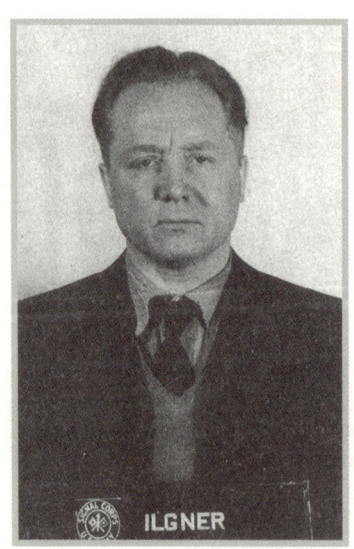
일그너

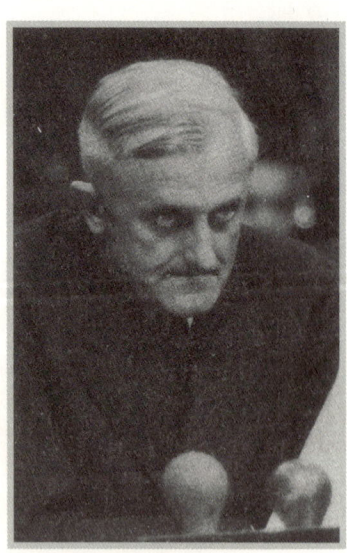
오토 앰브로스

위의 사진은 뉘른베르크 전범 재판에 소환된 I.G. 파르벤 측의 주요 피고인들이다. 카르텔의 배후 조종자인 헤르만 슈미츠는 국제 금융업계를 담당했다. 칼 크라우치는 I.G. 파르벤 이사회의 의장이었다. I.G. 파르벤의 재무이사인 맥스 일그너는 실제로는 간첩 행위와 선동을 담당했다. 오토 앰브로스는 I.G. 파르벤의 독가스 공장 생산 책임자였다.

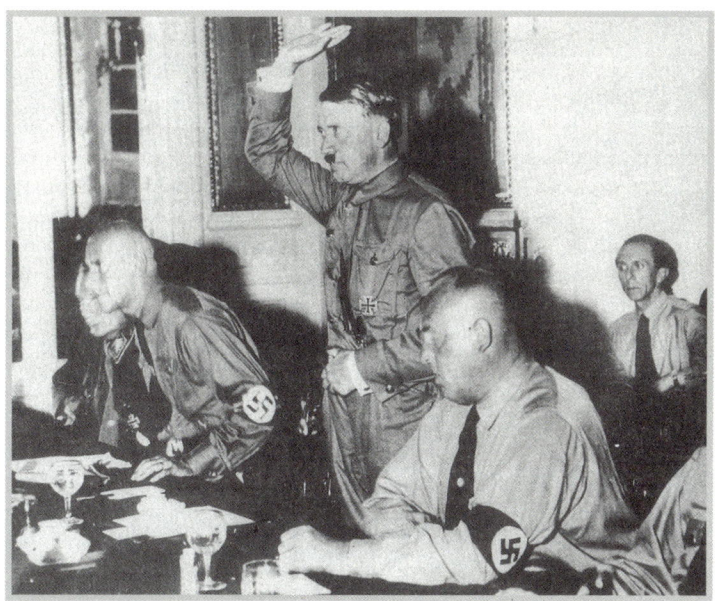

1932년, 베를린 회담장의 아돌프 히틀러. 히틀러가 행사했던 권력의 힘은 I.G. 파르벤의 비밀스러운 재정 지원으로부터 나왔다. 나치 정부는 카르텔 협약을 집행하는 수단이었다.

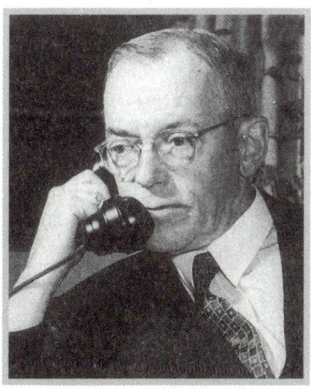

월터 티글. 스탠다드 오일의 사장을 역임하는 동안, 록펠러 가문을 대신해서 비밀리에 I.G. 파르벤의 주식을 보유하고 있었다. 이런 술책으로 록펠러 가문은 의약품 분야에서 자신들의 이익을 감출 수 있었다.

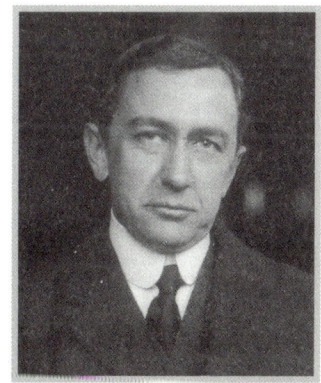

아이비 리. 아돌프 히틀러의 대중적 이미지를 높이기 위해 I.G. 파르벤에 고용되어 일했다.

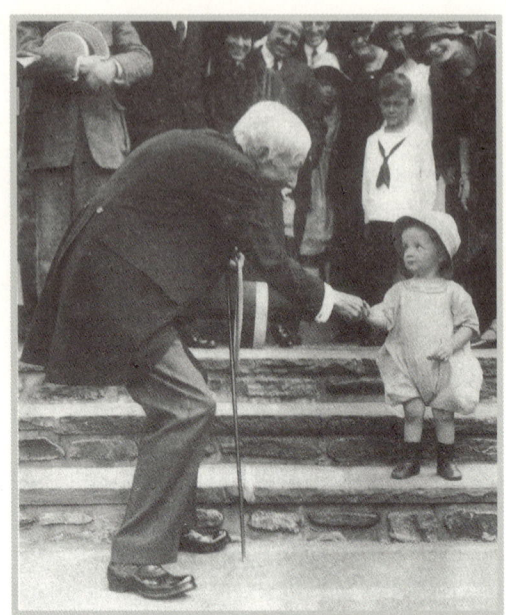

존 록펠러는 매체를 통해 자신의 이미지를 높이기 위해 공공 집회 때 종종 반짝이는 10센트 동전을 어린이들에게 주었다. 이런 퍼포먼스는 세계에서 가장 유능한 홍보 전문가였던 아이비 리가 제안했다.

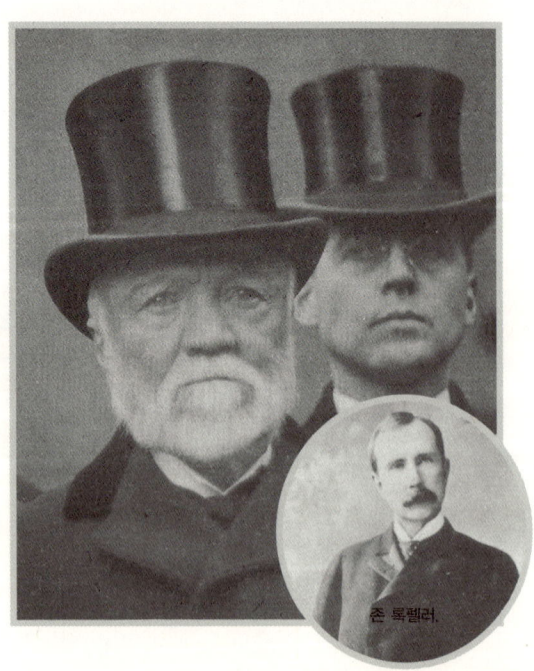

앤드류 카네기. 존 록펠러.

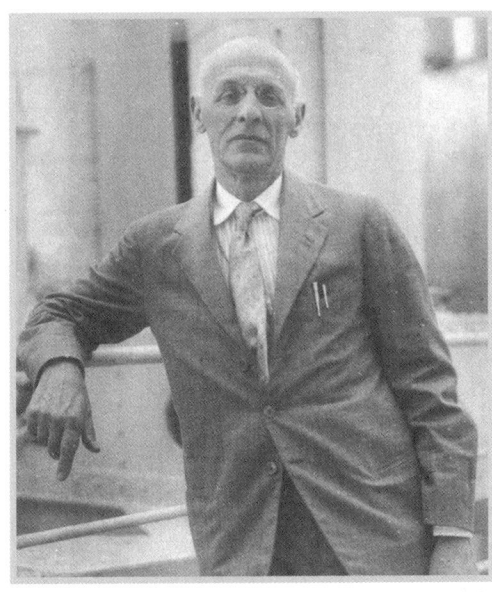

'1910년 플렉스너 보고서'를 작성한 아브라함 플렉스너. 미국 의과대학의 질을 높이자는 운동을 주도했다. 이 시기에 그는 목적을 달성하기 위해 비과세 재단을 설립한 앤드류 카네기와 존 록펠러에게 고용되어 있었다. 그 결과 미국의 의과대학은 의약품과 연구에 매진할 수 있었다. 이들 연구는 '자선'을 베푼 기부자의 의약품 판매를 촉진했다.

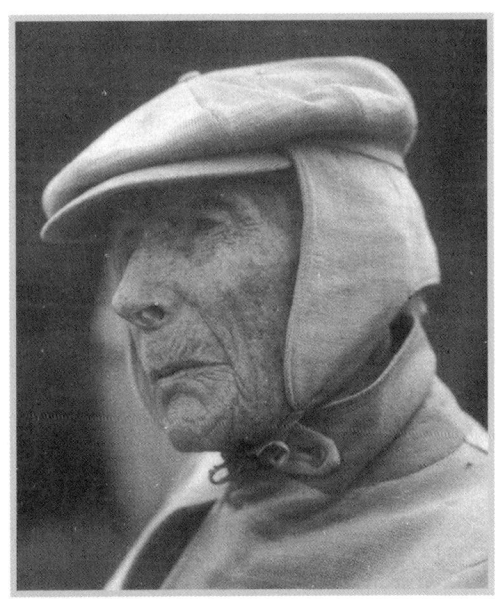

거대한 부를 쌓은 존 록펠러(93세 때 촬영). 1928년, 그의 제국이 I.G. 파르벤과 연합함으로써 세계 역사상 유례가 없는 거대하고 강력한 카르텔이 형성되었다. 이 시기의 카르텔은 엄청난 성장을 거듭했다. 그 결과 이들 카르텔은 오늘날까지 과학과 정치에서 중요한 역할을 하고 있다.

2부 암 치료의 정치 331

06
자선 처방의 함정

국립 의과대학에까지 영향을 미친 제약 카르텔; 의약품 중심의 교육을 받는 의대생들; 교육 기관 통제 수단으로 전락한 '자선 재단'.

지금까지 살펴보았듯이 I.G. 파르벤과 비밀스럽게 결탁한 록펠러 그룹은 미국 제약 산업에도 막강한 권력을 행사했다. 이런 현실은 처방 약품과 특허 약품에서 가격 경쟁이 전혀 일어나지 않는 기현상으로 나타났다. 간혹 목격할 수 있는 경쟁이라고 해봐야 겨우 '실험으로 증명된 바이엘,' '애너신(Anacin, 진통제·두통약)의 빠른 효과를 입증한 연구 결과' 정도다. 제약 회사들은 오랫동안 경쟁자들이 생기지 않도록 억압하는 협약을 맺어 왔다. 이것이 그들이 말하는 '질서 있게 정돈된' 제약 산업이다.

경쟁이 이루어지지 않는 이유 중의 하나는 대부분의 의약품이 특허를 받기 때문이다. 그로 인해서 특허를 보유한 제약 회사에서만 약품을 생산할 수 있다. 또 다른 이유는 의사가 환자에게 처방을 할 때, 약의 효과만을 보고 처방하는 것이지 가격이 더 싸다는 이유로 처방하지 않는다는 점이다. 그러나 실제로는 제약 회사들이 매년 시장에 수많은 새 약품을 출시하기 때문에, 의사는 자신이 처방하는 약이 얼마나 효과가 있는지 잘 모른다. 의사가 알 수 있는 것은 자신이 처방하는 약이 「미국 의사협회 저널AMA journal」의 광고란에 실렸다는 것, 그리고 제약 회사 대표가 통계 자료를 가지고 나와 임상시험에 성공했다고 소개하는 것이 전부다. 의사는 의사일 뿐이지 연구자가 아니다. 이 때문에 새로운 약이 이전의 약이나 다른 회사의 약보다 얼마나 더 효과가 있는지 알 수가 없다. 다만 의사는 그 약이 환자를 도울 수 있다는 것만 알고 있다. 만약 첫 번째 약이 원하는 효과를 내지 못하면, 의사는 곧바로 새로운 처방을 해서 다른 약을 시도해 본다. 환자에게 여러 제약 회사의 여러 가지 약을 사용하는 것은 결코 이상한 일이 아니다.

이런 문제는 1963년에 존스 홉킨스 대학Johns Hopkins University 주최로 열린 학회에서 신랄한 비판을 받았다. 이 학회의 특별 연사였던 조지 베르George Baehr 박사는 다음과 같이 말했다.

> "수년간 개인 병원 의사와 상담한 결과, 많은 의사와 전문가들이 불필요하게 이 약에서 저 약으로 자주 바꾼다는 것을 알게 되었다. 그들은 영업사원의 설득과 그럴싸한 광고를 보고 처방전을 수시로 바꾼다."[1]

하지만 의사들은 이런 과정이 부적절하다고 생각하지 않는다. 의사는 제약 분야의 최신 기술로 환자를 돕는 역할을 할 뿐이다. 다시 한번 기억을 떠올려 보자. 처방을 하는 의사가 이익을 얻는 것이 아니라 제약 회사가 이익을 얻는다.

의사가 수십억 달러 규모의 제약 산업을 위해 판매원 역할을 한다는 것은 의문의 여지가 없다. 그러나 의사는 이런 역할을 한다고 돈을

---

[1] 오마 개리슨(Ormar Garrison), The Dictocrats, p. 21.

받지 않는다. 다만 그는 의과대학을 다닐 당시 다음과 같은 훈련을 받아왔다. 유명한 미국 의과대학의 교육 과정을 통해 학생들은 약물 사용법에 대한 엄청난 교육을 받는다. (그러나 영양학 분야에 대해서는 공부하지 않는다.) 그리고 졸업할 무렵에는 인간의 모든 병을 약물로 고치는 방법을 자연스럽게 익힌다.

여기서 우리는 미국의 모든 의과대학이 어떻게 해서 동일한 교육 과정으로 학생들을 교육하게 되었는지를 주의 깊게 살펴봐야 한다.

카르텔의 음모라는 굳게 닫힌 문을 여는 열쇠는 바로 '비과세 재단'이다. 이 책에서는 비과세 재단의 기원과 초기 역사에 대해 간단히 설명하려고 한다. 그러나 분명한 논점은 다음과 같다.

정치 사업가들(거대 기업의 경영자)은 미국 연방준비제도이사회와 비과세 재단을 통해 미국 사람들을 속여 왔다. 사실, 연방준비제도이사회는 넬슨 알드리치 상원의원이 1913년에 '알드리치 플랜'이라는 법령으로 소개되었다. 알드리치는 그의 딸이 존 록펠러 주니어와 결혼할 당시 핵심 지도층이었다. 아들 윈스로프 알드리치가 체이스 내셔널 은행의 회장이었다. 알드리치 상원의원은 의회에서 록펠러 가문의 대변인 역할을 했다. 그 결과, 그는 워싱턴에서 그 시대의 다른 상원의원들에 비해 훨씬 더 많은 권력과 영향력을 가지고 있었다. 분명한 것은 소득세법이 록펠러, 모건, 카네기, 멜론 등에 이익을 가져다주지 않았다면 알드리치는 그 법을 만들지 않았을 것이다.

이 계획은 단순하고 기발했다. 눈에 보이는 자신들의 엄청난 자산을 '재단'이라는 이름으로 전환한 것이다. 그들은 자신에게 충성하는 심복을 골라 이 재단을 관리하도록 했다. 그리고 심복들에게 재산의 일부를 '자선'이라는 이름으로 분산시켜 놓는 임무를 맡겼다. 그러나 '자선'이라 불리던 재단 업무의 대부분은 그들과 그들 회사에 혜택을 주고, 그들의 정치적 목적을 달성하는 데 사용되었다. 그들은 자산을 마음대로 사용하고 통제했다. 또한 '기부자'의 죽음으로 인한 상속세를 피하기 위해 재단을 활용했다. 이렇게 함으로써 후손과 가족, 기업의 영속적인 소유를 가능하게 했고, 모든 국민이 납부해야 하는 소득세를 피하기 위해 재단을 활용했다.

사회주의자와 공산주의자들이 부자를 낮추고 가난한 사람을 올려서 평등 사회를 만들기 위한 방법으로 주장한 '누진소득세'[1] 같은 제도는 원래의 목적과 다르게 사용되었다. 이런 제도는 항상 중산층을 없애고 양극화를 더 심화시킨다. 미국에도 예외 없이 그런 일이 일어났다. 누진소득세는 정치 사업가들에게 전혀 손해를 입히지 않았다. 오히려 그들의 부는 매년 팽창되었다. 그러나 중산층으로 전락한 사업가와 전문가들이 슈퍼 부자의 반열에 들어서는 길은 완전히 막히고 말았다. 해가 갈수록 최상위층과 최하위층의 간격은 점점 더 벌어졌다. 경쟁을 유도하고 독점을 방지해야 할 정부는 경쟁을 방지하고, 오히려 독점을 보호하는 수단으로 이용되었다.

『부자 그리고 슈퍼 부자』를 저술한 퍼디낸드 런드버그는 다음과 같이 말한다.

> "후원을 받는 사람들의 이념은 기부자와 맞아야 한다. 재단의 이념은 자신들이 지원할 연구와 대학 정책에 영향을 미치기 때문이다. 재단은 자연과학의 든든한 후원자다. 자연과학 분야에서의 수많은 성과들은 기업의 이익 창출에 도움을 주었다. 재단의 지원을 받는 사람

---

[1] 누진소득세는 '공산당 선언'에서 시작되었다.

들이 계속 지원을 받기 위해서는 재단 설립자가 어떤 생각을 하고 있는지를 항상 알고 있어야 한다."[1]

대학의 연구는 세금으로 이루어진다. 제약 산업의 의약품 연구 프로그램은 전부 또는 부분적으로 세금의 지원을 받아 상업적인 이익을 내는 약품을 만든다. 1972년, 국립 암연구소의 책임자로 있었던 프랭크 로셔Frank Rauscher 박사는 이에 대해 다음과 같이 말했다.

"국립 암연구소에서만 항암제에 대한 동물 실험으로 1년에 13톤의 화합물을 사용한다. 지난 4~5년간, 그중에서 매년 겨우 3종의 약품만 환자에게 사용할 수 있다는 판정을 받는다. 이 프로그램에는 매년 7,500만 달러의 비용이 사용되는데, 6~7종의 실효성 있는 약품을 만든다. 즉 약품 1종을 개발하는 데 1,000만 달러의 세금이 들어간다는 것이다. 동료인 고든 주브로드Gordon Zubrod 박사와 사울 쉐파츠Saul Schepartz 박사는 암연구소에서 일하면서 미국에서 가장 큰 제약 회사를 운영하고 있는 셈이다."[2]

최근 몇 년간 개인 병원의 의사 수는 지속적으로 줄어들고 있다. 개인 병원은 보건소와 같은 주정부가 지원하는 기관이나 연구소로 대체되고 있다. 개인 병원의 상당수 의사들에게 특정 의료 프로젝트의 혜택이 주어지고 있기 때문이다. 그리고 자신의 연구를 돕는 기부자의 이념을 따른다. 기부자들이 그들에게 특별히 이래라 저래라 하는 것은 아니다. 하지만 수혜자들은 겉으로 드러나지 않는 기부자의 암묵적 목적을 분명히 이해하고 있다. 그리고 자신들이 무엇을 연구하느냐에 따라

---

[1] 런드버그, 부자 그리고 슈퍼 부자, p.469.
[2] '암과의 전쟁에서 새로 얻은 전리품들', U.S. News and World Report, 1972년 12월 4일, p.41.

자신의 이름이 기부금 명단에 계속 남을 것인지 여부가 결정된다는 사실을 너무도 잘 알고 있다.

예를 들어, 카네기 국제평화기금이 유엔의 집단 학살에 관한 연구에 사용하도록 미국 변호사협회에 15,000달러를 기부했다. 하지만 미국 변호사협회가 기부금을 다른 연구에 사용했다. 그러자 이에 분노한 카네기 재단에서 연구를 당장 중단할 것과 함께 기부금을 다시 돌려달라고 요구했다.[1]

재단이 학계에 영향력을 행사하는 또 다른 예가 있다. 제너럴 식품 회사General Foods Corporation의 지원을 받은 하버드 대학 영양학과는 이 회사를 홍보하는 역할을 했다. 수년간 영양학과 학과장을 맡았던 사람은 스테어Stare 교수였다. 그는 건강식품 연구로 '콘플레이크 교수'라고 불렸다. 그는 흰 빵과 가공식품에 영양이 '풍부'하다고 주장했다. 그는 화학 약품이 잔뜩 들어간 가공식품이 '쓰레기'나 '영양학적으로 부족한' 것이 아니라고 주장했다. 가공식품의 영양소가 유기농 농장에서 얻은 신선한 식품에 들어 있는 영양소 못지않다고 주장한 것이다. 또한 그는 비타민 B6의 효능을 연구하는 칼튼 프레데릭Carlton Fredericks 박사를 비난했다. 그러자 프레데릭 박사는 스테어 박사가 재단의 돈을 받기 직전에 자신이 쓴 비타민 B6에 관한 논문을 스테어 박사에게 보냈다.[2]

한편 오마 개리슨은 재단의 기부가 대학의 연구 활동에 얼마나 영

---

1 '카네기 재단에 고소당한 변호사협회', 뉴욕 타임스, 1950년 10월 15일. p.1, 66. '평화기금 오용을 거부한 변호사협회', 뉴욕 타임스, 1950년 10월 20일, p.30.
2 자세한 내용은 칼튼 프레데릭 박사가 1972년 1월 16일 LA에서 열린 미국 건강연맹 학회 발표 자료에 나와 있다.

향을 미쳤는지에 대해 다음과 같이 말했다.

"아마도 스테어 박사는 가공식품 대기업의 이사진일 것이다. 그리고 하버드 대학 영양학과는 식품업계로부터 상당한 연구 자금을 지원받았을 것이다. 예를 들어, 1960년에 하버드 대학 총장은 제너럴 식품 회사로부터 100만 달러의 막대한 기금을 받았다고 발표했으며, 앞으로 10년간 하버드 대학 공중위생학과의 영양학 연구에 쓰일 것이라고 했다. 그곳은 바로 스테어 박사가 교수로 일하는 곳이다. 여기서 우리는 의문을 가질 수밖에 없다. 큰 식품 회사로부터 연구 자금을 받고 착수한 연구가 연구 자금을 지원한 회사에 손해를 끼치는 연구 결과가 나왔을 때, 온전하고 객관적인 발표를 할 수 있을까?"[1]

『거액의 기부자들The Money Givers』이라는 책을 써서 재단에 관한 연구로 유명한 조셉 굴든Joseph Goulden은 자선 재단이 의료 전문가들에게 어떻게 영향력을 미치는지에 대해 다음과 같이 설명했다.

"의료 전문가는 수천만 달러의 연구 자금이 풀린다는 소문을 들으면 흥분한다. 포드 재단은 1950년 발족 당시, 미국 내 의과대학과 병원에 수십억 달러를 기부했다. 이 재단은 의료 분야에 많은 지원을 하는 것으로 유명하다. 그리고 미시건의 켈로그, 텍사스의 무디, 인디애나의 릴리 재단은 병원 등에 연구비와 운영비를 지원함으로써 주 의사협회보다 더 큰 영향력을 행사한다."[2]

이들 재단은 독점과 카르텔을 위한 단체임을 다시 한 번 기억해야 한다. 이들은 재단을 부의 확장뿐만 아니라 정부의 규모와 영향력의 확

---

1 오마 개리슨(Ormar Garrison), The Dictocrats, p. 195~196.
2 조셉 굴든(Joseph Goulden), 거액의 기부자들, 랜덤하우스, 1971년, p. 145, 149.

대를 위해서도 사용한다. 큰 정부는 궁극적으로 독점을 지지하고 지탱하기 때문에, 큰 정부를 만드는 것이 그들의 궁극적인 목표다.

재단은 그동안 자신들이 지원하는 연구에 많은 개입을 해왔기 때문에 의심을 받고 있다. 재단의 지원을 받는 대부분의 사회학이나 정치학 연구도 국가와 세상의 부조리를 해결하기 위한 방법으로 정부의 권한을 확대해야 한다고 결론을 내린다. 연구 기금은 학자나 연구자, 작가, 교회, 극단, 시민단체, 시인, 대학이라는 두뇌 집단으로 돌아간다. 이들은 중립을 외치든, 재단을 반대하든, 폭력적인 혁명을 지지하든 상관없이 재정 지원을 받는다. 재단은 공화당, 민주당, 뉴에이지 음악 애호가, 과격 집단, 평화주의자, 사회주의자, 공산당에도 기금을 제공한다. 제 3자가 보기에는 재단이 다양한 집단에게 자금을 제공하는 것처럼 보일지 모른다. 사람들은 그들이 평등하고 진정한 민주주의의 이념을 따른다고 생각할 것이다. 그러나 자세히 들여다보면 이 모든 수혜자들이 하나의 공통점을 가지고 있다는 걸 알 수 있다. 이 수혜자들은 정부의 역할 확대를 지지한다. 이것이 바로 재단이 재정적 지원을 하는 이유다.

이런 예들은 여러 분야에서 너무 많지만 우리는 의료 분야에만 집중하기로 하자. 최근 영국과 스웨덴의 사회보장 제도에 관한 연구에서 흥미로운 사실이 밝혀졌다. 이 두 나라에서는 처방약이 '공짜(세금으로 지불)'다. 그래서 1인당 약품 소비량이 미국에 비해서 훨씬 많다. 개인은 자신이 약값을 지불하지 않는 것처럼 느끼면 받을 수 있는 모든 혜택을 받으려고 약을 남용하는 경향이 있다.

그리고 의사들은 환자를 더 빨리, 더 많이 받기 위해 필요하지 않은 처방전을 써 주고 돌려보내는 경향이 있다. 사회보장 제도 하에서는 약품 제조업자가 자동적으로 최대 이익을 보장받는다. 제약 산업의 카르텔은 자신들에게 엄청난 이익을 가져다 줄 이런 제도를 매우 잘 알고 있었다. 이를 보면 재단이 미국 정부에 대해 사회적 의료보장 제도를 실시하라고 압박을 가하는 것은 결코 우연이 아니다.

밀뱅크 재단Milbank Fund은 알버트 밀뱅크Albert G. Milbank가 설립했다. 그는 보든 컴퍼니의 회장이자 밀뱅크, 트위드, 호프, 해들리, 맥클로이의 월스트리트 법률 회사의 주요 협력자였고, 카르텔과 연결되어 있었다. 그의 파트너인 존 맥클로이John J. McCloy는 체이스 내셔널 뱅크의 회장이었고, 록펠러 재단의 수탁자이며, CFR(외교협회)의 이사장이었고, 스퀴브 제약Squibb pharmaceutical의 이사였다. 밀뱅크 재단은 단순히 공중위생의 질을 높이기 위해 의료 기관에 재정적 지원을 하는 것이 아니다. 사회 의료보장 제도를 통한 정부 권한의 확대를 위해 지원하고 있는 것이다.

『의료 사업The Doctor Business』이라는 책을 써서 미국 의사협회를 비판한 리처드 카터Richard Carter는 다음과 같이 말했다.

"쿨리지와 후버 정부 시절, 의료업계는 자신을 위협하는 법안과 맞닥뜨렸다. 이들을 위협하는 가장 큰 단체는 건강관리비용위원회와 이 위원회에 재정 지원을 하는 재단, 특히 밀뱅크 재단이었다. 지역 의료업계가 모두 반대함에도 불구하고, 뉴욕 주에서는 밀뱅크 재단의 지원을 받아 공중 예방의학의 장점을 연구했다. 밀뱅크 재단의 비서인 존 킹스버리John A. Kingsbury와 회장인 알버트 밀뱅크는 연방 건강보험 제도를 지지했다. 루즈벨트가 대통령 후보로 나오자, 의료업계를 위협하는 이 법안을 찬성하는 사람들이 엄청나게 늘어났다. 루즈벨트가 의무 의료보험을 사회보장법에 넣을 것이라고 예상했기 때문이다."[1]

　록펠러 그룹이 재단에 진출한 사실은 이 책의 주제와 아주 밀접한 관련이 있다. 록펠러 그룹은 미국 현대 의학에 엄청난 영향을 미쳤다. 록펠러 그룹이 재단에 처음 진출한 것은 존 록펠러가 '아이비 리'라는 홍보 전문가를 고용하면서부터다. 아이비 리는 미국 의회의 '대외 선전 및 사회 전복 활동에 관한 조사위원회'로 불려갔을 때[2] 자신이 나치의 선전부 장관이던 괴벨스와 히틀러의 고문을 맡기 위해 I.G. 파르벤에 남아 있었다는 사실을 숨겼다.

　그로부터 몇 년이 지난 후 아이비 리는 불가능해 보이는 일, 즉 존 록펠러의 이미지를 높이는 일에 성공함으로써 유명해졌다. 그는 늙은 거물에게 재산의 극히 일부를 병원이나 도서관, 학교, 교회, 자선단체 등에 기부하라고 조언했다. 그리고 대대손손 기억될 선행인 자신의 이름을 딴 건물을 기부하라고 제안했다. 또한 대중에게 호의적으로 보이려면 사람들이 보는 앞에서 어린이들에게 반짝이는 10센트짜리 동전을 선물로 주라고 존 록펠러에게 제안했다. 이 조언으로 인해 존 록펠러는 지난날 비열하고 무자비했던 자신에 대한 평판을 점점 지워 가고 있었다. 그리고 점점 아이들을 사랑하는 친절한 자선 사업가로 이미지를 만들어 갔다.

　자비로운 사람으로 보이게 하는 홍보 전략은 아이비 리에 의해 시작된 것은 아니다. 록펠러는 영국의 정치가이자 역사가였던 조지 피바디George Peabody가 하룻밤 사이에 부정적인 이미지를 어떻게 바꾸었는

1　리처드 카터(Richard Carter), 의료 사업, 더블데이, 1958년, p.203~204.
2　후에 '다이즈 위원회(Dies Committee)'로 불렸다. 1934년에는 메사추세츠 주의 존 맥코맥(John W, McCormack)이 위원장이 되었다.

지를 보았고, 그래서 아이비 리를 고용하게 되었다. 이미지 변신의 핵심은 바로 대중을 위한 자선 행위였다. 그의 친한 친구 앤드류 카네기도 똑같은 방법을 사용했다. 카네기가 '부의 복음', 즉 부자는 인도주의적 목적으로 자선을 베풀어야 할 의무가 있다고 선언하자마자 록펠러는 그에게 편지를 썼다.

"나는 당신의 발언이 좋은 결실을 맺을 것이라고 확신한다."[1]

그 후 록펠러가 자선단체를 처음 설립했을 때, 카네기는 그 재단에서 11년간 이사로 있었다. 록펠러와 카네기는 재단 사업에도 산업 카르텔의 전형적인 철학을 적용하여 서로 간의 자선 사업이 경쟁하거나 겹치지 않도록 하는 것은 물론, 그들의 재단을 마치 하나인 것처럼 운영하기로 합의했다. 이로 인해 혼자였을 때보다도 함께 했을 때, 서로에게 더 많은 경제적 이익이 생기는 결과를 낳았다.

자선 재단을 발전시키는 데 있어서 가장 큰 공헌을 한 사람은 '현대적' 목사로 불린 프레드 게이츠Fred Gates였다. 그는 신을 섬기는 사람이라기보다는 사업가에 더 가까웠다. 그는 공공연하게 자신이 근본주의적 종교에 혐오감을 가지고 있다고 인정하며 자신의 관점에서 예수의 가르침을 해석하려고 했다. 그리고 자신이 꿈꾸는 '사회 원리'를 실현하기 위해 목사의 길로 접어들었다. 그는 이렇게 말하기도 했다.

"나는 하나님과 세상에 대항하는 하나님의 친구들, 하나님의 적의 편에 모두 서기를 원한다. 이것이 바로 내가 '개종'하기로 결심한 이유다."[2]

---

[1] 워렌 위버(Warren Weaver), 미국의 자선 재단: 역사, 구조, 운영, 그리고 기록, 하퍼 앤 로우 출판사, 1967년, p.35.
[2] 앨런 네빈스(Allan Nevins), 존 록펠러(John D. Rockefeller), 스크리브너 앤 손스출판사, 1959년, v.2, p.271.

존 록펠러는 필스버리 컴퍼니Pillsbury Company의 설립자 찰스 알 프레드 필스버리Charles Alfred Pillsbury가 이미지를 쇄신하는 데 도움을 준 프레드 게이츠를 눈여겨보았다. 게이츠는 필스버리에게 재산을 어떻게 분배하고, 대중의 눈에 띄는 자선 사업을 하려면 어떻게 해야 하는지를 알려 주었다. 게이츠가 제안한 자선 사업 공식은 다음과 같 았다.

게이츠는 필스버리가 오와토나 침례신학교에 5만 달러를 기부하 는 조건으로 침례교 사회도 동일한 액수의 돈을 기부하라고 요구했다. 그리고 게이츠는 다른 곳에서도 자선기금을 유치하여 모두 10만 달러 를 조성했다. 하지만 게이츠는 이 기금을 필스버리 혼자 기부한 것처 럼 보이도록 했다. 필스버리는 이런 방법으로 반액만 기부하고도 대중 의 신뢰와 영향력을 얻었다. 이것이 바로 일석이조, 즉 자비를 2배로 쌓는 방법이었다.

존 록펠러는 이런 개념을 만들어낸 프레드 게이츠를 알아보았고, 그를 록펠러 기업의 중요한 인물로 내세웠다. 록펠러는 게이츠를 칭찬 하면서 이렇게 말했다.

"프레드 게이츠는 훌륭한 사업가다. 그가 미국 침례교 사회에 한 일을 보고 그를 데리고 다녔다. 한 번은 그와 남부 지방으로 갔 을 때, 그에게 내 제철소를 조사하라고 했다. 그는 이 제철소를 이 용해서 자선 사업을 할 수 있는 방안을 구상했다. 그리고 나는 서부 에 있는 다른 자산에 대해서도 조사를 부탁했다. 그 회사가 얼마나 많은 이익을 창출하는지 알고 있었다. 하지만 게이츠의 보고서를 통해 내가 그동안 속아 왔다는 것을 알게 되었다. 나는 사업의 천재 를 만났다. 그래서 게이츠에게 사업가가 되는 것이 어떻겠느냐고 권유했다."[1]

록펠러와 게이츠가 설립한 첫 번째 재단은 '일반 교육위원회the general education board'이다. 이 자선 단체의 목표는 교육의 수준을 높이기 위한 것이 아니라, 미국인들이 고분고분 말을 잘 듣고 불평하지 않는 노동자로 바꾸기 위한 것이었다. 일반 교육위원회의 첫 번째 보고서에 게이츠는 다음과 같이 썼다.

"우리의 목표는 무한대로 자원을 보유하고, 사람들이 온순하게 우리 말을 잘 듣도록 하는 것이다. 전통적인 교육 따위는 안중에도 없다. 우리는 전통적인 교육 방법에 따라 교육하지 않을 것이다. 우리의 혜택을 받는 사람들이나 아이들에게 철학이나 과학을 가르치지 않을 것이다. 우리는 이들에게 작가, 편집자, 시인, 문인이 되라고 하지 않을 것이다. 우리는 이들이 훌륭한 예술가, 화가, 음악가, 변호사, 의사, 목사, 정치인이 되기를 바라지 않는다. 우리의 목표는 매우 단순하고 아름답다. 우리는 그들이 원하는 이상적인 삶을 살도록 교육할 것이다. 우리는 이 사람들을 사회의 당당한 구성원으로 만들고, 그동안 집이나 가게, 농장에서 걸었던 불완전한 길이 아닌 완전한 길을 걷도록 가르칠 것이다."[2]

존 록펠러는 효율성을 매우 중요하게 여겼다. 사업에서 뿐만 아니라 재단에서도 마찬가지로 적용했다. 존 록펠러에게 '효율성'이라는 단어는 쓸데없는 낭비를 하지 않는다는 정도의 수준이 아니었다. 그가 말하는 '효율성'이란 돈을 기부한 자신에게 기부의 효과를 최대한으로

---

[1] 존 윙커(John K. Winker), 존 D. 록펠러: 오일의 자화상, 블루리본 북스, 1929년, p.176~177.
[2] 'Occasional Paper No. I', 일반 교육위원회(General Education Board), 1904년.

돌려줘야 한다는 것을 의미했다.

게이츠는 필스버리를 위해 '부응 기금'이라는 기부 공식을 개발했다. 이는 록펠러보다 훨씬 더 세련된 방식이었고, 록펠러가 자산의 4분의 1을 자선단체에 쏟아 붓도록 만들었다. 또 수많은 사람들이 기부에 동참하도록 유도했지만 언제나 가장 큰 기부자는 록펠러였다. 그 결과 록펠러는 대중의 신뢰를 얻었다. 그리고 록펠러 재단의 전체 기금을 자신에게 충성하는 심복에게 맡겼다. 이런 식으로 록펠러는 자선협회Charity Organization Society, 주 자선단체State Charities Aid, 뉴욕기금Greater New York Fund 등을 설립했다.

뉴욕 결핵건강협회도 전형적인 예다. 원래 이 협회는 결핵 퇴치 운동을 벌이는 헌신적인 의사들이 설립했지만 록펠러의 돈으로 인해 재정적 지배를 받게 된다. 록펠러는 이 협회를 무명의 사회운동가인 해리 홉킨스Harry Hopkins에게 맡겼다.[1] 홉킨스의 지시 하에 결핵건강협회는 국제적인 규모로 성장했고, 1920년에는 수백만 달러의 기부금을 모았다.

록펠러가 이 협회를 통제했지만 대부분의 기금은 대중들의 기부와 크리스마스 씰을 판매한 수익금이었다. 1932년에 뉴욕 주 보건국장인 루이스 해리스Lewis I. Harris가 고발당하면서 스캔들이 터졌다. 헤리스는 6월 8일자로 「뉴욕 타임스」에 보낸 편지에서 이 재단의 후임자가 "모든 기금을 월급과 허공으로 날려버렸다!"라고 폭로했다.

자선 공식은 확장을 거듭할 정도로 잘 작동했다. 비슷한 수많은 단

---

[1] 홉킨스는 대부분의 록펠러 사람들처럼(proteges) 정부로 들어가 일했으며, 미국 상무장관과 루즈벨트 대통령의 개인 고문을 맡았다. 후에 그가 공산당 당원이었다는 사실이 밝혀졌다.

체들이 질병에 대한 사람들의 두려움을 이용하기 위해 설립되었다. 불과 몇 년 사이에 심장협회, 사회위생협회, 당뇨협회, 맹인협회, 미국 암학회 등의 단체들이 우후죽순처럼 생겨났다.

미국 암학회는 1913년 5월 뉴욕의 하버드 클럽에서 설립되었다. 설립 후 몇 년이 지나자 미국 암학회는 알프레드 슬로안(제너럴 모터스), 찰스 힐스(AT&T), 먼로 래스본(스탠다드 오일), 프레드릭 엑커(메트로폴리탄 생명) 등에게 회장직을 맡겼다. 그리고 미국 암학회는 암 치료를 위해 '승인된' 약물인 '5-FU' 특허권의 절반을 소유했다.[1] 그리고 이 약물은 I.G. 파르벤과 록펠러의 손아귀에 들어 있는 호프만-라로체 제약연구소Hoffman-LaRoche Laboratories에서 제조하도록 했다. 만일 미국 암학회에 기부한 수많은 기부자들이 이 단체가 막대한 기금을 특허 약을 판매하는 데 사용하고, 제약업계와 긴밀한 재정적 카르텔을 맺고 있다는 사실을 알게 된다면 크게 분노할 것이다.

미국 암학회는 특허권에 대한 돈을 받은 적이 없다고 주장한다. 내가 호프만-라로체가 미국 암학회에 기금을 지원하는 의도가 의심스럽다고 썼을 때, 특허청의 부책임자인 새뮤얼 월트Samuel L. Welt는 다음과 같이 답변했다.

"우리는 특허권에 대해 미국 암학회가 어디서 돈을 받는지 언급할 필요가 없다고 생각한다."[2]

록펠러가 대규모 자선 사업에 뛰어들기 시작한 것은 1890년에 게이츠가 다음과 같은 공식을 만들면서부터였다. 게이츠는 록펠러에게

---

1 존스(Jones), 암 치료의 영양 기초, p.17.
2 1977년 1월 11일 에드워드 그리핀(G. Edward Griffin)에게 보낸 편지, 그리핀의 사적인 편지 모음.

도시의 정육업자들과 포목상들이 최소 40만 달러를 기부하면, 60만 달러를 시카고 대학에 기부하겠다고 약속하라고 조언했다. 전기 작가인 존 플린은 그 당시 침례교육협회의 반응에 대해 다음과 같이 묘사했다.

"록펠러가 기부하겠다고 발표했을 때, 침례교육학회가 보스턴에서 열리고 있었다. 기부 사실을 발표하자 환호성이 터져 나왔다. 구체적인 기부 금액이 발표되자 청중은 일어나서 찬가를 불렀다. 사람들은 록펠러에 대한 칭찬 일색이었고, 그들은 기쁨으로 들떠 있었다. 어떤 사람이 '록펠러는 신이 보낸 사람'이라고 말했다. 그러자 또 다른 사람이 일어나서 '위대한 기부자의 탄생! 우리의 인도자! 이것은 하나님이 하신 일이다. 하나님은 우리에게 시카고를 주셨다!'라고 외쳤다. 그 다음 안식일에 미국 전역의 침례교회 설교 주제는 '감사'였다. 어떤 목사는 '위기가 닥칠 때 하나님은 이것을 해결하도록 도와주신다!'라고 설교했다. 또 다른 목사는 '하나님이 우리를 인도하셨고, 지도자를 주셨다!'라고 외쳤다. 수많은 설교의 내용은 '신이 보낸 사람'이었다. 하지만 「인디펜던트Independent」의 한 기자는 '이 설교 내용 중에서 기부금의 60%를 감당한 수많은 순결한 크리스천들의 기부금에 대해서는 그 어떤 찬사도 없었다.'라고 말했다."[1]

---

[1] 존 플린(John T. Flynn), 신의 금: 록펠러와 그 시대 이야기, 하코트 브레이스 출판사, 1932년, p.305~306.

07
누가 피리 부는 사나이에게 돈을 주었나?

1910년 이전의 수준 낮은 미국의 의학 교육; 의료 개혁의 필요성을 극적으로 과장했던 플렉스너 보고서; 플렉스너 보고서의 이행, 그리고 록펠러 재단과 카네기 재단의 역할; 록펠러 재단과 카네기 재단이 기금으로 의학 교육을 장악한 과정.

속담 중에 이런 말이 있다.
'피리 부는 사람에게 돈을 준 사람은 곡을 청할 권리가 있다.'
이 속담에는 '어떻게 돈을 쓸 것인가는 돈을 낸 사람에게 결정할 권리가 있다'는 의미가 담겨 있다. 이것은 재계와 정계, 학계 등 분야를 가리지 않고 받아들여지는 진실이다. 지금까지도 그렇고, 앞으로도 영원히 진리로 남을 것이다.

앞서 존 록펠러가 시카고 대학에 60만 달러를 지원했고, 어떻게 해서 대학 운영진의 마음을 얻게 되었는지를 설명했다. 이번 글에서는 록펠러가 어떻게 대학을 통제하게 되었는지를 설명하겠다.

록펠러가 후원금을 지원하고 1년이 채 되지 않아 윌리엄 레이니 하퍼William Rainey Harper 박사가 시카고 대학 총장으로 임명되었다. 이는 록펠러 개인의 선택이었다. 그리고 2년이 되기 전에 록펠러를 반대하는 교직원들은 모두 학교를 떠나야만 했다. 이때 일부 경제학 교수와 문학 교수는 록펠러의 환심을 사기 위해 '록펠러는 셰익스피어나 호머, 단테보다도 뛰어난 창조적인 천재성을 가졌다.'[1]라고 아부하기도 했다. 이에 반해 베미스Bemis 교수는 무능력하다는 이유로 교수직에서 제명되었다. 그가 1894년에 발생한 풀먼 파업 때 철도 회사 측의 대처를 반복적으로 비난하고 난 다음이었다. 이로부터 몇 년 후, 록펠러 가문은 존 아치볼드John Archbald의 '자선 활동'을 통해 뉴욕 서부의 시라큐스 대학에서도 유사한 영향력을 행사한 적이 있었다. 이때도 '존 커먼스John Cummons'라는 경제학 교수가 비슷한 이유로 해임되었다.

1953년, 테네시 주 하원의원 캐롤 리스는 의회의 승인을 받아 면세 재단의 영향력을 조사하는 특별위원회를 설치했다. 그러나 정부 내 다수의 유력 인사들은 이 위원회를 없애려고 압박했다. 그 바람에 특별위원회는 성과를 올리지 못하고 급히 조사를 마무리해야 했다.

비록 짧은 기간이었지만 특별위원회의 활동으로 여러 가지 흥미로운 사실들이 수면 위로 떠올랐다. 재단 연구에 관해서라면 명실 공히 최고로 인정받는 석학이자 특별위원회의 연구 책임자였던 노먼 도드는 공청회에서 다음과 같이 증언했다.

> "재단은 후원과 지원을 통해 교육에 중대한 영향을 미치는 인맥을 쌓고 이를 활용해 왔습니다. 그 결과 대중들에게는 거의 알려지지 않은 조직과 이를 움직이는 소수가 엄청난 통제력을 갖게 되었습니다. 그들은 국가의 공교육 체제만큼이나 강력한 힘을 발휘합니다. 결

---

[1] 매튜 조셉슨(Mathew Josephson), 벼락부자들(The Robber Barons), 하코트 출판사, 1934년, p.324.

국 학생들은 엄격한 통제 하에 마련된 커리큘럼을 통해 대학 합격 통지를 받은 순간부터 세뇌를 당하고 있습니다."[1]

록펠러는 앞서 말한 프레드 게이츠의 독특한 재능을 잘 활용했다. 미국의 교육 중에서도 특히 대학의 의학 교육을 의식적이고 체계적으로 통제했다. 그 시작은 1901년에 설립한 록펠러 의학연구소였다. 이 연구소 운영진에는 정계의 '의료계' 인사, 즉 에멧 홀트 박사나 크리스찬 허터, 미첼 프루던, 허먼 브릭스, 윌리엄 월치, 시어볼드 스미스, 사이먼 플렉스너가 포함되어 있었다.

크리스찬 허터Christian Herter는 록펠러 의학연구소의 이사직에 머물지 않고 아이젠하워 정권에서 국무장관까지 역임했다. 허터 만큼의 명성을 얻지는 못했지만 사이먼 플렉스너Simon Flexner 역시 큰 성공을 거두었다. 사이먼과 그의 동생 아브라함도 미국 국민들의 삶에 큰 영향을 미쳤다.

아브라함 플렉스너Abraham Flexner는 카네기 교육진흥 재단의 직원이었다. 앞서 언급한 바 있지만 록펠러 재단과 카네기 재단은 공동의 목표가 있을 때면 하나의 조직처럼 긴밀히 협력했다. 의학 교육을 통제하는 것도 공동의 목표였다. 플렉스너 형제는 이런 목적을 가지고 록펠러와 카네기의 자산을 의료계에 쏟아 부었다. 하지만 의료계는 아무런 낌새도 알아채지 못하고 후원금을 있는 그대로 받았다.

1910년 이전의 미국 의료계는 그야말로 갈 길이 멀었다. 인원 부족에다 수준 미달인 의과대학에서 약간의 교육만 받으면 의사 면허를 취

---

[1] 워렌 위버(Warren Weaver), 미국의 자선 재단: 역사, 구조, 운영, 그리고 기록, 하퍼 앤 로우 출판사, 1967년, p.175~176.

득할 수 있었다. 뿐만 아니라 서류만으로 의학 학위를 살 수도 있었다. 의료계 전체가 대중적인 오명을 뒤집어쓰고 있었던 것이다. 개혁의 기운이 감돌았다.

미국 의사협회 또한 자체적인 개혁에 관심을 갖기 시작했다. 이때 조직된 의학교육협의회의 목적은 의학 교육의 수준에 대해 전국 조사를 실시하여 교육의 질을 향상시키기 위한 대안을 제시하는 것이었다. 그러나 이 단체는 1908년 협회 내부의 의견 충돌과 자금 부족으로 인해 어려움에 직면하게 되었다. 이러한 공백을 틈타 록펠러 재단과 카네기 재단이 움직였다. 이는 눈부신 전략과 완벽한 타이밍의 승리였다. 카네기 재단의 이사장인 헨리 프리쳇은 미국 의사협회에 접근하여 프로젝트 전체를 인수하겠다고 제안했다. 1908년 12월, 뉴욕에서 열린 의학교육협의회의 회의 모습은 다음과 같았다고 전해진다.

"1시 정각에 비공식 회의가 시작되었다. 이 회의에는 카네기 재단의 이사장 프리쳇이 참석했다. 프리쳇 이사장은 회의가 열리기 전에 이미 의과대학 조사에 협력하겠다고 재단의 입장을 표명한 상태였다. 이 회의에서 그는 법학, 의학, 신학 등 모든 직업군에서 비슷한 조사가 이루어져야 한다고 재단의 의견을 피력했다.[1] 그는 협의회 구성원들이 제시한 사업안에 동의했다. 실제로는 협의회가 조사 방침을 정하고, 재단은 이를 대부분 따른다. 그러나 최종 보고서는 미국 의사협회 산하 '의학교육협의회'의 역할을 여러 자문 단체 중의 하나로 축소해서 기술한다. 이는 연구의 편파성에 대한 지적을 방지하기 위함

---

[1] 이 부분은 본 연구의 주제는 아니지만, 재단이 같은 전략으로 다른 핵심 분야의 교육에 대해서도 통제력을 얻게 되었다는 사실을 참고로 말해 둔다.

이었다. 이렇게 해서 최종 보고서는 이해관계가 없는 제 3자(즉 록펠러 재단과 카네기 재단)에 의한 객관적인 결과물로 출판되어 여론을 움직이는 데 큰 기여를 할 예정이었다."[1]

여기서 '자선 공식'을 다시 한 번 적용해 볼 수 있다. ① 타 기관에서 소요 자금의 대부분을 지급하도록 할 것. (미국 의사협회에서 이미 사업의 틀을 잡은 상태였기 때문에 카네기 재단에서 추가로 투자한 금액은 1만 달러에 불과했다.) ② 덤으로 바람직한 사회적 이미지를 얻을 것. (의학 수준을 높이는 데 기여한 기업이라니 멋지지 않은가!) ③ 미국인의 삶에 필수적인 부분에 대해 통제력을 얻을 것.

이 연구의 결과물인 플렉스너 보고서는 1910년에 완성되었다. 플렉스너 보고서는 처음 의도한 대로 널리 출판되어 여론을 움직이는 데 큰 기여를 했다. 이 보고서는 당시의 부실한 의학교육 현실을 제대로 짚어냈다. 지적에서 자유로울 수 있는 사람은 의료계에 아무도 없었다. 또한 이 보고서는 전면적인 의료 개혁을 제안했다. 그리고 내용 또한 전적으로 타당했다. 이 개혁의 바람을 피할 수 있는 사람도 없었다.

그러나 재단의 활동을 주의 깊게 살펴보던 사람이라면 플렉스너 보고서의 개혁안이 모든 '검증된' 의학교육 기관의 '약리학' 과정을 강화하고, '연구부서'를 신설하겠다는 내용이 포함되어 있다는 것을 깨달았을 것이다. 표면적으로 플렉스너 보고서는 나무랄 데가 없었다. 꼭 필요한 역할을 해냈다는 것에도 의심의 여지가 없었다. 그러나 보고서의 파급 효과로 시행된 정책들을 보면 재단이 숨기려는 진정한 목적을 알 수 있다.

---

[1] 모리스 피쉬베인(Morris Fishbein), 의학박사, 미국 의사협회의 역사(A History of the AMA), W. B. 선더스 출판사, 1947년, p.987, 989.

록펠러와 카네기는 쉽게 통제력을 양보하는 의학교육 기관에 즉시 수백만 달러를 쏟아 부었다. 반면에 순응하지 않는 기관은 한 푼도 지원받지 못했고, 결국 엄청난 지원을 받은 경쟁 기관에 밀려 문을 닫을 수밖에 없었다.

1905년에는 160개의 의학교육 기관이 운영되고 있었지만, 1927년에는 80개로 줄어들었다. 이때 문을 닫은 기관들 대부분은 수준 미달이라는 평가를 받았다. 하지만 기금 지원 여부를 결정하는 평가가 꼭 의학적 탁월성만을 기준으로 이루어진 것은 아니었다. 먼저 학교 행정부와 교직원들이 제약 연구에 초점을 맞춘 커리큘럼을 받아들일 의사가 있는지 여부가 중요했다. 그래야만 재단의 기부금에 막대한 이익이 붙어서 되돌아올 것이기 때문이다. 역사학자 조셉 굴든은 이 과정을 다음과 같이 묘사했다.

"플렉스너는 아이디어를, 록펠러와 카네기는 돈을 가지고 있었다. 이들의 협력은 매우 효과적이었다. 록펠러 의학연구소와 교육위원회는 기준에 맞는 대학교와 연구에 관심을 표명한 교수들에게 엄청난 자금을 지원했다."[1]

재단은 1910년까지 의과대학에 10억 달러 이상을 후원했다. (사실상 '투자'라고 해야 옳다.) 의대 소속 교직원의 절반 가까이가 급여의 일부를 재단에서 지원하는 '연구기금'에서 받고 있었다. 심지어 전체 수입을 재단에 의존하는 직원도 16% 이상이었다.

록펠러 재단과 카네기 재단 외에도 포드 재단, 켈로그 재단, 코먼

---

[1] 조셉 굴든(Joseph Goulden), 거액의 기부자들(The Money Givers), 랜덤하우스, 1971년, p.141.

웰스 재단(스탠다드 오일의 에드워드 하크니스가 설립했으며, 록펠러와 밀접한 관련이 있음), 슬론 재단, 메이시 재단 등 기금을 지원하면서 영향력을 행사하는 단체는 아주 많았다. 특히 포드 재단은 의학교육 분야에 많은 지원을 했다. 그러나 금액의 규모로 보나 지속성으로 보나 록펠러와 카네기에 비견할 바가 되지 못했다.

조셉 힌지Joseph C. Hinsey는 자신의 논문 '현대 의학의 발달 과정에서 자선 재단이 수행한 역할'에서 록펠러와 카네기의 영향력 확대 과정을 구체적으로 설명했다.

"1913년, 종합교육위원회는 존스 홉킨스 의과대학을 시작으로 여러 의과대학의 조직 재편성을 지원했다. 그 결과 워싱턴 대학 세인트루이스 캠퍼스와 예일대, 시카고 대학에 임상의학 전임강사 제도가 생겼다. 의대생은 입학 후 첫 2년간 기초과학을 배우게 된다. 1923년에는 종합교육위원회와 록펠러 재단에서 아이오와 대학에 225만 달러를 지원했다. 콜로라도 대학, 오리건 대학 버지니아 대학, 조지아 대학 의과대학에도 상대적으로 적은 금액이지만 비슷한 성질의 기금이 지원되었다. 신시내티 대학은 지방 의회의 기금을 지원받고 있었지만 일정 금액의 수혜를 받았다. 하워드 대학과 머해리 의과대학도 수혜 대상이었는데, 특히 머해리 의과대학에는 800만 달러가 지원되었다. 종합교육위원회와 록펠러 재단은 이후로도 하버드, 밴더빌트, 콜롬비아, 코넬, 툴레인, 웨스턴리저브, 로체스터, 듀크, 에모리 의과대학과 뉴욕에 있는 코넬 대학 계열의 메모리얼 병원에도 상당한 금액을 지원했다."[1]

---

1 워렌 위버(Warren Weaver), 미국의 자선 재단: 역사, 구조, 운영, 그리고 기록, 하퍼 앤 로우 출판사, 1967년, p.264~265.

이외에도 수혜를 받은 의과대학으로 노스웨스턴 의대, 캔자스 의대, 로체스터 의대가 있다. 이들 대학은 록펠러 재단 또는 록펠러와 이해관계를 같이하는 코먼웰스 기금Common wealth Fund으로부터 엄청난 금액을 지원받았다.[1]

플렉스너 보고서가 발간된 후 아브라함 플렉스너는 미국 의료계에서 가장 영향력 있는 세 사람 중 한 사람이 되었다. 다른 두 사람은 자신의 형인 록펠러 의학연구소의 사이먼 플렉스너 박사, 록펠러 의학연구소 소속으로 존스 홉킨스 의과대학 교수였던 윌리엄 웰치 박사였다. 힌지의 표현에 따르면 이들에 의해 '삼두정치'가 이루어지고 있었다.

"세 사람은 단지 록펠러 재단의 기금 수혜자를 결정하는 역할만 한 것이 아니었다. 여러 의과대학의 학장, 이사회 구성원, 미국과 해외의 의과대학 직원들이 조언을 구했고, 그들은 모든 아이디어와 프로그램을 가장 먼저 접했다. 또한 여러 가지 의사 결정과 진행을 도왔고, 곤란한 상황이 발생하면 중재자 역할을 맡기도 했다."[2]

미국과 캐나다의 의학교육을 통제하는 재단과 카르텔이 있었다. 이를 연결하는 주요 매개체가 바로 미국 의과대학연합Association of American Medical Colleges, AAMC이었다.

1876년에 결성된 미국 의과대학연합은 모든 의학교육 기관에 적용하는 기준을 정하는 역할을 했다. 의대생 선발 기준 확립, 커리큘럼 개발, 졸업 후 교육 프로그램 개발, 의료계 내부와 대중 사이의 커뮤니케이션 활성화가 이 단체의 주요 업무였다. 이 단체는 시작부터 코먼

---

[1] 워렌 위버의 책, p.268.
[2] 워렌 위버의 책, p.274.

웰스 재단, 중국 의료회(록펠러 재단의 한 부문으로 1914년에 설립), 켈로그, 메이시, 마클, 록펠러, 슬론 재단의 기금 지원과 지배를 동시에 받았다.[1]

의학교육을 하나의 피라미드에 비유하면, 당시 이들 여러 재단은 꼭대기부터 바닥까지 모든 통제권을 장악하고 있었다. 의과대학의 이 사회 구성원 및 주요 직책의 임명권은 사실상 재단이 가지고 있었기 때문에, 피라미드의 꼭대기는 오래 전부터 여러 재단이 장악하고 있었다.

피라미드의 중간 부분은 의학교육의 기준을 세우고, 커리큘럼을 통일하는 것이라고 할 수 있다. 이 일을 맡은 미국 의과대학연합 또한 재단이 통제했다. 그리고 각 의과대학의 강사를 선발할 수 있는 권한까지 재단에 넘어갔는데, 이는 피라미드의 기반을 더욱 확고히 하는 것이었다. 재단에서 강사 선발권을 갖게 되기까지 재단 기금의 많은 부분이 '의학 연구'에 쓰였다. 그 결과 1913년 이후부터는 이 분야도 재단이 완전히 장악하게 되었다. 코먼웰스 재단은 의학 교수를 양성할 목적으로만 연간 50만 달러를 책정해 두었고, 록펠러 재단은 같은 목적으로 2만여 명의 학부생 및 대학원생에게 장학금을 주었다.[2]

조셉 굴든은 자신의 책 『거액의 기부자들 The Money Givers』에서 이와 같은 민감한 영역에 대해 다음과 같이 언급하고 있다.

"재단이 뭔가를 말하기로 결정하면 그 목소리는 현금 등록기를 '쨍' 하고 울리게 할 것이다. 미국 기금모금협의회의 추산에 따르면, 이들 재단은 1964~1968년까지 보건과 의료 분야에 5억 달러 이상을

---

1 워렌 위버의 책, p.267~268.
2 워렌 위버의 책, p.265~266.

투자했다. 그러나 재단에서는 의사를 양성하기 위한 명목으로 '혁신자금'을 지원하는 것이 아니었다. 재단의 목적은 연구를 위한 것이었다. 의대에서도 재단이 바라는 바를 알아차리고 재단이 원하는 방향으로 대학을 운영했다."[1]

「월간 워싱턴Washington Monthly」에 게재된 데이비드 호프굿David Hopgood의 기사도 위의 내용과 같은 관점에서 작성되었다.

"의과대학의 커리큘럼과 입학 조건은 연구에 적성이 맞는 학생에게 맞추어져 있다. 따라서 점점 치열해지는 의대 입학 경쟁에서 실제로 의료 기술을 익히고 환자를 치료하려는 학생들은 연구 성향을 가진 학생들에게 밀려나고 있다."[2]

말하자면 미국 의과대학의 교수들은 이와 같은 일련의 교육 과정을 통해 특별 양성된 것이다. 의대생의 선발과 교육 과정은 애초부터 연구에 적합한 인재를 양성하도록 구성되었다. 선천적으로 연구와 성향이 잘 맞거나 특수한 관심 분야를 연구하려는 학생들을 선발한 것이다. 특히 약리학 연구가 핵심이었다. 그 결과 대부분의 의과대학 졸업생들은 연구직을 선호하는 경향이 있다. 그렇지 않더라도 다년간 교육을 받으면서 미국 의료계를 지배하는 약리학이 '연구의 중심'이라는 사고를 받아들이게 된다. 이렇게 양성된 인재들이 의과대학 교수진을 채우게 되고, 다시 약리학 중심적 사고를 전파하는 것이다.

아이러니한 것은 의과대학의 교수나 학생들은 스스로가 상업적 목적에 의해 선발되었다는 것을 전혀 모른다. 이런 사실은 지금까지 철

---

[1] 조셉 굴든의 책, p.144.
[2] '의료계: 의료 위기의 원인인가 해결책인가?(The Health Professionals: Cure or Cause of the Health Crises?)', 월간 워싱턴(Washington Monthly), 1969년 6월.

저하게 숨겨 왔다. 그래서 명백한 증거와 마주하더라도 이런 사실을 받아들일 수 있는 의료인은 거의 없다. 자신들의 선발 과정에 감춰진 목적이 있다고 인정하는 것 자체가 직업적 자부심에 치명상을 줄 수 있기 때문이다.

일반적으로 한 분야에 종사하면서 오랫동안 그 체제에 노출되면 현실의 제약을 벗어나서 사고하기가 어려워진다. 이 책을 읽는 사람들 중에서 이 책의 연구 결과를 받아들이지 못하는 사람들도 의사일 것이다.

하버드 의과대학 학장이었던 데이비드 에드솔 박사는 하버드의 교육 환경에 대해 다음과 같이 설명한다. 다른 의과대학의 상황도 이와 크게 다르지 않다.

> "나는 한동안 대학에서 치료학과 약리학을 가르쳤다. 당시 학생들은 나를 비롯한 다른 교수들의 수업을 통해 약에 대해 끝없이 배우도록 강요를 받았다. 그러나 약리학에서 다루는 약의 대부분은 쓸모가 없었고, 심지어 해를 끼치는 약물도 포함되어 있었다. 모든 학생들이 거의 동시에 거의 같은 강좌를 들어야 했다. 이렇게 의무적으로 듣는 수업의 학습량은 이미 너무 많았다. 그래서 의대생들은 개인적으로 흥미를 느끼는 주제를 탐구할 시간과 여력이 전혀 없었다. 대학교육에서 이렇게까지 지적인 자유를 향유할 수 없는 분야는 의학이 유일할 것이다."[1]

그렇다. 피리 부는 사나이에게 돈을 낸 사람이 곡을 결정한다. 재정적인 지원을 미끼로 의과대학의 수업 내용을 1분 단위로 감시하는

---

[1] 모리스 A. 벨(Morris A. Bealle), 새로운 의약품 이야기(The New Drug Story), 컬럼비아 출판사, 1958년, p.19~20.

것은 현실적으로 가능하지 않다. 또한 카르텔의 목적을 달성하는 데 그 정도의 통제가 필요하지도 않다. 그러나 무엇을 '가르치지 말아야 하느냐'에 대해서는 '완벽한 통제'가 이루어지고 있다.

정통 의학계에서는 항상 관대한 후원자의 신청곡인 '특허 의약품'이라는 곡을 연주했다. 여기에 기본적인 영양학이 끼어든다고 해도 최소한의 정보에 그쳤다. 물론 정통 의학에서 강조하는 약리학 중심의 치료에 반하는 '최고의 의사는 자연'이라는 비정통적인 관점을 표명한 의대나 병원들도 있었다. 그러나 이런 기관에는 단돈 10센트도 록펠러의 돈이 흘러들어가지 않았다. 정통 의학계에서는 여전히 '자연 상태'의 비타민이 합성 비타민보다 뛰어나다고 볼 수 없다는 입장을 견지했다. 정통 의학계가 암 치료법의 하나로 영양학을 인정하는 날이 온다면 그날은 카르텔이 비타민 제조업계 독점에 성공한 후일 것이며, 그 전에는 결코 그런 날이 오지 않을 것이다.

이렇게 몇 년 동안 반강제적으로 약리학을 공부하던 의대생들은 기본적인 영양학 수업을 하나도 듣지 못한 채 대학을 졸업한다. 그 결과 의사들은 식품 영양에 대해서는 거의 무지한 수준이 되고 말았다.

사실 정통 의학 분야에 대한 제약 산업 카르텔의 영향력은 의과대학보다 훨씬 더 깊숙이 들어와 있다. 의대생들은 카르텔이 최선이라고 생각하는 교육을 10~12년 동안 받고 나서 졸업한다. 그리고 실제로 의료업계에 발을 들여놓는 즉시 다시 제약 산업 카르텔의 손아귀에 들어간다.

다음 글에서는 이에 관한 이야기를 계속할 것이다.

08
피리 부는 사나이의 연주곡

미국 의사협회가 미국에서의 의료 행위에 미치는 영향; 미국 의사협회의 운영진이 구성원들로부터 통제권을 박탈하는 방식; 미국 의사협회를 위한 제약업계의 기금; 미국 의사협회와 제약업계의 유착 사례.

1908년 미국 의사협회AMA는 미국의 의학 수준을 높인다는 명목으로 록펠러, 카네기 재단과의 동침을 선택했다. 그리고 병상에 누운 어머니의 수술비를 마련하기 위해 '이번 한 번만' 순결함을 훼손한 처녀처럼 미국 의사협회는 지금까지도 여전히 그들 재단과 한 이불을 덮고 있다.

미국 의사협회가 평범한 의사 한 사람에게 끼치는 영향력은 상상을 초월한다. 먼저, 의대생은 미국 의사협회의 승인을 받은 기관에서만 의학박사 학위를 취득할 수 있다. 그리고 미국 의사협회의 의학교육 기관 선발 기준을 충족하는 병원에서만 인턴 교육을 할 수 있다. 그리고 전문의가 되기 위해서는 미국 의사협회가 요구하는 조건과 맞는 기관에서 레지던트 과정을 수료해야 한다.

의료 행위를 할 수 있는 자격의 심사 기준은 의료법에 정해져 있다. 이 법의 초안은 미국 의사협회의 대표들이 작성했다. 또한 개업의

가 되려면 주정부에 신청하고 승인을 받아야 하는데, 이때도 미국 의사 협회가 규정한 절차를 따라야 한다.

미국 의사협회에서는 과학 논문, 연구 결과, 의학 서적 논평 및 초록, 임상 문제에 대한 질의응답식 토론, 새로운 의약품, 식품, 의료기기 평가, 권위 있는 논문, 사설, 독자 투고 등 수없이 많은 출판물을 간행한다. 이를 통해 의료계 전체의 지적 수준을 높이려 하고 있다. 매년 일주일 동안 열리는 미국 의사협회의 대규모 학회는 이런 노력의 결정체라고 할 수 있다. 이곳에서 의사들은 졸업 후에도 끝나지 않는 '일체형 교육'을 받는다. 의과대학 교육과 마찬가지로 졸업 후 교육도 통제를 받고 있는 것이다. 미국 의사협회가 준비한 강연과 전시회, 공개 설명회는 무척 많다. 학문적 열정이 있고, 의욕과 체력이 넘친다면 수백 건의 의학 연구 영상도 볼 수 있다. 관련된 팸플릿이나 서적, 무료 의약품 샘플도 덤으로 받을 수 있다.

리처드 카터는 자신의 책 『의료 사업The Doctor Business』에서 다음과 같이 설명한다.

> "미국 의사협회는 대학을 넘어 전국 규모로 영향력을 확대했다. 미국 의사협회는 '미국의 의학 수준을 관리할 사명을 가지고' 병원의 의사 양성 자격을 판단하고 있다. 심지어 간호사와 의료 기사의 기술 교육에 대해서도 조언한다. 식품의약 위생 법안의 통과, 비과학적인 치료법의 폭로, 민간요법과 의료 사기꾼에 대한 비판에도 미국 의사협회의 입김이 미쳤다."[1]

미국 의사협회가 여론 형성을 위해 TV 프로그램에 투자하는 금액

---

[1] 리처드 카터, 의료 사업, 더블데이 출판사, 1958년, p.78~79.

은 연간 수백만 달러에 이른다. 그들은 워싱턴에서 가장 큰 규모로 활동하는 로비 집단이다. 또한 그들이 선호하는 정치인에게는 수백만 달러를 후원하고 있으며, FDA 국장 선발에도 막강한 영향력을 발휘한다. 한 마디로 미국 의사협회는 미국 의료계를 대변하는 핵심 권력이다.

그렇다면 누가 미국 의사협회를 통제할 수 있을까? 회비를 내는 회원들이 협회의 주역이라고 생각하는 것이 상식이지만, 이는 진실과 한참 동떨어진 이야기다.

미국 의사협회는 1847년에 조지 시몬스George Simmons 박사, J. N. 맥코맥McCormack 박사, 리드Reed 박사 세 사람의 노력으로 설립되었다. 그중에서도 시몬스 박사가 조직을 총괄하는 핵심 세력이었다. 맥코맥과 리드 역시 입법을 위한 로비를 포함해서 조직의 일을 상당 부분 담당하고 있었다. 핵심 세력이었던 시몬스는 매우 흥미로운 인물인데, 미국 의사협회가 추진한 학위 남발 반대 운동에도 앞장섰다. 하지만 정작 자신은 러시 의과대학에서 우편으로 의대 학위를 취득한 것으로 알려졌다.

누군가가 의사협회를 운영하고자 때, 꼭 그 사람이 좋은 의사일 필요는 없다. 사실 의료 업무로 인해 바쁜 사람은 협회 운영에 개입할 여유도 없다. 게다가 의료 업무에 필요한 자질이나 거대 규모의 조직을 성공적으로 운영하는 데 필요한 자질은 전혀 다르다.

그런 까닭인지 세상의 이목 끄는 것을 좋아하고, 정치적인 싸움에서 성취의 짜릿함을 느끼는 의사들이 초기부터 미국 의사협회를 지배하게 되었다. 나머지 회원들은 이와 완전히 대조를 이루는 전형적인 의사였다. 그들은 뒤에서 교묘한 술수를 꾸미며 지위를 탐내는 의사를 이해하지 못했고, 아예 권력을 원하지도 않았다. 이런 의사들은 정치를 즐기는 사람들이 협회 일을 맡아서 한다면 그것으로 만족했다.

　미국 의사협회는 1년에 두 차례 일반 회원들로 구성된 대표위원회를 소집함으로써 형식적으로 민주주의를 유지하고 있다. 대표위원회의 대의원들이나 이사회 구성원들이 다양한 결의안을 제출하면 참고위원회가 만들어진다. 그러나 실체를 들여다보면 운영진이 결의안에 대한 통제권을 쥐고 있다. 참고위원회의 구성원은 대의원들이 아닌 미국 의사협회의 대변인이 지정하기 때문이다. 결국 참고위원회에서 다루는 안건은 운영진이 의도한 대로 결정된다. 가끔 일종의 눈속임을 위해 아무것도 모르는 몇몇 대의원을 참고위원으로 임명하는 경우도 있다. 이들은 이런 분위기에 압도되어 어리둥절해 할 뿐이다. 이런 상황을 경험했던 한 대의원은 이렇게 불평했다.

　"협회 일에 합리적으로 참여하기가 어려워요. 참고위원이 되면 수많은 결의안을 처리해야 하는데, 시간이 부족해서 상황의 앞뒤를 분간하는 것조차 힘듭니다. 참고위원회는 사전에 만나지도 않고, 주요 안건에 대해 고민해 볼 기회도 주지 않죠. 위원회가 끝나면 즉시 해산하기 때문에 모든 과정이 일시적입니다. 안건을 '명확히' 하려고 이사회가 프레젠테이션을 준비해 두기 때문에 어떻게든 표결이 이루어지긴 해요. 하지만 과거에는 훨씬 더 문제가 심각했어요. 불과 몇 년 전까지만 해도 결의안을 서면으로 주지 않고 말로 들어야 했으니까요. 그래서 표결할 때는 자기 의견과 완전히 반대되는 것도 모른 채 표를 던지는 일도 빈번했죠."[1]

　미국 의사협회의 회장은 행정과 경영 업무를 맡지 않는 명목상의

---

1 리처드 카터, 의료 사업, 더블데이 출판사, 1958년, p.73~74.

직책에 지나지 않았다. 회장은 다양한 집단을 만나 협회의 목표와 프로그램을 설명하는 것이 최우선적으로 해야 할 역할이었다. 회장은 명예직이며, 종신 운영진과는 전혀 다른 직위였다.

협회의 회원이나 대의원이 운영진에게 불만을 품어도 변화를 이끌어낼 수 있는 방법은 사실상 없었다. 여러 대의원들이 결속해서 새로운 후보자를 내세우고 정치 활동을 하는 것이 거의 유일한 방법이었다. 그러나 그것마저도 실질적으로는 막혀 있었다. 1902년에 다음과 같은 정관이 채택되었기 때문이다.

> "운영진이 되려고 표를 구걸하는 행위는 의료계의 권위를 떨어뜨리며, 협회의 정신과도 조화가 되지 않고……, 따라서 본 협회 차원에서 이루어지는 선거에서 표를 얻으려는 어떤 선거 운동도 하면 안 되고, 이는 후보자 자격을 박탈할 수 있는 요건이 된다."

이런 전략이 있었기에 미국 의사협회는 '다수의 의견'에 따른다는 민주주의의 가면을 쓰고 있으면서도 실제로는 독재에 가까운 통제가 가능했던 것이다. 물론 모든 의사들이 미국 의사협회에 속았던 것은 아니다. 일찍이 1922년부터 미국 의사협회의 독재적인 운영에 대해서는 지적이 되고 있었다. 일리노이 의료계의 기관지인 「일리노이 의학 저널Illinois Medical Journal」 12월호는 '미국 의사협회의 전제 정치'라는 기사를 통해 미국 의사협회를 통렬하게 비판했다.

이 저널은 미국 의사협회는 한 사람이 운영하는 독재 조직이 되어가고 있다고 주장했다. 구성원들의 민주적인 의사를 무시하는 것은 물론이고, 협회의 운영 방향 또한 회비를 납부하는 의사들의 이익과는 전혀 관계없이 흘러갔다. 협회의 유일한 목적은 운영진에게만 득이 되는 '금융 제국의 건설'이라는 것이 기사의 핵심 내용이었다.

각 주의 의학 저널들도 「미국 의사협회 저널」의 재정적 도움을 받고 있었기 때문에, 1922년 이후부터는 앞서 언급한 기사와 같은 강한 논조의 글은 아예 사라지고 말았다. 그러나 불만은 쌓여만 갔다. 의사들은 정확히 누가 무슨 목적으로 미국 의사협회를 통제하는지 알지 못했다. 하지만 이 조직이 자신들의 이익을 대변하지 않는다는 사실은 점점 더 분명해지고 있었다.

1969년이 되자 미국 의사협회 회원 수는 제자리걸음을 했고, 1970년부터는 오히려 감소했다. 1971년에는 미국 의사들 중에서 미국 의사협회에 회비를 내는 사람은 절반에도 미치지 못했다.

미국 의사협회의 회원이나 대의원이 조직을 통제하는 것이 아니라면 누가 조직을 이끄는 것일까? 「일리노이 의학 저널」이 지적한 '독재'를 하는 사람은 누구일까?

미국 의사협회는 행정 책임자 단 한 사람이 완벽히 통제권을 갖는 구조로 되어 있다. 그리고 모든 운영 절차가 거기에 맞게 설계되어 있다. 행정 책임자는 표면적으로 미국 의사협회가 고용한 직원에 지나지 않지만, 이 직책에 오르면 협회 내부의 정보를 손금 보듯이 알 수 있다. 게다가 전임 직책이기 때문에 본업이 따로 있는 회원들과 달리 모든 시간을 협회 업무에 사용할 수 있다. 또한 행정 책임자는 이사회 구성원을 선발하는 데도 상당한 영향력을 행사할 수 있다. 이 직원은 일반 회원과는 비교할 수 없을 정도로 막강한 권력을 가지고 있고, 기금 확보 역할을 맡고 있기 때문에 심지어 회장보다도 더 많은 권력을 쥐고 있다. 미국 의사협회는 회원들의 회비만으로는 유지할 수 없기 때문에 행정 책임자가 여러 기관에서 지원을 받아내야만 협회가 운영될 수 있다.

과거 이 조직의 주 수입원은 매월 간행되는 「미국 의사협회 저널

AMA Journal」이었다. 1883년 창립 당시 신생 조직이던 미국 의사협회의 파산을 막으려고 시몬스 박사가 필사적인 노력을 기울여 만든 것이다. 처음 출간할 때는 3,500부를 발행했고, 연간 5달러의 구독료를 받았다. 처음부터 광고로 수익을 내려는 계획이었기 때문에 구독료는 소액이었다.

1973년에는 편집장이었던 모리스 피쉬베인Morris Fishbein 박사의 노력으로 매달 20만 부를 발행했다. 이 밖에도 비전문가를 위한 월간지인 「헬스 투데이Today's Health」를 포함해서 12종의 간행물을 발행했다.[1] 이 모든 간행물의 광고 수익을 합하면 연간 1천만 달러에 달했는데, 이는 협회 수익의 절반에 가까운 금액이었다.

그렇다면 누가 미국 의사협회의 간행물에 광고를 냈을까? 그중 가장 알짜배기 고객은 '의약품제조업협회Pharmaceutical Manufacturer's Association'였다. 이 협회에는 미국 제약 산업의 95%가 참여하고 있었다.

모리스 피스바인 박사의 공식 직위는 미국 의사협회의 편집장이었지만 그보다 훨씬 더 중요한 역할을 맡고 있었는데, 그것은 바로 기금의 운영과 지출을 결정하는 사람이었다. 즉 실질적으로 조직 내의 최고 책임자이자 경영자였던 것이다. 그가 협회의 이름으로 투자를 해서 큰 이익을 거두는 수완을 발휘하자 회원들은 불평이 있어도 겉으로 드러내지 않았다. 특히 1천만 달러 이상의 퇴직금 펀드로 제약 회사 몇 곳에 투자한 것이 큰 성공을 거두었다.[2]

몇 년 후 미국 의사협회의 경영권은 대부분 경영 부사장인 조 밀러

---

[1] 이 잡지는 비타민 B17을 사용하는 암 치료 요법에 특히 공격적인 태도를 보였다. '고통을 이용하는 자들: 필사적인 암환자를 제물로 삼다.' 헬스 투데이, 1973년 11월, p.28. 참고.
[2] '미국 의사협회가 제약 회사의 지분 1천만 달러를 소유하다(UPI)', 뉴스 크로니클, 1973년 6월 27일, p.4.

Joe Miller에게 넘어갔다. 그는 이전에 켄터키 주정부의 보건 프로그램 행정 책임자였고, 린든 존슨-보비 베이커Lyndon Johnson&Bobby Baker 그룹의 영향력 있는 회원이었다. 밀러는 개인적인 이익과 관련된 일에는 큰 의욕을 보였지만, 정치적인 야심은 없는 사람이었다. 정치적인 야심이 없다는 점이 미국 의사협회에 막대한 금액을 지원하는 제약 카르텔의 입맛에 맞아떨어졌다. 미국 의사협회의 성공은 제약 산업의 성장과 그에 따른 지원에 달려 있었다. 그래서 미국 의사협회가 제약업계의 이익을 최대한 대변하려고 한 것이다.

사례 _ 1972년, 미국 의사협회의 의약품위원회는 당시 일반적인 용도로 널리 사용되던 화합물을 철저히 연구했다. 오랫동안 기다린 평가였지만 결과는 전혀 예상하지 못한 폭탄 같았다. 위원회는 약국이 가장 많은 수익을 남기는 몇 가지 약품들이 '효능이 없는' 약품이라며 자신들은 사용을 권장하지 않았다고 보고했다. 설상가상으로 위원장과 부위원장은 상원 소위원회에서 여러 의약품 제조업체들로부터 받는 엄청난 기금이 미국 의사협회를 제약업계에 종속되게 만들었다고 진술했다. 그러자 여기에 대응하기 위해 미국 의사협회는 '긴축 재정'을 이유로 들어 의약품위원회를 폐지해 버렸다.[1]

사례 _ 미국 의사협회의 대변인 데이비드 올먼 박사는 다음과 같이 말함으로써 조직의 지시를 분명히 밝혔다.

"의료계와 약학계는 공통의 홍보 목표를 가지고 있어야 한다. 거의 모든 의약품(특히 항생제)들은 가격을 지불하고도 사용할만한 가치

---

1 '편집자 데스크를 넘어', 전국 건강연합 회보, 1973년 10월, p.30.

가 있다는 메시지를 지속적으로 전해야 한다."¹

사례 _ 미국 의사협회는 언론에 의료 분야에 대한 정부의 개입을 반대한다는 홍보를 하면서 회원들을 달랬다. 하지만 실제로는 은밀하게 반대로 행동하는 가장 유력한 세력이었다. 미국 의사협회는 '의료계의 일부를 사회주의화해야 완전한 사회주의화를 막을 수 있다'고 항변하며 회원들의 반발 여론을 잠재웠다. 미국 의사협회는 후에 정부가 의료계를 통제하게 된 구실이 된 법안의 초안도 만들었다.

법안은 의회를 통과했고, 1972년 10월 30일 닉슨 대통령에 의해 '공법 92-603'으로 제정되었다. 이 법은 '의료 표준 감시기구(PSRO : Professional Standards Review Organization)'라는 명칭으로 더 잘 알려져 있다.

의료 PSRO는 보건교육복지국의 인가를 받아 전국, 광역, 지역 단위로 이사회를 설립했다. 이사회의 운영 목적은 모든 의사들이 행하는 의료 행위를 '점검'한다는 것이었다. 이사회의 구성원 자격은 정부의 허가를 통해 선발된 의사들에게만 있었고, 정부의 기준을 따라야 했다. PSRO는 모든 의사들에게 수술과 치료, 처방을 연방정부의 기준에 맞춰 표준화하라고 요구했다. 이 법에 따라 이전에는 기밀 서류에 속하던 환자의 기록을 정부가 열람할 수 있게 되었다. 이를 거부하면 법률에 따라 의사는 자격이 박탈될 수도 있었다. 이 법안의 초안은 미국 의사협회의 법률 전담 부서가 만들었고, '의료신뢰법'에 포함되어 의회에 제출되었다. 하지만 미국 의사협회는 대의원이나 의사 회원들에게 전혀 동의를 구하지 않고 이 법안을 제출했다.

흥미로운 사실을 드러내는 사례들이 여전히 많지만, 시간과 지면

---

1 리처드 카터, 의료 사업, 더블데이 출판사, 1958년, p.141.

의 제한 때문에 이 책의 요점으로 돌아가려고 한다. 재단과 배후에 있던 카르텔은 1910년대 미국 의료계의 낮은 수준과 기술적 역량을 높이는 데 기여했다. 물론 의료계 차원에서도 역량을 강화하려는 노력이 있었다. 아쉬운 것은 자본의 개입 없이 의료계 스스로가 발전을 모색했다면, 훨씬 더 나은 결과가 나왔을 것이라는 점이다. 자본의 유혹에 빠진 의료계는 새로운 독단의 시대에 들어서게 되었다. 중세가 교회의 독단과 독선이 난무하는 암흑의 시대였다면, 이 시대를 지배한 것은 자본의 독단이었다. 모든 의료 행위자들은 과학적 사실로 포장되어 발표되는 신성한 내용에 대해서는 무조건 순응해야 했다. 그 결과 20세기의 가장 위대한 과학적 진보인 레이어트릴은 원천적으로 봉쇄당하고 말았다.

09
보호료 장사를 하다

FDA를 비롯한 정부 기관 내부에 침투한 카르텔의 첩자; 미국의 외교 정책을 지배하는 CFR(미국 외교협회); FDA의 과학적 능력 부족; FDA 권력의 성장.

1970년, 허버트 레이 박사는 FDA(미국 식품의약국)의 실체에 관해 충격적인 언급을 했다. 그가 가진 명성이 아니었더라면, 아무것도 모르는 불평불만자의 넋두리 정도로 묵살될 만한 이야기였다. 하지만 그가 전직 FDA 국장이었다는 것을 감안하면, 그의 발언을 무시할 수만은 없다. 문제가 된 발언은 다음과 같다.

"일반인들은 FDA가 자신들을 보호하고 있다고 생각하죠. 이런 생각이 나를 불편하게 만듭니다. 사실이 아니기 때문이죠. FDA가 하는 일과 시민들이 생각하는 FDA의 일은 낮과 밤만큼이나 완전히 다릅니다."[1]

그렇다면 FDA는 실제로 무슨 일을 하는 것일까? 이 물음에 대한

---

[1] 샌프란시스코 크로니클, 1970년 1월 2일, 인용. 미국 의사협회를 해부하다(Autopsy on The A.M.A.), 학생 연구소, 1970, p.42.

답을 찾는 것이 여기에서 다룰 내용인데, FDA가 '실제로 하는 일'은 세 가지가 있다.

첫째, FDA의 규정을 집행하는 인허가 사업을 하면서 정치적 영향력을 가진 집단의 특별한 청탁을 들어준다. 이에 대한 대가로 FDA 고위 인사들은 부와 권력을 얻을 수 있는 수단을 제공받는다. 이런 활동은 상인들을 보호해 준다는 명목으로 '보호료'를 받아 가는 조폭 집단의 행태나 별반 다르지 않다. FDA 고위층에 대가를 지불하기만 하면 누구든지 FDA의 '보호'를 받을 수 있다.

둘째, FDA는 정부의 경찰력을 활용해서 카르텔에 속한 기업이 다른 경쟁 기업을 위협하거나 파괴하는데 도움을 준다. FDA가 계속 정치적으로 편파적인 행동을 하자 카르텔을 기반으로 한 식의약품 업체들은 그런 일에 공식처럼 FDA를 이용하게 되었다.

셋째, FDA는 앞서 언급한 두 가지의 활동으로 기득권을 떠받드는 일에 방해가 되지 않는 선에서 가끔 진정한 공익 활동을 수행하기도 한다.

FDA 내부에 카르텔이 미치는 영향력의 범위를 평가하기 위해서는 간단하게나마 큰 그림으로 살펴볼 필요가 있다. 카르텔은 정부 내의 모든 부처에 그런 종류의 영향력을 미치고 있으며, 증거 또한 명백하다. 앞에서 간략하게 살펴보았듯이 카르텔은 재류외국인 재산보관소, 법무장관 사무실, 주정부, 심지어 백악관에 이르기까지 수많은 정부 기관 내에 우호 세력과 첩자를 심어 두었다.

앞서 언급한 인물들 외에도 국무장관 딘 러스크(Dean Rusk, 역시 국무장관이었던 존 포스터 덜레스와 마찬가지로 록펠러 재단 대표를 역임), 재무장관 더글러스 딜런(Douglas Dillon, 체이스 맨해튼 은행 이사회 이사 역임), 미국 국제은행 재건축·개발 담당 임원 유진 블랙(Eugene Black, 체이스 맨해튼 은행의 이사이자 제 2부사장), UN 세계은행 대표 존 맥클로이 (John J. McCloy, 체이스 맨해튼 은행 이사회 의장, 록펠러 재단 이사, 스큅 제약 집행위원회 회장),[1] 넬슨 알드리치 상원의원(존 록펠러 주니어의 장인, 체이스 내셔널 은행의 은행장인 윈스롭 알드리치의 부친, 전 영국 대사), 리처드 닉슨 대통령과 존 미첼 법무장관(월가의 워너 램버트 제약 고문 변호사) 등 수많은 정부 고위 인사들이 카르텔에 협력하는 사람들이었다. 록펠러 그룹의 전, 현직 임원 명단은 '정부의 인명사전'과 동의어라 해도 무방할 정도였다.

그러나 미국 외교협회Council on Foreign Relations, CFR에 대해서 알지 못하면, 록펠러 세력이 연방정부에 미치는 영향력을 논하는 것은 불가능하다. 외교협회는 '미국의 보이지 않는 정부'로도 불린다. 앞으로의 내용을 읽어 보면 알 수 있겠지만 상당히 정확한 묘사라고 생각한다.

외교협회의 운영에 대해서는 공공연한 비밀에 가깝다. 외교협회는 매스컴의 관심을 피하며, 구성원들은 내부 회의와 보고 내용을 대중에게 밝히지 않는다는 서약을 한다. 최고의 엘리트들로만 구성된 외교협회의 공식 구성원은 4천여 명에 달한다.

1958년, 월간 「하퍼스Harper's」 7월호에 외교협회 회원이었던 조셉 크라프트가 '정치인 양성 학교'라는 칼럼을 썼다.

'외교협회는 일반인들에게는 잘 알려지지 않은 조직이지만, 이 조직의 회원이 된다는 것은 정부 고위직으로 가는 마법의 열쇠'라는 것이 칼럼의 핵심 내용이었다. 크라프트가 밝힌 당시의 회원 명단을 보면 놀

---

1 맥클로이는 1941년 4월부터 1945년 11월까지 육군성 차관이었다. 전후 서독의 고위 관료였던 그는 처남 콘라드 아데나워가 서독 수상이 되는 데 중요한 역할을 했다. 또한 포드 재단 이사회 의장이었으며, 미국 최고의 군축 협상가이기도 했다.

라움 그 자체다.

> "대통령, 국무장관, 원자력위원회 의장, 중앙정보국장, 미국 5대 기업 중 3곳의 이사회 의장, 최대 자산을 보유한 보험 회사 4곳 중 2곳, 3대 은행 중 2곳, 3대 월스트리트 로펌 중 2곳의 수석 변호사, 최대 시사 주간지 2곳과 최고의 영향력을 가진 신문사 대표, 3대 재단 겸 대학 이사장, 기타 수십 명의 대학 학장과 최고의 과학자, 그리고 언론인이 이 조직에 속해 있다."

이 명단은 그 자체로도 매우 인상적이지만 모든 국가 권력의 중심부에 회원들이 포진해 있다. 외교협회는 정부, 언론, 교육, 재계에 걸친 권력의 중심부를 장악한 드러나지 않는 힘이 되었다. 아래의 지루한 명단을 잠시 읽어 보자. 결코 과장이 아님을 알게 될 것이다.

정부 내의 외교협회 회원 _ 대통령(후버, 아이젠하워, 닉슨, 포드, 카터, 부시, 클린턴)[1], 국무장관(스팀슨, 스테티니어스, 애치슨, 덜레스, 허터, 러스트, 로저스, 키신저, 반스, 머스키, 헤이그, 슐츠)

1953년 이후 21명의 대통령과 국무장관 중 17명이 외교협회 회원이었다. 81%라는 믿을 수 없는 수치다. 이런 수치는 미국의 모든 정부 고위직에서도 동일한 수치가 나온다. 다시 말해 1953년 이후 부통령, 국방장관, 합동참모본부장, 중앙정보국장, 국가안보국장, 재무장관, 대

---

[1] 댄 스무트(Dan Smoot)의 '보이지 않는 정부(The Invisible Government)'에 따르면, 케네디 대통령도 외교협회 회원이었다고 한다. 케네디 대통령이 이 조직의 회원권을 주장하는 개인적 서신이 있다는 것이다. 그러나 필자는 이 편지를 직접 보지 못했으며, 한 외교협회 직원은 1971년 6월 11일자로 필자에게 보낸 편지에서 이 문제에 대해 직설적으로 의견을 표했다. "케네디 대통령이 외교협회의 초대를 받은 것은 사실입니다. 그러나 우리가 보유한 기록에 의하면 공식적으로 이 초대를 수락한 바가 없고, 회비를 납부함으로써 암묵적으로 승낙의 뜻을 내비친 적도 없습니다." 이에 따라 위의 명단에서는 케네디 대통령의 이름을 빼는 것이 옳다고 판단했다.

통령 자문위원회, 각부 차관, UN 및 기타 주요국 대사, 대통령 보좌관 등 직위의 81% 이상이 외교협회 회원들에게 돌아갔다.

연방준비제도이사회의 경우 1953년 이후로 사실상 이사회 구성원의 100%가 외교협회 회원이었다. 통화 시스템을 장악하는 것이 얼마나 중요한지를 엿볼 수 있는 대목이다. 클린턴 대통령의 첫 임기가 끝날 무렵에는 166명의 외교협회 회원들이 정부 요직에 포진하고 있었다.

정부에 대해서는 여기까지 하고 언론계로 눈을 돌려 보자.

뉴욕 타임스, 뉴욕 포스트, 워싱턴 포스트, 워싱턴 타임스, 시카고 트리뷴, 로스앤젤레스 타임스, 보스턴 글로브, 댈러스 모닝 뉴스, 퍼레이드, 포브스, 크리스천 사이언스 모니터, 내셔널 리뷰, 하퍼스, 룩, 타임, 라이프, 뉴스위크, US 뉴스 앤 월드 리포트, 뉴스데이, 비즈니스 위크, 머니, 포춘, 하버드 비즈니스 리뷰, 월스트리트 저널, 월간 애틀랜틱, 브리태니커 백과사전, ABC, CBS, CNN, NBC, MGM, 연합통신, 허스트 뉴스 서비스, 로이터, 미국 영화협회 등 수많은 기업의 최고 경영자와 언론인들이 외교협회의 회원이다.

위의 명단에 있는 거대 언론사에서 일하는 외교협회 회원들은 몸을 숨기고 체제 전복을 꿈꾸는 일개 직원이 아니다. 바로 맨 꼭대기에서 '통제력'을 행사하는 사람들이다.

보통 이들은 언론 매체의 내용과 편집 정책을 결정하는 소유주 또는 경영진이다. 이렇게 언론과 연예계에 포진해 있는 외교협회 구성원들은 미국의 현실을 마음대로 조작할 수 있다.

앞서 재단이 제약 카르텔의 목표를 달성하는 데 있어서 중요한 역할을 했다고 설명했다. 하지만 이들 재단이 외교협회 구성원들의 지배를 받고 있었다는 사실은 짐작조차 못했을 것이다. 포드 재단, 록펠러 재단, 카네기 재단, 헤리티지 재단, 케터링 재단, 메모리얼 슬론 케터링 암센터 재단의 대표가 모두 외교협회 회원이었다. 그리고 각 재단들은 외교협회에 기금을 후원했다.

오랫동안 데이비드 록펠러는 외교협회의 회장이자 주요 후원자였다. 록펠러가 오랫동안 외교협회를 이끌어 갈 수 있었던 이유는 카르텔의 우두머리로서 신뢰를 얻고 있었기 때문이다.

외교협회는 이 책의 연구 주제가 아니므로 짧게 끝내겠다. 미국 내의 모든 대학과 기업, 은행, 보험 회사가 외교협회 회원들에 의해 운영되었다고 해도 과언이 아니다. 이 조직의 전체 구성원은 4천여 명에 불과했다. 보통의 미국인은 '외교협회'라는 이름조차 들어 본 적이 없겠지만, 이 조직은 미국의 또 다른 보이지 않는 정부였다.[1] 외교협회 구성원들을 강력하게 묶어 주는 끈이 있다. 그것은 세계 정부를 위한 계획과 이를 통해 구성원 개인이 권력을 얻을 수 있을 것이라는 예상이다. 그러나 이익이라는 두 번째 동기도 그에 필적할 만한 매력적인 이유가 된다. 이것은 암을 연구하려는 동기로도 작용한다.

이제 외교협회는 잠시 건너뛰고 국내 정책으로 돌아가 보자. 특히 어떻게 해서 제약 카르텔이 FDA를 장악하게 되었는지 자세히 살펴보도록 하자.

일단 명백히 인정하는 것부터 시작하자. FDA가 공익에 기여하지

---

[1] 외교협회 회원 리스트와 그들이 차지한 직위를 포함해서 이 주세에 대해 긴략히 알아보려면 다음 자료를 참고할 것. 새로운 미국인(The New American, 음모론, 보고서), 1996년 9월 16일. 권력의 그림자: 미국 외교협회와 침체되는 미국(Shadows of Power: The Council on Foreign Relations and the American Decline), 제임스 페를로프(James Perloff), (애플턴, WI: 웨스턴 아일랜드, 1988).

못했더라면, 지금의 대중적 신뢰를 얻는 것은 불가능했을 것이다. FDA는 진짜 의료 사기를 적발해서 싹을 없앤 적이 있었다. 또한 비위생적인 가공식품 제조업체, 부패 및 오염된 식품을 판매하는 업체, 불순물이 섞이거나 허위로 표기된 의약품을 판매하는 기업을 단속한 것도 FDA가 한 일이다. 이런 성과는 칭찬받아 마땅하다. 그러나 FDA의 이런 공식적인 성과조차도 직원들의 능력 부족이나 부정부패 앞에서는 빛이 바랜다. 지금부터는 그 이야기를 하려고 한다.

1972년 3월에 FDA는 국회가 지속적으로 우려를 표명하자 식품 가공업에 적용할 공식적인 위생 기준을 만들었다. 모두가 우려하던 FDA의 위생 기준은 실로 공포심을 느낄 수준이었다. 밀가루 0.5리터당 설치류 이물질 하나, 과일 주스 250그램당 파리 알 10개, 땅콩버터 100그램당 50개의 곤충 이물질 또는 두 가닥의 설치류 털을 허용하고 있었던 것이다.[1]

FDA는 수년간 가축의 성장 촉진 보조제로 쓰이던 디에틸스틸베스트롤Diethylstilbestrol[2] 호르몬의 사용을 옹호해 왔다. 그러나 이 물질의 유해성에 대한 증거는 무시할 수 없을 정도로 명확히 드러났다. 결국 이 호르몬은 식용 육류에 잔류하는 양만으로도 인체에 암을 유발할 수 있다는 이유로 사용을 금지하기에 이른다. 그러나 인간이 소비하는 식용 가축에 디에틸스틸베스트롤 사용을 금지한 그 시점에 FDA는 '사후 피임약'에 디에틸스틸베스트롤의 사용을 승인했다. 5일 동안 복용하는

---

[1] 소비자 보고서(Consumer Reports), 1973년 3월, p.152.
[2] 디에틸스틸베스트롤(Diethylstilbestrol)은 인공 여성 호르몬이다. 암의 영양막세포 이론에 따르면, 에스트로겐의 작용에 의해 암이 발병할 확률이 높아진다. 이 역시 영양막세포 이론이 옳다는 증거의 태산에 티끌이 더해진 것이라 하겠다.

이 약에는 1회당 50밀리그램의 디에틸스틸베스트롤이 함유되어 있다. 이와 관련하여 한 목축업자는 이렇게 말했다.

"한 여성이 FDA에서 사후 피임약으로 승인한 약품에 들어 있는 디에틸스틸베스트롤을 음식을 통해 섭취하려면 소의 간을 얼마나 먹어야 하는지 아세요? 무려 262톤이나 먹어야 합니다."[1]

현재 식품업계에서 조미료, 착색료, 보존제 등 식자재의 성격을 바꾸기 위해 사용하는 화학 첨가물은 약 3천여 종에 이른다. 이런 화학 물질은 대부분 적당량을 사용했을 때는 안전하지만, 장기간 섭취할 경우 건강에 심각한 위협이 될 수 있다.[2] 연구에 따르면 허가된 첨가물일지라도 대부분은 장기간 섭취하면 인체에 해롭고, 디에틸스틸베스트롤은 전형적으로 그런 물질 중 하나다.

이런 상황에 대한 FDA의 반응이 흥미롭다. '국민들을 보호하기 위해 위험한 건강식품 및 비타민과 전쟁을 치를 때'와는 완전히 상반되는 모습이다. FDA는 카르텔에 속한 식품 가공업체나 화학 물질 제조 기업이 시장을 잃고 손해를 보지나 않을까 따뜻하게 감싸 주기에 바빴다.

다음은 FDA의 공식적인 '실사 자료'에서 인용한 글이다. 이 글을 읽어 보면 더 이상의 설명이 없어도 상황이 정리될 것이다.

"일반적으로 신선식품과 가공식품은 거의 차이가 없다. 현대적인 가공법은 대부분의 비타민과 미네랄을 유지시킨다. 영양학적 연구에 따르면, 강화 밀가루로 만든 흰 빵에는 통곡물로 만든 식빵과 거의 같은 영양소가 함유되어 있다는 것을 보여주며……, 화학 비료도 토

---

[1] '과학에 관해서(On Science)', 데이비드 우드버리, 뉴스 리뷰, 1973년 6월 13일, p.27.
[2] '유독 물질의 모든 것(Toxics A to Z)', 하트, 홀드런, 슈나이더, 셜리 공저, UC 버클리 출판, 1991.

양을 병들게 하는 것이 아니다. 현대적인 비료는 인구 규모에 맞는 식량을 생산하기 위해 필요하며……, 살충제 성분이 곡물에 잔류할 경우 FDA와 환경보호국EPA은 그 양이 소비자에게 위협이 되지 않도록 할 것이다.[1] …… 비타민은 특수 화합물로서 인체는 인공적으로 합성한 비타민이나 자연 상태의 비타민을 동일하게 가용한다."[2]

1971년 11월, FDA는 '돌팔이'를 주제로 또 다른 '실사 자료'를 출간한다. 이 자료는 다음과 같이 기술하고 있다.

"돌팔이는 건강에 대한 잘못된 정보를 전달하는 사람 또는 상품을 통칭하는 용어다."[3]

디에틸스틸베스트롤과 관련된 어처구니없는 사건, 그리고 가공식품과 화학 비료, 살충제, 합성 비타민에 관한 정보가 '건강에 대한 잘못된 정보'라면 과연 '돌팔이quackery'라는 용어는 어디에 써야 할까!

옥스퍼드 사전은 '돌팔이'를 '스스로 무지한 분야의 지식을 전파하는 사람'으로 정의하고 있다. 어떤 정의를 적용하든 FDA 대변인은 역사상 최고의 돌팔이라고 할 수 있다.

돌팔이와 사기꾼 사이에는 중요한 차이가 있다. 돌팔이는 자신이 실제로 환자들을 돕고 있다고 진심으로 믿는 정직한 사람일 수도 있다. 반면 사기꾼은 자신의 지식과 치료법이 부적절하다는 것을 완벽하게 알고 있다. 그러므로 어떤 사람은 단순한 돌팔이일 수 있고, 돌팔이인 동시에 사기꾼일 수도 있는 것이다. 하지만 안타깝게도 FDA가 단순한

---

[1] 독자들은 화학 비료와 살충제 산업은 의약품과 마찬가지로 기업 연합을 형성하고 있는 화학과 석유 산업의 계열사라는 점을 눈치 챘을 것이다.
[2] '영양학의 오해와 진실(Nutrition Nonsense - And Sense)', FDA 실사 자료, 1971년 7월.
[3] '돌팔이', FDA 자료표, 1971년 11월.

돌팔이라고 보기는 어렵다.

1960년에 미국 의회는 의약품업계에 대해 감사를 실시했다. 이를 통해 FDA 고위 공무원들은 자신들이 규제해야 할 기업들로부터 업무 외적인 '장려금'을 받아 왔다는 사실이 만천하에 드러났다. 예를 들어, FDA의 항생제 부서장인 헨리 웰치 박사는 한 제약 회사가 유명 의료 저널에 기사가 실릴 수 있도록 도왔고, 그 대가로 약품 판매에 따른 리베이트(그는 이것을 '사례금'이라 주장함)로 287,000달러를 받았다. 그의 상관은 이에 대해 모두 알고 있었지만 묵인했던 것으로 밝혀졌다. 결국 이 일로 행정부가 난처한 상황에 처한 다음에야 웰치 박사는 권고사직을 당했다.

1940년에는 더욱 심각한 사건도 일어났다. 이 사건이 웰치 박사의 사례만큼 널리 알려졌다면 어떻게 되었을까? 아마도 FDA가 국민이 아닌 '카르텔의 수호자'라는 사실이 드러나 온 나라가 충격에 빠졌을 것이다. 당시 윈스롭 케미컬이 '술파디아졸Sulfathiazole' 40만 정을 배송한 일로 집중 포화를 받고 있었는데, 술파디아졸 1정에는 루미날Luminal 5알이 포함되어 있었다. 루미날 1~2알이면 깊은 수면에 빠질 수 있고, 5알이면 '영원히' 잠들게 할 수도 있는 양이었다. 이 알약은 전국적으로 17명을 사망에 이르게 한 것으로 집계되었다.

윈스롭 케미컬은 술파디아졸 정의 치명적인 독성에 대해 대중들에게 즉각 알리지 않았다. 그 대신 FDA의 제약 및 화학협의회의 승인과 도움을 받아 이 약품의 판매를 밀어붙였다. 이런 결정이 사망자 수를 더욱 늘어나게 만든 것이었다.

하지만 FDA는 윈스롭 케미컬을 위해 여러 모로 도움을 주었다. FDA 약품 부서장인 클럼프 박사와 그의 상관인 캠벨 국장은 정부 권한으로 사망 사건에 대한 기소를 중단했다. 그들은 이 문제를 쉬쉬하며 술파디아졸에 대한 윈스롭 케미컬의 면허를 3개월간 정지했을 뿐이었다. 3개월 면허 정지는 사실상 아무런 의미도 없는 처분이었다. 하워드 앰브러스터는 이 문제에 대해 다음과 같이 언급했다.

> "이 무렵 클럼프 박사는 승승장구하고 있었다. 그는 피쉬베인 박사가 제안한 FDA의 제약 및 화학협의회(윈스롭 케미컬의 술파디아졸 판매와 광고를 허가한 협의회)의 식품의약품 부서장 자리를 받아들였다. 그 후로도 클럼프 박사의 행보는 순조로웠다. 얼마 지나지 않아 스털링 이사회의 의장인 에드워드 로저스는 클럼프 박사가 윈스롭 케미컬의 사장으로 임명되었다고 발표했다."[1]

몇 년 후, 파크데이비스Parke-Davis 사는 클로람페니콜Chloramphenicol 이라는 항생제를 제조 판매했다. 출시 직후부터 클로람페니콜의 사용이 패혈증과 백혈구 감소를 유발한다는 의학 보고서가 나오기 시작했다. 심지어 재생불량성 빈혈로 인한 사망자도 발생했다. 시장에 출시된 문제의 약품을 회수 조치하도록 강제할 자격이 있던 사람은 당시 FDA 의약품국 국장 조셉 세더스크Joseph F. Sadusk 박사였다.

하지만 그는 파크데이비스 사를 단속하지 않았다. 그 대신 자신의 지위를 이용해서 리콜 조치를 하지 않도록 막았다. 심지어 제품에 이런 사실에 대한 경고 문구를 넣지 말라고 지시하기까지 했다. 결국 클로람페니콜은 생산자에게 막대한 이익을 가져다주었고, 1969년이 되어서야 신제품으로 대체되었다. 그때가 되어서야 파크 데이비스는 의사들에게 '감염 증상에 더 이상 클로람페니콜을 사용하지 말라'는 안내문

---

[1] 앰브러스터, 반역의 평화, p.213.

을 보냈다. 그는 겨우 안내문 한 장으로 오명에서 '완전히' 벗어날 수 있었다.

그 후 세더스크 박사는 모교인 존스 홉킨스 대학에서 일하고 싶다며 FDA를 나왔다. 그로부터 1년도 안 되어 파크데이비스 사는 그에게 은혜를 갚았다. 그를 부사장으로 영입한 것이다. 세더스크 박사의 후임은 조셉 피사니 박사였는데, 그 역시 곧 사임하고 소유권협회The Proprietary Association에서 일하게 되었다. 이 협회는 처방전이 필요 없는 일반의약품 제조업체의 이익을 대변하는 곳으로서 FDA의 피사니 박사가 직접 '규제' 하던 업계에 속해 있었다. 그 자리를 이은 것이 로버트 로빈슨 박사인데, 전임자들보다 재직 기간이 더 짧았다. 그는 주요 처방약 제조사인 호프만 라로쉬Hoffman-LaRoche 사의 최고 임원으로 갔다.

오마 게리슨은 자신의 연구 결과를 모아 저술한 『독재 통치자들The Dictocrats』이라는 책에서 다음과 같이 밝혔다.

"하워드 콘 박사는 FDA의 의약평가 국장이었는데, 꽤 많은 돈을 챙기고 시바 제약Ciba Pharmaceutical Company으로 이직했다. FDA의 항감염제 본부장이던 해럴드 앤더슨 박사는 공무원을 그만두고 윈스롭 케미컬의 연구소로 갔다. 모리스 야코비츠는 FDA의 국장직보다는 스미스 클라인 앤 프렌치의 연구소가 여러모로 조건이 낫다고 생각했던 것 같다. 전 규제집행 국장 앨런 레이필드는 규제 업무(전자정보 업무를 포함)를 버리고 리처드슨 머렐Richardson-Merrell Inc. 사의 컨설턴트가 되었다."[1]

1964년 상원으로부터 압력을 받은 FDA는 식품 및 의약품업계로

---

[1] 오마 게리슨, 독재 통치자들, p.70~71.

이직하며 사임한 전직 공무원들의 명단을 공개했다. 813명 중 10%가 넘는 83명이 업무상 자신이 규제하던 회사로 이직했다. 이들 대부분이 의사 결정을 하고 지시를 내리는 고위직에 있던 사람들이다. 이들은 FDA에서 일하는 동안 기업의 모든 연구와 제조 과정에 대한 정보를 접할 수 있는 사람들이었다. 그런 기업으로 이직해서 일하게 되었을 때, 고용한 기업은 경쟁사의 정보를 빼돌려 막대한 이익을 얻어내는 것은 당연한 수순이다.

여기서 우리는 다시금 정부 권력이 남용되고 있는 고전적인 패턴을 알 수 있다. 권력은 국민을 보호하기 위해 존재해야 한다. 그러나 실제로는 권력을 쥔 사람의 이익을 극대화하는 방향으로 사용된다. 게다가 시장에서의 공정한 경쟁을 가로막는 데 쓰인다.

유권자들은 정부가 시민들을 위해 좋은 일을 할 것이라는 순진한 기대로 정부 권력의 확대를 용인한다. 그러나 결국은 어느 순간 세금이 오르고, 소비재에 더 높은 가격이 책정되고, 개인의 자유를 더 많이 제한한다는 것을 깨닫게 된다. 이 모든 것은 정부 권력이 확대됨으로써 비롯된 결과다.

이 법칙에는 거의 예외가 없다. 가격과 임금, 에너지 절약, 환경 보호, 의료보험 등 다양한 경제 활동 영역에 정부가 개입함으로써 어떤 결과가 나왔는지를 생각해 보면 명백해진다.

프랑스가 낳은 위대한 경제학자 프레데릭 바스티아Frederic Bastiat는 이미 100년 전에 정부 권한의 확대에 따른 결과를 예측했다. 정부가 시민의 삶과 자유, 재산을 보호한다는 본래의 역할 이상으로 확대되었다고 가정하자. 즉 정부가 시장의 영역을 침범하여 국가의 부와 자원을 재분배하려고 하면 권력은 필연적으로 '합법적 약탈'을 위해 권력을 휘두르는 자들의 손아귀에 떨어지게 된다. 오늘날 세계 각국의 정부를 설명함에 있어 이보다 더 적합한 표현은 없을 것이다. 미국 정부 또한 예외가 아니다.

FDA는 미국 정부가 끝없이 감독 기관을 늘려 가던 시기에 설립되었다. 정부에 소속된 화학자였던 하비 워싱턴 와일리Harvey Washington Wiley의 엄청난 노력이 기관의 신설에 큰 역할을 했다. 이때 와일리의 가장 강력한 지지 세력은 낙농업 종사자들의 조직이었다. 이들은 유제품의 대체제인 비非 유제품과의 경쟁을 원하지 않았고, 정부가 비 유제품을 법으로 규제해 주길 바랐다. 와일리는 우리가 먹는 식품의 '속임수와 독성'에 대한 저술과 강연으로 전국적인 유명세를 탔다. 비록 몇 년 후에 랄프 네이더가 같은 방식으로 모방했지만, 당시로서는 처음으로 와일리가 정부의 규제와 보호에 대한 대중과 의회의 지지를 받을 수 있었다.

그 결과가 FDA의 설립으로 이어졌고, 1906년에 마련된 식의약품 위생법으로 식의약품 산업에 대한 광범위한 권력을 휘두를 수 있게 되었다. 와일리는 초대 FDA 국장이 되었다.

1938년에 식의약품위생법에 대해 처음으로 큰 수정이 있었다. 원인은 메신길 컴퍼니S.E. Massengill Company의 수석 화학자가 치명적인 실수를 저질렀기 때문이다. 1937년에 그가 개발한 '술파닐아미드 엘릭서Elixir of Sulfanilamide'라는 항생제를 복용한 환자들 중에 107명이 사망한 것이다. 사망자 대부분이 아동이었다. 개발 담당 화학자는 이 화합물의 외양과 맛, 향에 대해서는 테스트를 했지만, 안전성에 대해서는 실험을 하지 않았던 것이다.

여론이 들끓었고, 국민들은 FDA의 권한을 확대할 필요가 있다고 인정했다. 이때부터 모든 의약품 제조업체는 새로운 화합물에 대한 안전성 테스트 결과를 FDA에 제출하고 승인을 받아야만 신제품을 출시할 수 있게 되었다. 또 이미 시장에서 판매되고 있는 약품이라 하더라도 안전하지 않다고 판단될 경우에는 FDA가 이 제품에 대한 수거 명령을 내릴 수 있게 되었다.

전적으로 이론적인 관점에서만 본다면 첫 번째 부분의 이 법안을 비난할 구석은 없어 보이지만, 두 번째 부분은 큰 실수였다. 즉 식품이나 의약품 제조사가 신제품을 출시할 때 상품의 안전성 확보를 위한 과정을 요구하는 것은 논리적이다. 또 제조사가 상품 안내문에 적절한 경고 문구를 넣어 오·남용에 따른 해로운 결과에 대해 알리도록 한 것도 논리적으로 문제가 없다.

그러나 정부 기관이 안전하지 않다고 판단하는 물질을 판매할 수 없도록 규제할 권한을 갖게 된 것은 둑에 균열이 생긴 것이나 마찬가지였다. 그리고 정부 기관이 수립한 원칙이라는 장벽은 물밀듯 쏟아져 들어온 청탁과 부패에 무너지고 말았다.

사실 '안전성'이라는 잣대를 들이대면 대부분의 의약품은 언제든지 약국의 진열대에서 치워질 수 있다. 게다가 앞에서 살펴본 것처럼 의약품의 안전성이라는 것이 항상 과학적인 검증을 거쳐 결정되는 것도 아니었다.

저명한 과학 저널 「사이언스Science」에서는 다음과 같이 지적했다.

"FDA는 과학자가 일하기에 이상적인 환경은 아니다. 몇몇 연구원들은 'FDA에 관한 정보를 수집하는' 학생들에게 과학적 완전성에 대해 자신들이 공격을 받았던 악몽과도 같았던 사례를 보여주었다. 연구원들의 가장 흔한 불만은 FDA가 중장기 연구 프로젝트에 '지속적으로 개입'한다는 점이다. 연구 결과가 정부를 당혹스럽게 할지도 모른다고 우려한다. 그래서 당국은 끝없이 중간 점검을 한다. 또한 FDA는 자신들의 정책이나 조치에 반대하는 과학자들에게 보복을 가하기도 한다."[1]

'안전하지 않을 수도 있다'는 의심만으로도 상품을 탄압할 수 있는 권력을 정부에 준 것은 그것만으로도 충분히 나쁜 일이었다. 그러나 1962년 10월 10일에 정식으로 법제화된 식의약품위생법 케파우버 해리스 수정안은 정도에 있어서 이전과는 비교할 수도 없는 엄청난 과오였다. 탈리도마이드 복용으로 기형아를 낳은 유럽 산모들의 이야기가 알려진 직후, 새로운 법률은 효과가 있다고 주장하는 어떤 의약품도 FDA의 권한으로 시장에서 제외할 수 있게 했다.

새 법률은 탈리도마이드의 공포를 구실로 만들어졌지만 사실은 그것과 전혀 관계가 없다. 첫째, 탈리도마이드는 미국에서 사용되고 있지 않았다. 둘째, 약품에 '효과가 없어서' 선천적 장애가 발생한 것이 아니라, 안전성과 장기적인 관점에서 부작용에 대한 충분한 실험이 이루어지지 않았기 때문에 발생한 결과였다.[2]

특정 약품의 효력을 입증하는 것은 불가능에 가깝다. 같은 성분이라도 사람에 따라 효과가 있기도 하고 없기도 하다. 그리고 효과는 사

---

[1] '네이더의 FDA 레이더: 오용되고 있는 과학과 과학자', 사이언스, 1970년 4월 17일, p.349~352.
[2] 탈리도마이드는 한센병 치료에 매우 효과적인 것으로 나타났고, 많은 생명을 구했다. 그러나 정부 차원에서 제조와 사용을 금지했기 때문에 많은 한센병 환자들은 생사를 판가름하는 약품의 사용을 거부당하게 되었다. '탈리도마이드와 한센병의 교전(AP)', 보스턴 글로브, 1969년 6월 29일, p.50 참고. '공포의 약 탈리도마이드가 한센병 환자의 생명을 구하다', 내셔널 인콰이어러, 1973년 11월 25일, p.50 참고.

용자가 내리는 주관적인 평가가 대부분이다. 약품의 효과는 환자의 개인적인 판단 또는 의사와의 상담에 의해서만 판단되어야 한다. 끝없이 이어지는 부패의 기록을 보면서도 이런 권한을 정치 권력자의 손아귀에 쥐어 주는 것은 미친 짓이라고 볼 수밖에 없다. 다음 글에서 살펴보겠지만 '카르텔의 수호자 FDA'의 이런 측면 때문에 레이어트릴의 미국 내 사용이 금지되었다. 그 결과 수백만 명의 암환자들에게 죽음과 불필요한 고통을 안겨주었다.

분명히 말해 두지만, FDA에서 일하는 대부분의 직원들은 정직하고 양심적인 시민이다. 사기와 부패, 정치적 편애에 참여하지 않은 사람들이 훨씬 더 많다. 하지만 이들 정직한 사람들은 거의가 정부 당국의 정책 결정에 대해 발언권을 갖지 않은 하급 직원에 머물러 있다. 관료제의 구조에서는 지위가 높을수록 유혹에 휩쓸리기 쉽다. 그리고 최고 지위를 차지하는 사람은 그런 구조 안에서 능력을 증명한 사람들이다. 여기서 증명할 능력이란 진실이 승리하는 과학적 능력과는 거리가 멀다. 오히려 진실이 그다지 효과를 발휘하지 못하는 정치적 능력이 가장 중요하다.

정부 권력이 확대되면 그 권력이 정직한 사람의 손에 들어간다고 해도 부정한 사람이 휘두르는 권력과 마찬가지로 위험하다. 미국의 시사 월간지 「리즌Reason」에 실린 린 킨스키와 로버트 풀의 분석은 이 점을 명확하게 보여준다. 특정한 약품이 인간에게 효과가 '있다', '없다'를 판단하기란 불가능하다는 것을 논하면서 그들은 이렇게 말했다.

"관료주의적인 관점에서 가장 중요한 관심사는 규칙과 절차다. 이것은 곧 수많은 공적 서류와 서식으로 표현할 수 있다. FDA에서 발생할 수 있는 상황을 추론해 보자. 정부 관료가 어떤 약품에 '효과'가 있는지를 확인할 방법이 없다고 하자. 이 경우 정부 관료는 돌발 상황이 발생했을 때를 대비해서 자신을 '보호'해 줄 수많은 서류 작업을 요구한다. FDA가 '효과성'에 관한 문서까지 요구하기 시작했으므로, 이제 신약 등록 과정에 걸리는 기간은 3배로 늘어난다. 엄청난 서류 작업을 해야 하기 때문에 제약 회사의 연구 예산도 수백만 달러가 늘어날 것이다. (혁신적인 연구 가능성이 좀 더 큰) 소규모 제약 회사들은 새로운 약물을 승인받으려는 시도조차 하지 않을 가능성이 높다."[1]

앞에서 FDA가 공적인 신뢰를 유지하고 있는 방식을 언급했다. 시민에게 해를 끼치는 조직을 수시로 규제함으로써 공익에 부합되는 모습을 보여주는 것이다. 이때의 대상은 대부분 중소기업들이다. 같은 죄목이라 해도 산업계의 거물들은 FDA로부터 비공식적인 최고 대우를 받는다. 이렇게 이중적인 잣대를 들이대는 이유는 대기업들은 FDA의 활동에 대해 소송으로 맞설 수 있을 만큼 재정이 튼튼하기 때문이다. 이렇게 되면 자칫 FDA의 업무 중 떳떳하지 못한 면이 드러날 수 있고, 역으로 대중적 이미지에 큰 타격을 입을 수 있다. FDA는 '국민을 보호하려고 노력한다'는 우호적인 명성에 특히 관심이 큰 기관이다. 그래서 보통은 정부 기관과 맞서 싸울 능력이 없는 중소기업을 괴롭히는 쪽을 선택한다.

예를 들어, 1962년에 FDA는 주 보건 당국과 합동으로 디트로이트에 있는 작은 상점을 적발했다. 이 상점에서는 홍화씨유 캡슐을 사용해서 의학박사 허먼 톨러의 저서 『칼로리는 상관이 없다』라는 책을 홍보

---

[1] '오늘날 미국에서 FDA의 규제가 의약품 연구에 미치는 영향,' 린 킨스키와 로버트 폴, 리즌, 2권, 9호, p.9~10.

하고 있었다. 오늘날에는 다이어트를 위해 칼로리보다 탄수화물 섭취량을 줄여야 한다는 것이 널리 받아들여지고 있다. 하지만 1962년에는 달랐다. FDA는 미국인들이 이 책을 읽어서는 안 된다고 공언하면서 이 책과 관련된 홍화씨유 판매를 금지해야 한다고 판단했다. 그들의 위대한 지혜에 따르면, 허위 광고에 해당하는 행위였기 때문이다.

FDA는 규정된 절차에 따라 압수할 것이라고 지역 언론에 귀띔했다. 그 결과 공무원들이 현장에 도착했을 때 언론에서는 FDA의 불시 단속을 사진과 글로 남길 준비가 완벽히 되어 있었다. 대중은 FDA가 그런 부도덕한 사기꾼들로부터 자신들을 '보호하고 있다'는 사실에 감동하고 또 감동했다.

여기서 핵심은 같은 도시의 대형 백화점에서도 같은 책과 캡슐을 전시하고 판매 중이었다는 점이다. 그러나 작은 상점을 압수하기 전에 FDA는 대형 백화점 관리 부서에 연락을 취했다. 해당 서적과 캡슐을 압수할 것이며, 그 상품을 조용히 자발적으로 없애기만 하면 언론의 주목을 피할 수 있을 것이라고 미리 귀띔해 준 것이다. FDA는 싸울 능력이 있는 기업과는 정면 대결을 피하고, 힘없는 작은 회사와 싸우는 편이 자신들의 목표를 성취하는 데 도움이 된다고 판단했던 것이다.

대기업을 중소기업 대하듯 할 수 없는 것은 단지 대기업이라서가 아니라, 그들이 거의 '내부자'나 마찬가지라는 이유도 있다. 대기업은 이미 자리를 잡은 카르텔의 일부다. 한 예로 FDA가 소규모 월간지에 대해 경구 피임약 광고를 싣지 않도록 요청한 사실이 드러났다. 그러나 훨씬 규모가 크고 명성이 있는 「뉴잉글랜드 의학 저널」에 대해서는 동일한 광고를 실었음에도 불구하고 중단 요구를 하지 않았다. 이러한 차별 대우에 대해 해명을 요구하자, 찰스 에드워드 FDA 국장은 "대형 저널이 의도적으로 그랬겠는가?"[1]라고 답변했다.

그렇다고 해서 FDA가 대기업은 절대 건드리지 않는다는 말은 아니다. 종종 그런 경우도 있다. 그러나 어디까지나 피고가 완벽하게 불리한 상황에 있을 때만으로 한정된다. 피고가 아무리 거대한 카르텔 세력에 속해 있다고 해도 연방정부의 무한한 자원과 비교하기는 어렵다. 시민들은 비용을 치르고 변호사를 고용해야 하지만, 정부에는 수많은 변호사들이 세금으로 월급을 받으며 일거리를 기다리고 있다.

FDA의 입장에서는 소송 기간이 얼마나 길어지든 전혀 문제가 되지 않는다. 오히려 FDA의 전략은 절차를 계속 지연시켜서 피고가 천문학적인 소송비용을 감당하지 못하고 도산하기를 기다리는 것이다. 실제로도 FDA와 앤드류 아이비Andrew Ivy 박사의 법정 공방은 10개월 동안 지속되었다. 288명의 증언을 기록한 문서는 11,900페이지에 달했고, FDA가 이 사건에 허비한 비용은 500만 달러에 달하는 세금이었다. 일반 시민이 이런 종류의 소송을 감당할 수 있는 방법은 없다.

재정적인 불리함 말고도 피고는 FDA에 반하는 판결을 내릴 판사나 배심원이 없다는 사실과 마주하게 된다. FDA의 변호사들이 법정 공방 과정에서 자주 쓰는 전략이 있다. 판사나 배심원이 피고가 무죄라는 판단을 하게 되면, 그 판단이 틀릴 경우 판사나 배심원이 수천 명의 죽음에 책임이 있다는 생각을 주입하는 것이다. 이런 종류의 위협을 받은 판사나 배심원은 과학의 문제는 과학 전문가(FDA)에게 맡겨야 하며, 자신들은 법률적인 문제만 생각하자는 결론에 이르게 된다.

혹시나 법정의 판결이 피고의 손을 들어 주는 경우에도 피고는 분

---

[1] '누가 항암제 실험을 막는가?', 앨라메다 타임스 스타(Alameda Times Star), 1970년 8월 3일.

노한 FDA 직원에게 추가적인 소송 협박을 받아야 한다. 이런 측면에 대해 오마 게리슨은 다음과 같이 지적했다.

"법정 공방이 정부 측에 불리하게 돌아간다고 하면, FDA의 최고위 공무원은 피고 측 변호인에게 말한다. '알겠지만, 이 사건이 어떻게 처리되든 즉시 다른 소송을 제기할 겁니다.' 이것은 공공연한 위협이 아니다. 계속되는 심의 끝에 피고가 무죄 판결을 받고 (지치고 파산한 채) 위기를 벗어나는 즉시 두 번째, 세 번째 소송을 대면해야 했던 기록이 있다. 전제주의적 관료제에 물든 관리들은 피고가 조만간 재정 자원을 소진하게 될 것임을 잘 알고 있다. 또한 정부의 무한한 힘과 겨루고 있음을 깨닫게 되면 방어의 의지도 잃게 된다는 것을 잘 알고 있다."[1]

정부의 무한한 힘이라 함은 세금을 받고 일하는 수많은 변호사로 한정되는 것이 아니다. 개인이 FDA의 분노를 사면 이 사람은 다른 정부 기관의 협박 대상이 된다고 봐도 무방하다. 가장 먼저 납세 기록을 이 잡듯 뒤져서 잘못된 것을 하나라도 반드시 찾아내고야 말겠다고 작정한 국세청 직원의 방문을 받게 될 것이다. 만약 피고가 상품 판매업을 한다면 연방 무역국이 그의 비즈니스에 지대한 관심을 보일 것이다. 라디오나 TV 프로그램 관련자라면 연방 언론위원회가 방송국에 연락을 취해서 그 프로그램은 공익을 생각했을 때 적절하지 않다고 압력을 가할 것이다. 직업안전위생국에서는 그의 시설이 안전이나 위생 규정을 위반한 것은 아닌지 확인하고 싶어 할 것이다. 공정고용 실천위원회에서는 금지된 고용 행위를 찾아낼지도 모른다. 피고가 의사라면 의료

---

1 오마 게리슨, 독재 통치자들, p.153~156.

표준 감시기구의 큰 관심을 받으며 모든 진료 과정을 평가받게 될 것이다. 끝내는 편지를 부치는 것처럼 단순한 서비스조차도 우체국에서 거부당하는 일이 생길지도 모른다.

그리고 이 모든 일과 함께 FDA는 지속적이고 의식적으로 언론에 최대한 이 사건을 노출시켜서 '시민 보호'라는 자신들의 이미지를 지키는 동시에 공격 대상인 피고의 명성과 비즈니스를 파괴하는 이중의 목적을 달성하려 들 것이다. 계획된 압수나 체포 절차를 미리 언론사에 알리는 것은 FDA의 필수적인 전략이다. 심지어 피고가 재판에서 무죄 판결을 받아내더라도 극적인 체포 장면과 뉴스의 잔상 효과로 인해 일반 대중에게 그는 여전히 범죄자로 인식된다. 이렇게 피고의 명성이 손상되면서 입는 경제적 손실은 법정에서 부과된 벌금보다 훨씬 더 큰 경우가 많다.

위의 사례가 너무 잔인하거나 과장되었다고 생각된다면 다음 글에서 구체적인 사례를 살펴보도록 하겠다.

10
FDA의 무기고

영양과 비타민 산업에 대한 정부의 탄압; 레이어트릴에 대한 대중적 불신을 조장한 언론; 레이어트릴 치료법과 정통 의학 치료법의 비용적인 비교.

앞에서 살펴본 바와 같이 FDA가 복종을 얻어내는 무기는 정해져 있다. 그중의 하나가 압수 수색과 체포를 할 경우 사전에 언론에 알려 보도되도록 하는 것이다. 대중의 시험에 들게 하는 것은 법정에 세우는 것보다 훨씬 더 효과적이다. 피고가 고소장에 있는 내용과 무관할 때도 기소 내용 자체는 유죄다. 하지만 피고가 부도덕한 일은 전혀 하지 않았을 때도 (그럴 가능성이 가장 높다.) 대중적으로 영원히 오명을 쓰게 되기 때문이다.

이것이 레이어트릴과 살구 씨가 덮어쓴 '시안화물(청산가리) 공포'의 기본 구조였다. 정직한 과학적 판결을 내리자면 이 물질은 약국에서 판매되는 대부분의 의약품보다 훨씬 더 안전하다. 그러나 대중은 레이어트릴과 살구 씨가 '위험한' 물질로 분류되었고, 이 위험 물질의 사용을 권유하는 사람들을 믿으면 안 된다는 사실만을 기억하고 있다.

언론은 이 불장난에 적극적으로 협력했다. 주요 언론 매체가 연방

정부를 지배하는 정경 유착 세력(카르텔)에 의해 통제되고 있기 때문에 그랬다고 볼 수만도 없다. 물론 그것도 사실일 수 있지만, 더 단순한 이유가 있다. 누구나 그렇듯 언론인들도 필요 이상으로 열심히 일하고 싶지는 않았던 것이다. FDA에서 제공하는 완성된 기사가 있는데, 굳이 독자적인 취재를 할 필요가 없었던 것이다. 그리고 굳이 FDA 대변인의 전문성이나 진실성에 의문을 품을 이유도 없었다.

다시 말해 대부분의 언론인은 여느 일반인들이나 마찬가지로 거대 정부의 속성에 대해 모르는 것이 많다. 그 결과 주요 언론과 대중 매체는 실제로 FDA의 정치적 선전 도구로 활용되었다. 각종 언론 매체는 충실히 이 기능을 해냈다. 중상모략과 편견이 가득한 기사가 끊임없이 쏟아져 나왔다. 다음 사건은 이를 전형적으로 보여 주는 사례다.

메리 웰첼 부인은 샌디에이고 주와 접한 멕시코 국경 인근에서 콘트레라스 박사의 암환자를 위한 숙박 시설을 운영하고 있었다. 그녀에게 이 일은 상업적 목적이라기보다는 종교적 책임감에 더 가까웠다. 그러나 1971년 2월, 그녀는 시설 사용자들에게 레이어트릴을 제공했다는 혐의로 체포 및 구금되었다.

웰첼 부인은 구치소에서 풀려나고 얼마 되지 않아 「암 뉴스 저널 Cancer News Journal」에 공개 항의서를 보냈다. 그녀가 작성한 글을 소개하면 다음과 같다.

> 친애하는 여러분!
>
> 이 서신이 여러분에게 닿을 때쯤이면 아마도 여러분은 찰스 더기(캘리포니아 주 FDA 공무원), 프레드 포크트(샌디에이고 주 검찰), 프란시스 홀웨이(샌디에이고 교도소 교도관), 존 맥도날드(샌디에이고 주 경찰)가 1971년 2월 25일 오후 12시 30분에 암 치료 목적으로 레이어트릴을 '판매,

기부, 유통'했다는 죄로 저를 체포했다는 사실을 알고 있을 것입니다.

또한 저에게는 미국의 담당 의사 대신 멕시코 의사에게 가도록 미국 국민들을 '허위 선동'했다는 죄도 적용되었습니다. 그들은 가택 압수 수색 및 압류 영장을 가지고 와서 저를 체포했습니다. 그들은 개인 파일, 책상, 책장 등 곳곳을 조사했고, 수표와 개인적인 서한, 영수증, 서적 등 모든 것을 압수해 갔습니다. 한 단어면 충분합니다. 말 그대로 '모두' 강탈해 갔습니다.

그리고 마침내 오후 4시, 저는 경찰서로 끌려가서 웃음거리가 되었습니다. '주정뱅이 유치장'에 수감된 것입니다.

그 후 저는 창문은 없고, 바닥에는 이불이 엉망으로 나뒹구는 그 지독한 교도소 안에서 사방의 벽과 주정뱅이, 창녀, 마약 중독자들을 보며 지난 8년을 돌이켜 보았습니다. 처음에 스스로에게 물었지요. '나는 어떻게, 왜 여기까지 왔을까?' 저는 공포에 떨어야 했습니다. 평생토록 교통법규 위반 딱지 한두 번 끊은 것 말고는 법을 어겨 본 적이 없는데, 이렇게 철창에 갇힌 신세가 되고 말았습니다!

끔찍하게 무서운 경험이었습니다. 그 안에서는 문명 세계와 완전히 단절됩니다. 외부와 연락을 취할 방법이 전혀 없습니다. 아들에게 전화를 거는 것 말고는 밖에서 무슨 일이 일어나고 있는지 전혀 알 길이 없었습니다. 한 방에 있는 수감자 말고는 이야기할 사람도 없었지만, 그들 대부분은 술이나 마약에 취해 있어서 제 말을 이해할 수 있는 상태가 아니었습니다. 시간이 지나면서(시계는 없었지만) 밖에서 전혀 소식이 들어오지 않으니 잊힌 사람이 된 기분이었습니다.

저는 레이어트릴을 전적으로 신뢰합니다. 진심으로 레이어트릴이 암을 치유할 수 있는 열쇠라고 믿습니다. 8년간 24시간 내내 암환자와 살아온 제가 어떻게 그 사실에 조금이라도 의심을 품을 수 있겠습니까? 레이어트릴은 정답입니다. 지난 8년 동안 매 순간 확신해 왔습니다. 재판이 어떻게 되든 저는 여기에 공식적인 기록을 남기고 싶습니다. 8년 전으로 다시 돌아간다고 해도 정확히 똑같은 일을 할 것이라고요.[1]

이제 이와는 대조적으로, 언론에서는 이 사건을 어떻게 다루었는지 살펴보자. 「뉴욕 타임스」는 '암 치료 사기단, 캘리포니아에서 체포되다!' 라는 기사 제목으로 사건을 다루었고, 다른 신문에 실린 기사의 논지도 「뉴욕 타임스」와 거의 비슷했다. 대중들은 FDA가 순진하고, 무기력하고, 간절한 암환자들을 제물로 삼아 '불법 약품'을 밀수 판매한 20세기 역사상 가장 비열한 사기꾼 일당을 체포했다고 굳게 믿었다.

기사 전문은 다음과 같다.

"캘리포니아 주 FDA가 미국과 캐나다에서 금지된 의약품을 사용하는 멕시코 의사에게 암환자들을 송출한 '지하 철도'를 급습했다. 이 범죄에 대한 음모와 사기 혐의의 주인공은 메리 웰첼 부인이다. 그녀는 암환자들의 안식처라는 명목으로 숙박 시설을 운영했으며, 이 시설에는 전국 각지에서 온 암환자들이 신비의 약으로 암을 치료하는 멕시코 의사를 만나기 위해 기다리고 있었다. 멕시코 당국에서도 관련된 암 치료 행위에 대해 조사를 시작했다."[2]

기사만 보면 '의료 사기단'은 그야말로 정확한 표현이다. 대부분의 지방 경찰은 FDA 사기단이 간단하게 속여 넘길 수 있는 사람들이

---

[1] 암 뉴스 저널(Cancer News Journal), 1971년 1월·4월, p.14.
[2] '암 치료 사기단, 캘리포니아에서 붙잡히다!', 뉴욕 타임스, 애리조나 리퍼블릭(The Arizona Republic), 1971년 2월 28일, p.24-A.

다. 이들은 FDA가 말하는 내용을 곧이곧대로 받아들인다. 따라서 수사와 체포에 완벽히 협조한다. 때때로 경찰 수사관들은 본인이 FDA의 선동에 넘어갔다는 사실을 알지 못한 채 레이어트릴 '밀수꾼'은 헤로인을 들여오는 마약 밀수꾼과 다를 바 없다고 생각한다. 이런 생각을 가진 수사관들은 언론 인터뷰에서 FDA에 우호적인 발언을 하게 마련이다. 그들의 말은 다시 인용되어 FDA의 입지를 굳히는 데 활용된다.

「시애틀 포스트 인텔리전스Seattle Post-Intelligence」에 실렸던 다음 기사가 전형적인 예라 할 수 있다.

벨뷰 지역 기사 _ 지난 한 달에 걸친 벨뷰 경찰의 수사 결과에 의하면 2명의 의사를 포함해 최소 5명의 워싱턴 시민이 '레이어트릴'이라는 명칭의 불법 암 치료제 판매와 연관된 것으로 드러났다. 수사를 진행한 형사는 이번 성과가 미국 여러 주와 멕시코에 걸친 거대한 불법 의약품 판매 조직의 일부만을 건드린 것일지 모른다고 말했다. 수사를 진행했던 벨뷰 경찰 빌 엘리스 형사의 말에 따르면, 레이어트릴을 옹호하는 사람들의 목적은 두 가지인 것으로 보인다.

"관련자들 중 일부는 실제로 이 약물이 암의 진행을 막거나 치료하는 데 효과가 있다고 믿고 있습니다. 그러나 이익이라는 동기를 무시할 수는 없겠지요."

그가 덧붙였다.

"이 약물의 판매에는 상당한 이윤이 따릅니다. 암환자들은 이 약물을 평생 주입해야 한다고 말합니다. 사기꾼들이 아무것도 잃을 것이 없는 필사적인 암환자들을 속여 넘기기에는 이상적인 시나리오라고 할 수 있지요."

또한 경찰은 이익이라는 동기로 레이어트릴을 밀매하는 사람들이라면, 헤로인을 비롯한 다른 약품도 쉽게 밀수할 수 있을 것이라고 우려하고 있다.

"한 가지 불법 의약품을 미국 내에 다량으로 밀수하는 데 성공했다면, 다른 약물에 손대지 말라는 법이 없지 않겠습니까?"[1]

FDA의 엄격한 여론 관리는 이 기사에서 여실히 드러난다. 기사를 쓴 기자와 형사도 그들이 진짜 일류 사기꾼인 FDA에 당했다는 사실을 인식하지 못할 가능성이 높다.

레이어트릴 지지자는 헤로인 밀수도 쉬운 일이 아니겠느냐는 빈정거림(그러나 이 혐의를 정당화할 만한 증거는 전혀 발견된 바 없다.) 외에도 (FDA가 가장 즐겨 사용하는) 레이어트릴을 유통하는 사람들이 엄청난 이윤을 남기고 있다는 모욕까지 뒤집어 쓴 것이다. 캘리포니아 주 공중보건국이 출판한 『암의 법칙The Cancer Law』에서는 레이어트릴과 본질적으로 똑같은 약을 '아미그달린'이라는 상표명으로 훨씬 더 싸게 구입할 수 있다고 주장한다. 그리고 미국 암학회에서는 레이어트릴 1회 주입량의 원가는 (현재 시세보다 훨씬 저렴한) 10~15달러에 불과하다고 밝힌 바 있다.[2] 이제 사실을 확인해 보자.

1974년(레이어트릴 논란이 있던 시기)에 의사가 레이어트릴 1그램을 투여하는 비용은 약 4달러였다. 이에 따라 환자가 부담하는 비용은 9~16달러 선이었다. 이 정도면 병원에서 주사로 투약하는 약물 중에 가장 저렴한 편에 속한다. 그러나 레이어트릴 가격이 지금처럼 상승하게 된 가장 큰 요인은 정부에서 레이어트릴을 항암제로 사용하는 것을

---

[1] '불법 암 치료제 판매에 5명이 연루되다', 시애틀 포스트 인텔리전스, 1972년 12월 21일, p.1, 5.
[2] 미국 암학회 인용, '암 치료인가 의료 사기인가?', 워싱턴 포스트, 1974년 5월 26일, p. C1, C4.

법으로 금지했기 때문이다. 그 결과 피치 못하게 암시장을 통한 공급이 이루어지게 되었고, 비밀 유지와 체포, 벌금 등의 위험 때문에 밀수와 위험 수당이 붙어 가격이 비정상적으로 치솟은 것이다. 정부에서 법적 제한만 없앤다면 레이어트릴을 대량으로 생산할 수 있게 되어 현재 수준의 3분의 1 정도로 가격이 떨어질 것이다.

또한 FDA에서 레이어트릴의 가격과 이윤을 문제 삼는다면, 정통 의학계에는 왜 똑같은 문제를 제기하지 않는 것일까?

「샌프란시스코 크로니클 SanFrancisco Chronicle」은 '신속한 암 치료에 주목하라!'라는 제목의 기사를 실었다. 여기서 캘리포니아 주 FDA 자문위원회 소속 랄프 와일러슈타인 박사는 멕시코에서 30일 간의 레이어트릴 치료에 1,000~2,000달러의 비용이 든다는 것에 경악과 우려를 표시했다. 실제로 이 가격은 정통 의학계의 청구 비용보다 훨씬 저렴하다. 대부분의 암환자가 기꺼이 지불할 수 있는 합리적인 수준이다. 그리고 이런 가격조차도 과장된 면이 있다. 이와 관련해서 1971년의 「타임」지 기사를 보면 다음과 같다.

"멕시코에서 콘트레라스 박사가 시행하는 레이어트릴 치료비는 여타 진료비와 마찬가지로 저렴하다. 초진에 10달러, 재진에 7달러, 레이어트릴 1그램에 3달러를 청구한다."[1]

콘트레라스 박사의 말에 따르면, 1970년대 초에 자신이 청구한 금액은 700~1,000달러를 넘긴 적이 거의 없다고 했다. 다만 암환자들 대부분이 해외에서 왔기 때문에 숙박, 식사, 교통비 등의 비용을 추가로 부담해야 했다. 이와 같은 진료 외적인 비용을 포함하면 총 비용이

---

1 '레이어트릴 논란', 타임, 1971년 4월 12일.

2,000달러를 종종 넘기도 했다. 하지만 이 모든 비용이 순수한 의사의 이윤으로 남는다고 가정하는 것은 공정하지 않다.

와일러슈타인 박사가 공정한 비교를 하려 했다면, 1970년대 초 미국에서 정통 의학계의 치료를 받는 말기 암환자가 수술, 방사선 치료, 화학 치료, 입원 등에 평균 13,000달러를 썼다는 사실도 밝혔어야 했다. FDA는 의료비가 지나치게 높다는 것에 진심으로 경악과 우려를 표시하고 싶었던 것일까? 그렇다면 아직 아무도 문제를 제기하지 않은 영역, 정말로 어마어마한 의료비를 청구하는 정통 의학계에 대해서는 왜 언급하지 않는 것일까?

기득권을 가진 신문과 시사 잡지 등은 FDA가 절대적으로 믿을 수 있고 복종하는 선전 매체였다. 지방 라디오 및 TV 방송도 마찬가지였다. 이를 보여주는 완벽한 사례로 NBC의 「첫 번째 화요일First Tuesday」이라는 프로그램 중에서 1971년 3월 2일에 방송한 것을 들 수 있다. 전혀 배경 지식이 없는 시청자들은 아마도 이 프로그램을 객관적인 다큐멘터리 프로그램으로 여겼을 것이다. 그러나 프로그램 진행자인 에드 델라니는 레이어트릴 논란의 찬반 의견을 공정하게 취재하지 않았다. 미리 허가된 내용에 대해 허락된 순서대로 말한 의견만 채택해서 방송으로 내보냈다. 제작진은 인터뷰 내용을 신중하게 고르고 편집해서 프로그램을 완전히 조작한 것이었다.

콘트레라스 박사의 개인 병원에는 암 치료를 원하는 환자들이 매일 수백 명이나 찾아왔는데, 모든 연령대에 걸쳐 있었다. 또한 환자들은 서로 다른 삶의 궤적을 가진 사람들이었다. 그러나 NBC는 상대적으로 무지하고 혼란스러워하며, 절실히 치료를 원하는 것으로 보이는 듯한 환자들만 골라서 인터뷰했다. 레이어트릴이 효과가 있었다는 발언은 금지되었고, 결과적으로 프로그램은 환자들이 레이어트릴 치료로 효과를 보지 못했다는 인상을 주었다.

다음으로 기나긴 토론이 이어졌다. 연방 공중위생국장 제시 스타인펠드 박사, FDA 국장 찰스 에드워드 박사, 그리고 몇몇 '훌륭한 의사'들의 그럴듯한 토론이 방송되었다. 그 토론의 통일된 결론은 '레이어트릴은 이론상으로는 괜찮아 보일지 모르지만 치료 효과는 없다!'는 것이었다.

NBC의 프로그램에 신뢰와 협조를 보냈던 레이어트릴 지지자들은 큰 충격에 빠졌다. 그들은 대중 앞에서 레이어트릴의 진실을 말할 수 있을 것이라고 기대했지만, 시작부터 그들에게는 기회조차 주어지지 않았다. '공익을 대변하는 방송'이라는 미명 하에 TV 방송사는 자신들의 후원 업체를 위해 수천 배의 효과가 있는 레이어트릴 반대 선전 프로그램을 방영해 주었던 것이다. 그런 프로그램 중 하나인 「치료 주술사 Medicine Man」를 보면 건강에 관해 강의하는 사람들을 지하철에서 물건 파는 사기꾼쯤으로 취급했다. 그러면서 사기꾼들의 '수법'을 구별하는 방법까지 알려 주었다.

그리고 프로그램에서는 좋든 나쁘든 모든 건강 강연자들을 사기꾼들과 똑같은 사람으로 취급했다. 질이 나쁜 강연자들은 비판을 받아야 마땅하다. 그러나 방송 내용은 훌륭한 강연자들까지도 부당하게 비판했다. 이 프로그램을 본 시청자들은 모든 건강 강연자들에 대해 부정적으로 반응하게 되어 있다. '내용'보다는 '수법'에 초점을 맞추기 때문에 무책임한 강연자뿐만 아니라 책임감 있는 강연자들의 말도 듣지 않게 만든다. 결과적으로 모든 건강 관련 강연자들을 사기꾼으로 만들었던 것이다.

유사한 방식을 취하고 있는 또 다른 영상이 있다. 미국 암학회에서 제작한 '어둠속으로의 여행'이라는 영상이 그것이다. 인기 스타인 로버트 라이언이 진행하는 이 영상은 대본과 연기의 효과를 제대로 보여주었다.

이 프로그램은 몇 가지 스토리를 하나로 연결한 옴니버스 형식을 취했는데, 암환자 여러 명이 어떤 치료를 선택할지 고민하는 과정을 보여준다. 현명하고 친절한 의사의 조언에 따라 '검증된' 정통 의학의 치료를 받을 것인가? 아니면 공포와 의구심으로 판단력이 흐려진 상태에서 의학 교육을 받지 않은 사기꾼의 '검증되지 않은' 치료를 받을 것인가? 사기꾼은 기적을 약속하지만, 유일하게 관심을 가진 부분은 환자가 돈을 얼마나 낼 수 있는가이다. 선택의 기로에 선 암환자들이 겪는 심리적인 고문이 생생하게 표현된다. 결국 환자들 중 일부는 '옳은' 결정을 내리고 의사의 안내를 따른다. 하지만 다른 환자들은 '틀린' 결정을 내리고 비극적인 '어둠 속으로의 여행'을 떠난다.

정보가 전혀 없는 사람에게 이 영상은 매우 설득력이 있다. 대중들은 암과 관련된 사기 행위가 실제로 이루어진다는 사실을 알고 있었다. 그리고 미국 암학회에서 승인하지 않은 치료법은 자동적으로 사기 행위의 범주에 들어간다. 그들은 영상에 등장한 사람들이 단순히 배우일 뿐이며, 스토리는 실제가 아니라는 것을 모른다. 그래서 영상에 등장하는 사람들이 FDA의 의도대로 쓰인 대본에 따라 연기하고 있다고는 상상도 하지 못한다. 그럼에도 불구하고 이 프로그램은 '공공의 이익'을 위해 수백 개의 방송국과 수천 곳의 학교 교실, 봉사활동 클럽, 공제조합, 자선 단체, 시민 단체 등에서 방영되었다. 특히 여론 형성에 상당한 역할을 했다. 이 영상이 전하는 메시지는 매우 명확하다. 한 번 이 영상을 본 사람이라면, 담당 의사에게 정통 의학의 치료법으로는 가망이 없다는 말을 들어도 레이어트릴과 관련된 이야기는 듣지도 않을 정도다.

우연의 일치겠지만 '어둠 속으로의 여행'에 출연했던 배우 로버트 라이언이 자신이 선전한 내용의 희생자가 되었다는 것은 아이러니다. 그는 장기간 코발트 요법을 받다가 1973년 7월에 암으로 사망했다. 그의 부인 제시카 역시 그보다 1년 먼저 암으로 사망했다.

언론 홍보, 조작된 뉴스 기사, 편향된 라디오와 TV 방송이 'FDA의 무기'로 자주 등장하지만, 그보다 더 효과적인 것들도 있다. 단순히 여론에 좌우되지 않는 까다로운 고객들을 위한 무기다. 그중 하나는 개인의 신용 등급을 파괴하는 것이다. FDA는 종종 던 앤 브래드스트리트(Dun & Bradstreet : 수많은 기업 정보와 개인 정보 데이터를 보유한 회사)에 공문을 보내거나 전화를 걸어 특정인이 '정부와의 관계에 문제가 있다'고 말한다. 또한 거래개선협회에 알리는 것도 FDA가 자주 택하는 방법이다.

한 단계 더 나아간 위협은 책이나 홍보물을 포함한 모든 인쇄물의 발간과 배포를 막는 것이다. 윌리엄 켈리William Kelly 박사의 저서 『암에 대한 하나의 답One Answer to Cancer』은 정통 의학의 치료법보다 식이요법을 지지했기 때문에 판매가 중단되었다. 법원에서는 이 책이 유통되면 일반 대중에게 명백한 위험이 된다고 판단했다. 그리고 시민의 건강과 복지를 보호해야 할 정부의 의무는 개인적 발언의 자유보다 앞선다는 판결을 내렸다. 켈리 박사는 의학박사가 아니라 치과 의사였기 때문에 '무면허 의료 행위'로도 기소되었다.

이것은 FDA에서 가장 즐겨 사용하는 술책이다. 건강 관련 저술가나 강연자들은 같은 이유로 체포되곤 했다. 누군가가 단순 두통을 없애는 방법으로 식단을 바꾸라고 권유했다면 이것은 무면허 의료 행위가 된다. 누군가가 감기에 비타민 C나 바이오플라보노이드를 제안하면 이것 역시 무면허 의료 행위에 해당된다. 장 청소에 과일이나 천연 섬유질이 좋다고 말하면 이것 또한 무면허 의료 행위다.[1] 자연 식품의 자연 물질이 암을 치유하는데 효과적이라고 말하는 사람은 무면허 의료 행위자가 되는 것이다. 그러나 제약 회사가 배우를 내세워서 바이엘 약품이 두통에 좋다거나 빅스 약이 감기에 좋다, 엑스렉스가 변비에 좋다, 정통 의학이 전체 암의 40%를 치유할 수 있다고 주장하면 FDA는 관여하지 않는다.

또 FDA에서는 책에 대한 비판도 상품을 위한 '상표'나 마찬가지이므로 규제의 대상이라고 주장한다. FDA는 개인의 생각은 자신들의 관할 밖이지만 상품에 대해서는 통제하려고 한다.

저자나 출판사, 유통사, 판매사가 책에서 설명하거나 홍보하는 상품을 판매하고 있다면 그 행위 자체는 매우 자연스러운 것이다. 그럼에도 불구하고 FDA는 허위 과장 광고에 해당한다는 이유로 서적과 상품을 압수한다. 이렇게 영양학과 관련된 많은 서적들이 출판할 수 없게 되자 저자들은 강연을 시작했다. 그러나 이것 또한 자유롭지 않았다. 저자들은 무면허 의료 행위로 기소되거나 상품을 판매할 경우 허위 과장 광고로 체포되었다.

브루스 버트도 이런 사례 중의 하나다. 이 노인은 펜실베이니아 칼

---

[1] 이 문장은 1974년에 출간된 이 책의 초판에 수록되었고, 당시의 정통 의학은 여전히 섬유질이 장 기능 향상에 좋다고 주장하는 사람들을 비웃었다. 그러나 1980년대 중반에 이 개념은 정통 의학에서도 수용하게 되었다. 의학의 대가들이 비웃는 대신에 좀 더 일찍 귀를 기울였더라면 좀 더 많은 대장암 환자를 살릴 수 있었을지도 모를 일이다.

리슬에서 레이어트릴을 지지하는 영상을 보여준 혐의로 체포되었다. 2년 반이 지난 후 법정에서는 이 노인에게 무혐의 판결이 내려졌다. 하지만 이미 엄청난 소송비용을 지불하고 대중들에게 '건강식품 사기꾼', '암 사기꾼'으로 낙인이 찍힌 뒤였다.

FDA는 자신들이 공격하는 대상이 일련의 모든 방해 공작에도 불구하고 살아 있다면, 무기고에서 그 대상을 끝장낼 무기를 꺼내든다. 우편 서비스를 끊는 것이다. 우체국도 같은 연방 조직에 속해 있는 정부 기관이라서 FDA 사무국이나 법원이 '공공의 이익'에 부합되지 않는다고 명령하면 토를 달지 않고 순종한다.

이렇듯 출판물이나 상품이 공공의 이익에 반한다는 구실을 들어 수많은 건강 서적과 도서 광고를 금지했다. 예를 들어, 심장학회는 비타민 E와 건강한 심장의 관계에 대한 교육 사업을 지속하기 위한 모금 수단으로 비타민 E를 판매했는데, 이 사업은 FDA의 분노를 샀다. 그 결과 우체국은 수신인이 심장학회로 되어 있는 모든 우편물을 골라내서 '사기 행위'라고 표기한 다음 반송해 버렸다.

FDA의 활동에 대한 감독 책임자인 환경보건국의 찰스 존슨 주니어가 했던 말에서 국가 공무원들의 행태를 적나라하게 들여다볼 수 있다.

"우리 무기고에는 복종을 이끌어 낼 다양한 무기가 갖춰져 있다."[1]

'복종을 이끌어 내는 무기고'라는 표현은 경직화된 정부 조직의 사고방식을 여과 없이 보여준다. 또한 평범한 시민이 정부 조직에 도전했을 때 어떤 상황에 놓이게 되는지를 가장 완벽하게 묘사해 준다. 정

---

1 오마 게리슨, 독재 통치자들, p.50.

부의 권력은 영양학을 비롯한 인간 활동의 모든 분야에서 시민을 보호한다는 구실로 빠르게 확대되고 있다. 그 결과 시민을 보호한다는 정부 권력이 오히려 시민들에게 가장 큰 위협이 되고 있다.

11
FDA의 이중 잣대

FDA의 이중 잣대에 대한 분석; 의약품이 아닌 무해물질, 즉 비타민이나 건강 보조식품은 유해하거나 위험한 의약품들보다 더 많은 규제를 받고 있다.

FDA가 비타민이나 건강 보조식품, 의약외 제품과 벌이는 무자비한 전쟁은 잘 알려져 있다. 매년 FDA의 많은 시간과 자원은 대중들에게 영양학적 건강법에 감추어져 있는 위험성을 알리는 데 소모된다. 그러나 의약품에 관한 문제에 있어서는 확신을 담은 관대한 태도를 보인다. 예를 들면 이런 식이다.

'의약품의 부작용에 대해서는 크게 걱정할 필요가 없습니다. FDA의 승인을 받은 의약품은 안전하니 안심하고 드세요. 저희가 안전을 보장합니다.'

1971년 7월, FDA는 의약품의 부작용에 대한 '실사 자료'를 발행했다. 제목은 '부작용의 가능성이 있다는 이유로 의약품을 두려워해야 할까?' 였고, 답은 다음과 같다.

"의약품은 공포의 대상이기 보다는 존중해야 할 대상이다. 의사는 신중하게 의약품의 사용 여부를 결정한다. 질병을 치료하지 않은 채 내버려 두는 것보다 특정 의약품을 쓰는 것이 낫다는 결정이 내려졌다면, 의약품을 쓰지 않는 것은 매우 위험하다."[1]

의사의 결정이 우위에 있다는 것은 중요한 원칙이다. 하지만 레이어트릴을 사용하려고 시도했던 의사들의 경우를 보면 FDA부터가 의사의 결정을 존중하지 않는다. 그리고 의료 표준 감시 기구를 비롯한 연방 기구의 존재도 의사가 환자에게 무엇을 처방할 수 있고 없는지에 대한 제약이 많아지고 있다. 정부가 의사들에게 원하는 것은 정부가 승인한 방식만을 환자에게 적용하는 단순한 로봇이 되라는 것이다.

그러나 '의약품은 공포의 대상이기 보다는 존중의 대상'이라는 문장만큼은 비타민에 대한 편집증적인 반응을 떠올려 보면 FDA의 철학을 정확히 반영하고 있다. FDA가 이중 잣대를 들이대고 있다는 것이 확연히 나타난다.

미국 하원의 크레이그 호스머Craig Hosmer 의원은 영양학과 비타민 업계에 대한 FDA의 일방적인 공격에 대해 다음과 같이 공개적으로 비판했다.

"나는 지금까지 비타민 과다 복용으로 사망했다는 사례를 본 적이 없다. 그러나 3일마다 한 사람이 아스피린을 치사량 이상으로 복용해서 사망한다. 미국인들이 1년에 29,000톤 이상의 아스피린을 복용한다는 사실에도 불구하고 FDA는 아스피린을 규제하거나 경고문 부착을 검토한 적이 없다. 대신 FDA는 막대한 세금을 들여 인체에 무해한 비타민과 미네랄의 섭취량을 임의로 정하고 유지하도록 강요하고 있다."[2]

---

[1] '의약품의 부작용', FDA 실사 자료 CSS-D2(FDA)72-3001, 1971년 7월.
[2] 오마 게리슨, 독재 통치자들, p.217.

호스머 의원이 정곡을 찔러버린 것이다. 시민의 건강을 위협하는 것은 건강식품 상점에서 판매하는 유기농 건강식품이나 비타민이 아니다. 수없이 많은 인공 의약품들이 정말로 심각한 위협이 되고 있다. 건강 관련 강연자가 추천하는 식품 중에 탈리도마이드 복용으로 인한 기형아 출생처럼 비극적인 결과를 초래한 사례는 전혀 없다.

모든 입원 환자의 5%는 승인 받은 처방약의 부작용으로 인해 병원에 들어온다는 통계도 있다.[1] 승인 받은 의약품의 부작용으로 인해 매년 병원을 찾는 사람의 수가 최소한 150만 명이나 되는 것이다. 이런 수치로 미루어 보면 법으로 허가를 받은 약물은 불법 환각제보다도 수백 배나 더 많은 피해를 주고 있는 것이다. 의약품의 부작용 증상이 없었던 환자도 일단 병원에 입원하면 의약품으로 인한 부작용을 겪게 될 가능성이 2배 이상으로 높아진다. 실제로 병원에서 발생하는 의약품 부작용 피해 사례는 매년 350만 명에 달한다.[2]

1960년에는 치료 목적으로 사용한 약물로 인해 40여 가지나 되는 새로운 질병 또는 증후군이 나타난 것으로 밝혀졌고,[3] 오늘날에는 부작용의 종류가 훨씬 더 많다.

의사의 처방 없이 구입할 수 있는 일반 의약품도 상황은 마찬가지다. I.G. 파르벤의 바이엘 약품에서 처음 생산한 아스피린이 잘 알려진 사례다. 1974년에 이르자 미국인들은 아스피린에 열광하기 시작했고, 매년 9,000톤 이상 팔려 나갔다. 그 양은 160억 정에 달하며, 매년 1인당 복용량이 80정이나 되는 수치다!

---

1 'FDA 국장 찰스 에드워드 박사가 말하는 중요한 처방약 정보', 미국 보건교육복지국, 1971년.
2 마틴 그로스(Martin Gross), 의사들(The Doctors), 랜덤하우스, 1966년.
3 케네디 대통령의 소비자 보호 메시지, 1962년 3월 15일.

아스피린이 자연 물질과 유사한 화합물이라고 하지만, 여전히 인공 의약품인 것은 사실이다. 특히 어린아이에게 과다 투여하면 매우 위험한 것으로 알려져 있다. 한 번에 많은 양을 복용했을 때도 과잉이 되지만, 이 약품은 축적 작용이 있어서 지속적인 사용도 위험하다. 미국에서는 아스피린 과잉 복용으로 인해 매년 90여 명 이상의 사망자가 발생한다.[1]

매년 발생하는 90여 건의 사망 사고는 절대로 적은 수치가 아니다. 그러나 FDA는 아스피린 복용 안내문에 안전한 투여량을 표기하고 '의사의 처방에 따라 복용할 것'이라는 경고문을 삽입하도록 권고한 것 외에는 아무런 조치도 취하지 않았다. 여기서 핵심은 FDA가 그 이상의 조치를 취해야 한다는 것이 아니다. 영양 보조제에 대해서는 왜 그토록 불공정한 이중 잣대를 적용하느냐는 것이다.

1973년 11월, FDA는 '애프리컨Aprikern'으로 알려진 제품의 생산과 유통을 금지했다. 애프리컨은 살구 씨를 분쇄한 후 냉동 압력을 가하여 지방을 제거한 다음 캡슐로 만든 제품의 상표명이다. 분쇄와 냉동 압력 공정은 비타민 B17 함량을 보존하여 제품의 효능을 20% 정도 높이며, 칼로리를 줄이고 산패를 방지한다. 비타민 B17의 효과를 아는 사람들에게 애프리컨은 매우 인기 있는 제품이었다.

그러나 FDA는 애리조나 약학대학에서 관련 연구를 진행했다고 주장하면서 애프리컨에 '성인과 아동을 사망에 이르게 할 수 있는 독성 물질'이 함유되었다고 발표했다.[2]

---

1 FDA 자료, 1971년 7월, (FDA) 72-3002.
2 '두 가지 위험한 건강식품(These Two Health Foods 'Dangerous')', (UPI) 뉴스 크로니클, 1973년 11월 28일, p.11.

애프리컨이 성인이나 아동을 실제로 사망에 이르게 했다는 (실제로 매주 사망자를 발생시키는 아스피린처럼) 것이 아니라 '그럴 가능성이 있다'는 표현을 쓴 것에 주목해야 한다. 또 FDA는 애프리컨 제조사와의 법정 소송에서 쥐를 사용한 독성 테스트를 시행한 결과 애프리컨의 위험성을 밝혀냈다고 진술했다. 그러나 이 실험의 담당자였던 애리조나 대학의 과학자는 실험 결과가 결정적이라고 볼 수 없으며, FDA의 해석을 믿을 수 없다고 증언했다. 하지만 FDA는 이에 굴하지 않고 소송을 계속 진행했다. 그리고 FDA가 자체적으로 수행한 안전성 실험에서 애프리컨이 위험하다는 사실이 '입증' 되었다고 주장했다.[1]

애프리컨에 대한 최초 소송을 FDA와 공동으로 진행한 애리조나 소비자보호협회장인 윌리엄 딕슨은 언론과의 인터뷰에서 다음과 같이 말했다.

> "FDA의 실험 결과가 나올 때까지 6개월을 기다릴 수도 있지만, 그 사이에 이 제품을 먹고 어떤 아이가 죽는다면 우리 협회의 책임도 크지 않겠습니까?"[2]

그렇다면 아스피린 복용으로 인한 유아 사망에도 소비자보호협회의 책임이 크다는 결론을 내려도 될까? 아니면 겉치레에 불과한 '공공의 이익 보호'라는 주장이 부도덕한 이중 잣대를 감추기 위한 눈속임이라고 의심해야 할까?

정부 기관의 이중 잣대는 제약 카르텔을 위해 의약외 건강 보조제 산업계의 경쟁자들을 위협, 파괴하고 있다. 또 누군가가 이 제품을 '사

---

1 원하는 결과를 얻기 위해서 불쌍한 설치류의 머리를 망치로 으깼을지도 모르는 일이다.
2 '유력자들이 건강식품을 해롭다고 규정하다', 피닉스 가젯(Phoe nix Gazette), 1973년 11월 28일.

용하지 않아서' 죽는 문제에 대해서도 생각해 봐야 할 문제다.

이런저런 방법으로도 통하지 않자 애리조나 주 보건국장인 루이스 캐서스 박사가 나서서 공개적으로 경고하기까지 했다. 자연 상태의 살구는 정부의 금지 품목에 들어가지 않지만, 살구 씨를 쪼개서는 안 되며, 무엇보다도 '씨를 먹으면 안 된다'는 것이었다.[1]

이렇게 현명하고 자비로운 전문가가 어리석은 우리들을 돌보고 보호하려고 한다. 그 덕분에 우리는 정말 편안하게 살고 있다. 그들이 없으면 우리는 얼마나 비참해질까? 정부 간행물인「미국 식품, 의약품, 화장품 관련법」에 다음과 같은 항목이 있어서 정말로 안심이다.

"고편도苦扁挑는 독성이 있으므로 국내에서 판매하면 안 된다. '비타민 B17을 함유하고 있지 않은' 감편도甘扁挑를 판매할 때도 고편도가 5% 이상 섞이지 않도록 해야 한다. 씨앗 가루는 자연적으로 발생히는 시안화수소HCN를 100만분의 25 이상 함유하고 있어서는 안 된다."[2]

이 정도로 엄격한 기준을 통과할 수 있는 일반 의약품은 하나도 없다. 법은 시민을 보호하지 않는다. 법은 우리를 겨냥한 무기다.

1971년 12월 26일, 나는 에른스트 크렙스 주니어 박사로부터 한 통의 편지를 받았다. 그는 2년 전부터 FDA가 애프리컨에 반대할 것이라는 사실을 알고 있었다고 한다.

"정부 관리들은 이제 비타민 B17(니트릴로사이드)의 중요성을 완전히 깨달아 가고 있습니다. 비타민 B17을 발견한 공적은 개인 연구

---

1 '금지당한 살구 씨', 피닉스 가젯, 1973년 11월 29일, p. B-1.
2 이 수치는 1%의 1/400에 해당한다. FDA 발행물 No.2, 1970년 6월, p.26.

기관에 돌리기엔 너무 뛰어나고 귀중한 것으로 느껴지겠지요. 그런 생각은 그들의 태도에서 분명히 드러납니다. 과거에 인디언 영토에서 귀중한 광물이나 석유를 발견하면 정부 관리들은 인디언들을 '더 좋은 땅(?)'으로 이주시켰지요. 그때와 마찬가지로 정부는 비타민 B17과 관련된 혁신가와 선구자들이 입을 다물고 잠잠해질 때까지 문명에서 분리하려고 할 겁니다. 어떤 법적인 수단을 써서라도 말입니다. 그런 다음 정부를 후원하는 독점 기업들에게 제조 판매권을 부여할 겁니다. 애프리컨에 대한 잠재적 또는 이미 형성된 시장 규모는 최소한 비타민 C를 비롯해서 다른 비타민을 전부 합친 정도는 됩니다. 오늘날 정부는 10억 달러 규모의 시장을 며칠 만에 만들거나 없앨 수 있습니다. 단지 공개적으로 발표를 하거나 법률을 약간 바꾸기만 하면 됩니다. 공중위생국장은 저녁 TV 방송에서 인산염을 사용한 세제, 혹은 사용하지 않은 세제가 '좋다' 또는 '나쁘다'고 이야기할 수 있습니다. 그는 정해진 대사에 따라 말하고, 시장은 거기에 맞춰 돌아갑니다. 독점 카르텔은 이런 게임에서 항상 승리합니다."[1]

 FDA는 계속해서 '영양학적 사기'가 엄청난 이익을 남기는 거대 비즈니스라고 사람들에게 알려 왔다. 그러나 '정말로 엄청난' 이윤을 남기는 '진짜 거대한' 비즈니스인 제약업계에 대해서는 침묵을 지킨다. FDA 대변인은 매년 영양 보조식품에 33억 달러를 소비하는 상황이 우려스럽다고 말한다. 그 수치가 공정하고 정확히 계산된 것이라고 해도 연간 552억 달러 규모의 처방약 시장과 140억 달러 규모의 일반 의

---

[1] 크렙스 주니어 박사가 에드워드 그리핀에게 보낸 편지, 1971년 12월 26일, 그리핀의 사적인 편지 모음.

약품 시장에 비하면 새 발의 피에 불과하다. FDA가 똑같이 자신들의 책임 하에 있는 의약품 시장에 우려를 표명하지 않는다는 것이 의아스럽기만 하다.

FDA는 '일부 제약 회사 대표들의 과도한 홍보 활동'에 관한 보고서를 받았다. 그래서 제약 회사 판매원들이 자사 상품을 홍보할 때 정직하지 않은 방법을 사용한다는 사실을 인지하고 있었다. 그럼에도 불구하고 FDA는 진정으로 관리하고 통제해야 할 제약업계는 수수방관한다. 그러면서 자원과 인력을 쏟아 부어 건강 관련 강연자들을 도청하거나 미행하면서 진실과는 상관없이 FDA의 규제에 반하는 주장을 했다며 무조건 잡아들이려고 한다. 그러고는 가공 식품의 위생 규정 위반이나 제약업계의 규정 위반을 집행해야 할 때마다 세금 부족을 이유로 들어 회피한다. 그러면서 미생물이나 들장미 열매, 꿀, 살구 씨 공급업자들에 대해서는 공공의 적으로 간주하고 모든 것을 규제한다.

FDA가 이중 잣대를 들이대는 또 다른 예는 불소에 대한 태도다. 불소가 첨가된 수돗물이 충치 예방에 도움을 준다는 가정 하에 미국의 4,000개 지역 수돗물에 불소를 첨가하고 있다. 1939년, 트렌들리 딘H. Trendley Dean 박사의 연구에서 이와 같은 가설이 최초로 만들어졌는데, 박사는 또한 충치가 적은 지역에서는 식수에 평균보다 훨씬 높은 불소 함량뿐만 아니라 높은 칼슘 함량도 관찰되었다고 밝혔다. 보고서에는 '(불소가 아닌) 다른 측면이 중요한 요소가 될 수 있으며, 그 가능성을 간과해서는 안 된다.'[1]라고 명시되어 있다.

그러나 그런 가능성은 간과되었고, 오늘날까지도 무시되고 있다.

---

1 트렌들리 딘, '가정 건강과 충치', 공공보건 보고서, 1939년 5월, 54:862-888.

불소가 실제로 충치를 예방해 준다는 명백한 증거는 거의 없으며, 오히려 많은 증거들이 그 반대의 결과를 말해 준다. 딘 박사는 1938년의 연구에서 식수에 0.6피피엠의 불소가 함유된 콜로라도 푸에블로 지역에서는 37%의 주민에게 충치가 없다고 했다. 그러나 일리노이 이스트모린 지역은 불소 함량이 1.5피피엠(거의 3배)이나 되는 데도 충치 인구는 89%에 달한다. 또 20년 이상 불소가 포함된 수돗물을 공급해 온 워싱턴 DC에서도 수돗물에 불소가 포함되지 않은 지방보다 충치 인구가 오히려 3분의 1이나 높은 수치를 보여준다.[1]

그러나 불소가 실제로 충치를 감소시키는 효과가 있는지는 그다지 중요한 문제가 아니다. 정말로 중요한 것은 이 화학 물질이 독성이 강해서 소량만 섭취해도 인체에 위험하다는 점이다. 법률적으로도 제약 회사의 제품에 불소가 1밀리그램이라도 들어가면 '본 제품에 함유된 불소는 질병의 원인이 될 수 있다'는 사실을 경고문에 표기해야 할 정도다.

안티고, 위스콘신, 그랜드래피즈, 미시간, 뉴버그, 뉴욕에서 행해진 연구를 보면 모든 지역에서 수돗물에 불소를 넣기 시작한 뒤부터 몇 개월 만에 심장병으로 인한 사망률이 거의 2배로 올라갔다. 전국 평균 수준이던 사망률이 평균의 2배 수준이나 증가한 것이다. 마찬가지로 필라델피아의 한 동물원에서 불소가 함유된 식수를 사용한 뒤로 짐승과 조류의 사망률이 급격히 증가했다.[2] 폴 필립스Paul H. Phillips 박사는 시카고 대학에서 29년 동안 불소의 독성에 대해 연구해 온 생화학자다.

---

1 오마 게리슨, 독재 통치자들, p.229~230.
2 1972년의 신문 기사 참고. '불소 오염이 심장 손상을 야기하는가?', 베어드 의학박사, (시민 활동 프로그램, 608 고완 로드, 안티고, 위스콘신, 54409).

그는 극소량의 불소를 섭취하더라도 뼈에 축적되어 해로울 수 있다고 지적했다. 만성 불소 중독은 매우 오랜 기간 동안 증상으로 나타나지 않고 잠복해 있을 수 있고, 나타난다고 해도 진단이 매우 어렵다. 불소 중독은 동맥경화, 신장, 장, 피부, 위, 갑상선, 신경계 기능 이상 등 다양한 형태로 나타나기 때문이다. 또한 두통, 구토, 다운증후군, 구강 궤양, 관절 통증, 식욕 저하의 원인이 될 수 있다.

뉴욕 루즈벨트 병원의 비뇨기과 과장 사이먼 베이슬러Simon A. Beisler 박사는 이렇게 말한다.

"적절한 방식으로 불소에 대한 연구가 이루어지지 않았다는 생각이 듭니다. 식수에 함유된 불소는 신체 모든 기관에 영향을 미칠 수 있고, 장기간에 걸쳐 해를 끼친다는 증거가 있습니다."[1]

불소 화합물은 알루미늄 제조 공정에서 부산물로 만들어져 대부분은 대기로 유입되는데, 결국은 땅으로 돌아와 인간과 동물에게 해를 입히는 물질이다. 불소는 불소 증기를 흡입하기만 해도 인체에 충분히 해를 끼칠 수 있다. 그러나 먹을 수 있는 식물에 흡수되면 불소는 플루오르아세타미드 등 무기염류보다 500배나 해로운 유기화합물로 변환된다. 즉 불소가 함유된 물을 공급받은 채소나 과일은 잠재적으로 인간을 사망에 이르게 할 수 있다.[2]

이처럼 유해한 폐기물을 배출하는 알루미늄 회사는 손해배상청구 소송의 단골이었고, 패소하는 일도 많았다. 1946년 오리건 트라우트데일에서 한 시민이 불소 증기 때문에 가족의 건강에 문제가 생겼다는 것

---

[1] 오마 게리슨, 독재 통치자들, p.228~230.
[2] '불소 오염이 심장 손상을 야기하는가?', 베어드 의학박사, p.4.

을 증명한 후 알루미늄 공장에 소송을 걸었다. 1950년에 타코마 법원은 워싱턴의 알루미늄 공장에 대해 불소로 오염된 잔디를 먹고 중독된 가축의 목장 주인에게 보상해야 한다고 판결했다. 1958년 6월에는 테네시 블라운트 지역에서 농부들이 불소로 피해를 입은 가축과 곡식에 대해 배상을 받았다.[1]

유럽에서도 불소 문제가 있었다. 1930년에 발생했던 '죽음의 안개'는 급성 불소 중독이라는 결과를 낳았다. 1940년에는 펜실베이니아 도로나에서 비슷한 재앙이 있었고, 희생자의 혈액에는 불소에 노출되지 않은 사람의 혈액보다 12~25배나 많은 불소가 함유되어 있었다.[2]

1972년 11월 13일, 「미국 의사협회 저널」은 마요 병원의 조사 결과를 게재했다. 2.6피피엠과 1.7피피엠의 불소화 식수를 마시고 일어난 불소 중독 사례 2건을 비교한 것이었다. 수돗물의 불소 함량은 보통 1피피엠을 유지하고 있기 때문에, 해당 사례에서는 불소 농도가 높았다는 점이 중독의 원인으로 강조되었다. 그리고 가벼운 불소 중독 사례는 대부분 무시되었거나 다른 이유를 들어 은폐했다. 어쩌면 의사는 불소 중독 환자에게 이렇게 말했을지도 모른다.

"문제가 무엇인지는 확실하지 않습니다. 일종의 바이러스 감염일 가능성이 높습니다. 이 약을 1주일간 하루 4회 복용하고 효과가 없으면 다른 방법을 시도해 봅시다. 바이러스는 골치 아프다니까요."

---

[1] '산업적 불소 문제', 리 하디, 전국 건강연합 회보, 1973년 10월, p.20.
[2] 참고. K. 로홈, '뫼즈 강의 안개 재앙, 1930', 산업위생 유해물 저널, 1937년, 19:126~136. 필립 스테들러, '대기 중 불소 가스가 사망의 원인이 된다', 화학·공학 뉴스, 1948년, 26:3962.

미국 내 지역들이 하나 둘씩 식수를 불소화하는 동안, 많은 유럽 국가들은 그 반대 방향으로 움직이고 있었다. 1971년 1월 4일, 서독은 모든 식수에 불소 혼합을 금지했다. 1971년 11월 18일, 스웨덴도 같은 조치를 취했다. 1973년 6월 22일, 네덜란드 대법원은 불소 혼합을 위법이라고 판결했다. 전국 건강협회가 지적했듯이 이들 국가에서는 미국이 모르거나 받아들이지 않는 무언가를 알고 있는 것은 아닐까?[1]

불소가 국가 차원의 식수에 사용되고 있지 않았다면 상업적 가치가 없는 산업 폐기물 취급을 받았을 것이다. 헤어스프레이나 약품, 쥐약, 몇몇 치약 브랜드 말고는 쓸모가 없었을 것이다. FDA는 인체에 무해한 비타민, 살구 씨, 레이어트릴과 끝없는 전쟁을 벌이고 있다. 그런 반면 식수의 불소화를 의무적으로 시행하도록 지원했다는 사실은 시사하는 바가 크다.

앞에서 언급했듯이 FDA는 레이어트릴 판매자들의 안전성 테스트 결과를 승인하지 않았다. 그들이 요구하는 막대한 양의 서류에 미치지 못할 정도로 부족했고, 레이어트릴을 인간에게 투여해도 될 만큼 안전 문제가 충분히 검증되지 않았다는 이유였다.

사실 레이어트릴의 안전에 관한 기록은 서류로 매우 잘 정리되어 있다. 반면 FDA 승인을 받은 약품들은 부실한 안전성 검증으로 악명이 높다. 이를 제쳐두고라도 대형 제약 회사들이 출시하는 신약에 대한 편파적인 대우와 비교하면 FDA의 결정은 좀처럼 받아들이기 어렵다.

예를 들어, 1970년에 썰 제약Searle Pharmaceutical Company에서는 신청 1주일 만에 에스트로겐 경구피임약 신제품을 판매해도 좋다는 승인

---

[1] 전국 건강협회의 반 불소 청원서, 1974년 3월.

을 받았다. 그러나 정부 관련 분과위원회의 증언에서 드러난 바로는 썰 제약이 제출한 자료는 영국의 자료였다. (FDA는 미국에서의 자료를 고집하는 것이 일반적인 방침이다.) 또한 영국 자료 자체도 안전성이 아닌 효과에만 초점을 맞춘 것임이 밝혀졌다.

미국 하원의원 폰틴은 FDA 국장 찰스 에드워드 박사에게 썰 제약의 신약 승인 신청을 편파적으로 처리한 이유가 무엇이냐고 물었다. 그러자 에드워드 박사는 '공공의 안전'을 위해서라고 대답했다. 폰틴 의원이 공공의 안전이 이런 결정과 무슨 관계가 있느냐고 다시 물었다. 그러자 에드워드 박사는 무심결에 "제약 회사의 재정적 이익을 위험에 빠뜨리는 것은 우리의 정책이 아니다."[1]라고 말했다.

'서크Serc' 또한 FDA으로부터 특별대우를 받은 약품이다. 유니메드Unimed, Inc.에서 1966년에 출시한 이 제품은 메니에르 증후군 치료제다. 메니에르 증후군은 귀속의 합병증으로 인해 어지럼증과 평형 감각 상실을 유발한다. 그러나 치료제인 서크가 환자들의 증상을 오히려 악화시킨다는 확실한 증거가 다수 발견되었다.

의료계와 의회가 이것을 문제로 삼고 유니메드 사에 유통 금지 명령을 내려 달라고 요청했지만 거부했다. 서크의 안전성을 입증하려고 제출한 자료는 '결함이 있고', '불충분하며', '성분에 대한 거짓 진술'이 포함되어 있었고, FDA도 이를 인지하고 있었다. FDA는 추가로 심층 연구가 필요하다는 것은 인정했으나 다음과 같은 이유를 들어 서크를 계속 판매할 수 있도록 했다.

'약품 판매를 계속하는 것이 허용되지 않는 한 연구비를 조달할

---

1 '누가 항암제의 테스트를 막는가?', 앨라메다 타임스 스타(캘리포니아), 1970년 8월 3일.

수 없다.'[1]

이는 바꿔 말하면 약품에 조금은 효과가 있을지도 모르기 때문에, 그것을 입증하기 위해 연구비를 조달할 수 있도록 이미 효과가 없다고 밝혀진 약품에 허가를 내준 꼴이나 마찬가지였다. 레이어트릴을 비롯한 천연 영양제에 대한 FDA의 물러서지 않는 거부 반응과는 완벽히 대조적인 행태다. 이에 대해 윌리엄 프록스마이어 상원의원은 다음과 같이 말했다.

"FDA는 비타민과 천연 식품, 식품 보조제의 제조, 판매, 유통에 대해 매우 적대감을 드러내고 있다. 모두는 아니지만 많은 정통 의학계 종사자들도 마찬가지다. 이들은 적대감과 편견으로 건강식품 기업들을 폐업으로 내몰려고 노력하고 있다."[2]

환각제 문제는 FDA의 말도 안 되는 이중 잣대를 결정적으로 보여 준다. 오마 게리슨은 다음과 같이 회상한다.

FDA 국장인 제임스 고다드는 대학생들 앞에서 자신은 딸이 마리화나를 피우는 것은 칵테일을 마시는 것과 별로 다를 바 없다고 생각한다고 발언했다. 미국인들은 이에 충격을 받았고, 전국적으로 분노가 들끓었다. 심지어 평소 온건한 논조를 유지하는 「타임」지조차 약하게나마 다음과 같이 반감을 드러냈다.

"제약 회사의 약품이 시장에 나가도 좋을지를 판단하는 FDA는 효과와 안전성에 대해 확실한 증거를 요구해 왔다. 그래서 고다드의 견해는 특히 충격적이다. 마리화나가 인체와 정신에 끼치는 영향에

---

1 소비자 보고서, 1973년 3월, p.155~156.
2 전국 건강협회 회보, 1974년 4월, 표지. 인용.

대해 확실한 연구는 거의 이루어지지 않았다. 또 그것이 알코올보다 해로운지 아닌지를 입증하는 그 어떤 과학적인 증거도 없다."[1]

그러나 이 일이 있기 전에 고다드 박사는 미국인들이 불필요한 비타민을 섭취하는 것에 대해 유감을 표명했다. 비타민 제조를 더 세부적으로 규제하자는 것이 그의 의견이었다. 전혀 인체에 해롭지 않은 비타민에 대해서는 매우 엄격한 태도를 보인 것이다. 그가 지지한 FDA 법안에 따르면, 무해한 식물이나 식품 보조제를 사용해서 신진대사와 관련된 질병 치유를 권유하는 사람들에게는 최대 징역 30년까지 선고할 수 있었다. 굳이 여기서 마리화나의 이런저런 해로운 점을 강조하지 않더라도 무해한 것과는 거리가 멀지 않은가? 환각제에 대한 그들의 관용에 비하면 그가 건강식품에 보여주는 알레르기 반응은 이해하기 어려운 수준이다.

하르딘 존스 박사는 캘리포니아 주립대학 의학·생리학 교수이자 도너 대학 실험실 부원장이다. 1974년 5월 20일, 그는 의회 내 안전 분과위원회에 출석해서 다음과 같이 증언했다.

"방사선이 인간에게 미치는 영향을 연구하는 '손상 분야' 전문가로서…… '소량'의 마리화나를 사용하더라도 150뢴트겐 정도의 방사선에 노출되었던 원자폭탄 폭발에서 생존한 사람과 비슷한 종류, 비슷한 정도의 손상을 입게 됩니다. 또한 증상도 비슷하게 나타납니다. 건강교육복지국의 보고서는 과학적으로 부적절합니다. 규명이 필요한 주제에 대해 정확히 다루고 있지 않습니다. 이 보고서를 읽은 대중들은 마리화나가 무해하다는 것이 과학적으로 증명되었다며 잘못된 믿음을

---

1 오마 게리슨, 독재 통치자들, p.175~176.

갖게 될 가능성이 있습니다."[1]

　이것이 FDA의 이중 잣대다. 우리는 '안전성'이라는 측면에서 완벽하다고 할 수 없는 아스피린을 비롯해 수십 가지 의약품을 제약 없이 얼마든지 살 수 있다. 알코올과 담배를 트럭 한 대 분량으로 살 수도 있다. 그리고 미국 내 4,000여 곳 이상의 지역 주민들은 선택의 여지도 없이 불소가 함유된 식수를 마시고 있다. 그러나 건강 보조 식품이나 비타민에 관해서라면 FDA는 복수의 화신처럼 친히 하늘에서 강림하여 국민 건강을 돌보는 신성한 수호자를 자처한다.

　태어나지 않은 태아의 목숨을 빼앗은 여성은 법원에서 무죄 판결을 받는다. 자신이 원하는 대로 자신의 아이를 처분할 결정권이 있다는 논리다. 그러나 자신의 생명 또는 가족의 생명을 구하려고 레이어트릴을 구입하는 행위는 범죄로 간주된다. 우리는 이런 개탄스러운 이중 잣대를 얼마나 더 참고 견뎌야 할까?

---

[1] '의학 박사가 말하는 마리화나 흡연의 독성(AP)', 보스턴 헤럴드 아메리칸(Boston Herald American), 1974년 5월 21일, p.2.

12
위험한 줄타기

레이어트릴을 사용하지 못하도록 협박당한 의사들; 제약업계가 레이어트릴을 대체할 수 있는 특허 약품을 찾는 이유; 레이어트릴 사용에 찬성하며 FDA에 맞선 의사들.

어떤 의사들은 인공 의약품 사용을 최소한으로 줄이고, 질병 치료에 영양학적 접근 방식을 사용해야 한다고 주장한다. 이들의 입을 모두 막을 수만 있다면 FDA는 무척 기뻐할 것이다. 그러나 정부 기관인 FDA로서도 최소한 언론의 자유를 보장하는 척은 해야 한다. 그래서 발언 내용을 규제하지는 않지만 발언 중에 언급되는 물질의 판매는 금지했다.

의사와 건강 관련 강연자들이 공개적으로 비타민 B17을 지지하더라도 암환자들이 실질적으로 살구 씨나 애프리컷, 레이어트릴을 구할 방법이 없다면 기득권자들에게 위협이 되지 않을 것이다. 따라서 FDA는 암 치료 목적의 비타민 B17을 생산, 유통, 처방하는 사람들을 위협하고, 그들의 삶을 파괴하느라 많은 자원을 낭비하고 있다. 특히 의사들은 강력하게 대처해야 할 대상이다.

만약 많은 의사들이 레이어트릴 치료법을 쓰고도 처벌을 받지 않는다면 레이어트릴의 의학적 효력을 인정한 꼴이 될 것이다. 그렇다면 수문을 열어 놓은 것처럼 레이어트릴 지지 세력은 폭발적으로 늘어날 것이 분명하다. 이런 이유 때문에 FDA는 저항을 시도하는 의사들을 공개적으로 파괴하고 망신을 줘서 입을 막으려고 한다. 어리석은 대항을 하면 어떻게 되는지를 다른 의사들에게 똑똑히 보여주는 것이다.

캘리포니아 실마 지역의 하비 하워드 재판에서 이 점이 여실히 드러났다. 그는 암환자들에게 레이어트릴 알약을 판매한 혐의로 기소되었다. 국가 측 증인으로 캘리포니아 주 보건국의 랄프 와일러스타인 Ralph Weilerstein 박사가 출석했다. 와일러스타인 박사는 '명망 있는' 의사가 레이어트릴을 처방한 사례가 있는지에 대해 질문을 받았다. 그의 대답은 이랬다.

"내가 아는 바로는 1963년 이래로 캘리포니아에서 레이어트릴을 처방한 의사는 모두 기소되어 처벌을 받았습니다."[1]

요컨대 이런 논리다.

"레이어트릴을 처방한 모든 의사는 기소되었다. 기소된 의사는 명망이 있을 수가 없다. 그러므로 '명망 있는' 의사는 레이어트릴을 처방하지 않는다!"

의사들은 이런 딜레마에 직면한다. 히포크라테스 선서와 개인의 도덕적 의무에 따라 환자에게 가장 좋은 결과를 가져오리라고 예상되는 행위를 할 것인가? 아니면 정치적인 의사들이 정치·경제적 기득권자들이 만들어 놓은 규정을 따를 것인가? 인간의 본성에 비춰

---

[1] '실마의 주민이 암 사기 혐의로 재판을 앞두고 있다.' LA 타임스, 반 누이스 지역 기사, 1972년 9월 15일.

보건대, 극히 일부를 제외하면 도덕적 의무감에 따라 행동하기는 어렵다.

에른스트 크렙스 주니어 박사는 FDA와의 수없는 법정 공방을 벌인 베테랑 의사다. 1971년 3월 9일, 의사이자 의학박사인 존 리처드슨 John Richardson에게 자신과 같은 길을 걸었을 때 겪게 될 파괴적인 결과에 대해 편지를 써서 보냈다. 리처드슨 박사의 논문이 출판되기 전에 읽은 크렙스 박사는 편지에서 다음과 같이 말했다.

의사가 자신의 길을 걷기로 했다면 출판된 논문에 대한 결과를 피하기 어렵다는 것을 꼭 기억해 둬야 합니다. 이 일은 직업적 권위, 가족, 심지어 신변의 안전에까지 대단히 파괴적인 영향을 미칠 것입니다. 지난 목요일 로스앤젤레스 쉐라톤웨스트에서 열린 강연의 질의 응답 시간에 예전에 만났던 매우 진실하고 열정적인 여성이 자리에서 일어나 제게 물었습니다.

"저는 소련의 의사였지만 자유주의 신념을 가지고 조국을 떠나 이곳에 왔습니다. 그러나 여기서도 의료계는 저에게 레이어트릴을 사용하면 의사 면허를 취소하겠다 통보해 왔습니다. 저도 당신처럼 싸우고 싶습니다. 어떻게 해야 할까요?"

저는 이렇게 답변했습니다.

"당신은 의사가 절대적으로 부족한 사회의 의사로서 대단한 책임을 갖고 있습니다. 준비되지 않은 전쟁에 뛰어드는 것보다는 레이어트릴은 그만 잊어버리고 자신의 위치에서 최선을 다하는 편이 더 좋은 일을 할 수 있을 겁니다. 당신은 변증법적 유물론에 익숙하니 제 논리를 이해할 수 있겠지요? 신은 당신에게 그렇게까지 최전방에서 싸우도록 의무를 부여하지 않았습니다. 저는 단지 제가 신의 부름으로 이 일을 하고 있다는 사실만 알 뿐입니다."[1]

리처드슨 박사의 신변에 위협이 있을 수 있다는 경고는 근거 없는 억측에서 비롯된 이야기가 아니었다. 크렙스 주니어 박사는 같은 편지에서 다음과 같이 설명했다.

당시 저와 함께 있던 비서가 증언해 줄 것입니다. 로스앤젤레스에서 청중 400명에게 암에 관한 강연을 효과적으로 마치고 나서 5시간이 지난 후였습니다. 샌프란시스코로 돌아오는 길에 내 차에 누군가가 총격을 가해 앞 유리가 박살이 났습니다. 다음날 밤에는 처음 총격 지점에서 300마일이나 떨어진 장소에서 자동차 뒤 유리창에 총격을 받았습니다. 경찰은 "아마도 누군가가 경고를 하고 싶었나 봅니다."라고만 말했습니다. 물리적 폭력에 대해 곱씹고 싶지는 않지만, 지금은 고인이 된 아서 해리스 박사 역시 레이어트릴을 계속 사용하면 살해될 것이라고 두 남자에게 위협을 받았습니다. 그 후로 우리는 모든 일을 나눠서 했습니다. 우리 둘 중 하나가 갑자기 총에 맞아 죽더라도 결정적인 타격을 입지 않도록 하려는 조치였습니다.[2]

이런 종류의 압박과 위협에 맞서 싸우려면 비범한 사람이어야 한다. 용기를 가지고 원칙을 지키라고 말하는 사람은 많다. 하지만 막상 일이 닥치고 상대방이 비열하게 나오기 시작하면 굴하지 않고 계속 나아갈 수 있는 사람은 많지 않다.

크렙스 주니어 박사는 그만큼 비범한 사람이었다. 그는 대학에서

---

1 크렙스 주니어 박사가 리처드슨 박사에게 보낸 편지, 1971년 3월 9일, 그리핀의 사적인 편지 모음.
2 크렙스 주니어 박사가 리처드슨 박사에게 보낸 편지, 1971년 3월 9일, 그리핀의 사적인 편지 모음.

박사 후 과정을 밟는 학생 시절부터 영양막세포 이론을 강력하게 옹호했으며, 비타민 B17에 대한 실험 연구로 주목을 받았다. 1973년 9월 23일, 나에게 보낸 편지에서 크렙스 주니어 박사는 신념의 결과로 엄청난 압박을 받았다고 고백했다.

"지도 교수는 복종하고 순응하라고 제게 말해 주었습니다. 또한 통제(기존 정통 의학계에 들어가기)를 거부하면 완전히 잊힌 사람이 될 것이라고 경고했습니다. 학문적 업적이나 학위, 직업, 연구 활동 등 아무 것도 하지 못하게 될 거라는 의미였지요. 물론 내 신념을 따르면 기존의 의사 사회가 나를 우호적으로 대하지 않겠지만, 독립해서 스스로 연구소를 설립할 정도의 자유는 있지 않겠느냐고 완곡하게 대답했습니다. 그래서 구역질나는 자유 기업의 원칙 덕분에 존 비어드 기념 재단을 설립할 수 있었습니다."[1]

1부의 '02. 맨해튼 대학살'에서 언급한 메모리얼 슬론·케터링 암 센터와 관련된 놀라운 이야기를 기억할 것이다. 스기우라 가네마츠 박사는 자신이 실험한 항암제 중에서 레이어트릴이 가장 효능이 높다는 것을 알게 되었다. 그러자 스기우라 박사의 상사들은 새로운 발견의 신빙성을 떨어드리려고 3년짜리 프로젝트를 시작했다.

그러나 프로젝트는 그들이 원하는 결과를 쉽게 가져다주지 않았다. 실패를 목적으로 계획된 실험을 실시할 때마다 매번 계획이 '사기'라는 것이 드러나거나 스기우라 박사의 주장이 옳다는 사실만을 증명해 줄 뿐이었다. 1977년까지는 레이어트릴을 주입 받은 생쥐가 주입 받

---

[1] 크렙스 주니어 박사가 에드워드 그리핀에게 보내는 편지. 1973년 9월 23일, 그리핀의 사적인 편지 모음.

지 못한 생쥐보다 더 좋아졌다는 실험 결과를 얻지 못했다. 그러나 이런 결과는 메모리얼 슬론·케터링 암센터가 기다리던 것이었고, 그들은 데이터의 신빙성에는 관심이 없었다. 세상이 기억하는 보고서의 내용은 '레이어트릴에 항암 성분이 있다는 것을 입증하는 과학적 증거가 없다'는 것이었다.

불행히도 모든 것은 예정된 수순대로 돌아갔다. 메모리얼 슬론·케터링 암센터의 보고서가 나오기 4년 전에 나는 '시나리오 : 미리 기록하는 미래'라는 기사를 썼다. 1973년 10월에 실린 기사의 내용은 다음과 같다.

> 메모리얼 슬론·케터링 암센터는 정통 의학계를 대변하는 전형적인 조직이다. '암과의 전쟁'을 선포한 후 이 조직에는 수백만 달러의 막대한 예산이 투입되고 있다. 그런데 단 한 푼의 세금 지원도 받지 않은 독자적인 몇몇 연구원들이 20여년 이상 레이어트릴의 효능에 대해 주장하고 있다. 엄청난 세금 지원을 받으며 암 치료법을 연구하는 메모리얼 슬론·케터링 암센터에서 레이어트릴의 효능을 인정한다는 것은 생각만 해도 수치스러운 일일 것이다. 정부 보조금, 정부 프로그램, 정부 통제와 아주 긴밀하게 연관된 이 조직은 자유 기업의 승리를 인정할 수는 없는 것이다. 따라서 메모리얼 슬론·케터링 암센터를 포함해 정부 지원에 직·간접적으로 기대고 있는 의료·과학계에서는 다음과 같은 활동을 시도할 것으로 예상된다.
>
> 1. 레이어트릴이라는 열차에 무임승차한다.
> 2. 믿을 수 없는 과거의 오류에도 불구하고 뻔뻔하게 자신들의 주장을 유지한다.
> 3. 레이어트릴을 발견한 선구자들에게 공적이 돌아가는 것을 막

는다.

 미래를 구체적으로 예측한다는 것은 항상 위험한 일이지만, 그 과정은 다음과 같을 가능성이 매우 높다.

 레이어트릴은 진짜 레이어트릴이 아니다. '레이어트릴'이라는 상표명은 점차 '아미그달린'으로 대체될 것이다. 그리고 이 물질의 종류와 공급원에 대해 관심이 폭발할 것이다.

 최종적인 상품은 아미그달린의 효능을 증대시키는 다른 물질과 혼합되는 등 새롭게 만들어질 것이다. 결국 대중이 접하게 되는 레이어트릴의 최종 상품명은 '레이어트릴'이 아닐 것이다.[1]

 자연에 대한 인간의 승리다. 투입된 연구비의 정당성을 입증하려면 최종적인 상품은 인공의 물질이어야 한다. 이 과정에서 자연의 작용을 인정한다고 해도 인공 혼합물 때문에 일어나는 매우 '중요한' 반응이라고 우길 것이다. 애초에 암의 발생은 자연적이었고, 인류의 끝없는 지성과 발전으로 자연을 사실상 정복하게 되었다는 이야기가 널리 퍼질 것이다. 이 이야기에서 레이어트릴을 개발하고 선도했던 사람들은 전체의 해답 중에서 아주 미약한 부분만을 우연히 건드린 초창기의 연구원 정도로 제한될 것이다.

 정부의 개입을 정당화한다. 정통 의학계의 가장 중요한 목표 중의 하나는 정부의 악화된 이미지를 회복하는 것이다. 정부는 무슨 일이 있어도 시민들에게 공공 보건에 대한 정부의 감독과 통제를 수용하게 만들려고 한다. 이에 따라 우리는 정부가 '암과의 전쟁'을 벌인 결과

---

1 레이어트릴과 아미그달린 화합물에서 분자 구조의 배열에는 사소한 차이가 있다. 그러나 쟁점을 흐리기 위해 '레이어트릴'이라는 단어를 암 치료를 위해 개발한 특수 화합물을 가리키는 용어로 쓰이며, 최종 물질을 의미하지 않을 것이다.

마침내 가장 끔찍한 질병인 암 치료법을 개발할 수 있었다는 사실을 반복해서 듣게 될 것이다. 그리고 그 임무는 개인 연구 기관이 맡기에는 너무 거대한 문제라는 점도 강조될 것이다. 이익이 목적이 아니라 인류의 안녕을 위해 일하는 정부만이 할 수 있는 일이라는 것이다. 어쩌면 그 공적은 UN 세계보건기구의 이름으로 협력한 '다수' 정부의 국제적인 노력으로 돌아갈지도 모른다. 따라서 정부가 공공 사업을 확장해야 하는 것은 물론이고, '세계 정부'로서 더욱 강화되어야 한다는 결론에 도달할 것이다.

이익을 독점할 것이다. 대기업들은 오래 전부터 경쟁을 줄이고 가능한 한 최대의 이익을 얻는 정책을 유지해 왔다. 화학·제약 산업은 지속적으로 자유 경쟁을 제한하고 카르텔을 형성해서 막대한 이익을 거두어들인 집단이다.[1]

앞에서 설명했던 스탠다드 오일과 I.G. 파르벤 사이의 수소 첨가 공정에 대한 협정을 설명한 뒤, 기사는 이렇게 이어진다.

레이어트릴 사건은 수소 첨가 공정 사건과 비슷하다. 레이어트릴은 20년간 제거해야 할 경쟁으로 인식되었다. 그러나 이제 레이어트릴이 제거될 수 없음이 명백해지자 '얻을 수 있는 이득을 얻고, 카르텔이 기존에 가지고 있는 마케팅 기반을 통해 최종적으로 만들어질 상품의 유통을 장악하는 것'으로 목적이 바뀔 것이다. 레이어트릴은 '아미그달린'이라는 대체 상표명으로, 또는 다른 인공 혼합물과 결합된 완전히 다른 이름의 상품으로 대량 생산될 것이다. 그리고 기존의

---

[1] 선택의 자유를 위한 위원회 소식지(Committee for Freedom-of-Choice Newsletter), 1973년 10월.

처방약과 같은 경로를 통해 유통되고, 제조사 간의 가격 경쟁도 하지 않을 것이다. 최종 소비자 가격은 효능을 생각하면 터무니없는 정도는 아니라고 느껴질 수 있겠지만, 제조사는 과도한 이익을 챙기게 될 것이다. 무엇보다도 이렇게 탄생한 제품은 영양 보충제나 비타민으로 간주되지 않을 것이다. 그러므로 제약업계가 가지고 있던 대중적 권위와 기득권을 지킬 수 있을 것이며, 비타민과 대치하고 있는 지금의 정통 의학계는 앞으로도 방해를 받지 않고 비즈니스를 영위해 나갈 것이다. 이 모든 것은 메모리얼 슬론·케터링 암센터의 실험과 함께 시작된 예측 가능한 시나리오다.

우리는 이 시나리오와 일치하는 결말을 맞게 될까? 물론 시간이 지나기 전에는 모를 일이다. 그러나 많은 사람들이 충분히 알게 되면 그와 같은 일을 막으려는 움직임이 일어날지 모른다. 사실 그것이 내가 이 글을 쓰는 목적이다. 속아야 할 사람이 미리 경고를 받으면 속임수가 성공하기 어렵다는 것은 자명한 일이다. 앞으로 예상되는 일을 미리 확실히 해 둠으로써 사기꾼들을 좌절시키거나 최소한 그들이 다른 길을 선택할 수 있도록 하여 더 큰 피해를 막자는 것이 내 희망이다.[1]

그 이듬해인 1974년 12월, 이 책 『암 없는 세상World Without Cancer』의 초판이 출판되었고, 메모리얼 슬론·케터링 암센터 사건이 대중들에게 막 알려지기 시작했다. 초판의 471페이지에는 다음과 같은 예측이 수록되어 있다.

---

[1] 선택의 자유를 위한 위원회 소식지(Committee for Freedom-of-Choice Newsletter), 1973년 10월.

"이 글을 쓰는 시점에서 메모리얼 슬론·케터링 암센터 내부의 정보 제공자에 따르면, 레이어트릴의 효능을 증명하는 세 번째 실험이 최소한 처음 실험 결과와 같을 것이라고 한다. 이 프로젝트의 책임자들은 전체 실험이 끝날 때까지 문제가 공론화되는 것을 꺼리고 있으며, 모든 의심을 날려버릴 만한 자료가 모이자마자 레이어트릴의 효능을 공식적으로 발표하기를 희망하고 있다. 물론 충분히 합리적인 방안이다. 그러나 우리는 때를 기다리며 숨죽이고 있지는 않을 것이다. 특히 그 실험이 몇 달 혹은 몇 년이 걸릴지 모르기 때문이다.[1] 메모리얼 슬론·케터링 암센터의 내부 인사들이 상부로부터의 압력에 저항하는 데 성공하기를 함께 기원하자. 그러나 모든 것이 완성될 때까지는 축배를 들 수 없다는 것을 이해해 주기 바란다."[2]

이 글을 쓸 당시에는 이렇게까지 정확한 예측이 될 것이라고는 생각하지 못했다. 나는 메모리얼 슬론·케터링 암센터와 가까운 믿을 만한 소식통으로부터 이 책이 출판된 후 임원들 사이에 큰 소동이 일어났다는 말을 전해 들었다. 그들은 '온건한' 방식으로 서로 타협하는 편이 '우리(레이어트릴 지지 세력)가 원하는 방향으로 가는데' 도움이 될 것이라고 전해 왔다. 지금처럼 노골적으로 '강경 노선'을 유지한다면 레이어트릴에 대한 공식적인 수용이 더 늦어질 뿐이라는 것이었다. 메모리얼 슬론·케터링 암센터의 프로젝트를 담당하는 로이드 올드 박사는 영양막세포 이론이 옳다고 믿게 되었고, 적극적으로 돕고 싶다고 했다. 그러나 기득권과 카르텔, 정치적 음모에 대해 강경한 입장을 취하고 있

---

1 에드워드 그리핀, 암 없는 세상: 비타민 B17 이야기, 아메리칸 미디어, 1974년 초판, p.471.
2 실험은 3년 더 계속되었다.

는 이 책이 출판되자 그것은 더욱 멀어졌다. 올드 박사의 상사들과 그 상사들을 움직이는 사람들이 레이어트릴에 관한 문제에 대해 더욱 민감하게 반응하게 된 것이다.

만약 이것이 사실이라면 심각한 문제다. 전문 연구자들이 암으로 인해 사망하는 수많은 인명을 구하겠다는 막중한 임무를 지고 있다. 이들의 연구 결과에 수많은 사람들의 목숨이 달려 있다. 하지만 이들은 자신들과 관계가 나쁘거나 '강경 노선'을 걷는 세력이라는 이유로 자신들이 '유망하다'고 인정한 프로젝트를 중도에 멈추게 할 수 있다고 위협한다!

암 치료제 개발의 공로가 누구에게 돌아가건 암으로 인한 죽음을 막을 수 있다면 무슨 차이가 있느냐고 생각하는 사람들이 있다. 그러나 분명 '차이는 있다.'

치료제 개발을 방해하던 사람들이 치료제를 개발한 사람으로 인정된다면 많은 것들이 달라진다. 무지와 오만과 굴종으로 40년 이상 진실을 감춰 온 사람들이 의료계에서 인정을 받는다면 많은 것이 달라진다. '집단 살인'이라고 볼 수밖에 없을 정도로 너무나 많은 사람들에게 고통과 죽음을 불러온 정책을 시행한 정치인들에게 공적이 돌아간다면 정말로 많은 것이 달라진다. 공로를 누구에게 돌아가게 할 것이냐가 만들어 내는 차이는 과거를 배반한 자에게 미래를 맡길 것인가, 맡기지 말 것인가의 문제다.

메모리얼 슬론·케터링 암센터와 관련된 일화는 복종을 요구하는 의료계의 압박에 맞설 수 있는 사람은 거의 없다는 사실을 확인시켜 주는 좋은 사례일 뿐이다. 크렙스 주니어 박사가 리처드슨 박사에게 보낸 편지로 돌아가 보자.

"암이 있는 곳에 행동이 있습니다. 순수한 마음에서 레이어트릴과 관련된 일에 뛰어든 사람들은 미국 시민으로서 겪을 수 있는 어떤 고초와도 견주기 어려운 고통을 겪게 됩니다. 그래서 나는 훌륭하고 헌신적인 의사들을 강하게 만류하는 것입니다. 물론 모든 사회에는 옳은 일을 위해 가장 위험한 줄타기를 해야만 온전하게 삶의 의미를 느낄 수 있는 소수의 사람들이 존재합니다."[1]

리처드슨 박사는 이미 위험한 줄타기를 하고 있는 소수의 사람들이 보내는 경고를 진지하게 받아들였다. 하지만 그 역시 같은 줄에 올라섰다. 자신의 임상 경험이 레이어트릴의 효능을 증명해 주었기에 물러설 수 없었던 것이다.

리처드슨 박사가 대립적인 일에 헌신한 것은 처음이 아니었다. 존 버치 소사이어티John Birch Society의 일원이었을 때, 그는 기득권 언론의 공격을 받아 쓴맛을 본 적이 있었다. 많은 사람들이 '신문에서 읽은 내용은 믿을 만한 구석이 하나도 없다!'고 말한다. 하지만 실제와는 반대로 활자화되는 것이라면 무조건 믿는 경향이 있다. 사람들은 버치 소사이어티가 불미스러운 집단이라는 기사도 사실처럼 받아들였.

버치 소사이어티의 구성원들은 공산주의, 군국주의, 나치주의, 사회주의, 뉴딜주의 등 집단주의를 기반으로 하는 모든 '주의'는 기본적으로 유사하다는 것을 미국인들에게 알려 왔다. 그들은 여기서 더 나아가 세계의 모든 문제에 대한 해결책이 정부를 축소하는 것에 있다고 주장했다. 이 과정에서 그들은 카르텔과 유착된 이익과 권력의 메커니즘

---

[1] 크렙스 주니어 박사가 J. A. 리처드슨 박사에게 보낸 편지. 1971년 3월 9일, 그리핀의 사적인 편지 모음.

을 공격 대상으로 삼았다.

전체의 일부에 대한 반대 의견은 어느 정도 용인된다. 공산주의 체제의 전복이나 공무원의 부패, 과도한 세금, 재정 적자 등은 비판을 받아 마땅하다. 그러나 이 모든 현상의 배후이자 원인인 집단주의 자체를 공격 대상으로 삼으면 큰일이 일어난다. 바로 그 순간 카르텔과의 유착 세력, 공산주의자, 신 나치주의자, 얼굴 없는 정부의 엘리트 등 미국의 미래 지도자로 예정된 모든 세력들의 분노를 사게 된다. 이들 각각의 세력은 세계 정부를 향한 세력 다툼에서는 서로 경쟁할지도 모른다. 그러나 정부의 규모와 권력의 축소를 공개적으로 요구하는 세력에 대해서라면 모두가 똘똘 뭉친다.

결국 리처드슨 박사는 자신의 앞을 가로막고 있는 거대한 반대 세력의 본질을 잘 알게 되었다. 그때까지 레이어트릴을 지지하는 사람들은 FDA를 깨어나게 해서 오류를 수정하고, 그들의 태도를 변화시키려고 했다. 하지만 그는 이런 방식의 활동이 시간낭비라는 것을 깨닫게 되었다.

어떤 사람들은 FDA에 레이어트릴의 효능을 증명하기 위한 추가적인 실험을 탄원하는 진정서를 내기도 했다. 하지만 그는 "이 문제에서 FDA가 완전히 손을 떼게 만들어야 한다!"라고 주장했다. 어떤 사람들은 NBC 방송 제작자들의 노골적인 불공정성에 큰 충격을 받으면서도 그 정도는 최악이 아니라는 것에 놀라워 할 뿐이었다. 리처드슨 박사는 FDA와 관련된 법규의 합헌성에 의문을 제기할 수 있는 방법을 찾으려고 했다.

1972년 6월 2일, 리처드슨 박사는 캘리포니아 주 FDA의 '의료 사기 금지' 조항을 위반했다는 죄로 체포되었다. 암을 치료하는 데 레이어트릴을 사용한 혐의였다. 무장한 공무원들이 그의 사무실로 찾아와 환자들 앞에서 (FDA가 미리 정보를 흘렸기 때문에 체포 장면을 담으려는 사진 기자들이 대기하고 있었다.) 리처드슨 박사와 두 간호사에게 수갑을 채운 채 끌고 가서 강력 범죄자들과 함께 구치소에 수감시켰다. 사무실은 압수 수색으로 난장판이 되었고, 리처드슨 박사의 개인적인 자료와 서신은 모두 압수되었다. 치료가 필요한 환자들은 집으로 돌려보냈다. 다리에 말기 암을 앓고 있던 어린이는 그 후 곧바로 사망했다. 치료 중단과 경찰의 현장 급습으로 인한 심리적 트라우마가 아니었더라면 이 죽음은 막을 수 있었을지 모른다.

리처드슨 박사는 의료의 자유를 향한 길고 소모적인 법정 싸움을 벌였다. 1974년 5월, 2년간 두 번의 공판(모두 불일치 배심으로 끝남)을 거쳐 소송은 마무리되었다. 법원은 FDA가 리처드슨 박사의 유죄를 증명하는 데 실패했으며, 혐의를 기각한다는 판결을 내렸다.

그러나 전쟁은 끝나지 않았다. 법정에서 좌절한 캘리포니아 FDA는 리처드슨의 환자들에게 연락을 취했다. 치료에 만족하지 못한 환자들을 찾아내서 정부가 모든 법적 비용을 부담하는 조건으로 소송을 제기하도록 유도했다. 어떤 의사가 되었든 이런 제안에 흥미를 보이는 한두 사람의 환자는 나타나기 마련이다. 그러나 리처드슨 박사에게 소송을 제기하려는 환자는 한 사람도 없었다. 정부 공무원에게 연락을 받은 환자들은 귀찮게 하지 말고 꺼지라고 했다. 마침내 '도로시 소로카'라는 환자의 아버지가 FDA의 소송 권유에 동의했다. 레이어트릴은 의료 사기라며 딸을 설득하던 사람이었다. 하지만 그의 소송은 자신의 딸이 증인으로 출석하자마자 중단되고 말았다. 그녀는 레이어트릴 치료를 옹호했을 뿐만 아니라, 검사에게도 매우 유감이지만 건강 상태가 계속

호전되고 있다고 말했다.[1]

그때까지는 캘리포니아 FDA가 리처드슨 개인 병원에 대해 탄압을 했다. 그러나 세 번째로 실패한 후에는 미국 '연방 FDA'가 개입할 차례였다. 리처드슨 박사는 그 다음에 벌어진 일들에 대해 다음과 같이 말했다.

"1975년 2월, 미네소타, 앨라배마, 워싱턴, 위스콘신, 오리건 주 경찰은 유통 과정에 있던 레이어트릴을 압수했다. 우리 병원에서 치료를 마치고 유지 관리를 위해 레이어트릴을 필요로 하는 환자들에게 배송된 제품이었다. 나는 이 압수 절차의 주된 목적을 간파했다. 레이어트릴 배송이 주 경계선을 넘어 이루어졌고, 따라서 내 행위는 이론상 주간 거래에 포함되었다. 이는 연방정부가 규제하기 위한 조치였다. 이 조치의 또 다른 목적도 곧 알게 되었다. 나를 법정에 출석시켜 수렁에 빠뜨리기 위함이었다. 나는 레이어트릴을 압수한 각 주에서 소환장을 받았다. 주 법정에 직접 출석해서 수많은 범죄 목록으로부터 내 자신을 변호해야 했다. 법적으로 다른 주에서는 다른 변호사를 고용해야 했다. 각 공판에 참석하기 위해 여러 주를 돌아다녀야 했고, 끝없는 공청회와 심문에도 출석해야 했다. 변호사들에게는 천국이었겠지만 나에게는 지옥이었다. 그럴만한 돈도 시간도 없었다. 나는 결국 연방정부와 주정부의 힘에 맞서는 한 개인일 뿐이었다. 말 그대로 고층 빌딩을 가득 채운 변호사와 공무원들은 세금으로 움직이고 있었다. 시간과 돈은 그들에게 제약이 될 수 없었다. 이때쯤 국세청은 내

---

[1] 리처드슨·그리핀(Richardson and Griffin) 공저, 레이어트릴 재판의 역사(Laetrile Case Histories), p.81.

사무실로 찾아와 오류와 모순을 찾아내려고 서류를 샅샅이 뒤지기 시작했다. 우리는 이미 1971년과 1972년의 회계 감사에서 많은 벌금을 문 터였다. 또 다시 불공정한 세금이 임의대로 책정되었고, 1973년에는 회계 감사도 없이 세금 19,000달러가 부과되었다. 나는 공식적으로 이의를 제기했다. 국세청은 조세재판소의 청문회가 있기까지 문제가 되는 금액을 제 3자에게 예치해 둘 수 있다고 했다. 내 지위는 1년 후에 회복되었다. 면밀한 검토 끝에 나는 초과 납부한 세금을 환급받았다. 하지만 그러는 사이에도 국세청 징세과에서는 사전 협의를 무시하고 권력을 휘두르려고 했다. 집을 경매에 넘기겠다는 위협을 받았고, 실제로 유치권이 행사되기 10일 전에 겨우 환급 판결을 받았다. 연방정부의 올가미가 점점 조여 오면서 나는 처음으로 패배할 것이라는 좌절감을 느끼기 시작했다."[1]

이 사건이 마무리되기까지는 몇 년이 더 걸렸다. 결국에는 리처드슨 박사의 예감이 옳았다. 1976년, 그는 캘리포니아 보건 입법위원회에서 레이어트릴 합법화를 위한 법안에 관해 증언하기로 되어 있었다. 그가 공청회장에 들어서려고 할 때, 사복 경찰이 그를 체포해 수갑을 채운 채 교도소로 끌고 갔다. 이것이 바로 레이어트릴 밀수에 '공모'했다는 혐의에 대한 기나긴 연방 법정과의 싸움의 시작이었다. 리처드슨 박사는 밀수에 관여하지 않았다. 그러나 레이어트릴을 합법적으로 수입했다는 것을 증명하기 어려운 공급원으로부터 레이어트릴을 구입했던 것이다. 공급자들에게 수입 증명서를 요구하지 않았다는 이유로 그는

---

[1] 리처드슨·그리핀(Richardson and Griffin) 공저, 레이어트릴 재판의 역사(Laetrile Case Histories), p.85~86.

약품이 밀수되었음을 알고 있었다는 혐의를 받게 되었다. 그러므로 환자들을 위한 레이어트릴을 구입할 때 밀수자들과 '공모'했다는 것이다. 이런 어처구니없는 논리에 따라 연방정부는 마침내 유죄 선고를 받아냈다. 이 공판이 진행되는 동안 FDA는 캘리포니아 의료감시 위원회에 다음과 같은 공문을 보냈다.

"FDA는 리처드슨 박사가 법으로 금지되고, 과학적으로 근거가 없으며, 의학적으로 정당화할 수 없는 행위에 연루되었다고 생각합니다. 우리는 그런 행위가 비도덕적이고, 비전문적이라고 생각합니다. 효능이 입증되지 않은 이 치료법의 유통과 홍보를 계속하는 것은 대중에 대한 기만입니다. 특히 리처드슨 박사는 암환자들에게 무책임하고 위험한 조언을 했습니다. 수술을 받거나 방사선 치료를 받는 대신 레이어트릴 치료법을 권했습니다. 환자들이 이 조언을 따른다면 분명 잠재적인 재앙이 닥칠 것입니다. 이런 이유로 본 FDA는 의료감시 위원회에 리처드슨 박사의 의사 면허를 취소할 것을 정중히 권고합니다."[1]

샌프란시스코에서 열린 의료감시 위원회의 공청회는 샌디에이고의 밀수 '공모' 관련 재판과 같은 시간에 열렸다. FDA에서 은밀히 양쪽에 손을 쓴 것이다. 리처드슨 박사가 참석했더라도 결과가 많이 달라지지는 않겠지만, 법정에 출석해야 했던 박사는 공청회에서 자신을 방어할 수 없었다. 공청회는 마치 스탈린의 여론 조작용 공개 재판과도 같았다. 결과는 이미 정해져 있었고, 요식행위만 남아 있을 뿐이었다.

---

[1] 1975년 7월 22일자 서신. FDA 국장 의학박사 J. 리처드 크론트 작성, 법률사무관 의학박사 칼 레벤설 서명, 그리핀의 사적인 편지 모음.

1976년 10월 28일, 의료감시 위원회는 다음과 같이 판결했다.

> "피고인은 암 치료제로 레이어트릴과 판가믹산(비타민 B15)을 사용했다. 레이어트릴과 판가믹산은 영양학적으로 인간에게 필요하다고 인정되는 비타민이 아니다. 레이어트릴이 영양학적 가치를 가지고 있다고 알려진 바도 없으며, 자가 투여를 할 경우 심각한 위험을 초래할 수 있다. 피고인의 처방처럼 레이어트릴, 판가믹산, 비타민으로 암 환자를 치료하는 것은 기존 의학계의 치료법을 배제한 선택이다. 이런 선택은 정상적인 의료 행위와는 매우 다른 행위라고 할 수 있고, …… 피고인 존 리처드슨 박사의 G-2848 의사 면허를 취소한다."[1]

리처드슨 박사는 결국 캘리포니아 올버니의 개인 병원을 폐쇄해야 했다. 그는 1988년 12월에 세상을 떠날 때까지 멕시코 티후아나 지역의 병원과 협력하면서 계속 암환자를 치료했다.

엄청난 위험을 감수했던 용기 있는 사람은 리처드슨 박사 외에도 많다. 레이어트릴의 공동 발견자인 에른스트 크렙스 주니어 박사는 판가믹산(비타민 B15)을 항암 치료의 부가 요법으로 처방했다는 이유로 징역을 선고받았다. 캘리포니아 코비나 지역의 제임스 프리비테라 박사는 '레이어트릴 판매에 공모'했다는 혐의로 징역을 살았다. 또 다른 레이어트릴 지지자였던 캘리포니아 로마 린디 지역의 브루스 홀스테드 박사는 'ADS(아쿠아 델 솔)'라는 '증명되지 않은' 식물을 면역 체계 강화를 위해 사용했다는 이유로 의사 면허를 잃었다. 역시 레이어트릴 전문가인 네바다 리노의 더글라스 브로디 박사는 소득세 탈루 혐의로

---

[1] '존 리처드슨 박사의 혐의에 대한 판결', 의료품질 보증위원회, 캘리포니아 주 의료품질협회, 1976년 10월 28일, p.4, 5, 11.

복역했다. 그리고 앞에서 소개했던 오하이오 주 워싱턴 코트하우스 지역의 필립 빈젤 박사도 있다. 지금 이 책을 쓰는 시점에서 빈젤 박사가 의사 면허를 잃거나 형을 선고받지는 않았다. 하지만 그는 지난 10년 동안 대부분의 시간을 법정 싸움으로 보내야 했다. 이 전쟁은 끝나지 않았다.

앞에서 추악한 부정의 기록을 자세히 언급한 것은 이 의사들이 느꼈을 좌절감과 분노를 독자들도 경험할 수 있기를 희망했기 때문이다. 이에 대해 리처드슨 박사는 다음과 같이 말했다.

"가정과 생활이 안정된 평범한 사람, 세금으로 월급을 받는 수백 명의 변호사들에게 참담한 공격을 받아 보지 않은 사람, 옳다고 믿는 일을 행한 것만으로 체포의 위협을 받아 보지 않은 평범한 사람들은 상처를 입은 곰의 마음을 이해할 수 없을 것이다. 나치 전범들은 전쟁이 끝나고 집단 학살로 기소되었다. 그들은 단지 명령을 따랐고, 나치 정부의 법에 복종했을 뿐이라는 논리로 자신들을 변호했다. 그러나 문명화된 세계는 외쳤다. '유죄!' 인간이라면 국가의 법보다 더 중요한 법을 따라야 한다. 한 나라의 법이 무고한 사람을 죽음으로 몰아넣을 것을 요구한다면 인간은 그 법을 거부하고 양심의 편에 서야 한다. 그렇지 않으면 그 사람은 전쟁 범죄로 교수형을 선고받은 나치 일당과 다를 바가 없다. 지금 레이어트릴을 둘러싼 전쟁에는 불합리한 행동을 정당화해 주는 전쟁의 광기조차 느껴지지 않는다. 그러나 지난 몇 년간 모든 전쟁의 사상자를 합친 것보다 암으로 불필요하게 죽어간 사람의 수가 더 많을 것이다. 미국인들은 얼마나 더 고통과 죽음을 겪어야 정부에 맞설 것인가? 얼마나 많은 의사들이 교도소로 들어가야 일반인들이 정부의 의료 규제가 부당하다고 생각할까? 워터게이트 같은 사건이 몇 번이나 더 일어나야 정부 부패의 심각성을 알게 될까? 인간은 권력에 의해 부패하기 마련이라는 것, 그러므로 정부 권력의 확대는 사회 문제의 해결책이 될 수 없다는 것을 언제쯤 깨닫게 될까? 저항의 정신이 확산되고 있다. 나에게 거대한 희망을 주는 상쾌한 느낌이 전해진다. 필요하면 혼자라도 맞서겠다는 결심이 선다. 그러나 지금 이 글을 마무리하며 역시 궁금하지 않을 수 없다. 세상에 나와 같은 생각을 하는 동지들은 어디에 있는가?"[1]

---

[1] 리처드슨·그리핀(Richardson and Griffin) 공저, 레이어트릴 재판의 역사(Laetrile Case Histories), p.114~115.

13
동기의 문제

레이어트릴 치료를 반대하는 사람들의 주장; '제한된' 음모론 대 '완전한' 음모론; 변화를 위한 원동력인 풀뿌리 반발 운동.

"누굴까? 대체 누가, 왜 암 치료를 막는 걸까?"

1971년, 존 리처드슨 박사는 이런 질문을 받고 나서 나와 함께 이 프로젝트를 시작했다. 지난 2년 반 동안 그 질문의 답을 찾으려는 연구가 이어졌고, 이 책은 그러한 노력의 결과물이다. 독자들이 읽은 내용의 반 이상은 '동기'의 문제에 대한 답을 찾으려는 시도였다. 이제 모든 정보를 하나로 모아 구체적인 결론을 내리려고 한다.

이 책 전체에 걸쳐 여러 번 강조했듯이 의료계와 제약업계, 연구소와 재단에 있는 사람들은 대부분 자기 일에 헌신하는 양심적인 개인들이다. 그들은 현행 제도의 제약 안에서 지금 하는 일이 인류에게 최고의 이익을 가져온다는 확신을 가지고 최선을 다하고 있다.

특히 대부분의 의사들이 그렇다. 그들은 영양학에 관한 교육을 거의 받지 못했다. 암의 영양막세포 이론에 대해 들어 본 적도 없으며, 레이어트릴을 사용해 볼 기회도 없었다. 공인된 의학 저널에서 비타민 요법에 관한 호의적인 비평을 읽어 본 적도 없다. '전문가'들이 주장하는 연구 결과의 신뢰성에 의문을 가질 이유도 없을 것이다. 이 사람들을 가장 혹독하게 비난하는 말이라고 해봤자 '비타민 요법에 대해 편향된 시각을 가지고 있다'는 정도에 불과하다.

편견을 가지고 있다는 이유로 이 집단만을 비난하기는 어렵다. 사실 편견이 전혀 없는 사람은 존재하지 않는 것이 진실에 더 가깝다. 우리 모두는 스스로 진실이라고 믿는 것에 편견을 가지고 있다. 그러나 과학자는 예술가나 정치가들보다 편견이 적을 것이라는 근거 없는 믿음이 은연중에 퍼져 있다. 과학자는 직업에서 기대되는 이미지처럼 객관적인 척하는 데 전문가일지도 모른다. 그러나 그들은 더도 아니고 덜도 아니고 우리 모두와 똑같이 많은 부분에서 편협한 모습을 보여준다. 비타민 요법에 대한 의사들의 편견은 이해할 만하다. 안타까운 일이기는 하지만 그들이 나쁘다고 할 수는 없다.

여러 가지 동기의 다음 항목으로 넘어가면 '출세 제일주의'를 생각해 볼 수 있다. 출세를 원하는 사람 역시 악한 사람이라고 단정할 수 없다. 하지만 이들의 기득권은 객관적인 눈을 가리는 경우가 더 많다. 칼럼니스트 찰스 맥케이브Charles McCabe가 쓴 다음 글은 이 주제에 적절하게 들어맞는다.

"미국 암학회, 암 연구 재단, 기타 성스러운 조직의 구성원들이 '진심으로' 암 치료에 관심을 가지고 있는지 의문을 품어 본 적이 있는가? 혹시 이들은 암 문제가 지속되어 자신들의 존재 이유가 사라지지 않기를 바라고 있을지도 모른다. 더 치사한 생각도 해볼 수 있다. 그들은 끝없이 계속되는 문제를 해결하는 시늉만 하는 일에 매력을 느끼는 특정한 성격일 수도 있다. 정말 이런 사람들이 있다면 그들을 극단적인 '출세주의자'라고 정의해도 될 것이다. 최근에 이런 인간형에 대해 대단히 명료한 정의를 보게 되었다."

'출세주의자를 정의하는 기준은 개인이 커리어를 쌓는 데 공공의 문제를 이용한다는 겁니다. 그렇게 해서 무명 생활, 빈곤, 좌절을 벗어나는 거죠. 도저히 해결할 수 없는 문제를 조금이라도 나아지게 하려고 이타적, 헌신적으로 일하는 인물인 척하는 겁니다. 현재의 나쁜 상황을 해결할 수 있는 요소, 이를테면 공공 정책의 변화를 촉구하는 제안서나 문화적인 진보는 그들에게 위협이 되는 겁니다. 이들이 기득권을 지키기 위해서는 중대하고 감성적인 문제가 계속 유지되어야 하고……'

"개혁가를 자처하는 이런 식의 특이하고 위험한 사람들은 인류 역사상 늘 존재했다. 특히 우리 시대에는 어마어마한 인정을 받고 있다. 이들은 현재로서는 해결책이 없는 문제의 답을 알고 있는 것처럼 주장한다. 그리고 자신들의 신성한 이타성을 위협하는 '진짜 정답'이 등장하면 필사적으로 저항한다."[1]

출세주의자들이 미국 암학회처럼 외관상으로 인도주의적인 조직에 이끌리는 것은 당연한 일이다. 자신을 인정해 주는 사람들 앞에서 지위가 주는 아우라를 뿜어낼 수 있기 때문이다. 또한 이익이나 심지어 눈에 보이는 결과물을 보여줘야 할 경제적 요구나 경쟁도 없다. 큰 압박도 받지 않으면서 제법 안정적인 고용을 보장받을 수 있다. 사실 가시적인 결과가 없다는 것이 오히려 자신의 위상을 높이고, 자신이 하는 일의 중요성을 더해 준다. 이런 홀가분한 분위기에서 출세주의자들은

---

[1] '겁 없는 관찰자(The Fearless Spectator)', 샌프란시스코 크로니클(San Francisco Chronicle), 1971년 9월 27일, p.35.

느긋하게 기금을 모을 계획만 생각하면 된다.

항해사들은 항공모함 갑판에 '암과의 싸움'이라는 글자 형태로 줄을 서고, 하늘에서는 그 사진을 찍는다. 공공 기관의 건물은 '정기 검진과 정기 후원으로 암과 싸웁시다!'라는 슬로건의 포스터를 내건다. 주부들은 자선 바자회를 열고 집집마다 기금을 모으러 돌아다닌다. 특별 스포츠 이벤트에 운동선수들을 동원한다. 일반 회사원들은 급여 공제를 통해 기부하라는 압박을 받는다. 봉사 단체는 안내소, 축제, 모바일 전용 영화 등을 후원하도록 강요당한다. 이미 사망한 암환자의 친척들에게도 후원금을 내라고 설득한다. 환자의 사망 기사에 '가족들은 미국 암학회에 작은 도움이 되고자 했습니다.'라는 문구가 더해지면 좋지 않겠느냐는 것이다.

이런 방식으로 출세주의자들은 매년 2백만 명 이상의 자원봉사자들에게 도움을 받고, 수백만 달러의 후원금을 모은다. 여기서 연구 기금으로 들어가는 돈은 4분의 1에 불과하다. 물론 영양학적 요소의 조사에는 한 푼도 들어가지 않는다. 일단 영양학 연구에 문을 열어 주면 암 문제의 최후 해결책이 안락한 사무실로 걸어 들어올 것이라는 사실을 그들도 알고 있기 때문이다. 암 문제의 최종 해결책이란 미국 암학회와 직원들이 더 이상 필요하지 않다는 선언이나 다름없다. 미국 암학회의 공식 선언문에는 다음과 같이 미국 암학회가 '비상 조직, 임시 조직'이라고 명시되어 있기 때문이다.

> "미국 암학회는 비상 조직, 임시 조직이며 암과의 끝없는 싸움에 필요한 자금을 모으기 위해 독자적으로 성전을 벌이고 있다."[1]

---

1 '미국 암학회', ACS 소책자, 날짜 없음, p.17.

아마도 무의식중에 속마음을 드러낸 실언이겠지만, 암학회의 존재 목적이 암을 '정복하는 것'이 아니라 단순히 암과 '싸우기 위함'이라는 것'에 주목하자. 암을 '정복하지' 않으면 싸움은 '영원히' 계속할 수 있다. 사실 미국 암학회는 1913년 이래로 지금까지 계속 '비상 조직, 임시 조직'이었다!

출세주의자의 발자국은 모든 곳에서 뚜렷하다. 출세주의는 레이어트릴 치료를 반대하는 중대한 요소다. 암 분야에서뿐만 아니라 다발성 경화증, 근위축증, 기타 비감염성 질병에서도 그들은 레이어트릴 치료를 배척했다. 하지만 그들이 악의를 가지고 의식적이고 계획적으로 진짜 치료법을 배척하고 있는 것은 아니다. 그보다는 출세주의자의 성격을 특징짓는 무의식적 필요의 산물이라고 봐야 할 것 같다. 우리는 기본적으로 악의가 없는 사람들에 관한 이야기를 하고 있다.

그 다음 동기로 넘어가면, 이제 확실히 선악의 명암이 교차하는 회색 영역이 시작된다. 그것은 바로 '이익'이라는 동기다.

이익 그 자체로는 좋다고도 나쁘다고도 할 수 없다. 이익을 획득하는 상황이 좋거나 나쁠 따름이다. 이익은 '보수'의 다른 이름이다. 예를 들면 '이익'이란 개인의 돈으로 위험한 곳에 투자한 대가로 주어지는 개인적인 보상이다. 그리고 강압이나 기만에 의한 보수가 정당하지 못한 것처럼, 사람을 협박하거나 속여서 얻는 이익은 정당하지 못한 것이다.

판매자가 얻는 이익이 공정하려면 구입자에게 사거나 사지 않거나 다른 판매자와 거래할 수 있는 선택의 자유가 있어야 한다. 판매자와 구입자, 임대인과 임차인의 자발적인 합의가 정직하게 이루어지면 규모와 상관없이 공정한 이익이 발생한다고 할 수 있다.

그러나 교환 과정에서 한 쪽이 특정한 조건이나 가격을 강요당했다면? 받아들일 수 없는 조건을 어쩔 수 없이 수용해야 했다면? 자유 시장의 경쟁을 벗어난 외부의 권력이 비즈니스에 제약을 가한다면? 이런 상황에서는 아무리 작은 이익이라 해도 강압이나 기만으로 모은 불공정한 이득으로 봐야 한다. 이런 행위가 정부에 의한 것이든 또는 무역 협회, 노동조합, 카르텔 혹은 범죄 조직이 그 배후에 있든 본질은 다르지 않다. 협박이나 기만으로 이득을 얻는 행위의 본질은 절도와 다르지 않다. 우리가 찾아낸 동기의 다음 항목은 이런 종류의 '이익'이다.

다국적 기업은 정책적으로 경쟁을 최소화하는 경영 방식을 채택하고 있다. 그 결과 소비자의 선택지는 줄어들고, 수요와 공급의 법칙에 따른 정상가보다 높은 가격을 강요당한다. 인위적으로 이론상의 '최대 이익'을 현실화하는 것이다. 기업 간의 이런 협약은 자유 경쟁을 제한하는 협정이다. 화학·제약 산업은 이런 자유 경쟁을 제한하는 방식을 처음으로 개척했고 여전히 활발하게 참여하고 있다. 이런 현실을 알아야 암 관련 의약외품의 치료를 반대하는 세력을 이해할 수 있다.

제약업계의 가격 조작은 여러 형태로 나타난다. 그중의 하나가 미국에서 제조한 의약품의 일부가 해외에서 더 저렴한 가격으로 팔리는 것이다. 미국에서 약을 만들었을지라도 미국 내에서 가격을 내리면 다른 기업과의 가격 담합을 어기게 되기 때문이다. 미국 의회 독과점 관리 분과위원회 의장인 게이롤드 넬슨 상원의원은 다음과 같이 지적했다.

"그렇습니다. 많은 국내 제약 회사들이 국내 도매상에 제품을 판매할 때, 사용처에 따라 다른 가격으로 판매합니다. 수출용으로 약을 구입하는 도매상은 같은 제품을 50%나 저렴하게 구매할 수 있습니다. 미국 소비자들에게 이것보다 더 분명하게 가격 차별을 하는 사례는 찾아보기 힘들 겁니다."[1]

카르텔 담합의 부산물은 인위적으로 부풀려진 가격뿐만이 아니다. 상품에 대한 선택지가 적다거나 대체품이 아예 없을 때는 상황이 더욱 심각하다. 특정 분야의 특정 상품에 대한 제조업체의 수를 제한하는 것 말고도(이것 역시 충분히 나쁘지만) 기득권을 가진 카르텔은 시장에서 새로운 상품을 완전히 제한한다. 더 이익이 많이 남는 기존의 상품을 충분히 활용하려는 것이다. 높은 등급의 가솔린을 낮은 등급의 석탄으로 만드는 수소 첨가 공정 기술을 없애 버린 스탠다드 오일과 쉘의 담합 배경에도 이런 논리가 숨어 있었다.

의료계에서도 이런 종류의 시장 조작이 나타난다. 설파제(Sulfa Drug, 설폰아마이드 작용기를 가진 합성 살균제)의 사용을 비도덕으로 지연시킨 것이다. 리처드 새슐리는 다음과 같이 말했다.

"I.G. 파르벤은 이따금 새로운 상품이나 방식을 감춘다. 설파제는 그런 사례 중의 하나다. I.G. 파르벤의 파트너인 미국의 기업 카르텔은 현재의 안정된 시장에 안주하고 싶어 했고, 그래서 신제품 개발을 막았다. I.G. 파르벤은 생명을 구할 수 있는 약품을 전 세계의 대중으로부터 숨기고 있었던 것이다. 상품에 대한 독점 특허를 원했기 때문이다. 만약 설폰아마이드sulfonamide가 거대 독점 기업의 사무실에서 파묻혀 버리지 않았더라면, 가장 많은 이익을 남길 목적으로 출시 시점을 조절하기 위해 숨기지만 않았더라면 얼마나 많은 사람의 생명

---

[1] '스스로에게 묻기(Ask Them Yourself)', 패밀리 위클리(Family Weekly), 뉴스 크로니클(News Chronicle), 1973년 10월 7일, p.1.

을 구할 수 있었을까? 이런 상상은 하는 것만으로도 고통스럽다."[1]

의약 및 연구 산업의 엄청난 이익은 암 치료비가 늘어나면서 함께 증가했다. 제약 산업의 수입 대부분은 연방정부를 통해 들어오고, 정치적으로 보호 받는 개인과 기관의 주머니로 들어간다. 연간 150억 달러를 넘나드는 연방정부의 암 관련 예산이 있기에 부패 가능성은 심각하다. 크렙스 주니어 박사는 이렇게 지적했다.

"정부에 원시적인 형태의 뇌물을 주는 이유가 뭘까요? 정부와의 계약을 따내면 엄청난 이득이 보장됩니다. 보건 당국은 호프만 라로쉬Hoffman-LaRoche 사에 125만 달러짜리 '5-FU' 임상 연구를 독점으로 계약해 주었습니다. 독점 계약만 아니라면 다른 기업에서 같은 양의 화학 물질을 17,000달러에 생산할 수 있습니다."[2]

이렇게 네 번째 동기까지 살펴보았지만 아직도 항목이 남았다. 암 환자들의 '선택의 자유'를 가로막는 힘을 이해하려면 이 부분을 간과하면 안 된다.

세상에는 정치적인 야망을 가진 자들이 아주 많다. 다른 사람들에게 끼치는 영향력과 권력을 확대할 수만 있다면 이들은 무슨 짓이든 한다. 암 관련 문제는 그들이 정치적으로 사용하기에 딱 좋은 맞춤형 안건이다. 그들이 이 위기를 만들어 낸 것은 아니지만, 이를 해결하는 과정에서 유권자들의 마음을 얻기 위해 거짓말과 술책에 노골적으로 집착한다. 정부 권력의 구조에서 자신들의 자리를 단단히 굳히려는 것이다.

정부가 점점 덩치를 키우고 억압적으로 변하면서 들썩이는 시민

---

1 리처드 새슐리, I.G. 파르벤, p.134, 135, 32.
2 크렙스 주니어 박사가 에드워드 그리핀에게 보내는 편지. 1972년 12월 26일, 그리핀의 사적인 편지 모음.

여론을 잠재우기 위한 홍보용 토막 기사가 필요하게 된다. 경멸스러운 독재자들은 어떻게든 대중들이 비타민 B17에 대해 알게 되는 것을 막으려고 한다. 떠들썩하게 '암과의 전쟁'을 선포하며 수십억 달러를 허비해야 하므로, 대중들이 비타민 B17의 진실을 알면 안 되는 것이다. 탁월한 효능의 암 치료제가 정부에서 주도한 암과의 전쟁에서 승리한 결과라고 선전하는 것이 그들의 목표다. 그러면 대중들은 정부를 의료계의 합리적인 해결사로 받아들일 것이다. 심지어 '독재에 감사하라'는 논리에 설득을 당할지도 모른다.

'빅 브라더는 가혹할지 몰라도 좋은 일을 하지 않는가?'

히틀러가 권력을 확장해 가는 패턴을 살펴보면 배울 점이 많다. 카르텔을 배후에 둔 독일 의회는 비스마르크 정권 하에서 의료보장 제도를 확대했다. 그 결과 독일 정부는 독일인들의 삶에서 중요한 부분을 차지하게 되었다. 이런 식의 정부 권력 확대는 이후 나치 정권으로 이어지는 교두보가 되었다. 매튜 린치와 스탠리 라파엘은 '의학과 국가 Medicine and the State'라는 연구에서 다음과 같이 분석했다.

> "나치가 정권을 잡을 때 이런 식의 '사회주의적' 네트워크가 어느 정도의 역할을 했는지 정확히 평가하기는 어렵지만, 꽤 중요한 비중을 차지했다는 것은 의심할 여지가 없다. 사회보험국은 국가의 모든 곳까지 손을 미쳤고, 사회보험국 직원의 70%는 후에 나치 정권에 넘어간 독일노동총동맹 소속이었다. 사회보험국, 특히 질병 부서는 후에 나치의 영향력과 통제력을 확대할 때 이미 완성된 자연스러운 네트워크 역할을 했다."[1]

---

1 린치·라파엘 공저, 의학과 국가(Medicine and the State), (1963년 찰스 C. 토마스 초판. 1973년 재판. 오크 브룩스, 3권), p.34.

캐나다 국회의 건강보험 위원회에서도 의료의 사회화가 나치즘의 성공에 미친 영향을 인식하고 있었다. 그해 3월 발행된 위원회 특별 보고서에는 다음과 같은 직설적인 언급이 있다.

"히틀러 정권 초기에 많은 사람들이 정부의 의료보험을 전체주의 국가를 지탱하는 가장 강력한 버팀목 중의 하나로 간주했다."[1]

비스마르크와 히틀러의 발자취를 따라 미국 민주당과 공화당의 지도자들은 서로 '의료보험 확대'라는 리더십을 차지하려고 경쟁했다. 따라서 우리는 매 4년마다 모든 전체주의 정권이 지지하고 시행하던 의료 시스템에 가까워져 가고 있다.

미국인들은 이미 다른 국가에서 유사한 의료보험 제도를 시행했을 때의 재앙과 같은 결과를 보았다. 그렇기 때문에 지금까지는 정부의 의료보험 제도를 받아들이는 데 소극적이었다. 그러나 의료비 상승으로 인해 의료보험에 관한 국민들의 거부 반응은 약화되고 있다. 의료비 상승은 정통 의학의 암 치료법에 소요되는 엄청난 비용과 직접적으로 연관된다. 다시 말해 값싼 암 치료법이 등장하면 국가에 의한 의료법의 필요성은 획기적으로 줄어든다. 아마도 '의료'라는 중요한 분야에 정부가 개입할 수 있는 여지는 거의 남지 않게 될 것이다. 정치인들과 관료들은 겉으로 의료비가 상승하는 데 대해 유감을 표명하지만 뒤돌아서서는 기뻐하고 있을 것이다. 이것이 정부의 의료보험 확대 법안을 정당화시켜 주기 때문이다.

캘리포니아 주 출신 하원의원 존 슈미츠는 1971년 10월 27일 자신의 선거구 유권자들에게 특별 보고서를 배포했다.

---

[1] 건강보험 자문 위원회 보고서, 킹스 프린터(King's Printer), 1943년 3월 16일, p.108.

"올해 초 의회에서 에드워드 케네디 상원의원은 '암 정복법'이라는 거창한 이름이 붙은 법안(S.34)을 대대적으로 소개했다. 이 법안에서 암을 정복하는 공식은 매우 간단해서 진부할 정도다. 엄청난 돈을 들여 새로운 연방 기관을 설립하는 것이다. '암 정복법'에 대한 반대는 곧 암을 호의적으로 받아들이는 것으로 간주될 것이라고 생각한 닉슨 대통령은 자신만의 '암 정복법'을 만들기로 했다. 핵심적인 부분은 케네디 상원의원의 법안과 다를 바가 없었다. 굳이 다른 점을 찾자면 번호뿐이었다(S.1828). 이 법안은 70 대 1이라는 일방적인 표결로 상원을 통과했다. 정부가 의료계에 영향을 미칠 수 있는 '탄탄대로'가 열린 것이다. 미국 암학회는 「뉴욕 타임스」와 워싱턴 지역 신문에 전면 광고를 내면서 '이 법안에 반대한 사람은 암에 대한 전문 지식이 없다'고 진술하는 뻔뻔함의 극치를 보여주었다. 내 서류철은 케네디 의원과 닉슨의 억지를 반대하는 문서들로 터질 지경이다. 전국의 저명한 과학자, 의사, 암 연구원들이 보낸 글이며, 그중에는 의료계에서 노벨상을 네 번 받은 것이나 다름없는 인사가 서명한 것도 포함되어 있다. …… 정부 기관의 지나친 확대는 암의 원인과 치료법을 밝혀내는 데 도움이 되지 않는다. 또한 암 분야 전문가들의 선입견을 고정시킴으로써 연구를 방해할 가능성이 더 크다."

이 가망 없는 암 연구 프로젝트에 엄청난 세금이 허비되었다. 미국인들은 '위기'를 극복하기 위한 시도라고 하면 어떤 부조리도 참아 주는 경향이 있다. 베트남의 '위기', 중동의 '위기', 환경 '위기', 에너지 '위기' 등 다양한 위기는 조종하는 사람의 상상력과 조종을 당하는 사람의 순진함이 만들어 내는 결과다. 각각의 '위기'는 지갑과 자유에 대한 침해를 기꺼이 수용하라는 전주곡이 되어 대중들의 마음에 뿌리를 내린다.

1973년 8월, 닉슨 대통령은 암과의 전쟁 '5개년 계획'을 발표했다. 비슷한 문제에 대한 옛 소련의 방식을 연상하지 않을 수 없다. 어떤 위기에 대해 몇 개년 계획을 발표하는 것은 '위기'가 일상화되었다는 선언이며, 문제를 해결하지 '못할 것'이라는 보장과도 같다. 그때부터 실패할 때마다 목표 수정이 있었고, 정부의 권한은 더욱 확대되어 새로운 5개년 계획이 발표되었다. 슈미츠 상원의원이 특별 보고서에서 말하려 했던 것은 '암 정복법'이 앞으로도 계속해서 엄청난 세금을 허비하도록 만드는 구실이라는 점이다.

과학 연구 분야에 대한 정부의 통제는 군사 무기와 로켓 등 군비 관련 분야를 제외하면 거의 쓸 만한 결과를 내놓지 못하고 있다. 그 이유는 정부가 '1차적인' 관심을 가지고 있는 분야가 군비 증강이기 때문이다. 그것은 자기 생존의 본능과 관련된 문제다. 정부 역시 살아 있는 생명체처럼 생존의 본능을 가지고 있고, 때때로 이 본능은 국민을 '적'으로 돌리기도 한다.

그래서 정부는 평화로운 시기에도 국민들에게 그토록 많은 정보를 숨기려고 한다. 그러면서 겉으로는 '국가 안보'를 내세운다. 국가 안보는 적의 존재를 가정하고 있다. 지배 계급의 엘리트는 유권자들이 기밀 정보에 접근할 수 있게 되면 혁명이 일어나거나 최소한 지배 계급이 바뀐다는 사실을 잘 알고 있는 것이다. 그들에게는 '우리(국민)'가 바로 적이다.

정부가 군사 분야가 아닌 분야, 즉 암 정복과 같은 과학 프로젝트 역시 감독해야 한다는 의견을 가진 사람들이 있다. 그들에게 1972년 12월 6일 「LA 타임스」에 실린 보고서의 중요성을 다시 생각해 보라고 권하고 싶다. 이 기사에서는 미국, 소련, 프랑스, 영국, 서독, 이탈리아, 네덜란드, 벨기에, 오스트레일리아, 일본 정부가 협력한 국제적인 암 연구 프로그램(IARC)에 대해 설명하고 있다. 또한 이 연합체가 프랑스 리옹에 600만 달러를 들여 본사 건물을 샀다는 소식을 덧붙였다. 그리고 다음과 같이 설명했다.

"이제 설립으로부터 7년, 리옹에 있는 14층짜리 새 본사 건물에 들어간 지 2주가 지난 지금 이 연합체는 비로소 기관의 성격에 대한 합의에 도달했다고 한다."[1]

이 정부 연합 프로젝트는 11개국으로부터 상상할 수 없는 규모의 세금을 받아 허비하면서 7년간 연구를 진행했다. 굳이 600만 달러짜리 14층 건물로 이전까지 한 조직이 7년 만에 보여준 결과가 고작 '기관의 성격에 대한 합의에 도달'했다는 것뿐인가?

정부의 과수원에서 맺히는 열매는 군사 분야가 아니면 이런 정도다. 정부의 통제는 매일 우리의 목을 조여들어 오고 있다. 우리는 어떤 음식을 먹을 수 있는지, 어떤 효능의 비타민을 어떤 조합으로 구입해야 할지, 어떤 의료 조치를 받아야 할지, 누구를 고용하고 월급을 얼마나 주어야 할지, 어떤 가격을 매겨야 할지, 누구에게 팔아야 할지, 아이들은 어느 학교에 보내야 하고 무엇을 배워야 할지에 대해서 정보의 통제와 제약을 받고 있다.

앞으로는 어떤 의사를 만나고, 어떤 약을 먹어야 하는지도 정부가 결정해 줄지 모른다. 이 모든 것은 개인의 개성에 대한 모독이며, 국가

---

[1] '암 연구가 세계의 울타리를 넘다(Cancer Control Inquiry Reaches Around World),' LA 타임스, 1972년 12월 6일, p.A2.

적이든 국제적이든 일련의 '위기'를 핑계로 시작되었다. 여기서 다른 모든 위기를 합친 것보다도 더 심각한 위기가 있다는 결론을 내릴 수 있다. 그것은 바로 개인의 자유에 대한 위기다.

　미국 시민들은 세계 다른 국가의 시민들과 마찬가지로 속박으로 향하는 길을 걷고 있다. 거대 정부가 고용한 피리 부는 사나이가 연주하는 안보와 인류애, 평등의 연주곡을 듣고 있다. 이 길의 끝에는 '전체주의적 세계 정권'이라는 창살이 놓여 있다. '세계 민주주의'라는 명칭은 눈속임에 불과하다. 지금 정부에서는 선의를 가진 사람들이 평화를 목적으로 모인 것이 '세계정부'라고 우리를 현혹시키려 한다. 그러나 결국 세계 정부는 전체주의 정권으로 귀결될 것이다.

　UN은 세계의 숨겨진 카르텔 구조를 구성하는 국제 집단의 특별 발명품이다. 미국에서 록펠러 그룹과 외교협회가 하던 역할은 앞에서 자세히 다루었다.

　지난 50년간 미국 국무부는 거의 대부분 외교협회의 구성원들로만 채워졌다. 그런 국무부의 외교 정책이 꾸준하고 단호하게 추구하는 목표는 단 하나다. UN이 진정한 세계 정부로 진화하는 것을 가속화시키고, 미국을 포함한 모든 국가를 여기에 예속시키는 것이다.

　미국 외교협회는 각 국가의 주권이 '전쟁의 원인'이라고 주장하고 있다. 이들의 거대한 계획은 핵무기를 포함한 세계의 모든 군사력을 UN 정치가들의 손으로 넘겨 각국의 주권을 제거하는 것이다. '평화를 위한 군비 축소'라는 슬로건 아래 국제적 '정경 유착 세력'이 통제하는 세계 정부를 만드는 바퀴는 이미 굴러가고 있다. 모든 핵무기를 소유하게 될 이 초국가는 너무 강력해져서 어떤 개인도, 이미 무장 해제를 당

한 국가도 초국가의 법에 저항할 수 없게 된다.[1]

이런 지식 없이 미국의 외교 정책을 이해한다는 것은 불가능하다. 2차 세계대전 이후 모든 미국 대통령이 추진해 온 정책은 하나의 목표로 귀결된다. 미국을 세계의 나머지와 융합시키기 위해서는 경제와 생활수준을 다른 국가와 맞출 필요가 있다. 그래서 미국 정부에서는 개발도상국을 일으키기 위해 막대한 원조를 한다. 다른 한편으로는 낭비에 따른 적자 정부, 끝없는 전쟁, 생산성을 떨어뜨리는 규제를 통해 미국의 국력을 약화시키고 있다.

외교 정책이라는 주제는 암의 정치학과도 연관되어 있다. 정부 최고위층이 옛 소련에서 첫 인공위성을 쏘아 올릴 때까지 미국 우주 프로그램의 발전을 의도적으로 막았다는 사실은 나중에야 밝혀졌다. 이 사건으로 옛 소련의 과학적, 군사적인 신뢰도가 높아졌고, 미국이 합의한 군비 감축이 정당화되었다.

부분적으로는 암 치료법 개발을 제지하는 데에도 이 사건과 똑같은 이유가 적용되었다고 할 수 있다. 미국의 정치인들은 다른 국가의 연구 또는 국제적 협력의 결과로 암 치료법이 개발되기를 간절히 바라고 있다. 그들이 바라는 것은 암에 대한 인류의 최종적인 승리로 인해 미국의 권위가 높아지면 안 되는 것이다. 그 대신 국제주의나 세계 정부의 개념을 발전시키는 방식으로 암 치료법이 개발되기를 원한다.

1972년 1월, 미국 외교협회의 일원이자 대통령 선거 후보자였던

---

[1] 이 문제에 대한 좀 더 자세한 분석을 보고 싶다면 필자의 책을 참고하라. 공포의 주인: UN을 다시 보다(애플턴 출판사, 1964년), 대계: 미국 외교정책 개관(아메리칸 미디어 출판사, 1968년), 자본주의의 음모: 국제 은행의 내막.

휴버트 험프리Hubert Humphrey는 이렇게 말했다.

"UN에서 토론의 장이 열린 전례는 많다. 우주 공간에 무기를 두는 것을 금지하는 협정이 이렇게 체결되었고, 해저에 대해서도 같은 조건이 적용되었다. UN에서는 세계적으로 환경 문제를 함께 해결하려 하고 있다. 암과의 전쟁에 모든 국가가 협력하는 것도 가능하지 않을까? UN에서 꼭 외교관들만이 발언권을 가지고 전쟁과 군축 협정, 평화 조약에 대해 논의만 할 일은 아니다. 의사들이 UN에 출석하여 의료과학을 발전시켜 전 인류를 돕는 방법을 이야기하면 안 되는가?"[1]

1972년 2월 1일, UPI의 기사는 닉슨 대통령(외교협회 회원)이 암 관련 업무를 맡은 공무원들에게 다른 국가, 특히 소련, 중국과 긴밀히 협력할 것을 지시했다고 밝혔다. 기사는 '닉슨 대통령은 암 캠페인이 국제적 노력이 되기를 원한다는 점을 강조했다'고 쓰고 있다.[2]

1972년 9월, 닉슨 대통령은 로스앤젤레스 빌트모어 호텔에서 전국 암학회를 열었다. 그는 연설에서 암 연구는 세계 각국의 사람들이 평화를 위해 협력할 수 있는 중요한 원동력이라는 점을 강조했다. 외교협회의 세계주의자에게 '평화'의 개념은 국제적 협력이나 세계 정부와 동의어다. 닉슨 대통령은 다음과 같이 설명했다.

"아마도 암과의 싸움은 문화와 가치, 정치 체제의 엄청난 차이에도 불구하고 세계 각 나라들이 협력해서 공동의 목표를 성취하려 한

---

[1] '항암 연구를 위한 세계 공동 출자의 필요성', 휴버트 H. 험프리, 패밀리 위클리, 1972년 1월 23일, p.14.
[2] "세계, 암과의 전쟁을 벌이다(World Cancer Battle Waged)," UPI, 데일리 리뷰(The Daily Review), 헤이워드(Hayward, Calif), 1972년 2월 1일.

다는 것을 가르쳐 줄 수 있을지도 모릅니다. 약물 남용, 항공기 납치, 테러리즘과 마찬가지로 암은 국제적인 위협입니다. 우리는 세계 동맹을 맺어 이에 맞서야 합니다."[1]

여기서 지겹더라도 다시 한 번 말해 두어야겠다. 정부의 권력이 확대되면 독점 기업과 담합을 하게 되어 있다. 카르텔 내부 인사들과 정경 유착 세력, 겉으로는 박애주의적인 UN의 후원자들은 세계 정부를 목표로 하고 있다. 이런 사실을 모르는 대부분의 미국인들은 진심으로 세계 평화와 인류애를 꿈꾸지만 그것은 진짜 현실이 아니다.

카르텔과 다국적 기업이 행하는 모든 일은 두 가지 목표의 성취와 연관되어 있다. 첫째는 자신들과 자신들을 통제하는 세력을 위해 더 큰 부를 만들어 내는 것, 두 번째는 진정한 세계 정부를 향해 정치 권력을 결집시키는 것, 그리고 완성된 세계 정부를 배후에서 조종하는 것이다.

앤서니 샘슨은 자신의 책 『군주 국가 ITT the sovereign State of ITT』에서 이 현상에 대해 언급하고 있다.

"다국적 기업은 더 효율적인 통제력을 필요로 하며, 직원들은 대체로 이를 수용한다. 그렇다면 다국적 기업은 누가 통제할 수 있을까? 고전적인 해결책은 국가가 더 큰 집단이 되고, 마침내는 일종의 세계 정부가 되어 그들의 횡포를 막는 것이다. 다국적 기업은 반드시 갈등을 일으켜 세계 사회를 촉진한다."[2]

제네바의 국제 화학노동조합 사무총장인 찰스 레빈슨은 수년간 현장에서 직접 체험하며 카르텔에 대해 배웠고, 그가 말하는 카르텔은 다

---

[1] '암과의 전쟁은 평화를 부르는 힘 - 닉슨', 헤럴드 이그제미너, 1972년 9월 28일, p.1.
[2] 앤서니 샘슨, 군주 국가 ITT, p.304~305.

음과 같다. 1974년 6월 17일자 「월 스트리트 저널」에 게재된 내용이다.

UN이 작년 말 이곳 제네바에서 다국적 기업이 야기하는 문제에 대한 공청회를 열었을 때, 관계자들은 그날의 스타가 될 중인 한 사람이 노동조합원인 찰스 레빈슨일 것이라고 예측했다. 그는 이 주제에 대해 많은 글을 쓴 저술가이며, 다국적 기업의 문제 해결을 위해 열정적으로 일하는 인물로 여겨지고 있다. 게다가 UN 유럽 본부 건물 바로 근처에 산다. 그러나 레빈슨은 다음과 같은 이유로 증언을 거부했다.

"첫째, 나는 광대가 아닙니다. 둘째로, 나는 북대서양 조약기구의 구성원이 아닙니다. 셋째로, 나는 재단과 내통하고 싶지 않습니다."

레빈슨은 UN 관리들이 진실을 찾는 대신 포럼에서 공연해 줄 '광대'를 원한다고 생각했다. 공연은 UN이 주관하는 공청회에 생기를 더하면서도 다국적 기업을 눈가림으로 보호해 줄 수 있도록 조심스럽게 고안되어야 했다. 레빈슨의 관점에서 UN과 워싱턴에 본부를 둔 북대서양 조약기구와 록펠러 재단의 명망 있는 기업들은 세계의 비즈니스, 금융, 정치, 심지어 전쟁까지도 자신들의 이익을 위해 활동하는 세계 엘리트의 일부일 뿐이었다. 그렇다면 레빈슨에게 다국적 기업은 파괴해 버려야 할 존재일까?

"아니요, 절대 그렇지는 않습니다. 그런 이유로 다국적 기업을 반대할 수는 없습니다. 불가능한 일이에요."

그는 오늘날의 기업이 세계적인 규모로 커지지 않으면 현대 사회에서 살아남을 가능성이 없다고 했다. 그는 공개적인 사회주의자다. 그러나 모든 거대 기업이 국유화되어야 한다고 주장하는 것은 아니라는 점에서 고전적인 사회주의와는 차이가 있다. 그는 이렇게 덧붙였다.

"나는 더 이상 고전적인 마르크시즘에 따라 모든 생산 수단을 국영화해야 한다고 주장하지 않습니다. 사실 나는 광범위한 국영화에 대해 두려움을 가지고 있습니다."

국영화는 결국 독재적인 우파 정권의 손에 더 많은 권력을 집중시킬 뿐이라는 것이다. 그는 동유럽에서의 정권 교체는 '한 엘리트 집단을 다른 집단으로 대체하는 것'일 뿐이라고 생각한다. 레빈슨이 원하는 것은 기본적인 노동조합주의를 넘어 자본주의를 가장한 공산주의자들의 음모에 맞서 인간의 자유를 지킬 수 있는 마지막 기회를 잡는 것이다. 그의 말에 따르면, 기업들은 '독재적'이면서도 점점 더 긴밀히 연결되어 가고 있다고 한다. 레빈슨이 자신이 일하는 사무실 벽에 걸린 차트를 가리키며 말했다.

"저기 차트를 한번 봐 주세요."

옅은 파랑색 종이에 세계 50대 화학 기업의 이름이 적혀 있었다. 그들의 합작투자 이익이 수평과 수직으로 표시되어 있었다.

"지금은 그만뒀어요. 저러다 종이를 시커멓게 칠하게 될 것 같아서……"

주요 석유 기업 사이에서 이루어진 '셀 수 있는 합작투자는 2천여 건에 달했고, 미래에는 1만 건 이상에 이를 것으로 예상하고 있었다. 그의 말에 따르면, 머지않아 모든 산업은 '합작투자 형태로 긴밀히 연결될 것이며, 국제 은행의 카르텔 아래 재정적으로 연결된 하나의 다국적 기업이 지배하게 될 것'이라고 한다. 그가 말하는 대부분의 권력은 '데이비드 록펠러의 전략을 중심으로' 형성되었다. 이 권력에는 체이스 맨해튼 은행뿐만 아니라 거대 석유 기업, 미국의 국무장관까지 포함되었다. 또한 레빈슨의 추측으로는 기업의 임원이 재단을 운영하거나 재단이 기업의 주식을 보유하는 두 가지 방식 중 하나로 재단과 연결된 수많은 기업들도 포함된다고 한다."[1]

경제적 불황과 혼란한 정치 현실에서 동떨어진 대부분의 사람들은 세계의 평화나 암 연구와 관련된 고귀한 노력이 몇몇 개인의 이익에 부합되도록 왜곡되었다는 사실을 믿지 못할 것이다. '박애주의'라는 가면 뒤에 음모론이 숨어 있다고 상상하는 것만으로도 마음에 반감이 생기기 때문이다. 더구나 미국인들은 이런 식의 정치적인 기만을 경험해 보지 못했다.

상대적으로 유럽인들은 이런 가능성에 대해 좀 더 민감한 경향이 있다. 그들의 정치적인 역사가 음모로 가득해서 정치적 음모가 예외보다는 법칙의 범주에 들어가기 때문이다. 그러나 이런 종류의 역사적 경험이 전혀 없는 일반 미국인들은 순진하다. 자신의 기준으로만 판단하면 높은 지위를 획득하기 위해 다른 사람들의 생명을 희생하는 사람이 있다는 사실을 믿지 못한다. 혹은 다른 나라에는 그런 사람이 있을지 몰라도 미국에서는 아니라고 믿는 것이다.

게다가 미국인들은 투표권을 행사하는 것과 동시에 자신이 선택한 후보를 왠지 모르게 신성시 여기는 경향이 있다. 이기적인 동기에 따라 움직이거나 배신행위를 할 줄 모르는 사람이라고 여기는 것이다. 이런 이유 때문에 미국인들은 레이어트릴에 대한 탄압이 계획적으로 이루어졌다는 사실을 받아들이지 못한다. 그러면 사람들은 본능적으로 오히려 서투른 관료주의와 무지를 선택하고, 레이어트릴을 지지하는 사람들에게서 고개를 돌려버린다.

---

[1] '한 사람이 다국적 기업과 노동조합의 싸움에 어떻게 도움이 되는가(How One Man Helps Unions Match Wits With Multinationals)', 리처드 한센(Richard F. Janssen), 월 스트리트 저널, 1974년 6월 17일.

기나긴 탄압의 역사에서 보면 자연스러운 일일 수도 있다. 그러나 다른 모든 사회 문제에도 같은 변명이 통용되고 있는 것은 아닐까?

인플레이션은 계획된 것이 아니다. 무지와 관료주의의 실패 때문이다. 주택 가격 상한제 때문에 부실 건축물이 늘어났지만 계획된 것은 아니다. 2차 세계대전 당시 군용 석유가 부족해서 주유 배급제를 실시했지만 이것도 의도된 것이 아니다. 모두 무지와 관료주의의 실패가 낳은 불행한 결과일 뿐이다. 복지 수혜자가 점점 늘어나는 것도 결코 계획된 것이 아니다. 잘못된 이상주의와 관료주의의 실패일 뿐이다. 범죄율이 높아지는 것은 계획된 것이 아니라 근시안적인 법철학과 관료주의의 실패에 따른 결과다. 에너지 위기도 특정 세력의 음모 때문이 아니라 중동 지역의 갈등과 관료주 때문이다.

승리 없는 전쟁으로 인한 정부 자원의 고갈과 국제 평화 유지 활동은 계획된 것이 아니다. 명확한 외교 정책의 부재로 일어난 관료주의의 실패일 뿐이다. 우리 삶의 모든 면과 관련해서 늘어나기만 하는 규제, 규정, 보조금, 제한 사항 중 그 어느 것도 계획적인 것은 없다는 사실을 알아야 한다. 이것은 사회 모든 계층의 무지에 관료주의의 실패가 더해져서 일어난 우연한 결과일 뿐이다.

사람들은 '하나, 둘 혹은 다수의 비극조차도 계획에 없던 일'로 받아들일 수 있을지 모른다. 그러나 모든 조각이 거대한 직소퍼즐Jigsaw Puzzle처럼 맞아 들어가면 한두 조각으로는 알 수 없었던 전체 모양을 알게 된다. 설계는 매우 분명하고 일관되며, 전 세계적으로 일치하기 때문에 그 존재를 단지 우연이라고 치부할 수 없게 된다. 모양은 쉽게 말하자면 다음과 같다.

미국 정부는 모든 사회 문제를 해결하려고 막대한 비용을 쏟아 부었다. 그러나 유일하게 확인할 수 있는 결과물은 정부 권력의 꾸준한 확대뿐이다. 게다가 정부의 확대가 필요하다고 최전선에서 시민들을 설득하는 사람들은 어떤 사람들인가? 정부가 계속 확대되었을 때, 재정적이든 정치적이든 가장 많은 득을 볼 사람들 아닌가? 그리고 권력의 수혜자들은 역사적인 관점에서나 현재 시대의 흐름에서나 무지하지 않다. 그들의 관점에서 보면 그들은 '관료주의의 실패'를 저지르고 있는 것이 아니다.

정치와 산업계의 리더들이 미래를 계획할 때, 의식적으로 수많은 사람들의 고통을 추구하지 않았다는 사실은 자명하다. 어떤 사람은 건강을 해쳐 가면서 가족의 얼굴도 보지도 못할 정도로 바쁘게 일한다. 그가 결국 사랑하는 아내를 잃거나 생명을 잃게 된다 해도 처음부터 목표했던 일은 아니라는 것이다.

마찬가지로 정·재계 인사들 모두가 레이어트릴이나 비타민 치료법을 반대하기로 단단히 마음먹은 국제 깡패 집단이라는 것은 아니다. 그들이 생명을 구할 수 있는 연구를 중단시켜서 의식적으로 대량 학살을 시도한 것은 분명 아니다. 단지 이전부터 견지해 왔던 경제적, 정치적 목표를 위한 정책의 결과로 레이어트릴을 탄압하게 된 것이다.

그들의 조직과 기관은 이익에 장애가 되는 것이라면 무엇에든 반사적으로 대응한다. 그래서 매년 수백만 명의 삶을 앗아가는 암의 수렁에서 빠져나오지 못하고 있는 것이다. 사실 그 선두에 서서 반대하던 사람조차 암의 수렁에 빠지기도 한다. 예를 들어, 윈스롭 록펠러도 1973년에 암으로 사망했다. 작은 위안으로 삼을 만한 일이다.

정·재계의 최고위층 인사들이 종종 암으로 사망한다는 사실은 레이어트릴에 대한 반대가 구체적인 이익의 충돌이라기보다는 일반적인 현상이라는 결론을 지탱해 주는 강력한 증거가 된다. 그러므로 정치, 경제적 이유로 레이어트릴 연구와 개발을 막아 온 사람들이 시민들을 고통과 죽음으로 내몰려는 목적을 가지고 있지 않다는 사실을 이해해야 한다. 단지 자신들의 정치, 경제적 권력을 어떻게든 확장하려는 생각뿐이었다. 그 과정에서 방해가 되는 것들은 '무엇이든' 파괴해야 했던 것이다. 레이트릴 역시 그런 방해물들 중의 하나였는데, 이유는 다음과 같다.

첫째, 영양학적 개념은 제약 산업에 있어서 증오의 대상이었다.

둘째, 레이트릴이 자유 기업 체제의 산물이라는 점은 큰 정부의 관료주의적 관점에서 모욕적이었다.

셋째, 암 문제에 대한 최종 해결책은 대부분의 방사선 치료 산업과 현재 실행되고 있는 대부분의 수술을 대체하는 것은 물론 거대 암 연구 산업을 종식시킬 것이다. 이 분야에서 수입을 잃게 되면 천문학적인 암 관련 기금과 연구원들은 실직하게 될 것이다.

넷째, 국가의 의료보험 법안에서 암이 사라지게 되면 매년 의료보험 관련 비용은 획기적으로 줄어들 것이다. 그러면 현재의 의료보험 제도에 대한 정치적 추진력은 사라질 것이다.

이런 이유들 때문에 레이어트릴은 기득권자들에게 방해가 되었던 것이다. 돌이켜 생각해 보면 다른 여지가 없다는 결론에 도달한다. 암의 궁극적인 치료를 제지하려는 '구체적인' 음모는 없지만, 동일한 결과를 초래하는 '일반적인' 음모는 분명 존재한다는 것이다.

퍼디낸드 런드버그는 자신의 책 『부자 그리고 슈퍼부자』에서 위의 주제에 대해 이렇게 접근했다.

"사실, 꼭대기와 바닥이라는 결과는 부자연스럽다. 이것은 집요한 계획의 결과다. 열정적인 재계 엘리트들은 자신의 이익을 최대화하기 위해 사회 문제를 일으켰다가 법정에서 유죄 판결을 받았다. 좁은 법률적 식견으로 봐도 그들과 관련된 많은 사건이 '정부 권력의 확대'라는 더 큰 음모에 순순히 가담한 것이라는 사실을 알 수 있다. 그 결과 법적으로 모든 음모를 포괄하는 하나의 용어는 없지만, 법의 판결을 받은 수백 가지의 개별적인 음모가 있었던 것은 사실이다. 그렇다면 음모론은 학계에서도 인정할 만하다."[1]

1971년, 에른스트 크렙스 주니어 박사는 존 리처드슨 박사에게 보내는 편지에서 이렇게 말하고 있다.

"제한적 음모라는 관점은 모두가 받아들일 수 있는 것입니다. 이것은 정부가 부지불식간에 특수한 이익 집단의 도구로 이용되었다는 것을 의미합니다. '제한적 음모'라는 관점을 가진 사람들은 이 음모를 우리가 숨 쉬는 공기만큼이나 현실적인 것으로 생각합니다. 워싱턴에 있는 소위 리더라는 사람들을 보세요. 그들은 자신들의 행동을 도덕적으로 보이려는 노력조차 하지 않습니다. 그들이 진실이라는 모욕을 무감각하게 받아들이는 모습을 보면 음모론을 무시하기가 어렵다고 생각합니다. 세상의 눈앞에서 부패한 활동이라도 계속 하기 위해서는 계획한 대로 질서 있게 행동해야 하나 봅니다. 그런 사람들은 국가의 복지에 관심을 기울이거나 걱정을 하지 않으며, 공개적으로 자신들의 품위를 떨어뜨리곤 합니다."[2]

---

[1] 퍼디낸드 런드버그, 부자 그리고 슈퍼 부자, p.21, 327.
[2] 에른스트 크렙스 주니어가 박사가 J. A. 리처드슨 박사에게 보낸 편지, 1971년 3월 9일, 그리핀의 사적인 편지 모음.

암 분야에 있어서 제한적 또는 구체적인 음모라는 말을 좀 더 정확하게 이해하기 위해서 긴 실린더를 상상해 보자. 이 실린더는 서로 경쟁하거나 겹치거나 변화의 과정을 겪는 다양한 이익 집단의 집합체를 나타낸다. 이들은 자유 경쟁을 최소화하는 정부 권력을 활용해서 개인의 부와 권력을 강화하려는 공통의 목적을 가지고 하나로 뭉친다. 이 실린더에는 많은 단층이 있다. 사실 이 실린더에는 거의 모든 차원의 인간 활동이 들어 있다고 봐도 무방하다. 은행 업무, 상업, 산업, 의료계, 교육계, 법조계, 정계 등 어렵지 않게 많은 예를 찾을 수 있다. 내 연구는 그 실린더에서 한 단면만을 관찰하는 것이었다. 먼저 의료계라는 넓은 단층에 도달해서 암이라는 하나의 단면만을 분리해냈다. 그리고 불행한 일이지만 이 단면에서 드러난 모든 것은 다른 단면에서도 동일하게 나타날 것이다.

따라서 구체적, 제한적인 음모와 일반적, 포괄적인 음모가 둘 다 존재한다는 것은 진실에 가깝다. 다른 분야와 마찬가지로 암 분야에서 공모자들의 의도적인 목표는 고통, 속박, 죽음을 만들어 내는 것에 있지 않다. 그들은 부와 권력을 확장하는 데에만 관심이 있을 뿐이다. 권력의 정점에 있는 무자비한 리더들이 자신의 행동으로 인한 결과를 신중히 생각해 보려고 멈추는 일은 거의 없다. 그저 소속된 조직의 관성에 휩쓸려 정신없이 흘러간 것이다. 계속 함께하는 이들은 보상을 주지만 뒤처지면 속도에 깔려버리고 마는 것이다.

'음모'는 생명력이 있고, 자기 증식을 하는 유기체와도 같다. 마치 기생 식물처럼 자신의 일부가 아닌 사람들을 뜯어먹으며 생존한다. 그것은 정부의 흡인 촉수가 되어 우리의 자유와 노동력도 갉아먹는다. 음모가 우리를 파괴하기 전에 중단시켜야만 한다.

이러한 치명적인 손아귀에서 벗어날 수 있게 할 강력한 힘은 무엇인가? 더 늦기 전에 무엇으로 이 기생충을 죽일 수 있을까? 우리에겐 그런 힘이 있다. 바로 여론의 힘이다. 이제껏 바라보기만 하던 시민들이 분연히 들고 일어나서 용감한 리더를 내세워 결집하면 그 어떤 정치적인 힘도, 군사적인 힘도 막아낼 수 없다. 심지어 독재자들도 여론의 힘은 두려워한다.

풀뿌리 반발 운동은 이미 일어나고 있다. 비타민 B17의 효능에 대한 생생한 증언을 들려주는 수많은 암환자들이 있다. 그리고 FDA의 발표와는 정반대로 진정한 영양학적 가치를 발견한 사람들 또한 수십만 명이나 된다. 워터게이트 사건, 화이트워터 스캔들을 겪으면서 수많은 시민들이 정치인들은 믿을 수 없고, 믿어서도 안 된다는 것을 깨닫게 되었다. 우리는 이제 보스턴 티 파티 정도는 어린아이 장난처럼 느껴질 정도의 규모로 정부를 향해 공개적으로 저항해야 할 시점에 도달했다.

이 모든 증거에도 불구하고 미국에는 결코 전체주의적인 정부가 뿌리를 내리지 못할 것이라고 믿는 사람들도 여전히 있을 것이다. 새로운 법이 만들어지고, 개인의 자유를 제한하는 새로운 규제가 생길 때마다 그들은 쾌활하게 반응한다.

'걱정 마. 여기서 더 이상 그런 일은 일어나지 않을 거야!'

크렙스 주니어 박사는 그런 사람들에게 이렇게 말한다.

"그런 일은 여기서 일어날 수 있다. 옛 소련 정부는 국민들이 주거의 자유를 갖는 정치 체제가 적절하지 않다고 생각했다. 그래서 소련 국민들의 국외 이주를 금지했다. 정권이 그들을 대신해서 선택해 준 것이다. 미국의 암환자들은 생명을 구하기 위해 외국에서 레이어트릴 치료를 받는 것조차 제한되고 있다. 미국 정부는 국민들이 그런 문제를 스스로 결정할 수 없다고 생각하기 때문이다. 그런 일은 여기서 일어나고 있다. 폭압적인 권력은 만족을 모르며, 반대하지 않으면 지극히 위험하게 커져 간다. 미국의 작지만 애국적인 의사 집단이 단결하여 레이어트릴 치료의 합법화를 위해 투쟁하고, 흉악하고 잔혹한 정부에 대항하기 위해 뉘른베르크 원칙에 호소할 수 있다면 얼마나 좋을까!"[1]

저항의 기운이 감돌고 있다. 꿈에도 법을 어겨 본 적이 없는 사람들이 뉘른베르크 원칙에 응답하고 있다. 이들은 '양심에 충실할 것인지, 시스템에 충실할 것인지'를 선택하게 될 것이다. 심지어 법과 생명 사이의 선택을 해야 할 경우도 있을 것이다. 과거에 충성했던 시스템은 더 이상 현실이 아니라는 사실을 많은 사람들이 깨닫고 있다. 지금의 정부는 텅 빈 껍데기이며, 독재라는 현실을 민주주의의 허울로 얇게 덮고 있을 뿐이다. 미국을 대변하는 공화국에 대한 충성의 맹세는 사랑하는 이를 떠나보내는 장례식장에서 마지막 작별의 노래를 부르는 것처럼 슬픔 속에서 이루어졌다.

음모의 손아귀를 깨 버릴 수 있고, 결국 깨뜨리게 될 풀뿌리 운동의 성질이란 이런 것이다. 다른 식으로 이 문제를 풀어 가기에는 이미 늦고 말았다. 우리는 기차역에 멈춰 서 있다. 과학적 믿음과 개인의 명예를 중요하게 여기는 사람들은 여기서 탑승할 것인지, 아니면 기차를 놓칠 것인지를 선택해야 한다. 이 기차는 우리가 올라타든 안 타든 역사와 함께 정해진 길을 갈 것이다.

---

1 메리 웰첼 부인의 체포에 관한 공개 항의서, 1971년 2월 28일, 그리핀의 사적인 편지 모음.

14
암 없는 세상을 위하여

비타민 B17의 연구를 발전시켜야 할 영역; 레이어트릴 치료 논란과 과거의 정통 의학 치료법 논란과의 차이; 생물학적 암과 정치적 암의 비유, 그리고 둘 다 정복하는 길.

정통 의학의 암 치료법보다는 부두교의 흑마술이 낫다는 말이 있다. 환자들을 낫게 하지는 못하더라도 최소한 방사선 치료의 치명적인 부작용과 화학 약품 중독으로 인한 고통을 안겨 주지는 않기 때문이다. 우리는 지금 과거의 원시적인 의료 행위가 어떻게 이루어졌는지를 알면 경악한다. 그렇듯 미래 세대는 우리 세대를 돌아보면서 '과학적 의료 행위'라는 현재의 무의미한 절개, 세포를 태우는 방사선 치료, 약물 과다 사용으로 인한 중독을 알고 얼굴을 찡그릴 것이다.

비타민 B17을 지지하는 사람들은 암의 발병 원인 및 치료법과 관련해서 인간은 자연의 시스템에 대해 알아야 할 것이 많다고 말한다. 그리고 지속적으로 관심을 가지고 연구해야 한다는 진실을 처음으로 인정한 사람들이다.

먼저, 경험 많은 의사들은 음식에 들어 있는 비타민 B17이 가공된 형태의 비타민보다 효과가 좋을 것이라고 생각한다. 물론 자연 상태의 비타민을 섭취하는 것이 가장 좋지만, 이미 진행된 암 치료에 효과가 있을 정도로 다량의 비타민을 음식에서 섭취하는 것은 불가능에 가깝다. 결국 환자가 빠른 시간 내에 다량의 투여를 받아야 할 경우, 의사는 비타민 B17을 고도로 농축, 정제해서 주입할 수 있는 약물을 필요로 한다. 그러나 약물 제조 과정에서 자연 상태의 비타민 B17에 존재하는 미량의 물질이 제거될 가능성이 있다. 이 미량의 물질에는 직접적인 항암 효과가 있거나 비타민 B17에 직접 작용하거나 신체의 다른 시스템을 작동시키는 방식으로 비타민을 더욱 효과적으로 기능하도록 하는 촉매제 역할을 한다는 가설이 있다.

다수의 영양학자들도 음식에서 얻을 수 있는 자연 비타민에는 인공으로 합성한 비타민에는 없는 미량의 물질이 포함되어 있어서 효과가 더 뛰어나다고 믿는다. 이렇듯 자연 상태의 비타민 B17은 점점 더 신뢰를 얻고 있다.[1]

비타민 B17에 대한 기본적인 진실이 일찍이 드러났다고는 해도 아직 미지의 영역으로 남아 있는 부분이 많다. 레이어트릴 지지자들은 추가적인 연구가 필요하다는 것을 겸허하게 인정한다.

암 치료법을 둘러싼 의학적 논쟁은 늘 있어 왔다. 앤드류 아이비Andrew Ivy 박사가 찾아낸 '크레바이오젠Krebiozen'이라 불리는 화합물과 1920년 해리 학시Harry Hoxsey 박사가 개발한 '학시 치료법Hoxsey Treatment'과 관련된 논쟁은 일반 대중에게도 널리 알려져 있다.

---

1 만약 FDA의 규제가 최근의 추세로 계속된다면, 자연 상태의 비타민이 합성된 비타민보다 우수하다고 주장하거나 심지어 그런 뜻을 내비치는 것만으로도 위법 행위가 될 것이다. 인공 비타민, 자연 비타민이라는 제조 관련 정보를 라벨에 표기하는 것조차 금지할 지도 모른다. FDA는 진실된 상품 정보 표기도 위법이라 선언하려 하는가!

이런 사례와 레이어트릴 논쟁의 다른 점은 약물 제조법이 비밀에 부쳐지지 않았다는 것이다. 레이어트릴의 화학적 구성과 작용은 공개적으로 설명되었고, 관심을 표하는 사람은 누구든지 정보를 공유할 수 있었다. 제조하는 사람들은 특허권을 챙기려 하지 않았고, 개발자에게 돌아가는 이익도 없었다. 크렙스 주니어 박사는 레이어트릴의 특허권에는 관심이 없었고, 제조 방식에 대해 대가를 받은 적도 없으며, 레이어트릴을 제조하겠다는 사람이면 누구와도 기술적 지식을 공유했다. 그의 기본적인 태도는 '레이어트릴은 인류의 자산'이라는 것이었다.

따라서 레이어트릴에 관한 논란의 중요한 측면은 레이어트릴이 각광을 받아도 연구자들이나 지지자들에게 돌아가는 이익이 없었다는 점이다. 반대로 레이어트릴을 폄하하는 사람들은 잃을 것이 많다. 레이어트릴은 FDA로 인해 불가피하게 지하 경제로 들어갔다. 그래서 제조, 유통하는 사람들이 엄청난 이윤을 얻고 있다는 사실은 인정해야 한다. 그러나 발각될 경우 처벌의 위험을 감수하면서 일하는 사람들이 거기에 합당한 이익을 얻어야 하는 것은 당연한 일이다.

여론이 레이어트릴의 합법화를 이끌어 내면 레이어트릴 가격은 급락할 것이다. 그 후에는 비타민 B17이 암환자들을 치료할 수 있도록 다양한 농축 형태로 제조되는 몇 년간의 전환기가 있을 것이다. 여기서도 상당한 수익을 낼 수 있겠지만, 특정한 제조업체에 특혜를 주는 정부 규제가 없다면 이 분야에 관심을 갖는 회사는 늘어날 것이다. 그리고 그에 따른 경쟁이 주입 가능한 형태의 비타민 B17의 가격을 더 낮출 것이다. 아마도 현재의 10분의 1 수준으로 낮아질 수 있을 것으로 보인다. 함유량이 낮은 일상적으로 먹는 알약은 다른 비타민 가격 수준까지 떨어질 것이다.

그러나 무엇보다 고무적인 사실은 정부에서 레이어트릴의 공급을 전면 통제하는 데 성공한다고 해도 건강을 유지하는 데 필요한 비타민 B17은 적절한 식단을 통해 합법적으로 얻을 수 있다는 것이다. 비타민 B17은 살구, 복숭아, 자두, 천도복숭아, 체리, 산딸기, 사과 씨에 풍부하게 들어 있으며, 리마 콩(강낭콩의 일종), 콩나물, 수수 등 다른 식품에서도 발견된다. 식단에 더욱 신경을 써야 하겠지만 정부가 국민 모두를 가두지 않고서는 이를 막을 수 없을 것이다.

일단 비타민 B17의 이야기가 널리 알려지고, 이 비타민을 함유한 씨앗이 식단에 일상적으로 곁들여지게 되면 암과의 전쟁은 마침내 승리로 끝날 것이다. 불행히도 이 전쟁에는 많은 사상자가 따를 것이다. 진실을 너무 늦게 알게 된 사람들이다. 무덤 가장자리까지 갔다가 신의 자비로움으로 잠시 돌아오더라도 수술과 방사선 치료에서 얻은 흉한 상처를 남은 삶 동안 안고 가야 한다. 비타민 B17은 이런 환자들에게 고통은 덜어 줄 수 있지만 신체를 완전히 건강한 상태로 되돌려 줄 수는 없다. 좀 더 운이 좋아 일찍 레이어트릴 치료를 받고 표준 치료의 위험을 벗어난 사람들은 평범하고 생산적인 삶으로 돌아가 남은 수명을 살 수 있을 것이다. 어떤 경우든 건강 상태를 유지하기 위해서 일정량의 비타민 B17을 평생 투여해야 한다. 신체대사에서 한 번 무너졌던 약한 곳이 생기면 또다시 같은 자리가 붕괴될 위험이 있고, 지속적인 유지 치료를 통해 그것을 막아야 한다. 그렇게 된다면 암으로 인해 혹독한 고통을 겪었던 세대와 함께 20세기 거대 의료 위기의 마지막 흔적은 역사 속으로 사라지게 될 것이다.

그러나 생물학적 암이 아닌 다른 암은 어떻게 할 것인가? '전체주의'라는 종양은 정치의 신체로 퍼져 그 본질을 파괴하고 있다. 우리와 우리의 후손들이 비타민 B17로 생물학적인 암을 이겨낸다고 하더라도 정치적인 암이 사라지지 않으면 건강해진 몸으로 더 생산적인 노예 생활을 하게 될 뿐이다.

암과 전체주의 사이에는 많은 공통점이 있다. 먼저 정부는 영양막세포와 비슷하다. 우리 몸의 영양막세포와 마찬가지로 정부는 당연하고도 필요한 존재다. 역사상 정부 없이 태어난 문명은 없으며, 일반 시민의 생활에서 중요한 부분을 차지하기도 한다.

그러나 영양막세포와 마찬가지로 정부가 과도하게 커져서 문명 그 자체를 파괴하는 일이 없도록 주기적인 점검이 필요하다. 과거 모든 문명이 소멸한 과정은 두 가지로 나뉜다. 첫째는 물리적 충격에 의해, 즉 군사력이나 외부 침략에 의해 빠르게 멸망하는 것이다. 둘째는 내부적으로 '정부'라는 영양막세포가 비대해져서 신체의 모든 것을 소비하게 만드는 바람에 암과 같은 느린 죽음을 맞이하는 경우다. 그 결과 문명과 문명의 암적 존재인 거대 정부는 같은 묘지에 묻히게 된 것이다.

생물학적인 용어로 영양막세포는 췌장 효소의 내부 작용과 비타민 B17의 외부 작용으로 확인할 수 있다. 둘 중 하나라도 부족하면 신체 건강에 위협이 된다. 둘 다 취약하면 영양막세포가 자라나는 비극적인 결과는 확실해진다. 이것을 사회에 적용해 보면 정부는 삼권분립 제도 등 헌법을 보호하기 위한 '권력의 견제와 균형'이라는 내부 작용의 점검을 받아야 한다. 투표로 선출된 대표자들에 대한 '대중의 감시와 경계'라는 외부 작용의 제한도 따른다. 둘 중 하나가 부족하면 문명은 위험해진다. 둘 다 취약하면 정부는 비대해지고, 문명은 죽음을 맞이하게 된다.

이런 비유는 대단히 충격적이다. 우리의 내부적, 외부적 방어기제가 둘 다 나쁜 상태에 있다는 것은 분명하다. 내부적으로 연방정부의 중앙집권주의를 규제하는 헌법이 존재한다. 그러나 헌법을 수호해야 할 대법원에서 헌법에 반하는 판결을 내린다. 또 외부적 방어기제인 대중도 제 역할을 하지 못하고 있다. 이들은 정부의 손가락에 좌우되는 '집단주의'라는 눈부신 펜던트의 최면에 걸린 것처럼 정부의 확대를 바라만 보고 있다. '전체주의'라는 영양막세포는 이렇게 날뛰고 있다.

우리의 문명은 구원을 받을 수 있을까? 아니면 이미 암이 너무 진행되어 버린 것일까? 모든 암환자들이 진단을 받는 즉시 묻는 질문이 이것이다. 그리고 답은 항상 같다.

'치료해 보기 전까지는 알 수가 없습니다.'

최대한 정직하게 말하면 전망은 좋아 보이지 않는다. 질병은 매우 많이 진행된 데다 지금 상태로는 멈출 기미도 보이지 않는다. 우리에게 남은 암세포를 공격할 방법은 가능한 한 신속히 자연의 방어기제를 구축하기 시작하는 것이다. 특히나 선출된 대표들에 대한 '대중의 감시와 경계'라는 외부 작용을 보완해야 한다. '헌법 보호'라는 원칙을 다시 세우는 내부적 과제는 좀 더 오래 걸리겠지만, 외부적 과제를 잘 수행하면 자연스러운 결과로 따라올 수 있다.

'공론의 환기'라는 비타민을 제조함으로써 '정치'라는 신체에 가능한 한 대량으로 신속히 주입하는 것이 지금 우리에게 반드시 필요한 과제다. 종양 자체에는 다량의 투여가 필요하다. 즉 연방정부, 특히 FDA가 이 물질의 주입을 강력히 느껴봐야 한다. 악성 종양만을 죽이는 선택적 독극물을 투여하는 것이다.

구체적으로 말하자면 FDA는 적당한 규모로 축소되어야 한다. 시민에게 봉사하는 정부가 시민이 먹을 약품과 식품을 결정할 권한을 가진다는 것은 어불성설이다. 이 분야에서 정부가 유일하게 가져야 할 법적 권한이 있다면 상표와 포장을 단속해서 대중이 무엇을 구매해야 하는지를 정확하게 알 수 있도록 하는 것뿐이다. 정부는 위험한 내용물에 대해 그 사실을 성분표에 정확하게 표기할 것을 강제할 권한은 있지만 금지할 권한은 없어야 한다. 다시 말해 사람들에게 사실을 알려 주고 결정은 개인이 하도록 FDA가 현재 가지고 있는 권한의 90%를 없애야 한다!

1차로 FDA를 축소하여 종양이 시들기 시작하면 '여론'이라는 우리의 비타민을 '의회'라는 혈류에 주사함으로써 정부의 다른 기관도 자유롭게 순환할 수 있도록 해야 한다. 다른 정부 기관도 FDA와 마찬가지로 '독재'라는 악성 종양으로 인해 벌집이 되어 가고 있다.

충분한 노력과 희생이 있다면 환자는 구원받을 수 있다. 그러나 우리의 자유가 완선히 회복될 수 있느냐 없느냐는 또 다른 문제다. 아마 거기까지는 불가능할 것이다. 집단주의의 암은 이미 진행이 심화되어 완벽한 회복이 되기에는 너무 큰 손상을 남겼다. 우리 시민들은 완벽한 자유 회복의 전제 조건인 독립과 자기 통제의 정신을 잃어버렸다. 이들은 정부 보조금, 복지기금, 건강보험, 은퇴연금, 실업급여, 저소득층용 식료품 할인 구매권, 세금 지원 대출, 가격 유지 제도, 최저 임금법, 국립학교, 대중교통, 연방 주택관리 등 다양한 제도에 의존하면서 나약해졌다.

미국 시민이 자발적으로 이것들을 포기하도록 기대하는 것은 현실적으로 무리일 것이다. 장기적으로 봐서 시스템에도 시민들에게도 이를 포기하는 것이 득이라는 것을 알게 되더라도 눈앞의 이익을 포기하는 것은 쉽지 않을 것이다.

오늘날 미국의 상황은 이미 200년 전 프랑스 철학자 토크빌에 의해 확실히 예견되었다. 우리 정부 초기에 이미 중앙집권의 씨앗이 뿌려진 것을 보면서 지금 자부심을 느끼는 독립적인 미국인들도 시간이 흐르면서 정부가 일상에 개입하는 것을 보게 될 것이라고 토크빌은 예언했다. 그 개입은 또 다른 반란을 불러올 '폭정'이 아니라 친절하고 온정주의적인 국가가 주는 '수혜'라서 누구나 받아들일 것이라고 말하며 그는 다음과 같이 썼다.

"인간의 자유 의지가 산산조각으로 박살나서 없어지지는 않을 것이다. 그러나 약화되고 타협하고, 정부에 의해 방향이 정해질 것이다. 정부가 어떤 행동을 하라고 강제하지는 않겠지만 어떤 행동을 하면 안 되는지 지속적으로 통제를 받게 될 것이다. 권력은 인간을 파괴하지는 않지만 진정한 자신의 존재를 망각하게 한다. 폭압을 행사하지는 않지만 인간을 압박하고, 무기력하게 만들고, 열정의 불을 꺼 버리고, 무감각하게 만든다. 이윽고 국민은 소심하고 부지런한 짐승 무리처럼 되고, 정부는 양치기로 군림할 때까지 개입을 계속할 것이다."[1]

오래 전에 쓰인 이 글을 읽으면서 오늘날 록펠러 재단을 있게 한 천재 프레드 게이츠의 말을 인용하지 않을 수 없다.

"우리의 꿈이 이루어진다면 우리는 무한한 자원을 갖게 될 것이고, 사람들은 자신들을 주무르는 우리의 손아귀에 스스로를 맡기고 완벽히 순응할 것이다."

'집단주의'라는 암의 진행은 멈출 수 있지만 이미 손상된 부분을

---

[1] 알렉시스 드 토크빌(Alexis de Tocqueville), 미국의 민주주의(Democracy in America), 2권, 알프레드 노프, 1945년, p.291.

복구할 수는 없다. 고도의 정치적 건강과 활기를 띠는 수준으로 우리의 문명이 회복될 수 있다고 해도 여전히 상처와 흉터를 끌어안고 살아가야 한다.

그러나 비관만 할 필요는 없다. 보통의 암환자들이 그렇듯이 결국에는 상황이 더 나빠질 수도 있다는 사실을 깨닫게 될 것이다. 다시는 과거의 생명력을 찾을 수 없다는 것을 한탄하는 대신 삶을 되찾을 수 있다는 기회에 기뻐하자. 조지 오웰의 『1984』에서 묘사된 둔하고 단조로운 집단 안에서 생명이 없는 존재로 살아가는 대신 자유를 추구할 수 있는 지금의 기회를 신에게 감사드려야 한다. 절망하고 포기하여 고통의 진행이 신체를 유린하도록 맡기지 말고, 그 어떤 기회에라도 뛰어들어 전체주의의 종양을 고립시키고, 암 덩어리의 확산을 막을 수 있는 자연의 방어기제를 다시 구축해야 한다. 이 기회를 흘려보내는 것은 부당하고 어리석은 일이다.

그러니 구체적인 부분으로 들어가 보자. 세상의 모든 미사여구를 동원한 주장도 손에 잡히는 현실적인 활동 계획이 없다면 쓸모가 없다. 활동 계획의 주요 특성을 요약하며 이 글을 마무리하려고 한다.

앞서 말했듯이 FDA는 적당한 규모로 축소되어야 한다. 어쩌면 아예 폐지하는 것이 나을지도 모른다. FDA의 기능이 단순히 성분표와 포장이 사실과 일치한다는 것을 보장하는 정도라면 기준, 무게, 측정과 관련된 다른 기관이 그 업무를 처리하지 못할 이유도 없다.

FDA 기능의 축소는 탈리도마이드 기형아와 같은 또 다른 약품의 비극을 낳게 되지 않을까? 물론 그렇지 않다. FDA에 성분표를 감독할 권한이 있었다고 가정해 보자. 그래서 탈리도마이드Thalidomide에 '이 약품은 잠재적인 임신 가능성이 있는 여성에게 위험하며, 기형아 출산의 확률이 있다.'라고 표기되어 있었다면?

탈리도마이드는 의사 면허가 있는 사람의 처방전이 있어야만 구입할 수 있다. 어떤 의사도 이 경고를 무시한 채로 생각 없이 가임기 여성에게 이 약을 처방하지는 않을 것이다. 그러나 이런 판단은 법적인 규제가 아니라 사실에 대한 완벽한 지식으로부터 비롯되는 것이며, 그것이 올바른 방식이다.

탈리도마이드는 엄청난 대중적 관심을 받았지만, 수백 종의 다른 약품들도 각각의 위험성이 있다는 점에서 탈리도마이드와 다를 것이 없다. 하나가 금지된다면 전부가 금지 약물이 되어야 할 것이다. 그러나 우리의 건강을 지키기 위해 FDA에 약품을 금지하는 권력을 부여할 필요는 없다. 정직한 성분 표시면 충분하다. 「워싱턴 포스트」의 논객인 니콜라스 본 호프만Nicholas von Hoffman은 다음과 같은 기사를 썼을 때, 이 점을 분명히 했다.

"FDA가 화합물의 판매를 금지하거나 규제할 수 있는 권한이 대중을 보호하는 데 효과가 있었다는 것을 증명하기는 매우 어렵다. 심지어 탈리도마이드처럼 유명한 사건에서도 임신한 여성에게 그 약품을 복용하면 태아가 위험해진다는 사실을 알려 주는 것이 중요했다. 적절한 성분 표시를 해서 의사와 환자가 의약품의 성분에 대해 제대로 경고를 받을 수 있도록 하는 권한은 필요한 기능이다. 그러나 약품 사용을 금지하거나 연구를 중단시키는 권력을 정부가 가져야 할 이유가 무엇인가? 우리를 보호하기 위해서? 우리는 정부의 피보호자가 아니다. 우리는 시민이다."[1]

---

1 '그리고 제대로만 된다면(And if it Works…)', 워싱턴 포스트, 1971년 6월 4일.

이런 생각은 호프만 한 사람만 했던 것이 아니다. 「뉴스위크」에 기고한 밀튼 프리드먼Milton Friedman의 생각은 다음과 같다.

"1962년의 식품, 의약품, 화장품 관련법 개정안은 철회되어야 한다. 이 법은 넓게 보아 득보다는 실이 되고 있다. FDA 공무원들은 이 법을 준수한다는 명목으로 무고한 사람들을 죽음으로 몰아넣고 있다. 현재의 여론 분위기로 보아서는 이런 결론은 사람들에게 충격적일 수 있다. 모성애나 애플파이가 나쁘다고 공격하는 헛소리처럼 들릴 것이다. 하지만 이 주장이 충격적이라고 해서 옳지 않은 것은 아니다. 더 많은 연구 결과가 누적되면 'FDA는 폐지되어야 한다'는 더욱 충격적인 결론이 논리적으로 정당화될 것이라고 믿는다."[1]

FDA를 폐지한다? 그렇다면 누가 식품과 의약품 제조 공정의 기준을 마련할 것인가? 하지만 언제부터 자유 시민이 위생에 관해 정부의 조언을 들어야 했는가?

이제까지 FDA의 식품·의약품 위생 분야의 성적은 절대 탁월하다고 할 수 있는 수준이 아니었다. 그러나 그것보다 더 중요한 것은 정신이 제대로 박힌 제조업체라면 소비자와의 소송전을 피하기 위해서라도 가장 엄격한 위생 기준을 적용할 것이다. 또한 상품의 신뢰도를 책임지는 보험 회사의 조사관도 고객인 제조업체의 위생 기록에 심상치 않은 관심을 가질 것이 분명하다. 보험 손해사정인의 기준을 위반하면 보험료 인상이나 계약 철회라는 결과로 이어질 수 있으며, 제조업체는 그 사실을 무시할 만큼 바보가 아니다.

어쨌든 위생 기준 유지·관리 업무를 수행하는 데는 지역 보건 기

---

[1] '좌절감을 주는 의약품의 진보', 뉴스위크, 1973년 1월 8일, p.49.

관만으로도 차고 넘친다. 연방정부의 조사관이 주나 시에 소속된 조사관보다 숙련된 사람들은 아니며, 그렇게 몇 단계에 걸친 조사 기관을 두는 것은 낭비다.

식품·의약품의 오염이나 불순물을 섞는 사건은 분명히 발생할 것이다. 그러나 지금 FDA의 감시 아래서도 비슷한 사건은 일상적으로 일어나고 있다. 이 분야에서 FDA의 기능은 합리적이거나 필수적이라고 할 수 없으며, 아예 뒤로 물러나는 편이 좋을 것이다.

이제 겸손하게 FDA에 레이어트릴 실험 인가를 내 달라고, 살구 씨를 판매하게 해 달라고, 고농도 비타민을 먹게 해 달라고 청원하는 터무니없는 짓은 그만둬야 한다. 어떤 구체적인 금지 사항에 대한 청원도 하지 말아야 한다. FDA에 이런 일을 허가해 달라고 요청하는 것은 고양이에게 생선을 맡기는 꼴이다. FDA가 이 분야에서 실제로 하는 일이 전혀 없다는 사실을 깨달아야 할 때인 것이다. 허락을 받으려는 온순한 태도는 버리고 정신을 똑바로 차려야 한다.

그러면 우리가 원하는 바를 어떻게 성취해야 할까? 영양막세포의 비유로 돌아가서 우리의 첫 번째 임무는 외적 요인인 여론이라는 비타민을 제조하고 주입하는 것이다. 두 번째는 내적 요인인 헌법 보호 체계를 다시 바로 세우는 일이 될 것이다. 여기서 무엇보다 시급히 해결해야 할 일은 법정 싸움이다. 위험한 싸움에 명성과 자기 삶을 내걸고 정부 기관과 용감하게 맞서는 의사와 유통업자들을 법적으로 방어해 줄 길을 찾아야 한다. 하지만 그들을 위한 법정 싸움은 당연히 입지가 좁고 방어적일 수밖에 없다. 이런 모든 사건을 관통하는 기본은 비타민 B17을 사용한 치료가 법을 위반하지 않는다는 사실을 입증하는 것이다.

여기서의 목적은 법을 바꾸는 것이 아니다. 법정에서 법을 바꿀 수는 없으므로 피고를 교도소에서 꺼내는 것이 목적이 되어야 한다. 그러나 이런 사건이 성공적으로 끝난다고 해도 FDA는 여전히 운영될 것이며, 언제고 규정을 더 엄격히 바꿔서 일반법보다 우선하도록 할 것이다. 이 때문에 문제가 해결되었다고 보기는 어렵다. 그 시기가 언제가 되었든 의사와 유통업자들은 다시 수감될 것이다.

궁극적으로는 법이 바뀌어야 한다. 최소한 FDA가 비타민을 법적으로 규제할 수 없도록 하는 구체적인 법안을 목표로 한다. 또 다른 방법은 선택의 권리를 침해당한 암환자들이 FDA의 위헌성에 대해 소송을 제기하는 것이다. 양쪽에서 공격해야 한다. 그리고 궁극적으로는 정부가 우리의 음식, 의료계, 건강에 대해 권력을 행사할 수 있어야 하느냐를 놓고 마지막 전장에 서야 한다. 이 문제를 해결하는 것만이 관련된 다른 많은 문제들의 흐릿한 경계를 뛰어넘어 진정한 승리에 도달할 수 있다. FDA를 폐지하거나 최소한 운영 범위를 제한하기 위해서는 법안이나 헌법을 개정해야 하며, 동시에 양쪽 모두를 추구해야 한다.

헌법을 수정하자는 의견은 극단적으로 들릴 수 있지만, 사실 꼭 그런 것은 아니다. 필라델피아의 벤자민 러시Benjamin Rush 박사는 일찍이 헌법 1차 수정안을 작성할 때 '의료행위의 자유'를 포함해야 한다고 동료들을 설득했다. 그는 독립선언서에 서명한 사람 중 하나로, 대륙 회의의 일원이었고, 미국 육군 의무감이었다. 아마도 그 시대에 가장 중요한 의사였다고 할 수 있을 것이다. 다음은 그가 썼던 글이다.

> "우리가 헌법에 의료행위의 자유를 포함시키지 않으면 의학이 자유 국가의 탈을 쓴 독재 정권에 들어가는 날이 올 것이다. 특정 계급의 인간에게 치료의 기술을 제한하고, 그들을 제외한 시민들에게 동일한 권리를 제안하는 것은 의학의 감옥과 같다. 그런 법은 미국답지

않고 전제적이며, 공화국에서는 있을 수 없는 일이다. 우리 공화국의 헌법은 의료행위의 자유를 종교의 자유와 마찬가지로 특별히 보장해야 한다."[1]

지금 이 순간을 살아가고 있는 인간의 수는 현 세기가 오기 전까지 태어났던 모든 인간의 수보다도 많다. 러시 박사의 충고에 귀를 기울이지 않는다면, 의료행위의 자유가 권리장전에서 보장하는 다른 자유와 동등한 중요성을 갖는다는 것을 알지 못한다면 이 세기가 끝나기 전에 암으로 죽는 사람의 수는 현 세기 이전에 살았던 모든 인간의 수보다 많아질 것이다. 암에 대한 해결책이 발견되고, 과학적 기록으로 남겨진 현 세기에도 암으로 인한 죽음은 계속될 것이다.

또한 앞으로도 의료행위의 자유에 대한 논란은 더욱 격화될 것이다. 또 그래야 한다. 의료 기관과 언론에 의해 정직한 사람의 명성이 더럽혀지고, 훌륭한 벤처기업이 몰락할 것이다. 이것도 받아들일 수 있다. 무고한 사람들이 부패하거나 협박을 당한 판사들 앞에서 재판을 받고 감옥에 들어갈 것이다. 분해서 미칠 것 같아도 어쩔 수 없다. 이 싸움을 하느냐 마느냐는 우리의 선택지 밖에 있다. 우리가 가지고 있는 선택지는 이 싸움에서 저항하느냐 마느냐 뿐이다. 우리가 가진 모든 힘으로 맞서 싸우느냐, 아니면 굴복해서 사라지느냐. 그렇다. 전쟁은 암울하지만 우리는 승리할 수 있다. 상대의 힘에 겁을 먹어서는 안 된다. 하지만 우리는 실패하지 않을 것이다. 누군가는 관료주의에 맞서야 하며, 바로 우리가 그 '누군가'이다.

---

[1] 모리스 A. 벨(Morris A. Bealle), 새로운 의약품 이야기(The New Drug Story), 컬럼비아 출판사, 1958년, p.188. 딘 버크 박사, 암 뉴스 저널, 1973년 5/6월호, p.4. 인용.

당신과 당신의 가족은 암으로부터 안전해질 수 있다. 하지만 그것은 다른 누군가가 당신이 이 사실을 알게 되기까지 목숨을 걸고 노력했기 때문이다. 당신이 다른 사람들을 위해 해야 할 일은 그에 비하면 작은 것이다.

이 거대한 계획에 동참해 달라. 이를 개인적인 성전聖戰으로 생각해 달라. 암 치료뿐만 아니라, 인간 활동의 모든 영역에서 얻게 될 선택의 자유를 위해 헌신하라. 일단 우리 등에 올라타고 있는 정부가 떠나면 모든 일이 가능해진다. 생물학적인, 정치적인 영양막세포의 종양을 함께 정복하고, 인간은 마침내 자신의 생존권인 건강과 자유 세계를 물려받게 될 것이다. 암 없는 세상을…….

레이어트릴을 포함한 대안적 암 치료법에 능숙한 의사를 찾고 싶다면 암 치료 재단에 연락하면 된다. 이 재단은 필자가 1976년에 설립한 비영리 단체로서 암 치료 분야의 연구와 교육을 목적으로 하고 있다.

[암 치료 재단 The Cancer Cure Foundation]
- 홈페이지 : www.cancure.org
- 전화번호 : (800)282-2873, (805)498-0185

암 없는 세상

초판 1쇄 발행 2014년 3월 1일

지은이 G. 에드워드 그리핀
옮긴이 석혜미
펴낸이 김우연, 계명훈
마케팅 함송이, 강소연
경영 지원 이보혜
디자인 이혜경

펴낸곳 for book | 서울시 마포구 공덕동 105-219 정화빌딩 3층
판매 문의 02-753-2700(에디터)
인쇄 미래프린팅
출판 등록 2005년 8월 5일 제 2-4209호

값 28,000원
ISBN 978-89-93418-75-0 13510

본 저작물은 for book에서 저작권자와의 계약에 따라 발행한 것이므로
본사의 허락 없이는 어떠한 형태나 수단으로도 이 책의 내용을 이용할 수 없습니다.
※ 잘못된 책은 바꾸어 드립니다.